von Eiff (Hrsg.)
Ethik und Ökonomie in der Medizin

Ethik und Ökonomie in der Medizin

Herausgegeben von

Univ.-Prof. Dr. Dr. Wilfried von Eiff

mit einem Geleitwort von Prof. Dr. Frank Ulrich Montgomery

mit Beiträgen von

Monika Bobbert
Prof. Dr. Joachim Boos
Gaius Burkert
Dr. med. Andrea Dörries
Prof. Dr. Wolfgang U. Eckart
Dr. rer. pol. Christine A. von Eiff, Dipl.-Jur., MBA
Prof. Dr. Hermann Fenger
Univ.-Prof. Dr. Andreas J.W. Goldschmidt

Prof. Dr. med. Giovanni Maio
Hardy Müller M.A.
Prof. Dr. Michael Möllmann
Prof. Dr. Marcus Oehlrich
Dr. Uwe K. Preusker
Gerd Richter
Corinna Schaefer M.A.
Prof. Dr. med. Dr. phil. Daniel Strech
Prof. Dr. rer.pol. Andreas Suchanek

medhochzwei

Bibliografische Informationen der Deutschen Nationalbibliothek

Die Deutsche Nationalbibliothek verzeichnet diese Publikation in der Deutschen Nationalbibliografie; detaillierte bibliografische Daten sind im Internet über http://dnb.d-nb.de abrufbar.

Bei der Herstellung des Werkes haben wir uns zukunftsbewusst für umweltverträgliche und wiederverwertbare Materialien entschieden.
Der Inhalt ist auf elementar chlorfreiem Papier gedruckt.

ISBN 978-3-86216-117-1

© 2014 medhochzwei Verlag GmbH, Heidelberg
www.medhochzwei-verlag.de

Dieses Werk, einschließlich aller seiner Teile, ist urheberrechtlich geschützt. Jede Verwertung außerhalb der engen Grenzen des Urheberrechtsgesetzes ist ohne Zustimmung des Verlages unzulässig und strafbar. Dies gilt insbesondere für Vervielfältigungen, Übersetzungen, Mikroverfilmungen und die Einspeicherung und Verarbeitung in elektronischen Systemen.
Satz: Reemers Publishing Services GmbH, Krefeld
Druck: M.P. Media-Print Informationstechnologie GmbH, Paderborn

Geleitwort

Ökonomisierung der Medizin: Den Patienten heilen und gleichzeitig den Kunden zufriedenstellen

Prof. Dr. med. Frank Ulrich Montgomery

Die Ärzteschaft fühlt sich seit Jahrtausenden dem Eid des Hippokrates bzw. dem modernen Pendant, dem Genfer Gelöbnis des Weltärztebundes (1994), verpflichtet. Das Genfer Gelöbnis ist Teil der (Muster-)Berufsordnung für Ärzte und beinhaltet Folgendes[1]:

„... mein Leben in den Dienst der Menschlichkeit zu stellen. ...

Ich werde meinen Beruf mit Gewissenhaftigkeit und Würde ausüben.

Die Gesundheit meines Patienten soll oberstes Gebot meines Handelns sein.

Ich werde alle mir anvertrauten Geheimnisse auch über den Tod des Patienten hinaus wahren. ...

Ich werde mich in meinen ärztlichen Pflichten meinem Patienten gegenüber nicht beeinflussen lassen durch Alter, Krankheit oder Behinderung, Konfession, ethnische Herkunft, Geschlecht, Staatsangehörigkeit, politische Zugehörigkeit, Rasse, sexuelle Orientierung oder soziale Stellung.

Ich werde jedem Menschenleben von seinem Beginn an Ehrfurcht entgegenbringen und selbst unter Bedrohung meine ärztliche Kunst nicht in Widerspruch zu den Geboten der Menschlichkeit anwenden."

Diese im Vergleich zu anderen Berufsgruppen einzigartige Verpflichtung des ärztlichen Berufsstandes ist die Basis für die besondere Vertrauensbeziehung zwischen Patient und Arzt. Die Kultur des Heilens basiert auf einer Grundhaltung der Wertschätzung und Sorgebeziehung für den Patienten, der sich in einer besonderen Situation, häufig auch in einer lebensbedrohlichen Situation, dem Arzt anvertraut. Dabei zeichnet der ganzheitliche Ansatz diesen freien Beruf aus, der Freiraum für Diagnostik und Therapie zum Heilerfolg braucht. Diese Kultur des Heilens und sein sinnstiftender Dienst am Menschen stellt das Besondere des Arztberufes dar. Gerade diese Ausrichtung führt noch heute viele junge Menschen zum Arztberuf.

---

1   Genfer Gelöbnis (1994) http://baek.de/downloads/genf.pdf (Stand: 04.09.2012)

Doch Befragungen unter Ärztinnen und Ärzten, insbesondere unter Berufsanfängern, zeigen, dass sich die derzeitige Realität immer weiter von der ursprünglichen Kultur des Heilens und der Besonderheit der Patient-Arzt-Beziehung entfernt. Kritisiert wird, dass die zunehmende Ökonomisierung der Medizin und der damit einhergehende Wettbewerb zu mehr Bürokratisierung, Listenmedizin, zu überzogenen Kontrollen und systembedingten finanziellen Risiken (Regresse) führen. Auch äußern Ärztinnen und Ärzte regelmäßig Unzufriedenheit darüber, nicht ausreichend Zeit für ihre Patienten zu haben. Letztlich wird auch von Patientenseite der zunehmende „Medizinbetrieb" mit fehlender Menschlichkeit und Zuwendung kritisiert.

Tatsächlich kam es in den letzten 30 Jahren zu einer Fülle von Gesetzgebungen, die zu einer staatlich verordneten Mittelknappheit geführt haben. Zunächst auf Seiten der Kostenträger, später auch auf Anbieterseite treibt die Politik seit Mitte der neunziger Jahre eine immer stärkere wettbewerbliche Neuausrichtung unseres Gesundheitssystems voran. Dieser Neuausrichtung fehlt jedoch eine stabile Ordnung. Auf die drohenden Fehlentwicklungen des Wettbewerbs hat der Gesetzgeber bisher mit einer Flut von einzelgesetzlichen Regelungen reagiert. Die Regulierungstiefe der Sozialgesetzgebung hat insbesondere in Verantwortung der sozialdemokratischen Bundesgesundheitsministerin Ulla Schmidt ständig zugenommen.

Durch die Zentralisierung medizinischer Entscheidungsprozesse bei staatlichen und substaatlichen Institutionen einerseits und der Ausrufung des Preiswettbewerbs unter den Leistungserbringern andererseits ist ein überbordendes Vorschriften- und Kontrollsystem entstanden, das Zeit in der Patientenversorgung kostet und den Druck zur Rationierung bis ins Unerträgliche erhöht hat. Der aus Budgets und Fallpauschalen resultierende Kostendruck schränkt die Entscheidungsspielräume für Ärztinnen und Ärzte in der Patientenversorgung zunehmend ein. Ärzte geraten in einen Zielkonflikt. Sie müssen einerseits ihren berufsethischen Pflichten genügen, die sich auch in der ärztlichen Berufsordnung widerspiegeln, anderseits werden wirtschaftliche Rentabilitätsentwicklungen durch die Sozialgesetzgebung vorgegeben. Darunter leiden Ärzte und Patienten gleichermaßen. Als negativste Auswirkungen sind für die Patienten die Verschlechterung des Zugangs zu einer bedarfsgerechten Versorgung und zunehmende Schnittstellenprobleme zu nennen.

Die Ärzteschaft hat bereits 2009 in ihrem Ulmer Papier gefordert, dass die für unser Gesundheitswesen erforderliche ordnungspolitische Neuausrichtung auf Wettbewerbskriterien basieren muss, die sich am Primat des Patientenwohls und an Qualitätskriterien ausrichten und Versorgungssicherheit gewährleisten. Die Instrumente, Methoden und Standards für „Qualitätswettbewerb" – Qualitätsindikatoren, Patienteninformationen, Zertifizierungsverfahren etc. – müssen strikt patientenorientiert, frei von wirtschaftlichen Interessen und unter Einbeziehung der Expertise der im Gesundheitswesen tätigen Professionen entwickelt werden.

Ärztliche Unabhängigkeit und Therapiefreiheit dürfen nicht länger in Frage gestellt werden. Patienten haben ein Recht auf eine individuelle, an ihren tatsächlichen Bedürfnissen orientierte gesundheitliche Versorgung. Patienten erwarten zu Recht, dass Ärzte sich für ihre gesundheitlichen Belange einsetzen. Die deutsche Ärzteschaft ist bereit, sich mit ihrer Expertise in den notwendigen Prozess der Entwicklung von wettbewerbsfesten Qualitätskriterien und Qualitätssicherungsverfahren einzubringen, wenn sie hierbei adäquat, das heißt nicht nur fachlich beratend, sondern mitgestaltend beteiligt wird.

Vorwort des Herausgebers

Ethik und Ökonomie in der Medizin: Das Dilemma der Industrialisierung des Medizinbetriebs

Alle entwickelten Gesundheitssysteme auf der Welt stehen vor der gleichen Herausforderung: Wie kann die Leistungsfähigkeit des Systems auf hohem Niveau gesichert und nachhaltig finanziert werden, obwohl

- Menge und Intensität der Inanspruchnahme von medizinischen Leistungen durch das Phänomen der alternden Gesellschaft wachsen;
- die Zahl multimorbider, hochbetagter und chronisch kranker Patienten zunimmt;
- der medizinisch-technische Fortschritt durch immer neue und i. d. R. kostenträchtige Diagnose- und Therapiemöglichkeiten den Bedarf an medizinischen Leistungen steigert und in der Folge die Gesundheitsausgaben ausdehnt;
- die Ansprüche und Erwartungen an die Wirksamkeit der Medizin explodieren; die Zuführung ausreichender Finanzmittel auf Basis eines umlageorientierten Solidarsystems längst nicht mehr möglich ist?

Es geht also um die Frage:

- Wer erhält aus dem Gesundheitssystem
- welche Leistungen aufgrund
- welcher Regeln und bei Anwendung
- welcher Beurteilungskriterien und,
- wer finanziert diese Leistungen auf
- welche Art?

Damit gehört die gerechte Verteilung knapper Ressourcen im Gesundheitssystem zu den zentralen ethischen Herausforderungen einer freien Gesellschaft. Aufgabe der Medizin-Ökonomie ist es, Konzepte für die optimale Nutzung und gerechte (faire) Verteilung von Gesundheitsgütern (präventive, diagnostische, therapeutische, rehabilitative Leistungen) zu entwickeln. Dabei sind Finanzierbarkeit/ Kosten, Leistungsfähigkeit/Effektivität, Qualität (medizinisches Ergebnis/Patienten Outcome) und Gerechtigkeit (Zugang zum System/ individuelle Belastung) in Einklang zu bringen (= „Magisches Viereck" der Gesundheitspolitik).

Vorwort des Herausgebers

Medizin-ethische Ökonomik setzt sich mit der Frage auseinander, inwieweit ökonomische Prinzipien der Erreichung medizin-ethischer Maxime förderlich oder hinderlich sind.

- Entsprechend ist zu klären, ob die Anwendung ökonomischer Denkkategorien, Steuerungsmechanismen und Anreizprinzipien im Medizinbetrieb zu ethischen Verwerfungen führt.
- Es ist zu reflektieren, inwieweit Patientenrechte und berechtigte Patientenerwartungen durch Etablierung ökonomischer Prinzipien möglicherweise sogar geschützt werden.
- Zu diskutieren ist, wo die Grenze einer Anwendung ökonomischer Prinzipien im Medizinbetrieb zu ziehen ist.

Ist es unter ethischen Gesichtspunkten vertretbar, dass ein Krankenhaus Patienten eine bestimmte schmerzfreie Eingriffsart vorenthält, weil die für diese Prozedur notwendigen Medikalprodukte vergleichsweise teuer sind und die abrechenbare Fallpauschale zur Deckung der Kosten nicht ausreicht?

Ist es ethisch begründbar, Patienten mit Altersbedingter Makula-Degeneration (AMD) ein wirksames, bisher aber nicht zugelassenes off-label-use Produkt vorzuenthalten, um den Monopolstatus des einzig zugelassenen Produkts zu schützen? Und das obwohl die Behandlungskosten für eine Therapie des zugelassenen Produkts ca. 27-mal höher sind als die des wirkungsgleichen off-label-Produkts? Immerhin belastet dies die Solidargemeinschaft mit Zusatzkosten in Höhe von 8 Mrd. Euro.

Sind systemimmanente Sparzwänge Argument genug, um einen Patienten 2 Tage länger als medizinisch indiziert zu beatmen, damit die höhere Fallpauschale liquidiert werden kann?

Die Ethik der Medizinökonomie bedient insbesondere diejenigen Schnittstellen im Patientenversorgungsprozess, die durch ein Dilemma charakterisiert sind, das eine Priorisierung zwischen ethischen oder ökonomischen Entscheidungen abverlangt. Der Beschaffungsbereich eines Krankenhauses repräsentiert diese Schnittstellensituation beispielgebend: Ist es ethisch vertretbar, ein Niedrigpreisprodukt mit limitierter Handhabungssicherheit einem teureren, aber handhabungssichereren Produkt aus Kostengründen den Vorzug bei der Beschaffungsentscheidung zu geben? Ethisch zu hinterfragen sind auch die gesetzlichen und institutionellen Rahmenbedingungen, unter denen medizinische und ökonomische Entscheidungen getroffen werden: Ist es argumentierbar, ein Implantat zu verwenden, das aufgrund seiner (kürzeren) Nutzungszeit eine vorzeitige Reoperation notwendig macht, gleichzeitig aber kostengünstiger ist?

Mit diesen und ähnlichen Fragen rund um den Trend zur Industrialisierung des Medizinbetriebs beschäftigt sich das vorliegende Buch: Der Medizinbetrieb wird aus klinischer, ökonomischer, rechtlicher und ethischer Perspektive betrachtet, der Spagat zwischen Qualität, Patientenwohlbefinden und Kosten thematisiert.

Ökonomische Prinzipien und Anreizstrukturen können – richtig angewendet – im Hinblick auf die Effizienz des Medizinbetriebs und ebenso bezogen auf das Wohlbefinden des Patienten qualitätsfördernd und kostensenkend wirken. Das betriebswirtschaftliche Instrument der „Gewährleistung" z. B. bei Hüfteingriffen oder Gefäßinterventionen fördert die medizinische Qualität, entlastet die Solidargemeinschaft und ermöglicht die Einführung eines wichtigen Steuerungsprinzips für Gesundheitsmärkte: Pay for Quality bzw. Pay for Performance.

Betriebswirtschaftliche Instrumente aus dem Bereich Marketing gelten in der Medizin als besonders verpönt. Diese Skepsis ist sicher berechtigt, wenn es um irreführende Werbung, Werbung für zulassungspflichtige Arzneien, Werbung mit Krankengeschichten oder Werbung durch Pseudo-Wissenschaftliche Gutachten geht. Und dennoch: Marketing und Kommunikation als Maßnahme zur Herstellung von sachlicher Transparenz und zur Erreichung von Informiertheit sind eine zentrale Voraussetzung für qualifizierte Auswahlentscheidungen.

Jedoch: Die Anwendung ökonomischer Denkweisen und marktwirtschaftlicher Prinzipien zur Lösung von Verteilungsproblemen bzw. zur Behebung von Ineffizienzen im Medizinbetrieb bleiben begrenzt: In einem Gesundheitssystem, in dem alles „käuflich" ist, zieht Ungleichheit und Ungerechtigkeit ein, weil die Verfügbarkeit über Finanzmittel als Verteilungskriterium Aspekte wie „Dringlichkeit der Behandlung" oder „Patienten Compliance" verdrängt.

Marktwirtschaftliche Prinzipien haben aber eine weitere Eigenart: Sie verändern die Einstellung gegenüber dem Gut bzw. einer marktwirtschaftlich bewerteten („bepreisten") Dienstleistung. Eine Leistung, für die man bezahlt, kann auch jederzeit beansprucht werden. Güter, wie Gesundheit, Ausbildung, Umwelt sollten durch ethische Werte gesteuert werden, wie z. B. „primum non nocere" in der Medizin, „Chancengleichheit" beim Zugang zur Ausbildung und „Ressourcenschonung" bei der Nutzung von Energie; eine Marktorientierung als Ansatz zur Lösung des Knappheitsproblems hätte fatale gesellschaftliche und ökonomische Folgen.

Das vorliegende Buch entstand aus dem „Forum: Ethik und Ökonomie in der Medizin", das im Jahr 2009 von der Dr. Werner Jackstädt-Stiftung initiiert und in den Folgejahren durch den CKM-Cirkel finanziell unterstützt wurde.

Allen Referenten dieser Forums-Reihe sowie den Autoren gilt mein herzlicher Dank für die qualifizierten Beiträge zu dem Themenbereich „Ethik und Ökonomie", der weder in der Praxis des Managements noch im Wertekanon der Politik den Stellenwert erreicht hat, der ihm in der Medizin beigemessen wird. Mein besonderer Dank geht an Frau Dipl.-Kffr. Sarina Reisenauer, die die Publikation dieses Buches redaktionell betreut hat und die Expertenworkshops reibungslos organisierte sowie Herrn Dennis Haking (M. Sc.) wegen seiner tatkräftigen Unterstützung bei der Entstehung des Werks.

Münster, im Juni 2014   Wilfried von Eiff

Inhaltsverzeichnis

Geleitwort...		V
Vorwort des Herausgebers...................................		IX

1. **Medizin-Ethik und Ökonomie: Die Grundsatzdiskussion**... 1
   - 1.1 Ziele einer medizinischen, ökonomischen und ethischen Reflektion
     (*von Eiff*) 3
   - 1.2 Zunehmende Industrialisierung in der Medizin
     (*Möllmann*) 37
   - 1.3 Zur Notwendigkeit der ethischen Bewertung von Innovationen: das Beispiel der Chancen und Risiken einer „Individualisierten Medizin" für das System der Gesundheitsversorgung in Deutschland
     (*Müller/Schaefer*) 47

2. **Ethik und Recht**... 67
   - 2.1 Das ethische Spannungsfeld einer ökonomisierten Medizin aus juristischer Sicht
     (*Fenger*) 69
   - 2.2 MDK-Prüfung und Compliance-Management: MDK-Prüfverfahren als Auslöser für ethische Reflektionen
     (*von Eiff*) 83

3. **Ökonomische Ethik**...................................... 95
   - 3.1 Organspenderegelung: eine ökonomisch-ethische Reflektion
     (*von Eiff*) 97
   - 3.2 Ökonomische Ethik – Grundlagen und Empfehlungen
     (*Suchanek*) 111
   - 3.3 Zielvereinbarungen und Bonizahlungen: die ethische Grenze ökonomisch-industrieller Instrumente zur Leistungssteuerung
     (*von Eiff*) 125

4.	**Ethische Entscheidungen im klinischen Alltag: Hilfe durch Instrumente und Organisationsformen**	143
	4.1 Ethisches Bewusstsein und Fehler in der Chirurgie: Wie weit geht die Fehlertoleranz? *(von Eiff/Mennigen/Senninger)*	145
	4.2 Klinische Ethikberatung und der Umgang mit knappen Ressourcen im Krankenhaus *(Dörries)*..	163
	4.3 Ethik-Liaisondienst und Ethikvisiten Das „Marburger Modell" präventiver Ethikberatung *(Richter)*..	179
5.	**Geschäfts-Ethik: Ethische Maxime in betriebswirtschaftlichen Entscheidungsprozessen**.........................	187
	5.1 Ethisches Entscheidungsverhalten in M&A Transaktionen Medizinische Ethik und ökonomische Handlungsmaxime im Konflikt *(von Eiff/Goldschmidt)*	189
	5.2 Geschäfts-Ethik und Corporate Compliance *(von Eiff)*	199
	5.3 Möglichkeiten und Grenzen der Berücksichtigung ethischer Leitlinien in der Pharmaindustrie *(Oehlrich)*...	211
	5.4 Beschaffungsmanagement und ethisches Handeln: Patientenorientierung und Nachhaltigkeit im Krankenhaus-Einkauf *(von Eiff)*	229
6.	**Rationierung und Priorisierung**.........................	243
	6.1 Rationierung im klinischen Betrieb. Wahrnehmung von Klinikärzten und Praxisempfehlungen *(Strech)*..	245
	6.2 Priorisierung im Medizinbetrieb: Konzeptansätze und nordeuropäische Erfahrungen *(Preusker)*..	267
7.	**Ethische Entscheidungen in der Forschung**	289
	7.1 Wenn Experimente empfohlen werden: beeinträchtigt der § 6(1) der Vereinbarung zur Kinderonkologie des Gemeinsamen Bundesausschusses die Patientenautonomie? *(Boos)*...	291

	7.2	Wie nutzen Therapieoptimierungsstudien? Eine Analyse des Nutzenbegriffes im Kontext pädiatrischer Versorgungsforschung (*Boos*)	303
8.		**Ethik, Effizienz, Gerechtigkeit**	359
	8.1	Gesundheitsgerechtigkeit – Eine Einführung aus ethischer Sicht (*Rauprich*)	361
	8.2	Vertrauen zwischen Arzt und Patient und Ressourcenallokation (*Burkert/Bobbert*)	381
	8.3	Gesundheitsreform, Prekarisierung, Entsolidarisierung: Politik und Medizinische Ethik im Spannungsfeld (*Eckart*)	405
	8.4	Vom Verlust des Ärztlichen in einer ökonomisierten Medizin (*Maio*)	421

Stichwortverzeichnis 435

Herausgeber- und Autorenverzeichnis 441

1. Medizin-Ethik und Ökonomie: Die Grundsatzdiskussion

Beitrag 1.1

Ziele einer medizinischen, ökonomischen und ethischen Reflektion

Prof. Dr. Dr. Wilfried von Eiff

		Rn.
1	Ausgangssituation	2 – 23
2	Der Markt als Steuerungsinstrument zur Überwindung bzw. Bewirtschaftung von Knappheit	24 – 43
2.1	Selbstbestimmung und Eigenverantwortung	25 – 32
2.2	Eingeschränkte Markteffizienz	33
2.3	Marktnormen versus Sozialnormen: Märkte verändern den Charakter eines Gutes	34 – 43
3	Das Gut Gesundheit	44 – 49
4	Die Ebenen der Allokation	50 – 53
5	Formen der Rationierung	54 – 75
6	Das ethisch-ökonomische Dilemma: Risikobewusstsein als ökonomische Orientierung	76 – 97
7	Fazit	98 – 101

Literatur

Schlagwortübersicht

	Rn.		Rn.
DRG-System	9	ökonomische Prinzipien	1, 10
Ethik	10, 43, 79, 100	ökonomischer Ansatz	4
Finanzierbarkeit	8 f.	Qualitätssteigerung	4
Gerechtigkeitsprinzip	32	Rationalisierung	4, 55, 100
Lotterie der Gene	15, 17, 21, 42, 44, 99	Selbstbeteiligung	4, 55, 100
medizinische Leistungen	4, 33, 42, 55	Solidarsystem	2
medizinische Qualität	33, 79 f.	Sozialnorm	36, 39, 42
Ökonomie	7, 12, 20, 24, 32, 81, 98	Versorgungsauftrag	9, 33

Ziele einer medizinischen, ökonomischen und ethischen Reflektion

1 Medizin-ökonomische Ethik setzt sich mit der Frage auseinander, inwieweit ökonomische Prinzipien der Entscheidungsfindung der Erreichung medizin-ethischer Maxime förderlich oder hinderlich sind.

- Entsprechend ist zu klären, ob die Anwendung ökonomischer Denkkategorien, Steuerungsmechanismen und Anreizprinzipien im Medizinbetrieb zu ethischen Verwerfungen führt.
- Es ist zu reflektieren, inwieweit Patientenrechte und berechtigte Patientenerwartungen durch Etablierung ökonomischer Prinzipien möglicherweise sogar geschützt werden.
- Zu diskutieren ist, wo die Grenzen einer Anwendung ökonomischer Prinzipien im Medizinbetrieb zu ziehen sind: Hier geht es insbesondere um die Anwendung von Ausschlussprinzipien, die Handhabung von externen Effekten und die eingeschränkte Zweckmäßigkeit der Anwendung des Kartellrechts auf Krankenhaus-Fusionen.

1 Ausgangssituation

2 Alle entwickelten Gesundheitssysteme auf der Welt stehen vor der gleichen Herausforderung: Wie kann die Leistungsfähigkeit des Systems auf hohem Niveau gesichert und nachhaltig finanziert werden, obwohl

- Menge und Intensität der Inanspruchnahme von medizinischen Leistungen durch das Phänomen der alternden Gesellschaft wachsen;
- die Zahl multimorbider, hochbetagter und chronisch kranker Patienten zunimmt;
- der medizinisch-technische Fortschritt durch immer neue und i. d. R. kostenträchtige Diagnose- und Therapiemöglichkeiten den Bedarf an medizinischen Leistungen steigert und in der Folge die Gesundheitsausgaben ausdehnt;
- die Ansprüche und Erwartungen an die Wirksamkeit der Medizin explodieren;
- die Zuführung ausreichender Finanzmittel auf Basis eines umlageorientierten Solidarsystems längst nicht mehr möglich ist?

3 Die verstärkte Inanspruchnahme des Gesundheitssystems führt bei begrenzten Finanzen aufgrund des Kostendrucks zu ethischen Konflikten (siehe Abbildung 1), wenn als notwendig und klinisch effektiv angesehene Therapien nicht jedem Patienten, der diese Behandlung objektiv benötigt, verfügbar gemacht werden können.

Ethik und Ökonomie

Verstärkte Inanspruchnahme des Gesundheitssystems führt bei begrenzten Finanzen zu ethischen Konflikten: Ökonomische Denkweisen und Managementkonzepte können helfen.

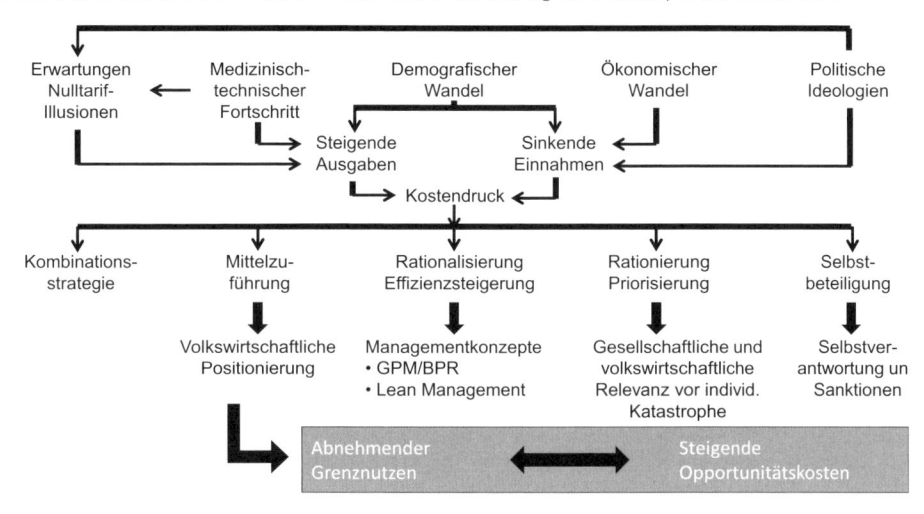

```
Erwartungen      Medizinisch-    Demografischer    Ökonomischer    Politische
Nulltarif-   ←   technischer     Wandel            Wandel          Ideologien
Illusionen       Fortschritt        ↓                 ↓
                     └→ Steigende      Sinkende ←┘
                        Ausgaben       Einnahmen ←
                              └→ Kostendruck ←┘

Kombinations-    Mittelzu-       Rationalisierung   Rationierung    Selbst-
strategie        führung         Effizienzsteigerung Priorisierung  beteiligung
                     ↓                ↓                 ↓               ↓
                 Volkswirtschaftliche Managementkonzepte Gesellschaftliche und  Selbstver-
                 Positionierung     • GPM/BPR         volkswirtschaftliche    antwortung un
                                    • Lean Management Relevanz vor indiv.      Sanktionen
                                                      Katastrophe

                 Abnehmender      ←→    Steigende
                 Grenznutzen            Opportunitätskosten
```

Abb. 1: Ethik und Ökonomie
Quelle: Eigene Darstellung.

Die Reaktion auf Kostendruck bei begrenzten Ressourcen im Gesundheitssystem ist unterschiedlich möglich:

- Die Zuführung zusätzlicher Finanzmittel setzt voraus, Mittel in anderen Bereichen (Bildung, Infrastruktur, Militär) zu streichen. Damit steigen die Opportunitätskosten mit jedem Euro an, der zu Lasten eines anderen für die wirtschaftliche und gesellschaftliche Entwicklung nützlichen Sektors in das Gesundheitssystem verlagert wird. Dieses Vorgehen ist auch insofern problematisch, wenn medizinische Leistungen im Verhältnis zu ihrem *fundamentalen Wert* überbewertet werden, indem man die Preisbildung für medizinische Leistungen dem Markt überlässt und die Notsituation eines Menschen zwecks Maximierung des Shareholder Value ausnutzt. Die Notfallbehandlung eines Patienten mit Verdacht auf koronare Herzerkrankung (ohne Katheterintervention) kostet in den USA 12.000,- USD, während in Deutschland 550,- EUR vergütet werden.

- Das Argument, mit zunehmenden Finanzmitteln würde der Grenznutzen abnehmen, ist nicht nachvollziehbar. Die ständige Verbesserung des Wissens- und Erkenntnisstandes in Medizin und Medizintechnik ermöglicht präzisere Diagnosen und wirkungsvollere Therapien. Transapikale Aortenklappeninterventionen wurden ab 2007 in deutschen Krankenhäusern durchgeführt; die erste DRG-Vergütung erfolgte aber erst 2009. Die Erwartungen der Patienten an die Medizin steigen, was auch gegen einen abnehmenden Grenznutzen-Effekt spricht. Außerdem ist der Nutzen der Vermeidung des Todes für die meisten Menschen gleichbleibend hoch und durch abnehmenden Grenznutzen nicht betroffen. Leistungen im Medizinbereich sind prinzipiell nicht sequentieller Art sondern unterliegen einer „0/1 Entscheidungsauswahl" (Behandlung um Tod zu vermeiden versus Nichtbehandlung).

- Selbstbeteiligung wäre eine Option, um einen öffentlichen Mittelzufluss zu vermeiden, dies mit zwei Effekten: der Patient würde nicht länger einer Nulltarif-Illusion erliegen und es wäre ein höheres Maß an Compliance und Selbstverantwortung zu erwarten. Selbstbeteiligung erscheint dort möglich und sinnvoll,
  - wo sich Personen bewusst Verletzungsgefahren aussetzen (z. B. Skifahren, Extremsportarten) oder
  - Evidenz basierte Vorsorgeuntersuchungen nicht wahrnehmen.
- Rationalisierung und Effizienzsteigerung sind Effekte einer intelligenten Organisation der Faktorkombination. Durch Rationalisierung erwartet man Qualitätssteigerungen, Risikoreduzierung und Kostensenkung gleichzeitig. Prominenter betriebswirtschaftlich-ökonomischer Ansatz ist das *Lean Management*. Höhere Produktivität wird nicht durch Arbeitsverdichtung erreicht, sondern durch Wegfall überflüssiger nicht wertschöpfender Aktivitäten.
- Rationierung ist dadurch charakterisiert, dass eine aus Patientensicht zweckmäßige Behandlung aus Kostengründen nicht durchgeführt und durch eine weniger effektive (oder schmerzhaftere, oder eine längere Rekonvaleszenz beanspruchende) aber erheblich kostengünstigere Therapie ersetzt wird.
- Priorisierung legt eine Rangfolge für medizinische Maßnahmen fest und führt dazu, dass Maßnahmen am unteren Ende der Rangskala nur bei entsprechender Kassenlage realisiert werden.
- Rationierung und Priorisierung setzen eindeutige und transparente Entscheidungskriterien voraus, durch die vermieden wird, dass der behandelnde Arzt dem Patienten die suboptimale Therapieentscheidung erklären muss.
- Rationierung und Priorisierung sollten erst greifen, wenn die Möglichkeiten der Rationalisierung und der Selbstbeteiligung erschöpft sind. Ökonomische Denkweisen und betriebswirtschaftliche Management-Konzepte können durchaus dabei helfen, medizin-ethische Dilemmata zu mildern.

5   Es geht also um die Frage:
    - Wer erhält aus dem Gesundheitssystem
    - welche Leistungen aufgrund
    - welcher Regeln und bei Anwendung
    - welcher Beurteilungskriterien und
    - wer finanziert diese Leistungen auf welche Art?

Damit gehört die gerechte Verteilung knapper Ressourcen im Gesundheitssystem zu den zentralen ethischen Herausforderungen einer freien Gesellschaft.

Aufgabe der Medizin-Ökonomie ist es, Konzepte für die optimale Nutzung und gerechte (faire) Verteilung von Gesundheitsgütern (präventive, diagnostische, therapeutische, rehabilitative Leistungen) zu entwickeln.

Dabei sind Finanzierbarkeit/Kosten, Leistungsfähigkeit/Effektivität, Qualität (medizinisches Ergebnis/Patient Outcome) und Gerechtigkeit (Zugang zum System/individuelle Belastung) in Einklang zu bringen (= „Magisches Viereck" der Gesundheitspolitik).

Die Entscheidungsträger in den Krankenhäusern stehen vor einem Dilemma:

- Wie soll der Versorgungsauftrag unter Berücksichtigung medizin-ethischer Prinzipien erfüllt werden, ohne den wirtschaftlichen Konkurs zu riskieren? Ist es unter dem Aspekt der nachhaltigen Finanzierbarkeit ethisch vertretbar, dass ein Krankenhaus Patienten eine bestimmte schmerzfreie Eingriffsart vorenthält, weil die für diese Prozedur notwendigen Medikalprodukte vergleichsweise teuer sind und die abrechenbare Fallpauschale zur Deckung der Kosten nicht ausreicht?
- Sind systemimmanente Sparzwänge und Abrechnungsregeln im DRG-System Argument genug, um einen Patienten zwei Tage länger als medizinisch indiziert zu beatmen, damit die höhere Fallpauschale liquidiert werden kann?
- Ist es unter dem Aspekt der Nachhaltigkeit und Ressourcenschonung sowie unter dem Gesichtspunkt der materiellen Gerechtigkeit und der Verteilungsgerechtigkeit akzeptabel, dass wiederaufbereitbare und reparierbare Produkte als Einwegprodukte deklariert werden, was zu einer Verteuerung der Prozeduren führt und in der Konsequenz Priorisierung und Rationierung zu Folge hat?
- Ist es akzeptabel, wenn Investitionen in leistungsfähigere und belastungsärmere Medizingeräte aus Kostengründen unterbleiben?

Medizin-ökonomische Ethik setzt sich mit der Frage auseinander, inwieweit ökonomische Prinzipien der Entscheidungsfindung der Erreichung medizin-ethischer Maxime förderlich oder hinderlich sind.

Die Anwendung ökonomischer Prinzipien führt nur dann zu höherer ethischer und medizinischer Qualität, wenn die Denkweisen der klassischen Marktlehre überwunden und gegen die Prinzipien der *schlanken Produktion* ausgetauscht werden. *Schlank* heißt frei von Verschwendung und verpflichtet zur prioritären Erfüllung des Patientennutzens.

Transparenz ist das wichtigste ethische Prinzip an der Schnittstelle zwischen Medizin und Ökonomie: Transparenz erschwert verantwortungsloses, unethisches Verhalten.

13 Grundlage für Transparenz sind Standards und Leitlinien, die nach explizit festgelegten Kriterien und für alle Patienten verbindlichen Regeln umgesetzt werden.

14 Fehler in der Konstruktion des gesundheitswirtschaftlichen Anreizsystems, die dazu führen, dass patientenbezogene medizinische Entscheidungen durch ökonomische Restriktionen einseitig dominiert werden, sind zu identifizieren und abzustellen.

15 Ökonomische Denkweisen, Analyse- und Entscheidungsinstrumente werden oft in fachlich falschem Verständnis zur Lösung medizinökonomischer Probleme herangezogen. Das Ergebnis ist in vielen Fällen weder ökonomisch begründbar noch ethisch zu rechtfertigen.

- Das Prinzip der *Markt räumenden Preise* geht davon aus, dass knappe Güter den größten Nutzen stiften, wenn sie an denjenigen gehen, der bereit und in der Lage ist, den höchsten Preis zu bezahlen. Danach erhält derjenige die beste medizinische Versorgung, der über die beste finanzielle Ausstattung verfügt. Da die Inanspruchnahme medizinischer Leistungen i. d. R. in einer Notsituation (Krankheitsfall) auftritt, ist der Patient als Nachfrager nicht entscheidungsautonom. Außerdem ist der Krankheitsfall durch die *Lotterie der Gene* bestimmt und nur begrenzt beeinflussbar durch eigene Entscheidungen. Damit fällt die freie Preisbildung als Steuerungsinstrument für das knappe Gut *medizinische Leistung* aus.
- Im Sinne des Shareholder-Value-Prinzips besteht der Zweck eines Unternehmens darin, für die Anleger langfristig eine maximal mögliche Rendite zu erzielen. Eine quartalsweise Überprüfung soll dabei helfen, das Renditeziel zu erreichen. Eugen Münch, Begründer der privaten börsennotierten Krankenhauskette Rhön Klinikum AG und jahrelang Verfechter einer Kapitalmarkt orientierten Refinanzierung von Krankenhäusern legte in einem bemerkenswerten Interview mit der Wirtschaftszeitung „Wirtschaftswoche" (26.6.2013) seine neue Sicht auf Shareholder Value offen:
  - „Der kurative Aspekt muss vorne stehen. Der frühere Vorstandsvorsitzende ... hat zu viel von Profit geredet ... Klar müssen und wollen wir Gewinne machen. Aber als Gesundheitsversorger können wir nicht bloß darauf ausgerichtet sein, nur für die Aktionäre Profit zu machen."
  - „Heute ist alles viel stärker dem Diktat der Finanzmärkte unterworfen. Die Börsianer fragen bei jeder medizinischen Investition, wie sie sich auf die Quartalszahlen auswirkt."
  - „Heute würde ich nicht noch einmal an die Börse gehen, sondern andere Wege der Finanzierung suchen."

16 Der Shareholder-Value-Gedanke als Maxime der Betriebsführung bewirkt im Medizinbereich erhebliche ethische Konflikte. Diese Konflikte sind offenbar vermeidbar, wenn der genossenschaftliche Weg („Der dritte Weg") mit der Rechtsform der gemeinnützigen Aktiengesellschaft beschritten wird, wie das Erfolgsmodell AGAPLESION demonstriert. Bei diesem von Bernd Weber, dem ehemaligen Vor-

standsvorsitzenden von AGAPLESION, initiierten Konzept der Betriebsführung von Krankenhäusern

- erhalten Krankenhäusern keine Dividende,
- wird eine Umsatzrendite von 5 % angestrebt,
- werden Erträge reinvestiert für den Erhalt und Ausbau medizinischer und pflegerischer Leistungen.
- Das Prinzip Gerechtigkeit zielt darauf ab, *Gleiches gleich zu behandeln* und gleichzeitig Gleichmacherei (*Jeder wird gleich behandelt*) zu vermeiden. Das Prinzip Gerechtigkeit korrespondiert mit dem Prinzip der Fairness (Nachteile, die einer Person aufgrund eines nicht beeinflussbaren Zufalls entstehen, sollen nicht zum eigenen Vorteil ausgenutzt werden) und mit dem Prinzip der Selbstverantwortung. Für ethisch basierte Entscheidungen im Gesundheitswesen hat dieses Prinzipien-Troika erhebliche Bedeutung:

Ärztliche Behandlungen, die als Folge der *Lotterie der Gene* notwendig sind (z. B. operativer Eingriff wegen einer Krebserkrankung), müssen im Hinblick auf die Zurverfügungstellung knapper Mittel anders beurteilt werden, als Behandlungen in Folge eines Risikos, dem man sich bewusst ausgesetzt hat. Das Prinzip der Selbstverantwortung angewendet, würde zwei Entscheidungen zulassen: entweder Meidung des Risikos oder Selbstzahlung im Fall des Risikoeintritts. Das Prinzip der Fairness würde bedeuten, dass die Versicherungsprämien für risikoscheue und risikobereite Personen unterschiedlich hoch sein sollten. Dies impliziert auch das Prinzip Gerechtigkeit: nämlich ungleiches Verhalten auch ungleich zu behandeln.

Aufgrund der hohen Wahrscheinlichkeit, sich bei einem Skiurlaub zu verletzen, wäre es vor diesem Hintergrund vertretbar, Ski-Urlauber zum Abschluss einer Krankenzusatzversicherung zu verpflichten.

Ähnliches gilt für Regelungen zur Wahrnehmung (oder Nicht-Wahrnehmung) von Vorsorgeuntersuchungen unter der Bedingung, dass

- ein ausreichend treffsicheres Verfahren zur Frühdetektion einer Krankheit existiert (z. B. Koloskopie bei Darmkrebs),
- durch eine Frühdetektion die Heilungschancen signifikant verbessert werden und
- ein erfolgreiches Therapieverfahren existiert, das nach Früherkennung mit Erfolg eingesetzt werden kann.

Die Anwendung dieser ökonomischen Prinzipien-Troika auf Entscheidungen zur Mittelverwendung und Ressourcenallokation im Gesundheitswesen können dazu beitragen,

- Compliance-Verhalten von Patienten und Versicherten zu verbessern,
- Moral-Hazard-Verhalten entgegenzuwirken und
- das Gesundheitssystem bzw. die Solidargemeinschaft von vermeidbaren Kosten zu entlasten sowie

- zur Vermeidung von Rationierung beizutragen.
- Das Prinzip *Do-Ut-Des* (Gib, damit Dir gegeben wird) bezweckt die Kongruenz von Leistung und Gegenleistung und hängt eng mit Milton Friedmans Feststellung *There is no free lunch* (*Es gibt nichts umsonst* oder *Jeder Leistung steht eine Gegenleistung gegenüber*) zusammen. Nach diesem Prinzip, in Verbindung mit dem Prinzip der Gerechtigkeit würde dies Bedeutung, dass eine Person, die sich nicht explizit (z. B. durch Eintragung im Personalausweis) verpflichtet, als Organspender postmortal zur Verfügung zu stehen, auch kein Recht hat, im eigenen Bedarfsfall ein Spenderorgan zu verlangen. Daraus resultiert die Handlungsleitlinie *Handele so, wie Du selbst wünschst, unter gleichen Bedingungen behandelt zu werden.*
- Das Verursachungsprinzip (oder: *Wer bestellt, der bezahlt*) hat in der Ökonomie grundlegende Bedeutung: Wer eine Leistungserbringung eines Dritten abruft, muss für die Kosten aufkommen.

21 Die Anwendung dieses Prinzips im Medizinbereich ist umstritten und bedarf der differenzierten Betrachtung.

- Als Prinzip zur Abrechnung von medizinischen Leistungen, die als Folge der *Lotterie der Gene* notwendig werden, ist dieses Prinzip ungeeignet.
  - Aus ökonomischer Sicht, weil eine solidarische Krankenversicherung jeder anderen Form der Versicherung (insbesondere der Selbstversicherung) überlegen ist.
  - Aus ethischer Sicht, weil eine Gleichmacherei (jeder bezahlt für sich selbst) unter Ausblendung nicht beeinflussbarer Unterschiedlichkeiten (genetisch bedinge Prädisposition für eine Krankheit) erfolgt.
- Geeignet dagegen ist die Anwendung immer dann, wenn eigenes Entscheidungsverhalten ein vermeidbares Risiko provoziert, dessen Eintritt mit zusätzlichen Kosten verbunden ist.
- Das Prinzip *Tit-For-Tat* rät, sich gegenüber einer anderen Person (z. B. Geschäftspartner) so lange kooperativ zu verhalten, wie diese Person ihrerseits kooperatives Verhalten zeigt. Ein vom Geist des Vertrages abweichendes Verhalten (Moral Hazard) wird mit Sanktionen belegt. Übertragen auf das Gesundheitssystem heißt dies, bei der Inanspruchnahme einer medizinischen Leistung auch das genesungsunterstützende Compliance-Verhalten abzuverlangen, um die Kosten der Therapie zu begrenzen. Andernfalls wäre es legitim, bei Non-Compliance die Leistung zu verweigern.

22 Auf der betriebswirtschaftlichen Ebene sind durch den *Lean Management-Ansatz* operative Handlungsmaxime und Steuerungsprinzipien mit ökonomisch-ethischen Gehalt etabliert worden:

- Das Verschwendungsprinzip: alles was dem Kunden nichts nützt bzw. wofür er nicht bereit ist zu zahlen, gilt als Verschwendung. Diese Verschwendungskategorien lassen sich als Handlungsorientierung auch auf den Medizinbetrieb übertragen (siehe Abbildung 2).

- Das Kunden-Lieferanten-Prinzip: jede wertschöpfende Tätigkeit hat einen eindeutigen Kunden.
- Das Kaizen-Prinzip der Verbesserung in kleinen Schritten.
- Das Null-Fehler-Prinzip: Fehler nicht machen, nicht annehmen, nicht weitergeben.

Die Fehlerkultur, also die Bereitschaft Fehler zuzulassen, ist ein wichtiger Gradmesser für das ethische Bewusstsein eines Unternehmens. Dies ist einerseits eine Frage der Einstellung jedes einzelnen Mitarbeiters zu Fehlern, betrifft aber auch die Fehlermöglichkeiten, die sich durch Organisationsmängel ergeben.

Verschwendung

Im Krankenhaus-Betrieb gibt es typische Verschwendungskategorien, die Kosten verursachen, aber keinen Patientenmehrwert erzeugen.

Verschwendungs-kategorie	Inhalt der Kategorie	Erklärungs-Beispiele
Unterproduktion	Aktivitäten reichen für qualifizierte Behandlung nicht aus → Rationierung	> keine Zweitmeinung; kein Tumorboard > nur CT statt MRT bei Brustkrebs-Screening/SA-Diagnose
Überproduktion Überbearbeitung	Aktivitäten, die der Patient nicht benötigt	> Doppeluntersuchungen > Untersuchungen mit identischer klinischer Aussage
Transport	Transporte verursachen Kosten ohne Gegenwert für Patienten	> Transport von Blutproben zum Labor > Transport von Speisen
Bewegung	Bewegung von Personal oder Güternm die nicht unmittelbar dem Patienten dient	> Suche von Medikalprodukten > Springer-Einsatz
Wartezeit	Warten von Patienten und/oder Mitarbeitern	> Warten auf Behandlung > Warten auf Chirurg
Lager	Bindung von Kapital, Raum und Personal durch Lagerhaltung von Material, Patienten, Personal	> medizinisch nicht-indizierte Verweildauerverlängerung > Medikalprodukte, Medikamente
Fehler/Defekte	Arbeitsergebnisse, die Fehler aufweisen	> unvollständige OP-Information > Medikamentenkombination mit Nebenwirkungen
Ungenutzte Kapazität	Verbesserungsvorschläge von Mitarbeitern sind unerwünscht	> keine Verbesserungsvorschläge

Abb. 2: Verschwendung vermeiden heißt, vermeidbare Kosten abbauen: am Überflüssigen sparen, nicht am Notwendigen.
Quelle: Eigene Darstellung.

2 Der Markt als Steuerungsinstrument zur Überwindung bzw. Bewirtschaftung von Knappheit

Die Ökonomie begegnet dem Phänomen der Knappheit mit dem Modell der sozialen Marktwirtschaft mit den Merkmalen:

- Freie Preisbildung auf Basis von Zahlungsbereitschaften und Zahlungsfähigkeiten
- Konsumentensouveränität (freiwillige Nachfrage)
- Anwendung des Prinzips *Versuch und Irrtum*
- Wettbewerb und Konkurrenz (Prinzip *der schöpferischen Zerstörung*)

2.1 Selbstbestimmung und Eigenverantwortung

25 In der klassischen Marktlehre gilt das Prinzip der Kundensouveränität; das bedeutet, dass jeder Marktteilnehmer selbst entscheidet, welche Güter er zu welchem Preis zu welchem Zeitpunkt erwirbt. Droht diese Form der Selbstbestimmung durch Monopole oder Kartellabsprachen eingeschränkt zu werden, schreitet das Kartellamt ein.

26 Mit der Kundensouveränität sind die Merkmale der Selbstbestimmung und der Eigenverantwortung (jeder entscheidet selbst, ob er z. B. für die Finanzierung eines Produkts einen Kredit aufnimmt) verbunden.

27 Selbstbestimmung und Eigenverantwortung sind ethische Maxime mit regulativer Wirkung. Selbstbestimmung hat dabei den Charakter eines Rechts, das in einer Gesellschaft nicht uneingeschränkt beansprucht werden darf. Selbstbestimmung bzw. die Freiheit des Einzelnen endet dort, wo die Rechte anderer verletzt werden. Freiheit ist nicht absolut und nicht i. S. v. *Freiheit für etwas* (z. B. für die Einführung der Rente mit 63) zu verstehen. Vielmehr ist Freiheit mit Einschränkungen verbunden.

28 Die erste Einschränkung resultiert aus der Maxime der Eigenverantwortung: Wer eine Handlung vornimmt oder unterlässt, muss die Verantwortung für die Konsequenzen übernehmen. Ein Unternehmer, der mit dem „richtigen" Produkt auf den Markt geht, wird mit Profit belohnt, der erfolglose Unternehmen mit Verlusten bestraft.

29 Die zweite Einschränkung resultiert aus der Unvermeidbarkeit von Beschränkungen als Folge gesellschaftlich akzeptierter (und im Gesetzbuch kodifizierter) Regeln (z. B. Straftaten sind kein Ausdruck von Selbstbestimmung, sondern ein gesetzlich sanktioniertes Vergehen).

30 In diesem Sinn ist der Freiheitsbegriff als *Freiheit von etwas* zu definieren, nämlich als *Freiheit von vermeidbaren Beschränkungen*.

31 Es geht also um die Frage, welche Freiheiten in welchem Umfang beschränkt werden dürfen und auf Basis welcher Handlungsleitlinien Beschränkungsanlass und Beschränkungsumfang nachvollziehbar und transparent regelbar sind. Mit anderen Worten: Selbstbestimmung wird durch Rechte Dritter und durch Eigenverantwortung begrenzt.

Um diesen Zusammenhang erkennbar zu machen, gibt es in der Ökonomie Handlungsansätze, die moralischen Anspruch haben, wie z. B. *Do-Ut-Des, Verursachungsprinzip, Gerechtigkeitsprinzip,* etc. (siehe oben).

2.2 Eingeschränkte Markteffizienz

Wettbewerb im klassischen Sinn der Marktlehre zwingt die Konkurrenten mit gleichen/ähnlichen Produkten auf den Markt zu gehen. Der innovative Unternehmer hat dabei die Chance, Nachfrager von seinem Produkt zu überzeugen oder die Nachfrage an einen Konkurrenten zu verlieren. Der gescheiterte Innovationsversuch führt zum Konkurs (= *schöpferische Zerstörung*) oder leitet einen Lernprozess ein, der zu einem neuen Marktanlauf führt (= *Versuch und Irrtum*). Diese für einen Wettbewerbsmarkt typischen Merkmale haben als Steuerungsinstrumente auf dem Markt für medizinische Leistungen fatale Wirkungen:

- Die medizinische Qualität verschlechtert sich, weil jeder alles anbietet. Sinnvoller aus Sicht des Patienten ist es dagegen, dass sich medizinische Leistungsanbieter untereinander abstimmen, um Leistungsschwerpunkte zu bilden, die mit hohen Fallzahlen und ausgeprägten Lernkurveneffekten verbunden sind.
- Durch Wettbewerb werden Ressourcen verschwendet, indem Leistungen erzeugt werden, die i. S. der medizinischen Qualität suboptimal sind.
- Im Gesundheitswesen bietet es sich daher an, Wettbewerb nur in engen Grenzen zuzulassen und durch Konzessionierung (Versorgungsauftrag/Versorgungsvertrag), Qualitätsanforderungen (z. B. Qualitätssicherung aus Routinedaten) und verpflichtendes Zweitmeinungsverfahren bei Eingriffen einzuzuengen.

2.3 Marktnormen versus Sozialnormen: Märkte verändern den Charakter eines Gutes

Märkte, so die herrschende ökonomische Lehrmeinung, ermöglichen es Menschen Geschäfte miteinander zu tätigen, von denen beide Vertragspartner einen Vorteil haben. Dabei werden knappe Güter so zugeteilt, dass der Nachfrager, der bereit ist, den höchsten Preis zu bieten (und damit zeigt, dass er dieses Gut am meisten wertschätzt), das Gut erhält. Märkte gelten als effizienteste Form der Güterallokation, weil sie knappe Güter zu der Einsatzstelle dirigieren, an der sie den höchsten Nutzen stiften.

Unabhängig davon, dass diese Meinung problematischerweise unterstellt, das Nutzenniveau werde durch die individuelle Preisbereitschaft ausreichend repräsentiert, gibt es noch eine zweite Überlegung, die Zweifel an der Markteffizienzthese aufkommen lässt.

36 Der Verhaltensökonom Dan Ariely[1] berichtet über das überraschende Ergebnis einer Studie in einer israelischen Kindertagesstätte: Die Einführung eines Bußgeldes für Eltern, die ihr Kind zu spät abholen, führte (entgegen der Absicht) nicht zu erhöhter Pünktlichkeit, sondern im Gegenteil zu einer Zunahme von Verspätungen. Die Erklärung: Mit Einführung eines Preises für das Gut *Zuspätkommen* wurde eine Sozialnorm (Zuspätkommen ist unfair gegenüber den Kindergärtnerinnen) durch eine Marktnorm (Zuspätkommen ist ein Gut, das über ein Bußgeld käuflich ist und von preisbereiten Eltern jederzeit nachgefragt werden kann) ersetzt. Mit anderen Worten: Durch die Kommerzialisierung eines Gutes werden der Charakter eines Gutes und die Einstellung zu diesem Gut verändert.

37 Marktnormen verkörpern Werte, die ein zahlender Kunde erwarten darf:
- Pünktliche Bezahlung und prompte Lieferung;
- Vergleichbarer Nutzen von Leistung und Gegenleistung (*Marktwert*);
- Erfüllung eines Vertrages;
- Konfliktbereitschaft im Fall einer Vertragsverletzung.

38 Man erhält, wofür man bezahlt. Es geht um Güter, die man für Geld kaufen kann.

39 Sozialnormen repräsentieren Werte, die die innere Bindung von menschlichen Lebensgemeinschaften und damit die Existenz einer Gesellschaft ermöglichen:
- Hilfsbereitschaft;
- Selbstverpflichtung und Disziplin;
- Ehrlichkeit;
- Fairness;
- Fleiß und Beharrlichkeit.

40 Man erhält, wozu ein anderer freiwillig und ohne Beanspruchung einer direkten Gegenleistung bereit ist, zu geben.

41 Der politische Philosoph Michael J. Sandel wirft die Frage auf, wo die moralischen Grenzen des Marktes zu ziehen sind und wie verhindert werden kann, dass der Markt in Bereiche vordringt, in denen er nicht nutzenstiftend, sondern zersetzend wirkt. Denn es gibt Güter, die man für Geld nicht kaufen kann (z. B. Freundschaft) und die auch nicht käuflich sein sollten (z. B. Nobelpreis, Fairplay-Pokal, Torjägerkanone), weil sie sonst ihren fundamentalen Wert verlieren würden.

42 Wenn der Markt als Verteilungsmechanismus in alle Lebensbereiche vordringt und Güter zu Marktgütern macht, werden Sozialnormen durch Marktvolumen ersetzt. Dieser Verdrängungsprozess bewirkt zwei Effekte: Ungleichheit (i. S. v. Ungerechtigkeit) und Korruption.[2]

- Ungleichheit entsteht, weil Güter nur erwerbbar sind, wenn ausreichend Finanzmittel zur Verfügung stehen. Die Ungleichheit ist hinnehmbar, wenn es

---
1 Vgl.: Ariely: Denken hilft zwar, nützt aber nichts. 2008, S. 122.
2 Vgl. Sandel: Was man für Geld nicht kaufen kann. 2012, S. 15-18; S. 44-48; S. 60.

um den Konsum von Luxusgütern, Genussmitteln und Gebrauchsgütern geht. Ungerechtigkeit tritt ein, wenn Güter zu Marktgütern werden, die nicht mehr der Selbstbestimmung und Kundensouveränität unterliegen, sondern bei denen ein Ausschluss von Konsum über den Preis mit einem Risiko für Gesundheit und Leben verbunden wäre. Es also zu unterscheiden, ob es sich um ein Gut handelt, das über den Markt optimal alloziert werden kann oder ob ein Gut vorliegt, das vom Charakter her nicht käuflich sein sollte. Da die Betroffenheit von einer Krankheit nur sehr begrenzt durch eigenes Entscheidungsverhalten beeinflusst werden kann, sondern ursächlich der *Lotterie der Gene* zuzuschreiben ist, sollten medizinische Leistungen nicht über Marktmechanismen verteilt werden, da auch die ansonsten typischen Marktmerkmale wie Kundensouveränität und Verhandlungspotenz auf Augenhöhe bei medizinischen Gütern nicht gegeben sind. Patienten befinden sich in einer physischen und psychischen Grenzsituation, die Souveränität und Entscheidungsautonomie ausschließt. Und die Verhandlungspotenz auf Augenhöhe wird durch grundlegende Informationsasymmetrie zwischen Arzt und Patient (= Nicht-Arzt) verunmöglicht.

- Korruption liegt vor, wenn ein Gut nach einer Norm behandelt wird, die niedriger rangiert als es dem Charakter des Gutes entspricht. Wenn die medizinische Dienstleistung eines Arztes den Marktgesetzen unterworfen wird, also primär dem Patienten zugänglich gemacht wird, der bereit und in der Lage ist, den gesetzten Preis zu bezahlen, dann verleitet dies zu einer einseitigen, ausschließlich an ökonomischen Prinzipien orientierten Leistungsabgabe, d. h. wer mehr bezahlt, erhält eine qualifiziertere Behandlung schneller. Dieses Phänomen tritt auch bereits auf, wenn die Erbringung medizinischer Leistungen mit ökonomischen Zielen verbunden wird. Zielvereinbarungen zwischen Krankenhausleitung und Chefarzt können eine medizinisch-qualitative Komponente und eine ökonomische Komponente (z. B. Steigerung des Ertrags der Abteilung; Erhöhung der Fallzahlen) gleichzeitig beinhalten. Das Problem: Die Sozialnorm, den Patienten nur bei objektiver Indikation zur Operation zu raten und damit die medizin-ethischen Prinzipien des primum nihil nocere, des Patientenwohlergehens und der Angemessenheit zu wahren, würde durch eine Marktnorm ersetzt. In der Konsequenz wird die medizinische Leistungserbringung nicht mehr an den medizin-ethischen Ansprüchen ausgerichtet, sondern der niedriger rangierenden Norm der ökonomischen Vorgabe unterworfen, so dass ein Korruptionseffekt eintritt.

Entscheidungen über die Verteilung knapper Ressourcen im Gesundheitssystem erfüllen den Anspruch von ethischer Qualität, wenn sie

- im Einklang stehen mit den Grundprinzipien der Medizinethik (Primum non nocere; Patientenwürde; Patientenautonomie; Wohlergehen; Fürsorge; Gerechtigkeit; Angemessenheit),

- auf einem Krankheitsbegriff basieren, der eine Abgrenzung zum Zustand der Gesundheit ermöglicht und von daher die ethischen Handlungsräume in der Medizin definiert,
- die Rolle der Medizin an der Akzeptanz des menschlich natürlichen Phänomens von Gebrechen und Krankheit orientiert, d. h. Akzeptanz, dass nicht alles heilbar ist und Vorsorgeaufwendungen nur dann stattfinden, wenn
    - sie sich an Handlungsleitlinien orientierten, die das Wohlergehen des Patienten fokussieren,
    - in der Gesellschaft als gerecht empfunden werden (d. h. materielle und verteilungsbezogene Gerechtigkeit transparent nachvollziehbar sind.

3 Das Gut Gesundheit

44 Ebenso wie die Güter *Sicherheit, Rechtsstaatlichkeit, Meinungsfreiheit* hat das Gut *Gesundheit* den Charakter eines konditionalen bzw. transzendentalen Gutes: es macht sich erst bemerkbar oder dringt in das Bewusstsein, wenn es nicht mehr verfügbar ist. Als soziales Grundgut hat Gesundheit die Funktion eines Ermöglichers (enabler): Gesundheit ist eine zentrale Voraussetzung für die Realisierung von Lebensplänen und damit eine Grundbedingung für Chancengleichheit in der Gesellschaft[3] Krankheit ist in den meisten Fällen keine selbstverschuldete Konsequenz, sondern das Ergebnis einer *Lotterie der Gene*, also einer naturgegebenen, schicksalsbedingten individuell nicht beeinflussbaren Nachteilsposition. Krankheitsposition und individuelle Finanzierungskraft werden auch wesentlich bestimmt durch das Phänomen der *Sozialen Lotterie*: in das soziale setting werden Menschen hineingeboren, ebenso unterliegt die individuelle Entwicklung dem zufallsgeprägten Einfluss sozialer Kontakte.

45 Andererseits gehören Gebrechen und Krankheit zur menschlichen Natur, so dass es nicht die Rolle der Medizin sein kann, jedes Leben so lange wie möglich zu erhalten, verbunden mit dem utopischen Fernziel, Gebrechen und Krankheit zu eliminieren.

46 Der Gesundheitsbegriff der WHO geht seiner Anspruchshaltung so weit, dass letztlich Gesundheitsleistungen unbezahlbar würden.

47 Auch die Maxime *Leben und Gesundheit eines jeden Menschen sind ein zwingend schutzwürdiges Gut*, würde eine ethische Grenzdiskussion eröffnen. Denn nach dieser Maxime hätte unter Umständen ein Transplantationspatient im letzten Bridging-Stadium einen Organ-Herausgabeanspruch an einen komatösen Patienten. Möglicherweise hätte diese Maxime auch die Folge, dass jeder Mensch automatisch Organspender ist und kein Wahlrecht mehr besitzt.

---

3 Daniels: Just Health Care. 1985, S. 39 ff.

Mit der Definition des *Gutes: Gesundheit* geht es um die Frage: Ist die derzeitige/zukünftige Inanspruchnahme des Gesundheitssystems nach Art und Umfang 48

- medizinisch gerechtfertigt und
- ist sie fair im Sinne des Solidarprinzips
- oder ist sie das Resultat einer Anspruchshaltung auf Basis einer *falschen Hoffnung* (Callahan), nämlich dem Glauben, unbegrenzbar medizinischer Fortschritt sei gerechtfertigt und notwendig, um Krankheiten, körperliche Gebrechen und Leiden auf Sicht zu eliminieren.

Aufgabe der Medizin kann es nicht sein, Krankheit und Tod zu eliminieren, sondern es geht um eine Erleichterung des Lebens unter den Bedingungen von Krankheit und Tod als Realitäten. Somit ist es grundsätzlich gerechtfertigt, die Zuteilung von medizinischen Leistungen auch mittels der Instrumente Rationierung bzw. Priorisierung vorzunehmen. Um das Gut Gesundheit bei begrenzten Ressourcen gerecht zu verteilen, ist es erforderlich, einen Diskurs über Rechte und Pflichten von Patienten zu führen. Die Gegenüberstellung der europäischen Charta der Patientenrechte (siehe Abbildung 3) und des Rechte- und Pflichtenkatalogs für Patienten aus einem amerikanischen Krankenhaus (siehe Abbildung 4) zeigt, dass in beiden Richtungen (Verpflichtung zur Angebotsqualität und Verpflichtung zur Patientenmitwirkung) Nachholbedarf besteht. 49

Patientenrechte

Die europäische Charta der Patientenrechte erfordert ein Gesundheitssystem, das derzeit in keinem europäischen Staat existiert.

Jeder Patient hat das Recht auf …

1. **Vorbeugende Maßnahmen** (Gesundheitserhaltung, Verhinderung der Verschlechterung eines Krankheitszustands)
2. **Zugang zu Gesundheitsleistungen** (qualitativ, zeitlich, räumlich; ohne Ansehen der Person und ihrer finanziellen Möglichkeiten)
3. **Information** (zeitgerecht, sachgerecht, verständlich, situationsangemessen)
4. **Einwilligung** (aus Basis sachlicher und verständlicher Informationen und Kenntnis der nach Wirkung und Risiko bewerteten Alternativen)
5. **Freie Wahl** für die wirkungsgerechte Diagnose und Therapie und eines Arztes des persönlichen Vertrauens
6. **Privatsphäre und Vertraulichkeit**
7. **Achtung der Zeit des Patienten** auch der Zeit nach der Entlassung aus dem Krankenhaus
8. **Einhaltung von Qualitätsstandards** (Leitlinien, Kennzahlen zu Erfolgskontrolle)
9. **Sicherheit** (insbesondere vor vermeidbaren Risiken) **und Hygiene**
10. **Innovationen** mit Verbesserung der Prozess- und Ergebnisqualität
11. **Vermeidung unnötiger Leiden, Schmerzen und Angst**
12. **Individuelle Behandlung** und persönliche Zuwendung
13. **Beschwerdemöglichkeit** und Beschwerde-Feedback
14. **Entschädigung** und Entschuldigung im Schadenfall

Abb. 3: Die europäische Charta der Patientenrechte
Quelle: Eigene Darstellung.

Ziele einer medizinischen, ökonomischen und ethischen Reflektion

Rechte und Pflichten

Eine gerechte Allokation von medizinischen Leistungen setzt die Einhaltung von Rechten und Pflichten auf Patientenseite voraus.

Your Rights

- You have the right to considerate and respectful care with attention to dignity, privacy, safety and respect for your personal beliefs and values.
- You have the right to be free from all forms of abuse and harassment.
- If care cannot be provided as you've requested, you will be informed, given an explanation, and provided with alternatives.
- You have the right to be informed of the risks, side effects, benefits and alternatives regarding your treatment
- You have the right to continued professional supervision of care.
- You have the right to know the qualifications of the people responsible for your care.
- You have the right to access information contained in your medical record within a reasonable amount of time.
- ...

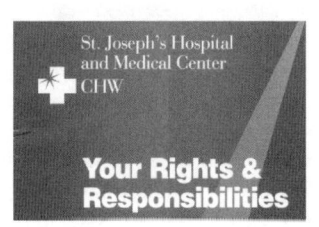

Your Responsibilites

- It is your responsibility to notify the treating physician or nurse of any changes or new occurrences related to your personal situation.
- You are responsible for answering questions as honestly and completely as possible.
- You are responsible for seeking explanations from any treatment member regarding questions you have about your care.
- It is your responsibility to be considerate of others and respect their privacy.
- If you have an Advance Directive, it is your responsibility to provide a current copy.
- You are responsible for taking care of financial obligations for your care as promptly as possible and for following rules and regulations of the hospital relating to patient care and conduct.
- ...

Abb. 4: Rechte und Pflichten von Patienten

Quelle: Ausschnitt aus der Patientenbroschüre des St. Joseph's Hospital and Medical Center, Phoenix (Arizona).

4 Die Ebenen der Allokation

50 Die Verteilung knapper Ressourcen im Gesundheitssystem erfolgt über vier Ebenen, die sich wechselseitig beeinflussen.

51 Auf der oberen Makroebene konkurriert das Gesundheitssystem budgetmäßig mit anderen Leistungsbereichen einer Volkswirtschaft. Hier ist es festzulegen, welcher Stellenwert dem Gesundheitswesen gegenüber den Handlungsfeldern Umwelt, Verkehr, Informationsinfrastruktur, Rentensicherung, etc. einzuräumen ist (siehe Abbildung 5)

Konfliktkaskade und Ethik in der Medizin

Die Verteilung knapper Ressourcen im Gesundheitssystem erfolgt über Entscheidungsebenen, die sich wechselseitig beeinflussen.

Allokations-ebene	Verteilungsmaß	Verteilungswerthaltung („Ideologie")	Leistungsbegrenzungen/ Priorisierungsstufen Priorisierungsregeln
Gesellschafts-politische Ebene	Anteil Ausgaben für Gesundheitsleistungen am Gesamtbudget der Volkswirtschaft => Gesellschaftspolitischer Stellenwert des Gesundheitswesens	>Gesellschaftlicher Stellenwert des Gesundheitssystems >Einstellung (Werthaltung zum Gut Gesundheit → Lifestyle Compliance → Präventionssanktionen → Zuzahlungsbereitschaft >Refinanzierungsideologie (Selbstversicherung vs. Solidarprinzip)	>Lifestyle Compliance >Präventionssanktionen >Bereitschaft zur Zuzahlung
Gesundheits-systemebene	Verteilung des Gesamtbudgets „Gesundheit" auf Bereiche der medizinischen Versorgung: Life-style-Beeinflussung, Prävention, Hausarztversorgung, Akutsektor, Rehabilitation, Notfallversorgung, Forschung, ...	>Stellenwert der medizinischen Leistungssektoren → Rolle der Prävention → Rolle der alternativen Medizin	>Budget Priorisierung nach epidemiologischer Evidenz >Prävention vor Therapie → Screening-Programme und Sanktionen >Reha vor Rente >Reha vor Pflege
Kostenträger-ebene	Versorgungspolitische Selektion: Budget Priorisierung nach Effektivitäts-/Effizienzbeiträgen	>Verteilung von Gesundheitsleistungen auf Patientengruppen (Basis: Standards, Leitlinien)	>Erlösausgleich
Krankenhaus-ebene	Medizinökonomische Selektion (Priorisierung nach Standardisierungs- und Kostensenkungsmöglichkeiten)	>Leistungsportfolio in Abhängigkeit vom Budget	>Einkaufsentscheidungen >Controlling Entscheidungen >ökonomische Behandlungskriterien
Arzt-Patient-Verhältnis	Individuell veranlasste Selektion (=Priorisierung nach individ. Risiko)	>Zuteilung medizinischer Leistungen an einzelne Patienten	>Patientenindividuelle, Krankheits-bild veranlasste Selektion

(Burden of Ethical Conduct)

Abb. 5: Konfliktkaskade und Ethik in der Medizin
Quelle: Eigene Darstellung.

Die sachliche und finanzielle Überforderung des Gesundheitssystems in Verbindung mit der mangelnden Bereitschaft von Entscheidungsträgern in Politik und Verbänden zu Ehrlichkeit (= öffentliche Anerkennung einer Unterfinanzierung des Systems) und Transparenz (öffentliche Akzeptanz des demographischen Faktors und Zugeben einer faktischen Unterversorgung) führt zu *implizierter* und *indirekter Rationierung*. 52

Das heißt die Leistungsbegrenzung erfolgt nicht im gesellschaftspolitischen Konsens, sondern wird auf die Ebene des Arzt-Patienten-Verhältnisses delegiert; ohne objektiv nachvollziehbare Kriterien kommt es zu ungerechten Einzelfallentscheidungen (=personenorientierte Rationierung). Auf der unteren Mikroebene geht es darum, ethische Handlungsmaxime zu etablieren, die Leitlinie für die Arbeit am Patienten ist. Zu beachten ist, dass durch Entscheidungen auf den beiden Makroebenen (z. B. Beitragsstabilisierung für die Krankenversicherung trotz wachsender Inanspruchnahme des Systems) ein *Burden of Ethical Conduct* auf den Mikroebenen bewirkt wird. Diese Drucksituation führt zu unethischem Verhalten durch die Dominanz ökonomischer Zwänge (siehe Abbildung 6). 53

Unethisches Verhalten im Medizin-Betrieb

Finanzierungsgrenzen und Kostensenkungsziele sind kein Grund zur Rechtfertigung unethischen Verhaltens.

- ➤ Verschweigen von Risiken
- ➤ Billigendes Inkaufnehmen von Risiken
- ➤ Unterlassung notwendiger Investitionen zur Reduktion von Risikopotenzialen
- ➤ Verschwendung (= Zerstörung von zukünftigen Investitionsmöglichkeiten)
- ➤ Vorenthaltung appropriater Diagnosen und Therapien aus Budget-/Kostengründen
- ➤ Vorenthaltung einer Zweitmeinung bei unsicherer Diagnose oder Zugangsmöglichkeit zu alternativen Verfahren
- ➤ Unsachgemäße und/oder unvollständige Aufklärung
- ➤ Verletzung von Patientenrechten
    → *Vorsatz* → *Billigendes Inkaufnehmen von Risiken*
- ➤ Nichtbeachtung der Patientenwürde
- ➤ Ignorieren von Grundbedürfnissen des Patienten
    → *Angst* → *Schmerzen* → *schnelle Prozeduren* → *Intimsphäre*
- ➤ Verstöße gegen die Prinzipien
    → *primum non nocere* → *Patientenautonomie und Selbstbestimmung*
    → *Menschen-/Patientenwürde* → *Menschliches Wohlergehen*

Abb. 6: Ökonomische Zwänge sind oft der Grund für unethisches Verhalten
Quelle: Eigene Darstellung.

5 Formen der Rationierung

54 Entgegen der Meinung einiger Gesundheitspolitiker finden Rationierung und Priorisierung im deutschen Gesundheitssystem faktisch statt. Auf die Frage „wie oft haben Sie in den letzten sechs Monaten eine für Patienten nützliche Maßnahme aus Kostengründen nicht durchgeführt bzw. durch eine preiswertere, aber zugleich weniger effektive Lösung ersetzt?", bestätigten dies 78 % der befragten Ärzte und 13 % gaben zu, dies täglich bzw. wöchentlich zu tun (Strech/Marckmann). Auch bei den Bürgern in Deutschland ist eine „gefühlte Rationierung" Realität: 42 % befürchten, in Zukunft im Krankheitsfall auf eine wirksame Behandlung verzichten zu müssen und 38 % gehen davon aus, dass man bereits heute aus Kostengründen auf medizinisch sinnvolle Behandlungen verzichten muss. Vor diesem Hintergrund stellt sich die Frage nach dem Umgang mit Rationierung und Priorisierung im Gesundheitssystem als ethische Herausforderung (Bürgerbefragung 2012).

Rationierung in der Zuteilung medizinischer Leistungen erfolgt entweder implizit durch Budgetierung oder explizit auf Basis medizinischer Standards, die evidenzbasiert sind und in konsensual abgestimmten Leitlinien vorliegen.

- Budgetierung, also die Limitierung von Finanzmitteln mit dem Ziel der Kostensenkung durch Angebotsbegrenzung, ist ein einfach anzuwendendes Verfahren und nimmt die medizinischen Leistungsanbieter auf der Mikroebene in die Pflicht, durch Entwicklung von Standards, Eliminierung von Verschwendung und Identifizieren von Rationalisierungspotenzialen das Budget einzuhalten bzw. das Leistungsangebot an den Budgetgrenzen zu orientieren. Der Druck zu Rationalisierung und der Zwang zur Rationierung werden auf die Ebene des Arzt-Patienten-Verhältnisses delegiert. Die Einheitlichkeit der Anwendung von Vergabemaßstäben ist in diesem Fall nicht gewährleistet, und es kommt zu Verletzungen des ethischen Grundsatzes der Gerechtigkeit (Verteilungsgerechtigkeit: wer erhält eine Leistung; materielle Gerechtigkeit: erhält jeder die für ihn adäquate Leistung).
- Standardisierung ermöglicht die Zuteilung von Leistungen nach transparenten und nachvollziehbaren Kriterien, deren Festlegung auf den oberen Makroebenen erfolgt. Damit wird das Arzt-Patienten-Verhältnis nicht belastet. Standards tragen einerseits zur Qualitätssicherung bei, erschweren aber andererseits das Einbringen von Innovationen in das Gesundheitssystem. Innovationen werden langwierig in kontrollierten Studien erprobt, bis eine Zulassung erfolgt. Die Versorgungsqualität gerade von Patienten mit schweren Krankheitsverläufen ist von derartigen Innovationsbremsen besonders betroffen.
- Von weicher Rationierung ist die Rede, wenn eine begrenzt verfügbare Leistung durch Selbstbeteiligung des Patienten (Zuzahlung) trotz Knappheit nachgefragt werden kann. Zahlungsfähigkeit und Zahlungsbereitschaft bestimmen das Versorgungsniveau, was dem Prinzip der Gerechtigkeit widerspricht.
- Harte Rationierung ist bei definierter Mengenbegrenzung gegeben.
- Direkte Rationierung liegt vor, wenn einem konkreten Patienten Leistungen vorenthalten werden.
- Indirekte Rationierung ist die Folge von Allokationsentscheidungen auf der Makroebene. Hierbei ist nicht der individuelle Fall Entscheidungsobjekt, sondern es werden Versorgungsalternativen aus dem Leistungskatalog ausgeschlossen aufgrund übergeordneter gesellschaftlicher Interessen (z. B. Interesse an niedrigen Kassenbeiträgen; Inkaufnahme von Schmerzen bei einer bestimmten Eingriffstechnik zugunsten deutlich niedrigerer Behandlungskosten).
- Rationierung kann durch verschiedene Maßnahmen erreicht werden:
    - <u>Leistungsverweigerung</u> liegt vor, wenn definierte Leistungen (z. B. In-vitro-Fertilisation) an bestimmte Betroffenengruppen (hier: unfruchtbare Ehepaare) nicht abgegeben werden.

- Von Umlenkung spricht man, wenn Leistungen von einem Versorgungssektor (z. B. Krankenhaus) auf einen anderen (z. B. Rehabilitation) oder von einem Leistungserbringer (Krankenhaus der Regelversorgung) auf einen anderen (Maximalversorgungskrankenhaus) oder von einem Kostenträger (DRV) auf einen anderen (GKV) weitergegeben werden.
- Verzögerung meint den systematischen Aufbau von Wartezeiten (z. B. bei elektiven Operationen) infolge einer Begrenzung des medizinischen Angebots, was bei langen Wartezeiten (insbesondere auch bei Vorsorgeuntersuchungen) auch Umlenkungseffekte bewirken kann (Inanspruchnahme von medizinischen Leistungen im Ausland).
- Von Ausdünnung ist die Rede, wenn infolge von Arbeitsverdichtung mehr Patienten pro Arzt oder Pflegekraft versorgt werden oder billige Medikalprodukte (z. B. Herzschrittmacher mit einer Laufzeit von 5-6 Jahren) zum Einsatz kommen, obwohl diese für Patienten von Nachteil sind (häufigere Reimplantation).
- Abschreckung bewirkt Rationierung, wenn der Zugang zu medizinischen Leistungen durch finanzielle (Vorauszahlung), bürokratische (umständliches Antragsverfahren) oder physische (lange Anfahrtswege) Barrieren planmäßig erschwert wird.

- Als Sonderform einer expliziten Rationierung kann die Priorisierung angesehen werden. Priorisierung heißt „Vorziehen einer Handlungsoption vor einer anderen". Durch Priorisierung werden unterschiedliche medizinische Leistungen in eine Rangfolge ihrer Wichtigkeit nach gebracht. Die begrenzten Ressourcen werden zuerst für Leistungen höchster und dann absteigender Priorität verwendet, bis sie aufgebraucht sind. Voraussetzung für Prioritätenlisten medizinischer Leistungen sind klare Kriterien, die transparent nachvollziehbar sind für medizinische Leistungsanbieter und Patienten als Nachfrager und die als sachlich angemessen sowie gerecht empfunden werden. Umstritten ist, welche Bedeutung ökonomische Kriterien bei der Festlegung von Prioritätenlisten haben sollen. Ebenso ist strittig, ob der gesellschaftliche Nutzen von medizinischen Maßnahmen höher einzustufen ist als der individuelle.

56 Das sogenannte „Oregon-Experiment" (siehe Abbildung 7) zeigte wie problematisch die Verwendung von Kosten-Wirksamkeitskriterien ist, wenn es darum geht, Rationierungsranglisten unter gesamtwirtschaftlichen Aspekten aufzustellen. Durch die faktisch hohe Gewichtung der Kosten einer Therapie erhalten Eingriffe bei lebensbedrohenden Akuteingriffen (z. B. Appendektomie) einen niedrigeren Prioritätsgrad (Rang 123) als der elektive Einsatz einer Zahnplombe (Rang 119).

Rationierung

Die Verwendung von Kosten-Wirksamkeits-Kriterien ist problematisch. Kriterien wie > Einschränkung der Lebensqualität durch Schmerzen, Mobilitätsstörungen und > Grad der Lebensbedrohung oder > Risiko einer nachhaltigen Schädigung sind ethisch höher zu bewerten als das Kriterium Kosten, es sei denn, eine Gesellschaft erreicht einen Konsens.

Das Oregon-Experiment

Prioritätsgrad Zahnplombe 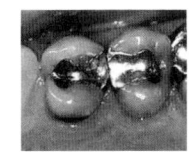
$$= \frac{Kosten(38,10\$)}{Nutzen(0,08) \times Nutzendauer(4\,Jahre)} = 119,06$$

Prioritätsgrad Appendektomie 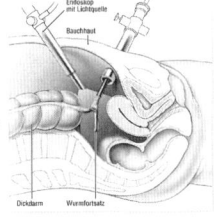
$$= \frac{Kosten(5.744\$)}{Nutzen(0,97) \times Nutzendauer(48\,Jahre)} = 123,37$$

Abb. 7: Die Problematik des Oregon-Experiments
Quelle: Eigene Darstellung.

Vor dem Hintergrund einer zunehmenden Bedeutung der personalisierten Medizin sollte eine patientenindividuelle Stratifikation Auskunft geben über den möglichen Therapieerfolg und so die Therapieentscheidung steuern. Ein statistischer Kostenvergleich Therapieziel identischer Medikamente beschert dem Patienten eine kostengünstigere, aber u. U. wirkungslose Therapie, mit fatalen Konsequenzen für den Patienten selbst und steigenden Kosten für die Solidargemeinschaft.

Anonymisierung, d. h. die Reduktion eines Patientenschicksals auf einen Fall, stärkt die Bereitschaft bei politischen Entscheidungsträgern und Krankenkassen, therapeutische Leistungen vornehmlich zu finanzieren, wenn damit der Nutzen der Solidargemeinschaft (also die Stabilität der Beiträge) gewahrt ist. Individuelle Schicksale werden ökonomisch ausgeblendet (siehe Abbildung 8).

Rationierung

Der Nutzen für die Gesellschaft ist vorwiegend ökonomisch sowie statistisch begründet, individuelle Nutzeneffekte sind dagegen direkt nachweisbar.

Nutzen für die Gesellschaft
> Direkte Kosten der Behandlung
> Vermiedene Kosten einer Nachbehandlung
> Beiträge zum Bruttosozialprodukt
> Opportunitätskosten der Behandlung
> Psychologische Wirkung auf Gesellschaft

↓

Ressourcen, Kosten, Anonyme Wohlfahrtseffekte

Nutzen für das Individuum
> Lebensqualität im Verhältnis zum Zustand → vorher → ohne Behandlung
> Gewonnene Lebensjahre
> Individuelles Wohlergehen → Angst → Schmerzen
> Kurze Verweildauer im System

Der Nutzen des Individuums bemisst sich an völlig anderen Leistungskategorien als der Nutzen für die Gesellschaft

↓

Empfinden, Wohlergehen

Individuelle, unmittelbar nachweisbare Wohlfahrtseffekte.

> Wenn die Solidargemeinschaft bezahlt, müssen die Verteilungsregeln gesellschaftlich orientiert sein: Anerkenntnis, dass nicht alles bezahlt werden kann.

Abb. 8: Nutzen für die Gesellschaft versus Nutzen für das Individuum als konträre Beurteilungskriterien im Rationierungsfall
Quelle: Eigene Darstellung.

59   Der klassische ökonomische Ansatz zielt auf den größtmöglichen Nutzen für die größtmögliche Zahl. Maßstab der Zuteilung von Ressourcen ist demnach die Frage: „Welchen Wert hat der Mensch für die Gesellschaft"; und es geht nicht um die Frage „Entsteht durch eine Maßnahme ein deutlicher Zuwachs an Lebensqualität für den Einzelnen?" Das kann zur Folge haben, dass minimale Nutzenzuwächse für eine große Zahl von Patienten deutlicher ins Bewertungsgewicht fallen als ein großer Nutzen für eine kleine Zahl von Patienten (z. B. 12 gewonnene Lebensjahre für einen Patienten bei einer onkologischen Behandlung im Verhältnis zu 2 gewonnenen Lebensjahren für 7 Patienten bei der Gabe von Statin).

60   Der ökonomische Ansatz führt dazu, Finanzierungsgrenzen zu entwickeln (Was darf die Rettung eines Menschenlebens kosten? Welcher finanzielle Gegenwert ist mit einem QALY verbunden?).

61   Die gesundheitsökonomische Logik des „größtmöglichen Glücks für die größtmögliche Zahl von Mitgliedern der Gesellschaft" (Pareto) ist eine Zielposition, die, angewendet auf das Gesundheitssystem, fatale Wirkungen hat.

Erstens wird das ethische Gut „Medizinische Leistung" mit einem Preis versehen, ausgedrückt in Opportunitätskosten einer Solidargemeinschaft: dadurch wird die soziale Norm des „Helfens in einer Notlage" durch die ökonomische Norm des „Wertbeitrags eines Menschen zum BIP" bzw. der „Angemessenheit von Behandlungskosten im Verhältnis zu den gewonnenen Lebensjahren" verdrängt. **62**

Zweitens würde die ökonomische Logik sofort mit grundlegenden gesellschaftlichen Werten kollidieren. Dies zeigt sich bei der Frage, ob es zulässig ist, einen gesunden Menschen zu opfern, um mit Hilfe seiner Organe fünf andere Menschen vor dem Tod zu bewahren. Gemessen an dem Kosten-Nutzen-Kriterium der „gewonnenen Lebensjahre" eine ökonomische eindeutige, aber ethisch nicht verhandelbare Entscheidungsoption. **63**

Drittens muss die Frage gestellt werden, ob jedes gewonnene Lebensjahr unabhängig vom Individuum gleich zu behandeln ist. Jedes Lebensjahr gleich zu bewerten würde sicherstellen, dass die gewonnene Lebenszeit eines Patienten nicht höher bewertet würde als die Lebenszeit eines anderen Patienten. Aber würde dies nicht bedeuten, alles gleich zu behandeln, auch Ungleiches? **64**

Der Zugewinn anonymer Lebensjahre ist eine statische, vom Individuum und der Ausprägung seines Krankheitsbildes und damit seiner Lebensqualitätssituation unabhängige Betrachtung. Diese statische Größe der gewonnenen Lebensjahre sagt nicht aus über **65**

- den akuten Bedrohungsgrad, dem der Patient ausgesetzt ist,
- den Zustand und die Prognose des Patienten bezüglich seiner Lebensqualität,
- der Anzahl der Jahre, die der Patient mehr oder weniger beschwerdefrei leben könnte, falls er keine Behandlung erhielte,
- der Zugewinn an Lebensqualität, der durch eine Therapie erreicht wird,
- die Wahrscheinlichkeit, mit der eine bestimmte Krankheit auftritt und dann für den Patienten fatale Folgen hat,
- die Wahrscheinlichkeit, mit der ein Patient, der von einer bestimmten Krankheit betroffen ist, innerhalb eines kurzen Zeitraums (max. 1 Jahr) versterben würde und
- ob der Nutzen der Therapie kurzfristig nachweisbar ist oder nur das statistische Risiko in Zukunft reduziert bzw.
- inwieweit Chancen bestehen, das langfristige Patientenrisiko durch andere Therapieoptionen (→ Forschungs-Pipeline) gemindert werden kann.

Krankheiten, die statistisch unter der gleichen Bezeichnung geführt werden, können nämlich patientenindividuell völlig unterschiedliche Verlaufsformen annehmen. So ist die Diagnose „Multiple Sklerose" zwar mit einer bisher unheilbaren Krankheit verbunden. Aber diese Krankheit hat patientenindividuell unterschiedliche Verlaufsformen: vom seltenen Schubereignis mit weitestgehender Beschwerdefreiheit bis hin zu einem aggressiven schubförmig progressiven Verlauf mit deutlichen neurologisch bedingten Einschränkungen der Lebensqualität. **66**

67 Diese Dilemmata-Situation zwischen der Maximierung des Nutzens auf Basis des Kriteriums „Kosten pro gewonnenes Lebensjahr" und der Orientierung an einem „individuellen Rettungsbonus" wird an folgendem Beispiel[4] deutlich:

68 Bei begrenztem Budget ist es möglich, eine von drei Interventionen zu finanzieren.

- Eine neue Therapie bei Darmkrebs ermöglicht einen durchschnittlichen Gewinn an Lebenszeit von 4 Jahren je Patient. Wenn 10 Menschen davon profitieren, werden für die Gesellschaft 40 Lebensjahre gewonnen.
- Ein neues Medikament senkt das Infektionsrisiko bei genetisch bedingt hohem Cholesterinwert und bewirkt einen durchschnittlichen Gewinn an Lebenszeit von 2 Jahren. Wenn 15 Menschen profitieren, ergeben sich 30 gewonnene Lebensjahre.
- Ein neues OP-Gerät senkt die Sterblichkeit bei Hirntumor-Operationen. Die mindestens erreichbare Verlängerung der Lebenszeit beträgt 12 Jahre. Wenn 2 Menschen profitieren, werden 24 gewonnene Lebensjahre erreicht.

69 Welches ist also das ethisch angemessene Entscheidungskriterium? Die Anzahl der gewonnenen Lebensjahre (Intervention 1), die Anzahl der Menschen, die profitieren (Intervention 2) oder die höchste Verlängerung der Mindestlebenszeit (Intervention 3).

- Sind die Kosten pro gewonnenem Lebensjahr der ethisch vertretbare Ansatz: je geringer die Kosten je gewonnenem Lebensjahr desto höher ist die Zuteilungspriorität für diese Therapie?
- Ist es ethisch begründbar, die Rettung von Lebensjahren in der Zukunft (also z. B. die regelmäßige Einnahme von Blutdrucksenkern und Cholesterinwert senkenden Statinen zur Reduktion des Schlaganfall- und Herzinfarktrisikos) den kurzfristig geretteten Lebensjahren (z. B. Dialyse nach Niereninsuffizienz; Versorgung eines ECMO-Patienten mit anschließender Transplantation) gleich zu gewichten?

70 Der statische, anonyme Ansatz behandelt nicht Gleiches gleich. Es ist ein Unterschied, ob durch eine Maßnahme (Dialyse und Transplantation) der unmittelbare Tod abgewendet werden kann oder das zukünftige statistische Todesfallrisiko gesenkt wird.

71 Auch muss beachtet werden, ob eine langfristig wirkende Maßnahme (z. B. regelmäßige Statin-Gabe) bzw. die damit erhofften Effekte nicht auch durch Alternativen erreichbar sind (z. B. Bewegung, gesunde Ernährung).

---

4 Dieses Beispiel findet sich bei Hope (2008), S. 36-41. Hope spricht sich gegen den „Rettungsbonus" aus und begründet dies mit dem Argument, Menschen, die der akuten Rettung bedürfen. Hätten die gleichen Rechte wie Menschen, die durch eine langfristig wirksame Therapie vor einer Krankheit bzw. vor dem Tod bewahrt werden könnten. Auch bei „statistischen Todesfällen" handele es sich um Menschen mit individuellen Schicksalen (S. 48). Hope empfiehlt, jedes Lebensjahr gleich zu behandeln und das begrenzte Budget dazu zu benutzen, möglichst viele Lebensjahre zu kaufen, also Interventionen zu realisieren.

Weiterhin ist zu prüfen, welche Rolle der Faktor „Patient Compliance" für den Erfolg einer Maßnahme spielt. 72

Das Gegenteil des statisch-anonymen Bewertungsansatzes (gewonnene Lebensjahre insgesamt unabhängig vom Individuum) stellt der sogenannte Rettungsbonus dar. Der Rettungsbonus repräsentiert die Situation, in der „das menschliche Elend einen Namen hat". Der Patient mit seinem individuellen Schicksal ist bekannt (Familienangehöriger, Freund, Nachbar). Der Rettungsbonus ist dem Prinzip der gewonnenen Lebensjahre dann überlegen, wenn es darum geht, eine akut lebensbedrohliche Situation für einen Patienten abzuwenden im Verhältnis zu einer Maßnahme, die nur einen statistischen Langzeitvorteil verspricht. 73

Auch die Schwere der Krankheit im Verhältnis zu den Möglichkeiten der grundlegenden Verbesserung der Lebenssituation spricht für den Rettungsbonus: die Transplantation zwecks Vermeidung einer Dialyse wäre dann als wichtiger einzuschätzen wie die Gabe von Statinen zur langfristigen Senkung des Infarktrisikos. 74

Dies auch vor dem Hintergrund der Überlegung, dass im Transplantationsfall der Nutzen direkt erkennbar ist und im Fall der Statingabe der Nutzen statistischer Natur und anonym ist. 75

6 Das ethisch-ökonomische Dilemma: Risikobewusstsein als ökonomische Orientierung

Das Spannungsfeld zwischen medizinisch möglichem Leistungsniveau und finanziell leistbarem Ressourceneinsatz führt dann zu ethischen Verwerfungen, wenn einseitig die Kostenkomponente als Leitkriterium beansprucht wird. 76

Im Medizinbetrieb hat jede Abwägungsentscheidung zwischen der Qualität eines medizinischen Leistungsniveaus und den damit verbundenen Kosten (i. S. verfügbarer Finanzmittel) eine unmittelbare Auswirkung auf eine dritte Beurteilungskomponente: der Risikograd für den Patienten (siehe Abbildung 9) Die Nutzung eines kostengünstigen, aber in der Anwendung mit Handhabungsrisiken verbundenen Medikalprodukts (z. B. Standardtrokar vs. Sicherheitstrokar) schont das Abteilungsbudget bei gleichzeitiger Sicherstellung der Basisfunktionalität eines Trokars (Zugang zum Operationsgebiet), erhöht aber gleichzeitig das Risiko für den Patienten.[5] Ist es also ethisch vertretbar, aus Gründen der Budgeteinhaltung dem Patienten eine Prozedur vorzuenthalten, die ihn geringeren Risiken aussetzt? 77

---

5   Eine ausführliche Diskussion über Kosten und Risiken beim Einsatz sog. „handhabungskritischer Medikalprodukte" findet sich bei von Eiff: 2007. S. 417-440.

DRG-System und DRG-Klemme

Die Krankenhäuser befinden sich im Spagat zwischen zulässigen Kosten, angemessener Leistung und beherrschten Risiken.

Ethische Prinzipien
- Primum non nocere
- Selbstbestimmung
- Würde
- Wohlergehen

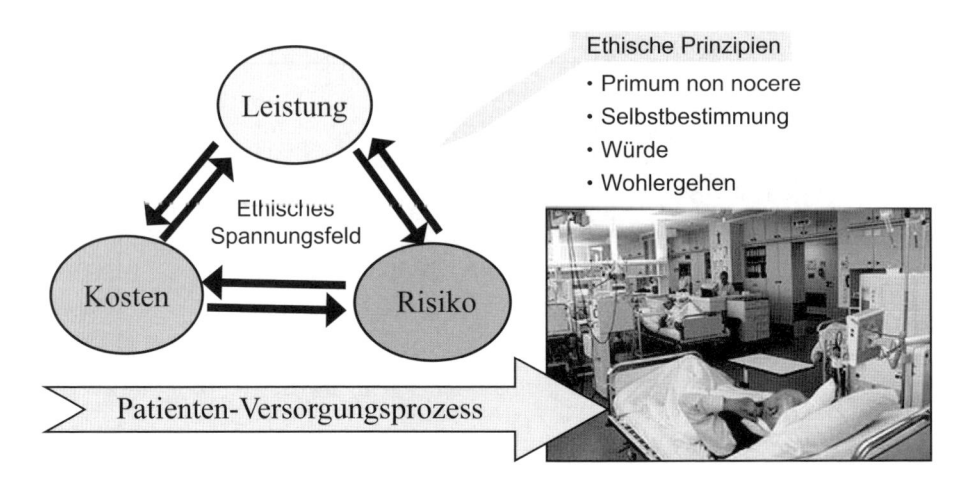

Abb. 9: Ethische Prinzipien machen das medizin-ökonomische Entscheidungs-Dilemma transparent.

Quelle: Eigene Darstellung.

78 Darf dem ökonomischen Grundsatz der optimalen Kosten-Leistungs-Relation Priorität eingeräumt werden vor dem medizinisch-ethischen Grundsatz *primum non nocere*?

79 Die Antwort auf diese Fragen gibt das medizin-ökonomische Entscheidungsmodell der „Risikogewichteten Prozess-Analyse."[6] Dieses Entscheidungsmodell (siehe Abbildung 10) bringt vier Entscheidungsdimensionen (Medizinische Qualität/Outcome; Prozesskosten; Patientenrisiko; Kosten einer Entscheidungsalternative) in einen Beziehungszusammenhang und *fundiert Entscheidungen im Medizinbetrieb unter den Aspekten medizinisch* realisierbares Leistungsniveau, *Kosten* und *Ethik*.

---

6 von Eiff: Risikogewichtete Prozesskostenanalyse (RPA). 20115, S. 243-256.

Spannungsfeld Medizinökonomie und Ethik

Ökonomische Entscheidungen stehen unter der unabdingbar zu erfüllenden Bedingung einer angemessenen Medizin.

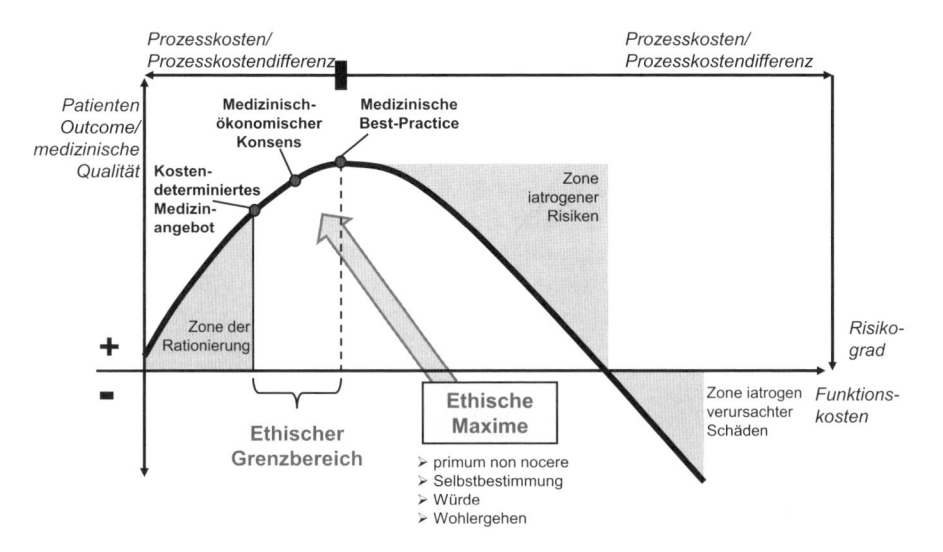

Abb. 10: Der medizinisch-ökonomische Konsens wird durch Anwendung ethischer Maxime erreicht.

Quelle: Eigene Darstellung.

Jede medizinische Verfahrensalternative wird im Hinblick auf ihre Funktionskosten (Aufwendungen zur Sicherstellung einer bestimmten Funktionalität), ihre Risikokonsequenzen für den Patienten, ihre Wirkungen auf medizinische Qualität und Patient Outcome sowie auf die verursachten Prozesskosten beurteilt. Das Entscheidungsmodell der RPA zeigt, dass die für die ökonomische Denkweise typische Suche nach Entscheidungsoptima für den Medizinbetrieb nicht brauchbar ist. Medizin-ökonomische Entscheidungen vollziehen sich in einem ethischen Grenzbereich zwischen *kostendeterminierten Medizinangebot auf dem Niveau der Funktionserfüllung* und einer evidenzbasierten *Good Medical Practice* im Sinne bestmöglicher medizinischer Qualität bei höchst möglichen Outcome-Effekten und niedrigst möglichem Patientenrisiko.

Dieser medizin-ökonomische Denkansatz unterscheidet sich von den klassischen Ansätzen der Gesundheitsökonomie grundsätzlich:

- Im Hinblick auf die Betrachtungsebene steht nicht die gesamtwirtschaftliche Nutzenbetrachtung der Gesundheitsökonomie im Fokus, sondern die Individualität des Arzt-Patienten-Verhältnisses.

Ziele einer medizinischen, ökonomischen und ethischen Reflektion

- Angestrebt wird die Bewertung des individuellen Patientennutzens im Verhältnis zu Kosten und Effektivität alternativer Therapieregime. Das individuelle Schicksal eins Krankheitsbildes wird dabei höher gewichtet als der – letztlich in Geld bewertete – volkswirtschaftliche Nutzen einer statistisch-anonymen Bereitstellung (oder Verweigerung) von Gesundheitsleistungen.

82 Die Begründung für diese Vorgehensweise wird an diesen Phänomenen festgemacht:

- Vor dem Hintergrund einer zunehmenden Bedeutung der personalisierten Medizin muss eine patientenindividuelle Stratifikation Auskunft geben über den möglichen Therapieerfolg und so die Therapieentscheidung steuern. Ein statistischer Kostenvergleich Therapieziel identischer Medikamente beschert dem Patienten eine kostengünstigere, aber wirkungslose Therapie, mit fatalen Konsequenzen für den Patienten und steigenden Kosten für die Solidargemeinschaft.
- Anonymisierung, d. h. die Reduktion eines Patientenschicksals auf einen Fall, stärkt die Bereitschaft bei politischen Entscheidungsträgern und Krankenkassen, therapeutische Leistungen vornehmlich zu finanzieren, wenn damit der Nutzen der Solidargemeinschaft (also die Stabilität der Beiträge) gewahrt ist. Individuelle Schicksale werden ökonomisch ausgeblendet.
- Der klassische ökonomische Ansatz zielt auf den größtmöglichen Nutzen für die größtmögliche Zahl. Maßstab der Zuteilung von Ressourcen ist demnach die Frage: „Welchen Wert hat der Mensch für die Gesellschaft"; und es geht nicht um die Frage „Entsteht durch eine Maßnahme ein deutlicher Zuwachs an Lebensqualität für den Einzelnen?" Das kann zur Folge haben, dass minimale Nutzenzuwächse für eine große Zahl von Patienten deutlicher ins Bewertungsgewicht fallen als ein großer Nutzen für eine kleine Zahl von Patienten (z. B. 12 gewonnene Lebensjahre bei einer onkologischen Behandlung im Verhältnis zu 2 gewonnenen Lebensjahren bei der Gabe von Statin).
- Der ökonomische Ansatz führt dazu, Finanzierungsgrenzen zu entwickeln (Was darf die Rettung eines Menschenlebens kosten? Welcher finanzielle Gegenwert ist mit einem QALY verbunden)?

83 Die gesundheitsökonomische Logik des „größtmöglichen Glücks für die größtmögliche Zahl von Mitgliedern der Gesellschaft" (Pareto) ist eine Zielposition, die, angewendet auf das Gesundheitssystem, fatale Wirkungen hat.

84 Erstens wird das ethische Gut *Medizinische Leistung* mit einem Preis versehen, ausgedrückt in Opportunitätskosten einer Solidargemeinschaft: dadurch wird die soziale Norm des *Helfens in einer Notlage* durch die ökonomische Norm des *Wertbeitrags eines Menschen zum BIP* bzw. der *Angemessenheit von Behandlungskosten im Verhältnis zu den gewonnenen Lebensjahren* verdrängt.

85 Zweitens würde die ökonomische Logik sofort mit grundlegenden gesellschaftlichen Werten kollidieren. Dies zeigt sich bei der Frage, ob es zulässig ist, einen

gesunden Menschen zu opfern, um mit Hilfe seiner Organe fünf andere Menschen vor dem Tod zu bewahren. Gemessen an dem Kosten-Nutzen-Kriterium der *gewonnenen Lebensjahre* eine ökonomische eindeutige, aber ethisch nicht verhandelbare Entscheidungsoption.

Drittens muss die Frage gestellt werden, ob jedes gewonnene Lebensjahr unabhängig vom Individuum gleich zu behandeln ist. Jedes Lebensjahr gleich zu bewerten würde sicherstellen, dass die gewonnene Lebenszeit eines Patienten nicht höher bewertet würde als die Lebenszeit eines anderen Patienten. Aber würde dies nicht bedeuten, alles gleich zu behandeln, auch Ungleiches?

Der Zugewinn anonymer Lebensjahre ist eine statische, vom Individuum und der Ausprägung seines Krankheitsbildes und damit seiner Lebensqualitätssituation unabhängige Betrachtung. Diese statische Größe der gewonnenen Lebensjahre sagt nicht aus über

- den akuten Bedrohungsgrad, dem der Patient ausgesetzt ist,
- den Zustand und die Prognose des Patienten bezüglich seiner Lebensqualität,
- der Anzahl der Jahre, die der Patient mehr oder weniger beschwerdefrei leben könnte, falls er keine Behandlung erhielte,
- der Zugewinn an Lebensqualität, der durch eine Therapie erreicht wird,
- die Wahrscheinlichkeit, mit der eine bestimmte Krankheit auftritt und dann für den Patienten fatale Folgen hat,
- die Wahrscheinlichkeit, mit der ein Patient, der von einer bestimmten Krankheit betroffen ist, innerhalb eines kurzen Zeitraums (max. 1 Jahr) versterben würde und
- ob der Nutzen der Therapie kurzfristig nachweisbar ist oder nur das statistische Risiko in Zukunft reduziert bzw.
- inwieweit Chancen bestehen, das langfristige Patientenrisiko durch andere Therapieoptionen (Forschungs-Pipeline) gemindert werden kann.

Krankheiten, die statistisch unter der gleichen Bezeichnung geführt werden, können nämlich patientenindividuell völlig unterschiedliche Verlaufsformen annehmen. So ist die Diagnose *Multiple Sklerose* zwar mit einer bisher unheilbaren Krankheit verbunden. Aber diese Krankheit hat patientenindividuell unterschiedliche Verlaufsformen: vom seltenen Schubereignis mit weitestgehender Beschwerdefreiheit bis hin zu einem aggressiven schubförmig progressiven Verlauf mit deutlichen neurologisch bedingten Einschränkungen der Lebensqualität.

Diese Dilemmata-Situation zwischen der Maximierung des Nutzens auf Basis des Kriteriums *Kosten pro gewonnenes Lebensjahr* und der Orientierung an einem *individuellen Rettungsbonus* wird an folgendem Beispiel[7] deutlich:

---

7 Dieses Beispiel findet sich bei Hope: Medizinische Ethik. 2008, S. 36-41. Hope spricht sich gegen den „Rettungsbonus" aus und begründet dies mit dem Argument, Menschen, die der akuten Rettung bedürfen. Hätten die gleichen Rechte wie Menschen, die durch eine langfristig wirksame Therapie vor einer Krankheit bzw. vor dem Tod bewahrt werden könnten.

Ziele einer medizinischen, ökonomischen und ethischen Reflektion

90 Bei begrenztem Budget ist es möglich, eine von drei Interventionen zu finanzieren.

- Eine neue Therapie bei Darmkrebs ermöglicht einen durchschnittlichen Gewinn an Lebenszeit von 4 Jahren je Patient. Wenn 10 Menschen davon profitieren, werden für die Gesellschaft 40 Lebensjahre gewonnen.
- Ein neues Medikament senkt das Infektionsrisiko bei genetisch bedingt hohem Cholesterinwert und bewirkt einen durchschnittlichen Gewinn an Lebenszeit von 2 Jahren. Wenn 15 Menschen profitieren, ergeben sich 30 gewonnene Lebensjahre.
- Ein neues OP-Gerät senkt die Sterblichkeit bei Hirntumor-Operationen. Die mindestens erreichbare Verlängerung der Lebenszeit beträgt 12 Jahre. Wenn 2 Menschen profitieren, werden 24 gewonnene Lebensjahre erreicht.

91 Welches ist also das ethisch angemessene Entscheidungskriterium? Die Anzahl der gewonnenen Lebensjahre (Intervention 1), die Anzahl der Menschen, die profitieren (Intervention 2) oder die höchste Verlängerung der Mindestlebenszeit (Intervention 3).

- Sind die Kosten pro gewonnenem Lebensjahr der ethisch vertretbare Ansatz: je geringer die Kosten je gewonnenem Lebensjahr desto höher ist die Zuteilungspriorität für diese Therapie?
- Ist es ethisch begründbar, die Rettung von Lebensjahren in der Zukunft (also z. B. die regelmäßige Einnahme von Blutdrucksenkern und Cholesterinwert senkenden Statinen zur Reduktion des Schlaganfall- und Herzinfarktrisikos) den kurzfristig geretteten Lebensjahren (z. B. Dialyse nach Niereninsuffizienz; Versorgung eines ECMO-Patienten mit anschließender Transplantation) gleich zu gewichten?

92 Der statische, anonyme Ansatz behandelt nicht Gleiches gleich. Es ist ein Unterschied, ob durch eine Maßnahme (Dialyse und Transplantation) der unmittelbare Tod abgewendet werden kann oder das zukünftige statistische Risiko gesenkt wird.

93 Auch muss beachtet werden, ob eine langfristig wirkende Maßnahme (z. B. regelmäßige Statin-Gabe) bzw. die damit erhofften Effekte nicht auch durch Alternativen erreichbar sind (z. B. Bewegung, gesunde Ernährung).

94 Weiterhin ist zu prüfen, welche Roll der Faktor *Patient Compliance* für den Erfolg einer Maßnahme spielt.

95 Das Gegenteil des statisch-anonymen Bewertungsansatzes (gewonnene Lebensjahre insgesamt unabhängig vom Individuum) stellt der sogenannte Rettungsbonus dar. Der Rettungsbonus repräsentiert die Situation, in der *das menschliche Elend einen Namen hat*. Der Patient mit seinem individuellen Schicksal ist be-

---

Auch bei „statistischen Todesfällen" handele es sich um Menschen mit individuellen Schicksalen (S. 48). Hope empfiehlt, jedes Lebensjahr gleich zu behandeln und das begrenzte Budget dazu zu benutzen, möglichst viele Lebensjahre zu kaufen, also Interventionen zu realisieren.

kannt (Familienangehöriger, Freund, Nachbar). Der Rettungsbonus ist dem Prinzip der gewonnenen Lebensjahre dann überlegen, wenn es darum geht, eine akut lebensbedrohliche Situation für einen Patienten abzuwenden im Verhältnis zu einer Maßnahme, die nur einen statistischen Langzeitvorteil verspricht.

Auch die Schwere der Krankheit im Verhältnis zu den Möglichkeiten der grundlegenden Verbesserung der Lebenssituation spricht für den Rettungsbonus: die Transplantation zwecks Vermeidung einer Dialyse wäre dann als wichtiger einzuschätzen wie die Gabe von Statinen zur langfristigen Senkung des Infarktrisikos.

Dies auch vor dem Hintergrund der Überlegung, dass im Transplantationsfall der Nutzen direkt erkennbar ist und im Fall der Statingabe der Nutzen statistischer Natur und anonym ist.

7 Fazit

- Die Anwendung ökonomischer Prinzipien führt nur dann zu höherer ethischer und medizinischer Qualität, wenn die Denkweisen der klassischen Marktlehre (rationales Entscheidungsverhalten; Wettbewerb und schöpferische Zerstörung als ordnungspolitisches Prinzip; Markt räumende Preise; etc.) überwunden und gegen die Prinzipien der *schlanken Produktion* (Lean Management; Coopetition) ausgetauscht werden.
- Transparenz ist das wichtigste ethische Prinzip an der Schnittstelle zwischen Medizin und Ökonomie: Transparenz über Qualität und Leistung, Notwendigkeit und Effektivität sowie Kosten und Nutzen erschwert verantwortungsloses, unethisches Verhalten.
- Grundlage für Transparenz sind Standards und Leitlinien, die nach explizit festgelegten Kriterien und für alle Patienten verbindlichen Regeln umgesetzt werden. Transparenz erzeugt Nachvollziehbarkeit und Überprüfbarkeit: soziale Normen stehen mit ökonomischen Normen nicht im Wettbewerb.
- Fehler in der Konstruktion des gesundheitswirtschaftlichen Anreizsystems, die dazu führen, dass patientenbezogene medizinische Entscheidungen durch ökonomische Restriktionen einseitig dominiert werden, sind zu identifizieren und abzustellen.
- Ökonomische Denkweisen, Analyse- und Entscheidungsinstrumente werden oft in fachlich falschem Verständnis zur Lösung medizinökonomischer Probleme herangezogen. Das Ergebnis ist in vielen Fällen weder ökonomisch begründbar noch ethisch zu rechtfertigen.
- Das Prinzip der Selbstverpflichtung ist in ein ethisch fundiertes Anreizsystem zu integrieren: wer einem Leistungsbeitrag verweigert (z. B. Organspender nach seinem Tod zu sein), der verwirkt gleichzeitig das Recht einer Leistungsinanspruchnahme in Zukunft (Verzicht auf Spenderorgan im eigenen Bedarfsfall).

- Solidarität hat eine Komponente der Selbstverpflichtung. Solidarität ist kein Konsumanspruch, sondern das Recht, in einer Notsituation, die durch den Solidaritätspakt abgedeckt ist, die Hilfe der Solidargemeinschaft in Anspruch zu nehmen. Solidarhilfe ist Hilfe zur Selbsthilfe. Anspruchssolidarität führt zu Moral Hazard-Verhalten, das letztlich bewirkt, dass sich die solidaren Geber ihren Verpflichtungen entziehen, weil sie sich ausgenutzt fühlen.

99 Das Gut Gesundheit ist ein konditionales Gut: seine Existenz ist Voraussetzung für den Konsum anderer Güter, wie z. B. Reisen, Autofahren oder das Erreichen von persönlichen Zielen (z. B. Erfolg im Berufsleben). Verkürzt ausgedrückt: *Gesundheit ist nicht alles, aber ohne Gesundheit ist alles nichts*. Entsprechend ist das Gut *medizinische Versorgung* dazu da, Ungerechtigkeiten bei der individuellen Gestaltung von Lebensentwürfen, die durch die Phänomene der *Lotterie der Gene* (das Krankheitsrisiko ist durch die Gene eines Menschen vorbestimmt) und die *Lotterie der sozialen Bindungen* (Krankheit, beruflicher Misserfolg bei Familienangehörigen) ausgelöst werden, zu begrenzen. Insofern muss die *Marktfähigkeit* des Gutes *medizinische Leistung* erheblich in Frage gestellt werden. Ethische Entscheidungen im Medizinbetrieb sind daher nicht auf statische, anonyme Zuteilungskriterien wie *gewonnene Lebensjahre* zu begrenzen. Ethisches Handeln in der Medizin muss Kriterien einbeziehen, die die individuelle Situation des Patienten ebenso berücksichtigen wie die Möglichkeit, nachweisbare Effekte zu erreichen.

100 Entscheidungen über die Verteilung knapper Ressourcen im Gesundheitssystem erfüllen den Anspruch von ethischer Qualität, wenn sie

- im Einklang stehen mit den Grundprinzipien der Medizinethik (Primum non nocere; Patientenwürde; Patientenautonomie; Wohlergehen; Fürsorge; Gerechtigkeit; Angemessenheit),
- auf einem Krankheitsbegriff basieren, der eine Abgrenzung zum Zustand der Gesundheit ermöglicht und von daher die ethischen Handlungsräume in der Medizin definiert,
- die Rolle der Medizin an der Akzeptanz des menschlich natürlichen Phänomens von Gebrechen und Krankheit orientiert, d. h. Akzeptanz, dass nicht alles heilbar ist und Vorsorgeaufwendungen nur dann stattfinden, wenn
- sich an Handlungsleitlinien orientierten, die das Wohlergehen des Patienten fokussieren,
- in der Gesellschaft als gerecht empfunden werden (d. h. materielle und verteilungsbezogene Gerechtigkeit transparent nachvollziehbar sind).
- Rationierung und Priorisierung setzen eindeutige und transparente Entscheidungskriterien voraus, durch die vermieden wird, dass der behandelnde Arzt dem Patienten die suboptimale Therapieentscheidung erklären muss.
- Rationierung und Priorisierung sollten erst greifen, wenn die Möglichkeiten der Rationalisierung und der Selbstbeteiligung erschöpft sind. Ökonomische

Denkweisen und betriebswirtschaftliche Management-Konzepte können durchaus dabei helfen, medizin-ethische Dilemmata zu mildern.

Die Markteffizienz ist im Gesundheitssystem eingeschränkt, so dass ein marktwirtschaftlicher Steuerungsansatz zur gerechten Allokation knapper Ressourcen als dominante Steuerungsform nicht in Frage kommt.

Literatur

Ariely, D.: Denken hilft zwar, nützt aber nichts. Warum wir immer wieder unvernünftige Entscheidungen treffen. München 2008.
Daniels, N.: Just Health Care, Cambridge University Press 1985.
Hope, T.: Medizinische Ethik. Bern 2008.
Sandel, M.J.: Was man für Geld nicht kaufen kann. Die moralischen Grenzen des Marktes. Berlin 2012.
Smith, R.: Plädoyer für eine offene Rationierungsdebatte. In: Wiesing, U. (Hrsg.): Ethik in der Medizin. Ein Studienbuch. Stuttgart, 3. Aktualisierte Auflage, S. 273 ff.
von Eiff, W.: Risikogewichtete Prozesskostenanalyse (RPA) – Ansatz zur Bewertung alternativer Organisationskonzepte der Arzneimittelversorgung, in: von Eiff, W. (Hrsg.): Patientenorientiere Arzneimittelversorgung, Thieme, Stuttgart 2011, S. 243-256.
von Eiff, W.: Beschaffungsmanagement: Vom Preisvergleich zum Risk Assessment, in: von Eiff, W. (Hrsg): Risikomanagement. Kosten-/Nutzen-basierte Entscheidungen im Krankenhaus, 2. Auflage, WIKOM GmbH, Wegscheid 2007, S. 417-440.

Beitrag 1.2

Zunehmende Industrialisierung in der Medizin

Michael Möllmann

		Rn.
1	Einleitung	1 – 44
1.1	Situation im Gesundheitswesen	3 – 8
1.2	Gesundheitswesen wird Fließband-Medizin	9 – 13
1.3	Industrialisierung	14 – 32
1.3.1	Technisch prozessuale Industrialisierung	18 – 22
1.3.2	Strukturelle Industrialisierung	23 – 27
1.3.3	Ideologische Industrialisierung	28 – 32
1.4	Durch rationales Handeln mehr Effizienz	33 – 36
1.5	Trends bestimmen das Wachstum	37 – 41
1.6	Fazit	42 – 44

Literatur

Schlagwortübersicht

	Rn.		Rn.
demographischer Wandel	37	industrielle Revolution in der Medizin	11 f.
Diagnosis Related Groups	44	Kostensenkung	2 f., 30, 42
Gesundheitswesen	1, 3, 30 f., 34, 43 f.	Patientenbetreuung	44
Humanität	29 f.	Rationalisierung	1 f., 33 – 35, 42
Industrialisierung	2, 9, 12 – 16, 18 – 20, 22 f., 26, 28 f.	Ressourcenknappheit	33

1 Einleitung

1. Steckt das Gesundheitswesen in der Krise? Sind die Rationalisierungspotentiale ausgeschöpft? Ist das Gesundheitssystem zu teuer und zu ineffizient? Das Gesundheitswesen befindet sich auf einem hohen Leistungsniveau. Allerdings treffen steigende Ansprüche der Bevölkerung und fortlaufende verbesserte medizinische und technische Möglichkeiten auf knappe finanzielle Ressourcen. Der Druck auf grundlegende Veränderung hat in den letzten Jahren zugenommen. Forderungen nach einer industriellen Revolution in der Medizin werden laut.

2. Ist die Industrialisierung ein Weg das Gesundheitssystem zu retten? Industrialisierung, Ökonomisierung und Rationalisierung finden in der Medizin selbstverständlich ebenso statt wie in allen anderen Industriezweigen. Die Frage ist nur: Wie können medizinische und ökonomische Orientierung sinnvoll ausbalanciert werden? Wie kann der Wunsch nach Kostensenkung auf der Ausgabenseite und profitable Wirtschaftsweise der Krankenhäuser bei gleichzeitig expandierendem medizinischem Fortschritt und steigendem Anspruchsdenken der Patienten verwirklicht werden?

1.1 Situation im Gesundheitswesen

3. Kostensenkung und die Frage der Finanzierung haben in den letzten Jahren die Diskussion im Gesundheitswesen bestimmt. Zu teuer, wenig effektiv und schwer zu reformieren. Das Gesundheitswesen steht vor einer enormen Herausforderung: Der medizinische Fortschritt wächst, die Bevölkerung altert und die Kassen der Krankenversicherungen sind leer.[1]

4. Parallel zum Bettenabbau ist die durchschnittliche Verweildauer der Patienten im Krankenhaus im Laufe der letzten Jahre kontinuierlich zurückgegangen.

5. Im Jahr 2005 wurden in der Bundesrepublik Deutschland 2139 Krankenhäuser mit insgesamt 524000 Betten gezählt. In den letzten 15 Jahren hat sich die Zahl der Krankenhausbetten damit schrittweise um insgesamt mehr als 20 % verringert.[2]

---

[1] Vgl.: Flenreiss/Rümmele: Medizin vom Fließband. 2007, Abstract.
[2] Vgl.: IKB und Prognos: Die Gesundheitsbranche. Dynamisches Wachstum im Spannungsfeld von Innovation und Intervention 06/2007, S 20.

Einleitung

Entwicklung von Indikatoren im Krankenhaussektor

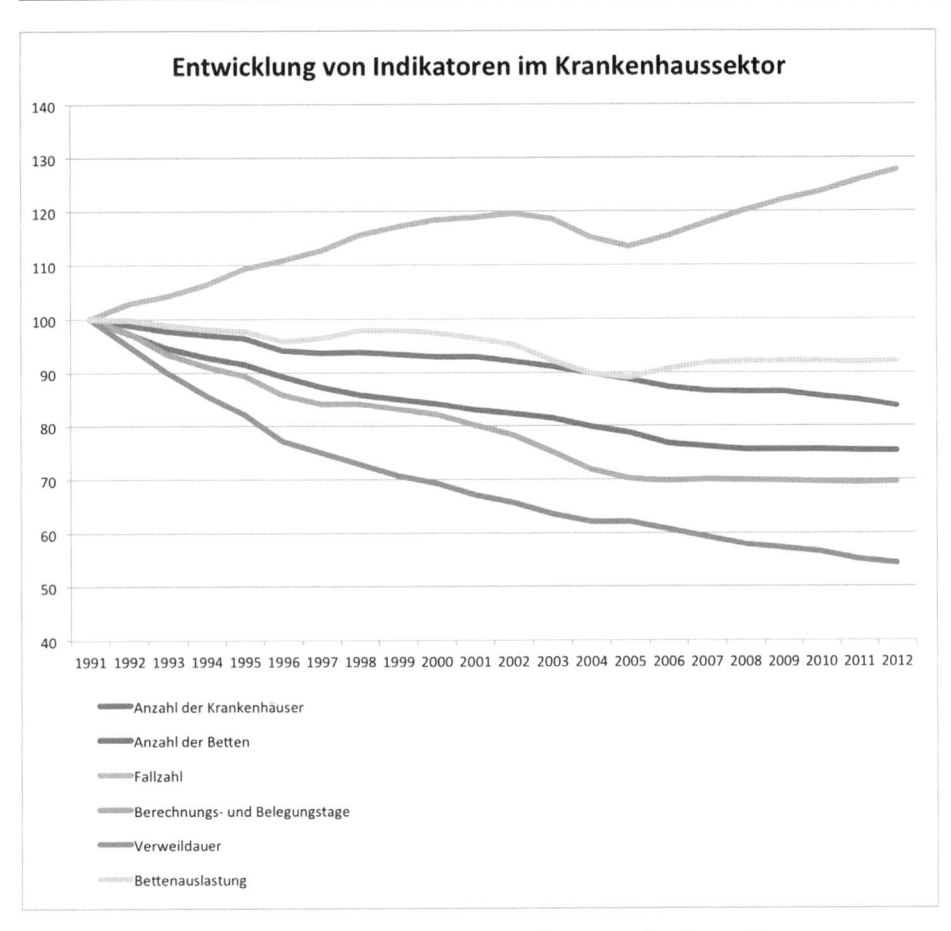

- Anzahl der Krankenhäuser
- Anzahl der Betten
- Fallzahl
- Berechnungs- und Belegungstage
- Verweildauer
- Bettenauslastung

Abb. 1: Entwicklung zentraler Indikatoren aus dem Krankenhaussektor
Quelle: Statistisches Bundesamt, 31.03.2014, Datenabfrage: Einrichtungen, Betten und Patientenbewegungen..

Während die Verweildauer im Jahre 1991 noch bei 14 Tagen lag, hat sie sich bis 2005 auf 8,6 Tage verringert. Trotz eines beachtlichen Anstiegs des Patientenaufkommens von über 15 % im gleichen Zeitraum, hat es zu einer Reduktion der Bettenauslastung auf zuletzt 75,6 % geführt.[3]

---

3 IKB und Prognos: Die Gesundheitsbranche. Dynamisches Wachstum im Spannungsfeld von Innovation und Intervention. 06/2007, S. 21.

Zunehmende Industrialisierung in der Medizin

Durchschnittliche Krankenhausverweildauer 2010

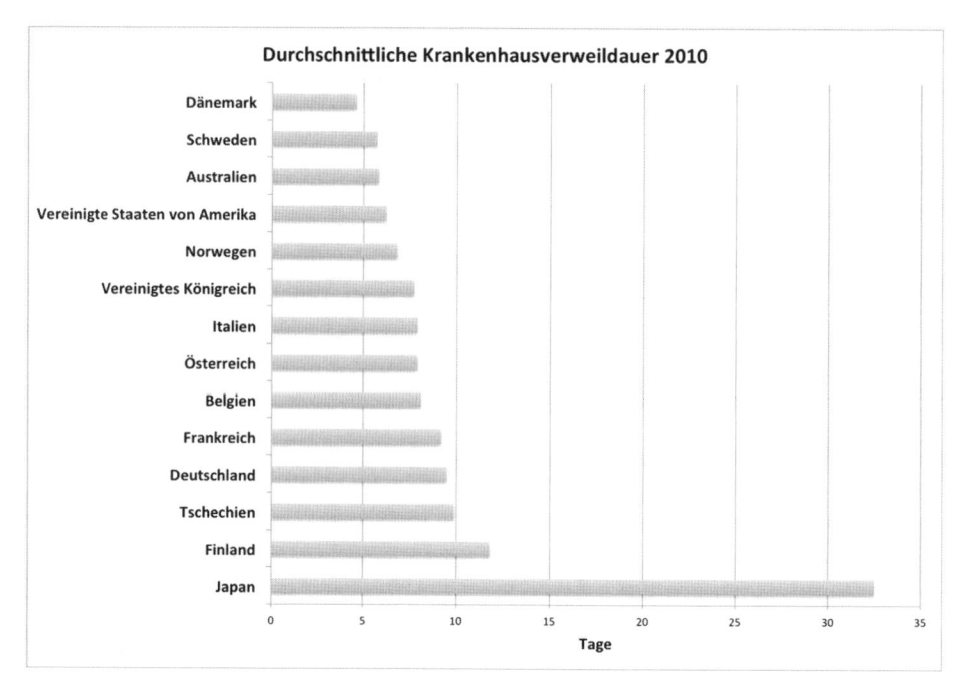

- Dänemark
- Schweden
- Australien
- Vereinigte Staaten von Amerika
- Norwegen
- Vereinigtes Königreich
- Italien
- Österreich
- Belgien
- Frankreich
- Deutschland
- Tschechien
- Finland
- Japan

Tage

Abb. 2: Durchschnittliche Verweildauer im Krankenhaus

Quelle: OECD, 31.3.2014, Datenabfrage Health/Health Care Utilisation/Hospital Aggregates/Inpatient care average length of stay (all hospitals)

7 Die Bevölkerung schrumpft und altert. Die Zahl der unter 20-jährigen schrumpft bis zum Jahr 2030 signifikant von 16,6 auf 13,8 Mio. Personen; das entspricht einem Rückgang um 17 % gegenüber heute.

8 Die Gruppe der älteren Menschen über 65 Jahre nimmt hingegen stetig zu. Während sie gegenwärtig 15,8 Millionen umfasst, steigt ihre Anzahl bis zum Jahr 2030 auf 21,8 Millionen. Dies bedeutet einen Zuwachs von 38 %.[4]

1.2 Gesundheitswesen wird Fließband-Medizin

9 Mehr, schneller, billiger und im Idealfall Besseres produzieren. So lauten die Ziele der Industrialisierung. Für den Bau von Autos oder Fernsehgeräte klingt die Idee bestechend. Aber gilt das Prinzip auch für die Medizin? Ein Krankenhaus sollte nicht wie eine Autofabrik gestaltet werden – aber eine Autofabrik auch nicht wie ein Krankenhaus.[5]

---

[4] IKB und Prognos: Die Gesundheitsbranche. Dynamisches Wachstum im Spannungsfeld von Innovation und Intervention 06/2007, S. 6.
[5] Flieger: Heilkunst vom Fließband. In: Die GesundheitsWirtschaft 04/2009, S. 3.

Ärzte fühlen sich heute schon als arbeiteten sie am Fließband. Es wird gefordert, dass jede Organisation wie ein Industriebetrieb organisiert und geführt werden müsste.

Wann kommt die industrielle Revolution in der Medizin?

Teufelszeug für die einen, eine Chance für bessere und effiziente Patientenversorgung: die Industrialisierung.[6]

Gegen Industrialisierung im Sinn von Standardisierung und Automatisierung schien die Medizin lange Zeit resistent, aber mancher Widerstand ist mittlerweile gebrochen – zu Recht?

1.3 Industrialisierung

Industrialisierung beschreibt einen technischen, wirtschaftlichen und gesellschaftlichen Wandlungsprozess. In der Industrie ist es die wichtigste Triebfeder des allgemeinen Wachstums. Industrialisierung führt zur Entstehung neuer Technologien und Tätigkeitsfeldern und zum Niedergang oder zur Veränderung von herkömmlichen Produktionsformen.

Das Ergebnis der Industrialisierung ist eine kontinuierliche Verbesserung der Arbeitsproduktivität (Mechanisierung) und des Kapitaleinsatzes, die durch die Verbreitung des organisatorischen und technischen Fortschrittes und durch neue Unternehmens- und Finanzierungsformen ermöglicht wird.

Industrialisierung in ihrer Komplexität erfasst nicht nur den Bereich der Arbeitsorganisation, sondern auch weitere gesellschaftliche Bereiche. Georg J. Bruns, Psychoanalytiker und Soziologe, beschreibt verschiedene Formen der Industrialisierung:

- Technisch-prozessuale Industrialisierung
- Strukturelle Industrialisierung
- Ideologische Industrialisierung[7]

Im Folgenden wird auf Industrialisierungsprozesse in der Medizin eingegangen.

---

6 Fricke: Wann kommt die industrielle Revolution in der Medizin? Ärzte Zeitung. 11.November 2009, Sonderdruck zum Hauptstadtkongress „Medizin und Gesundheit" in Berlin.
7 Bruns: Industrialisierungsprozesse in der Medizin und ihre Bedeutung für die Psychotherapie. Psychoanalyse Aktuell Online-Zeitung der Deutschen Psychoanalytischen Vereinigung DPV 10/2007 Online: http://www.psychoanalyse-aktuell.de/322+M5c1b2320e7e.0.html?&tx_ttnews%5Bday%5D=01&tx_ttnews%5Bmonth%5D=10&tx_ttnews%5Byear%5D=2007 [abgerufen am: 30.3.2014].

1.3.1 Technisch prozessuale Industrialisierung

18 Technisch prozessuale Industrialisierung bedeutet Arbeitsorganisation, Arbeitsteilung, Standardisierung, Mechanisierung, Automatisierung, Zeittaktung, Kontrollprozeduren.

19 Technisch-prozessuale Industrialisierung findet in der Medizin dort statt, wo die ärztliche Tätigkeit technisch basiert ist, wie z. B. in der Labormedizin oder Radiologie, wo die Analytik fast nur noch technisch-apparativ und von ärztlichem Hilfspersonal wie in einer Fließbandproduktion durchgeführt wird.

20 Die Zeittaktung und die Standardisierung von Behandlungen durch Behandlungspauschalen sind weitere Elemente in der Industrialisierung.

21 Standardisierung ärztlicher Leistungen erfolgt auch über die Qualitätssicherung, die die Struktur des Qualitätsmanagement-Systems und seine Überprüfung absichern soll. Diagnostische und therapeutische Abläufe werden in Leitlinien festgehalten.

22 Diesen Prozessen des ärztlichen Handelns liegt ein industrielles Denken zugrunde, in der Voraussetzung Diagnostik und Therapie standardisierbar zu steuern wie industrielle Prozesse. Hier kann meines Erachtens von einer zunehmenden Tendenz zur Industrialisierung der Medizin gesprochen werden.

1.3.2 Strukturelle Industrialisierung

23 Strukturelle Industrialisierung bedeutet Schaffung ökonomisch rationaler Produktionseinheiten und Gesundheitskonzerne.

24 Durch die Schaffung von größeren Struktureinheiten, wie z. B. den Fresenius Konzern oder Rhön-Klinikum-Konzern sollen Kosten eingespart werden.

25 Die Rationalisierungsgewinne werden hier durch die Bündelung einer ganzen Produktions- und Versorgungskette in einer Hand erzielt.

26 Jedoch wird dadurch der Status des freien Berufes für Ärzte mit der strukturellen Industrialisierung immer weiter eingeschränkt. Es besteht die Gefahr, dass Großorganisationen und Gesundheitskonzerne über Ambulanzen und MVZ`s in die Versorgung einsteigen und der selbständige Arzt verschwindet.

27 Der Arzt als selbständiger Unternehmer wird zunehmend unwichtiger. Der Druck zur Bildung größerer Einheiten nimmt zu. Management, Einkauf, Facility-Management und Organisation ermöglichen Einsparungen. Diese nach Bruns medizinisch-industriellen Komplexe werden die Entwicklungen und künftigen Strukturen im Gesundheitssektor wesentlich prägen.

1.3.3 Ideologische Industrialisierung

Ideologische Industrialisierung bedeutet eine Veränderung ethischer und moralischer Maxime der gesellschaftlichen Normen und Werte. Es bedeutet ein Wertesystem zu schaffen, welches auch außerhalb der Produktionssphäre in den sozialen Beziehungen der Menschen Bedeutung hat.

Merkmale der ideologischen Industrialisierung in der Medizin nach Bruns sind:

- die Orientierung medizinischen Handelns an ökonomischen Zielen,
- die Aufgabe des Ideals der Humanität in der Medizin, d. h. der Erhaltung und Verbesserung von menschlichem Leben ohne Rücksicht auf Kostenerwägungen,
- ein maschinelles, technokratisches oder technisches Menschenbild,
- die Berechnung des Wertes menschlichen Lebens nach einem ökonomischen Wert anstelle der Betonung seines absoluten ideellen Wertes,
- die Rationierung medizinischer Leistungen auf der Grundlage von Wertzumessungen für ein Restleben,
- und die Rechtfertigung einer gezielten Beendigung für „wertlos" erachteten Lebens.[8]

Das alte Berufsbild des altruistischen Heilers als Dominator im Gesundheitswesen ändert sich. In der Medizin geht es seit Jahren mehr und mehr um die Frage der Kostensenkung. Gesichtspunkte der Humanität spielen eine untergeordnete Rolle und die Medizin droht fast völlig von einem rein ökonomischen Denken zurückgedrängt zu werden. Die persönliche Arzt-Patienten-Beziehung, die auf Vertrauen und ärztliche Verantwortung aufgebaut ist, wird tendenziell durch ein technokratisches System ersetzt, in dem Standardisierbarkeit, statistische Rationalität, elektronische Dokumentation und Vernetzbarkeit sowie Transparenz eine neue rationale Basis bilden.

Der Arzt wird zum Case-Manager, Bereichsleiter und Arzt im integrativen Gesundheitswesen.

Es droht aus dem Blick zu geraten, dass Ärzte keine Krankheiten, sondern kranke Menschen behandeln. Es ist unstrittig, dass Standardisierung in vielen Bereichen zu besseren Behandlungserfolgen führt. Dennoch sind Standardisierungen für die Behandlung des individuell kranken Patienten nur von eingeschränkter Bedeutung. Kranke Menschen sind niemals nur Objekt, sondern Subjekt mit einer ganz eigenen Biografie, die Symptomatik, Verlauf und Bewältigung einer Krankheit wesentlich beeinflusst. Standards oder Leitlinien können ärztliche Verantwortung nicht ersetzen, ohne dass es zu einer verantwortungslosen Medizin kommt, die sich nicht mehr dem einzelnen Patienten, sondern nur mehr der regulären Erfüllung von Leitlinien und Vorschriften verantwortlich fühlt.

---

8 Bruns: Industrialisierungsprozesse in der Medizin und ihre Bedeutung für die Psychotherapie. Psychoanalyse Aktuell Online-Zeitung der Deutschen Psychoanalytischen Vereinigung DPV 10/2007 Online: http://www.psychoanalyse-aktuell.de/322+M5c1b2320e7e.0.html?&tx_ttnews%5Bday%5D=01&tx_ttnews%5Bmonth%5D=10&tx_ttnews%5Byear%5D=2007 [abgerufen am: 30.3.2014].

1.4 Durch rationales Handeln mehr Effizienz

33 Wie soll man mit der Ressourcenknappheit in der Gesundheitsversorgung umgehen? Grundsätzlich bieten sich zwei verschiedene Möglichkeiten:

- Effizienzsteigerung (Rationalisierung)
- Leistungsbegrenzung (Rationierung)

34 Rationalisierung steigert durch das Ausschöpfen von Wirtschaftlichkeitsreserven die Effizienz der medizinischen Versorgung, indem der gleiche medizinische Effekt mit weniger Mitteln oder mit den gleichen Mitteln ein größerer medizinischer Effekt erzielt wird.[9]

35 Rationalisierung ist der Rationierung unstrittig vorzuziehen. So ist es ethisch kaum vertretbar, einem Patienten nützliche Leistungen vorzuenthalten, solange noch Wirtschaftlichkeitsreserven im System vorhanden sind.

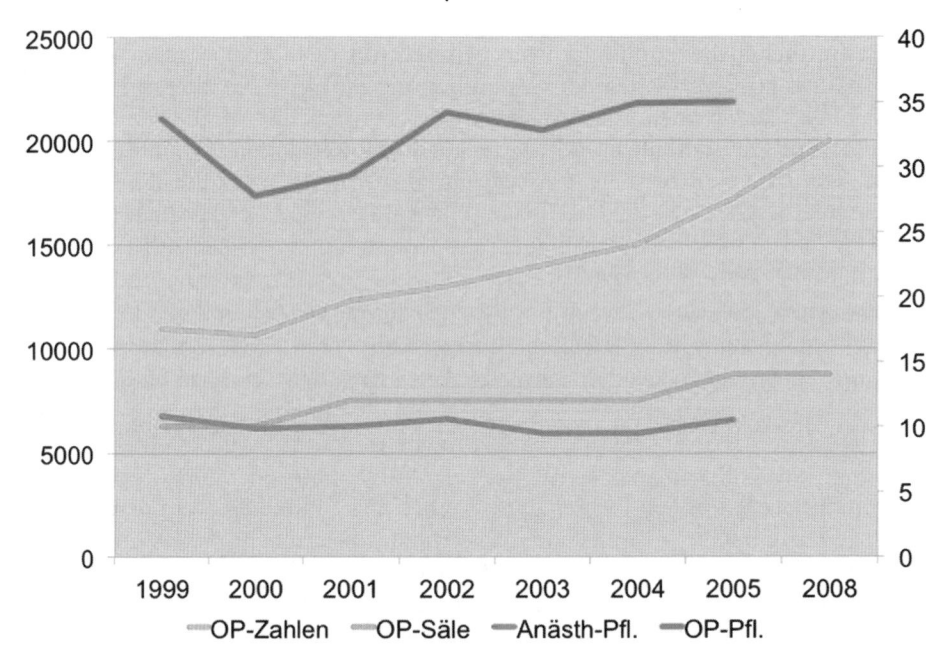

Abb. 3: Leistungsentwicklung Operationskapazitäten und Personalbedarf 1999-2008 am Beispiel des St. Franziskus-Hospitals Münster GmbH

Quelle: Möllmann/Hemping-Bovenkerk: Spezieller Teil-Anästhesie in Managementhandbuch für Chefärzte. Stuttgart 2012.

---

9 Mackmann: Rationalisierung und Rationierung: Allokation im Gesundheitswesen zwischen Effizienz und Gerechtigkeit. In: Kick/Taupitz(Hrsg.): Gesundheitswesen zwischen Wirtschaftlichkeit und Menschlichkeit. 2005, S. 179-199.

Wie durch rationales Handeln die Effizienz gesteigert werden kann, zeigt die Abbildung 5. Im Franziskus Hospital Münster konnte durch rationales Handeln die Anzahl der durchgeführten Operationen bei gleichem Personalschlüssel gesteigert werden.

1.5 Trends bestimmen das Wachstum

Wichtigste Faktoren für die steigende Nachfrage nach Gesundheitsleistungen sind:

- der demographische Wandel
- der medizinisch technische Fortschritt
- das Gesundheitsverständnis

Die steigende Lebenserwartung bei gleichzeitig sinkenden Geburtenraten bedingt einen demographischen Wandel, bei dem nicht nur die absolute Zahl, sondern auch der relative Anteil älterer Menschen an der Gesamtbevölkerung steigt. Die durchschnittlichen Behandlungskosten nehmen mit dem Alter erheblich zu, ein im Verhältnis größerer Anteil der Gesundheitsausgaben ist den älteren Patienten zuzurechnen. Die steigende Lebenserwartung bedingt ein verändertes Krankheitsspektrum mit mehr chronisch-degenerativen Erkrankungen.

Der medizinisch-technische Fortschritt liefert ständig neue diagnostische und therapeutische Verfahren, die den Bereich des medizinisch Machbaren erweitern, häufig allerdings zu hohen Kosten.

Die Menschen verändern zunehmend ihr Gesundheitsbewusstsein. Dies beeinflusst ihr Nachfrageverhalten in zweierlei Hinsicht. Zum einen möchten sie ihre Leistungen bewusst auswählen können, zum anderen steigt ihre Bereitschaft, Leistungen aus eigener Tasche zu finanzieren. Damit beide Aspekte sich voll entfalten können, benötigt der Mensch Transparenz über Art und Qualität von Leistungen sowie überhaupt die Möglichkeit, Auswahlentscheidungen zu treffen. Der Patient wird *mündiger*.

Als explosionsartig kann man wohl auch die Zunahme an Informiertheit bei potentiellen Patienten durch leicht zugängliche Informationsquellen hinsichtlich medizinischer Fragestellungen, etwa durch das Internet, bezeichnen. Diese Transparenz und die damit verbundene Informiertheit der Patienten geht entgegen aller Annahmen nicht mit Kostensenkungen einher, sondern führt eher zu vermehrten Konsultationen und nicht zuletzt zu unnötigen Doppeluntersuchungen.

1.6 Fazit

Die geschilderten Probleme im Gesundheitssystem erzwingen eine Kostensenkung. Anregungen zum Kostenbewussten ergeben sich in vielfältiger Weise aus den industriellen Prozessen – Standardisierung, Rationalisierung und Effizienzsteigerung sind nur einige mögliche Ansätze.

43 Insbesondere patientenferne Prozesse wie beispielsweise der Wäscheservice, die Versorgungsdienste, die EDV und Reinigungskapazitäten bieten mögliche Ansatzpunkte für ökonomisches Denken und ermöglichen die Freisetzung finanzieller Ressourcen ohne die Gefährdung der Patientenversorgung. Dies ist grundsätzlich zu begrüßen und zwingend erforderlich, um auch zukünftig als Leistungsträger im Gesundheitswesen bestehen zu können.

44 Patientennahe Prozesse sind demgegenüber nur sehr bedingt für ein ökonomisiertes Denken und Handeln zugänglich. Diagnostische und operative Funktionsbereiche bieten Strukturen und Prozesse, die eine wirtschaftlich, industrialisierte Optimierung ermöglichen. Der Gefahr und Herausforderung, dass individuelle Patientenbetreuung und damit Sicherheit und subjektives Wohlbefinden des einzelnen Patienten dadurch empfindlichst beeinträchtigt werden können, werden sich die Leistungsträger im heutigen Gesundheitswesen zukünftig im DRG-finanzierten Gesundheitssystem stellen müssen.

Literatur

Bruns, G.J.: Industrialisierungsprozesse in der Medizin und ihre Bedeutung für die Psychotherapie. Psychoanalyse Aktuell Online-Zeitung der Deutschen Psychoanalytischen Vereinigung DPV 10/2007 Online: http://www.psychoanalyse-aktuell.de/322+M5c1b2320e7e.0.html?&tx_ttnews%5Bday%5D=01&tx_ttnews%5Bmonth%5D=10&tx_ttnews%5Byear%5D=2007 [abgerufen am: 30.3.2014].
Flenreiss, G./Rümmele, M.: Medizin vom Fließband. Die Industrialisierung der Gesundheitsversorgung und ihre Folgen: Springer Verlag/Wien 2008.
Flieger, K.: Heilkunst vom Fließband. In: Die GesundheitsWirtschaft 04/2009, S. 3.
IKB und Prognos: Die Gesundheitsbranche. Dynamisches Wachstum im Spannungsfeld von Innovation und Intervention. 06/2007, S. 1-62.
Mackmann, G.: Rationalisierung und Rationierung: Allokation im Gesundheitswesen zwischen Effizienz und Gerechtigkeit. In:Kick, Hermes Andreas/Taupitz, Jochen(Hrsg.): Gesundheitswesen zwischen Wirtschaftlichkeit und Menschlichkeit. Münster, 2005 S. 179-199.

Beitrag 1.3

Zur Notwendigkeit der ethischen Bewertung von Innovationen: das Beispiel der Chancen und Risiken einer „Individualisierten Medizin" für das System der Gesundheitsversorgung in Deutschland[1]

Hardy Müller, Corinna Schaefer

		Rn.
1	**Definition**..	2 – 11
1.1	Kennzeichen einer holistisch verstandenen Individualisierten Medizin..	9 – 11
2	**Anspruch und Realität der Individualisierten Medizin**......	12 – 22
2.1	Triebfeder Ökonomie....................................	16 – 18
2.2	Kosten..	19, 20
2.3	Informations-Erfordernisse (health literacy) als Achilles-Sehne der InMed...	21, 22
3	**Der Einfluss der Individualisierten Medizin auf die Solidargemeinschaft**....................................	23 – 34
3.1	Machbarkeitswahn und Menschenbild.....................	24, 25
3.2	Pathologisierung.......................................	26, 27
3.3	Verantwortung und Schuld..............................	28 – 30
3.4	Aushöhlung des Versicherungsprinzips.....................	31
3.5	Entsolidarisierung......................................	32 – 34
4	**Von der Notwendigkeit der ethischen Bewertung von Innovationen**...	35 – 38

Literatur

---

[1] Teile des Artikels basieren auf Müller: Chancen und Risiken der 'individualisierten Medizin' für das Gesundheitssystem. In: Welt der Krankenversicherung 2/2012, S. 40-47.

Schlagwortübersicht

	Rn.		Rn.
Anthropologie	11	Paradigmenwechsel	6
Aufklärung	22	Patienteninformation	21
consumerisation	9	Patientenrechte-Gesetz	21
Einsparpotentiale	19	personalisierte Gesundheit	3
Erkrankungsrisiko	25	personalisierte Medizin	3
Forschungsförderung	17	Pharmakogenetik, Pharmakogenomik	6
Früherkennung	24	Prä-Erkrankungen	27
genomische Medizin	3	Prädiktion	9
Gesundheitsforschung	17	Prävention	9
Gesundheitskonzepte	26	responsibilisation	9
Gesundheitsversorgung	19	Schuld	29
Gesundheitswirtschaft	16	Selbstverschulden	34
health literacy	22	Solidargemeinschaft	8, 11 f., 15, 18, 20, 23, 27, 29, 33 f.
Individualisierte Medizin	2, 6 f., 16 f. 22, 34	Solidarität	32
informationsbasierte Medizin (IBM)	3	Solidaritätsprinzip	35
Informationsrechte	21	stratifizierte Medizin	3
Innovationen	1	Therapie-Entscheidung	9
klinische Relevanz	13	Thomas Theorem	15
Leib-Seele Einheit	12	Verantwortung	29
Marketing	12	Versicherung	31
molekulare Medizin	3	Vorsorge	24
Orphanisierung	7	Zusatznutzen	19

Eine zentrale Forderung an die Gesundheitsversorgung lautet, medizinische Innovationen so schnell wie möglich allen Patienten zugänglich zu machen.² Dahinter steht die Überzeugung, Innovationen stünden *per se* für eine bessere Medizin. Doch will man ihre Chancen und Risiken bewerten, werfen die meisten neuen Diagnose- und Behandlungsmethoden Fragen auf, die über medizinische Aspekte wie die bloße Wirksamkeit hinausweisen. Ihr regelhafter Einsatz kann weitreichende Konsequenzen für das Gesundheitssystem, unter Umständen sogar für die Gesellschaft haben. Am Beispiel der **Individualisierten Medizin** sei beispielhaft dargestellt, welche Fragen sich bei ihrem Einsatz aus der Perspektive der Kostenträger und der Leistungserbringer ergeben. Diese müssen von den Selbstverwaltungs-Partnern gemeinsam mit entsprechenden Spezialisten oder Gremien gerade auch einer ethischen Bewertung unterzogen und die möglichen Folgen in einem gesamtgesellschaftlichen Diskurs erörtert werden, wollen wir Innovationen in der Versorgung verantwortungsvoll einsetzen.

1 Definition

Die **Individualisierte Medizin** (InMed) ist weder ein stehender Begriff, noch ein fest umrissenes Konzept. Damit sind Missverständnisse nahezu zwangsläufig. Für das weitere Verständnis dieses Beitrags müssen daher der Begriff und das dahinter stehende Konzept zunächst eindeutig gefasst werden.³

Zu den Termini, die synonym zur „Individualisierten Medizin" verwandt werden, gehören unter anderem:

- personalisierte Medizin[4]
- personalisierte Gesundheit ,
- informationsbasierte Medizin (IBM),
- molekulare Medizin,
- stratifizierte Medizin,
- genomische Medizin

---

2 BMG 2011: Pressemitteilung Nr. 58.
3 Erst in jüngster Zeit widmeten sich Beiträge der Begriffsdefinition. Schleidgen u. a.: 2013 konzentrierte sich auf den akademisch internationalen Gebrauch des Begriffes. Der Einsatz des Terminus im deutschen Gesundheitssystem wurde mit der Methodik (nur englisch sprachige Publikationen) nicht erfasst.
4 Die Reflexionswissenschaften unterscheiden, dort wird unter personalisierter Medizin die Berücksichtigung einer Person als Leib-Seele-Einheit verstanden. Vgl. hierzu: Woopen: Personalisierte Medizin – Prädiktion ohne Prävention und Therapie ohne Diagnostik? In: Schliesky/Ernst/Schulz (Hrsg.): Die Freiheit des Menschen in Kommune, Staat und Europa. S. 845-851: „Personalisierte Medizin hat ihren Namen erst verdient, wenn sie den Patienten als leib-seelische Einheit (…) in den Mittelpunkt ihres Interesses stellt." In der öffentlichen Diskussion wird diese Unterscheidung selten gezogen und die Begriffe, wie im folgenden Text, schlicht synonym verwandt.

4   Allen Begriffen ist gemein, dass sie eine Form der medizinischen oder Gesundheitsversorgung bezeichnen, die in besonderer Weise am Individuum ausgerichtet ist. Doch das Verständnis vom Gegenstand dieser Begriffe ist so vielschichtig und unterschiedlich wie die damit verbundenen Hoffnungen und Bewertungen:

5   Für die einen wird die Ära einer „Medizin der Zukunft"[5] eingeläutet, für die anderen handelt es sich bei der Individualisierten Medizin um Etikettenschwindel und Mogelpackung.[6]

6   Im Spektrum der Meinungen und Auffassungen, der Verständnisse und Unverständnisse[7] zur InMed lassen sich im Wesentlichen drei Grundpositionen ausmachen:

- *Nihilistische Positionen* betonen, dass die Medizin immer schon personalisiert war und die Personalisierung zum Kern des Medizinischen gehöre. Pythagoras Rat „Meide die Bohne" würde im Jargon der Personalisierten Medizin heute als G6PD -Defekt übersetzt.[8] Auch bei Hippokrates findet sich bereits die Empfehlung, Menschen mit Krankheiten und nicht die Krankheiten von Menschen zu behandeln.
- Am häufigsten finden sich in der Diskussion **reduktionistisch-fokussierte Auffassungen**, die unter Personalisierter Medizin zielgerichtete Arzneimitteltherapien in spezifischen Behandlungsgebieten, oftmals speziell in der Onkologie, verstehen (Pharmakogenetik, Pharmakogenomik).[9]
- Der ersten Position diametral gegenüber steht ein *holistisches Verständnis* von Personalisierter Medizin als eine ganzheitliche, auf die Bürger abgestimmte optimierte Gesundheitsversorgung.[10] Diese Medizin möchte die Prävention und medizinische Versorgung der Bevölkerung im Hinblick auf das individuell (z. B. mittels Gen-Analyse) bestimmbare Risiko umfassend neu regeln und wesentlich bessere Ergebnisse erzielen. Die Entwicklung komme einem Paradigmenwechsel in der Medizin gleich.[11]

7   Im Hinblick auf ökonomische und wissenschaftliche Aspekte ist das reduktionistische Verständnis der InMed als zielgerichtete Arzneimitteltherapie relevant. Das Phänomen der „Orphanisierung" (d. i. die Aufsplittung großer Krankheiten in kleine Entitäten aufgrund bestimmter biologischer Eigenschaften) ist bereits

---

5   Vgl.: EPMA: Our Intention 2011. Online: http://www.epmanet.eu/index.php/publicity/congresses/epma-world-congress [abgerufen am: 18.3.2014].
6   Vgl.: Bartens: Mogelpackung. 2011 und Vollmann: Ein trügerisches Versprechen. 2012.
7   Vgl.: Windeler: Individualisierte Medizin – unser (Un-)Verständnis. In: ZEFQ 106/2012, S. 5-10.
8   Vgl.:Eichhorn: Gendiagnostik in der Personalisierten Medizin. 2011.
9   Vgl.: Schlag: Personalisierte Tumortherapie – zurück in die Zukunft. In: BCG-Report: Medizinische Biotechnologie in Deutschland 2011, S. 30.
10 Niederlag u. a.: Personalisierte Medizin und Informationstechnologie. 2010.
11 EPMA: Our Intention 2011 Online: http://www.epmanet.eu/index.php/publicity/congresses/epma-world-congress [abgerufen am: 18.3.2014].

umfassend diskutiert worden.¹² Es wird in diesem Beitrag nur aufgegriffen, wenn die Triebfeder bei der Weiterentwicklung der InMed betrachtet wird.

Zentral für die vorliegende Arbeit ist das holistische Verständnis Individualisierter Medizin als ganzheitliches, vor allem auf individuelle Krankheits-Prädiktion und Prävention fokussierendes Konzept, weil dies die weitreichendsten Folgen für die Solidargemeinschaft und die Gesellschaft hat: Dieser Auffassung nach erfordere die Medizin von morgen komplett neue politische Regularien (etwa zur Regelung der Prävention, Nutzenbewertung, Eigenverantwortung etc.). Nichts Geringeres als der Anspruch auf ein „neues Recht"¹³ ist inhärent mit dieser Position verbunden.

1.1 Kennzeichen einer holistisch verstandenen Individualisierten Medizin

Zwei Kennzeichen sind im Konzept der InMed von besonderer Relevanz: Zum einen das Primat biologischer Merkmale¹⁴ zur Therapie-Entscheidung, Prädiktion und Prävention von Erkrankungen. Und zum anderen die prominente und konsequente Einbeziehung und Verantwortung des Patienten (*consumerisation, responsibilisation*¹⁵). Diese ergibt sich zwangsläufig aus der Prädiktion möglicher Dispositionen (die „Prä-Erkrankungen" nehmen zu) und der Obliegenheit des potenziellen Patienten, sich als präventiv zu engagieren. Er sieht sich mit schwierigeren Entscheidungen konfrontiert, weil er nicht mit der realen Situation einer Erkrankung konfrontiert ist, sondern mit deren Möglichkeit bzw. einer erhöhten statistischen Wahrscheinlichkeit. Und indem der potenzielle Patient alles über seine potenziellen Krankheiten erfährt, wird ihm automatisch Verantwortung für sein zukünftiges Wohlergehen übertragen.

Die Individualisierte Medizin als „Medizin der Zukunft" nimmt für sich vier Attribute in Anspruch, die gut mit „vier P's" beschrieben sind: sie sei personalisiert und auch prädiktiv, präventiv und partizipativ.¹⁶ Ob diese Ansprüche zu erfüllen sind ist im Folgenden zu überprüfen.

---

12 u. a. Windeler: Individualisierte Medizin. In: ZEFQ 106/2011, S. 5-10.
13 Damm: Personalisierte Medizin und Patientenrechte – Medizinische Optionen und medizinrechtliche Bewertung. MedR, 29/2011, S. 7-17.
14 Ein biologisches Merkmal ist hier sehr weit gefasst, dies können genetische, anatomische, morphologische oder zytologische Informationen sein oder aber auch z. B. das Geschlecht.
15 s. a. Hüsing u. a.: Individualisierte Medizin und Gesundheitssystem 2008. Online: http://www.tab-beim-bundestag.de/de/pdf/publikationen/berichte/TAB-Arbeitsbericht-ab126.pdf [abgerufen am: 18.3.2014]; Nuffield Council on Bioethics: Medical profiling and online medicine: the ethics of 'personalised healthcare' in a consumer age. London. 2010. Online: http://www.nuffieldbioethics.org/publications [abgerufen am: 19.1.2012]
16 Kennzeichen ist die in Deutschland sogenannte Partizipative Entscheidungsfindung (shared decision making). Zum Stand des Shared decision making in Deutschland siehe Härter u. a.: Patient Participation and Shared Decision-Making in Germany – history, agents and current transfer into practice. ZEfQ 105 (4), S. 263-270.

> **Definition: Kennzeichen der InMed mit besonderer Relevanz für die Solidargemeinschaft[17]**
>
> Individualisierte Medizin (synonym Personalisierte Medizin) ist ein Konzept, nach dem Erkrankungs-Risiken und Behandlungs-Chancen einzelner Menschen ausschließlich anhand von deren biologischen Merkmalen (z. B. genetischer, zytologischer, morphologischer Informationen) eingeschätzt werden. Die medizinische Behandlung wie auch die Unterlassung der Behandlung werden durch operationalisierbare biologische Eigenschaften des Individuums determiniert und legitimiert.
>
> InMed setzt notwendig Verantwortung und Gesundheitskompetenz (health literacy der potenziellen PatientInnen voraus.

11 Die Personalisierte Medizin oder InMed fragt nach individuellen biologischen Merkmalen aber nicht nach persönlichen Haltungen, Einstellungen, Werten und Wünschen – die sozial-kulturelle Dimension den Menschen bleibt unberücksichtigt. Personalisierte Medizin ist insofern unpersönlich und repräsentiert eine reduktionistische Anthropologie.[18]

2 Anspruch und Realität der Individualisierten Medizin

12 In der Bevölkerung wird InMed als sanfte, den Menschen in seiner leib-seelischen Einheit würdigende Medizin wahrgenommen.[19] Genau dies ist sie – wie oben angedeutet – aber nicht, weil sie den Menschen auf seine biologischen Gegebenheiten reduziert. Dieses systematische Missverständnis kann als Resultat irreführender Marketing-Begriffe gewertet werden,[20] ist aber auch mit dem enormen Heilsversprechen[21] durch zielgerichtete (= „besonders effektive") Therapien ver-

---

17 Vgl.: Hüsing u. a.: Individualisierte Medizin und Gesundheitssystem. 2008. Online: http://www.tab-beim-bundestag.de/de/pdf/publikationen/berichte/TAB-Arbeitsbericht-ab126.pdf [abgerufen am: 19.1.2014]; Nuffield Council on Bioethics: Medical profiling and online medicine: the ethics of 'personalised healthcare' in a consumer age. London. 2010. Online: http://www.nuffieldbioethics.org/publications [abgerufen am: 19.1.2012].
18 Vgl.: Maio: Chancen und Grenzen einer personalisierten Medizin – eine ethische Betrachtung. 2012. Unter den Begriffen *Quantified Self, life-tracking, self-hacking* wird auch eine neue dynamische Bewegung zusammengefasst, die im Sinne der Reduktion des Menschen auf biologische Determinanten mit Hilfe von Körpersensoren Daten sammelt und per (Online-)Software auswertet. Zu den Gemeinsamkeiten und Unterschieden zur InMed siehe Müller: Patientennutzen um jeden Preis? In: Deutscher Ethikrat (Hrsg.): Dokumentation der Jahrestagung 2012. 2013, S. 39-57.
19 Vgl.: Stroths/Pfuhl/Marstedt: Ratlose Patienten? 2007.
20 Vgl.: Maio: Chancen und Grenzen einer personalisierten Medizin – eine ethische Betrachtung. 2012.
21 Vgl.: Hallek: Pharmazeutische Innovationen – Chancen der personalisierten Medizin. Vortrag bei »BDI initiativ – Wirtschaft für Gesundheit« am 7. September 2011. Online: http://www.wirtschaftfuergesundheit.de/files/Michael_Hallek.pdf [abgerufen am: 18.3.2014]

bunden. Die Bedeutung, die InMed in der aktuellen gesundheitspolitischen Diskussion beigemessen wird[22] und der Raum, den sie dort einnimmt, entsprechen jedoch in keiner Weise ihrem Stellenwert in der aktuellen Versorgungspraxis. Nicht ohne Grund erfährt die Entwicklung InMed derzeit ihren stärksten Schub im Sektor der medikamentösen Tumortherapie: Vor dem Szenario einer potenziell tödlichen Erkrankung wirkt das Angebot, besonders gezielt und auf die biologischen Faktoren des einzelnen Patienten abgestimmt eingreifen zu können, wie ein erlösendes Versprechen. Entsprechend hoch ist die Bereitschaft der Solidargemeinschaft, hohe Summen für eine „nicht ganz entfernt liegende Aussicht auf Heilung"[23] bereitzustellen.[24]

Doch maßgeblich für die Notwendigkeit einer intensiven Auseinandersetzung mit InMed sind nicht die heute tatsächlich festzustellenden Anwendungsgebiete oder die praktische klinische Relevanz,[25] sondern die Erwartungen und Verheißungen, die mit diesem Konzept transportiert werden (performative Kraft des Konzepts).

Die Analyse von Unternehmensan- und -verkäufen liefert hierfür Anhaltspunkte. So hat etwa das Unternehmen Roche, das sich stark im Bereich der InMed engagiert, im Jahre 2008 den US-Diagnostik-Spezialisten Ventana für 3,4 Mrd. USD übernommen. Der Jahresumsatz von Ventana betrug damals 200 Mio. USD/ anno. Dieser Kaufpreis in Relation zum Jahresumsatz zeugt von den Wachstumserwartungen und zeigt, dass im Zusammenhang mit Individualisierter Medizin über ein Potenzial, nicht über eine Realität diskutiert wird.[26]

Die „konstruierte Realität der sogenannten individualisierten Medizin"[27] begründet daher die aktuelle Notwendigkeit seitens der Solidargemeinschaft zur intensiven Beschäftigung mit der InMed (Thomas Theorem) und nicht die heutige Relevanz der InMed für die Versorgungspraxis.

2.1 Triebfeder Ökonomie

Welche Interessen vorrangig daran beteiligt sind, ein derart von Erwartungen überladenes Bild der InMed zu zeichnen, lässt sich beispielhaft an den zielge-

---

22 Rahmenprogramm Gesundheitsforschung der Bundesregierung BT-Drs 17/4242. In: ZeFQ DÄB 2012.
23 BVerfG: Nikolaus-Urteil. 1 BvR 347/98 vom 6.12.2005, Absatz-Nr. (1 – 69). Online: http://www.bverfg.de/entscheidungen/rs20051206_1bvr034798.html [abgerufen am: 18.3.2014]
24 Fojo/Grady: How much is life worth: Cetuximab, Non-Small Cell Lung Cancer, and the $440 Billion Question. In: JNCI Journal of the National Cancer Institute 101/2009, S. 1044-1048.
25 „…bislang sind allerdings nur überschaubare 14 Wirkstoffe oder zehn Wirkstoffgruppen dafür in Deutschland zugelassen." Schillinger: Chance oder Bedrohung: die individualisierte Medizin. In: Gesundheit und Gesellschaft. 11/2011, S. 23.
26 Aus der jüngeren Vergangenheit zeugt die Übernahme der Firma Onyx (Jahresumsatz 878 USD) durch das Unternehmen Amgen für 10,4 Mrd. USD von dieser Entwicklung.
27 Dabrock: Die konstruierte Realität der sog. individualisierten Medizin. In: Schumpelik/Vogel (Hrsg.): Medizin nach Maß. 2011, S. 239-267.

richteten Therapien aufzeigen: Die Individualisierte Medizin gilt zudem als der Wachstumsmarkt in der Gesundheitswirtschaft.[28] Das Auslaufen vieler Arzneimittel-Patente in der nächsten Zeit bringt pharmazeutischen Unternehmen schwierige Zeiten und lässt Gewinneinbrüche befürchten[29] – es wird von Panik in der Industrie berichtet.[30] Lösungen werden in einer verstärkten Hinwendung zu zielgerichteten Therapien gesucht – birgt dieser Ansatz doch das Potenzial vieler neuer, patentgeschützter und daher teurer Wirkstoffe. Der Innovations-Bedarf und die Erwartungen von Investoren hätten zur Entwicklung der InMed geführt:[31] es ist bezeichnend, dass das umsatzstärkste Medikament der Firma Roche (Bevacizumab/ Avastin®) diesem Spektrum zuzuordnen ist.[32] Umso dramatischer ist die Rücknahme der Zulassung beim metastasierten Mammakarzinom durch die US-amerikanische FDA wegen fehlenden Nutzens bei erheblichen unerwünschten Wirkungen:[33] In deren Folge hat Roche ein aggressives und die Patientensicherheit gefährdendes Marketing bei Krankenhäusern entwickelt.[34] Der Stellenwert von Bevacizumab macht deutlich: InMed ist ein wichtiges Investitions- und Zukunftsfeld der pharmazeutischen Industrie. Und es ist nicht abwegig anzunehmen, dass bestimmte (derzeit nicht belegbare) Hoffnungen in dieses Konzept bewusst geweckt und zu Marketingzwecken eingesetzt werden.

17 Individualisierte Medizin genießt zudem große Aufmerksamkeit in der Forschungsförderung. Das Rahmenprogramm Gesundheitsforschung der Bundesregierung mit einem Volumen von 5,5 Mrd. Euro für den Zeitraum von 2011-2014 führt in einem der sechs beschriebenen Aktionsfelder die Individualisierte Medizin auf.[35] Ende 2011 erfolgte eine Ausschreibung, die speziell ethische, rechtliche und sozialen Aspekte moderner, insbesondere prädiktiver Diagnostikverfahren fördert.[36] EIN BMBF Aktionsplan Individualisierte Medizin[37] wird von 2013 bis 2016 bis zu 30 Millionen EUR für Forschungs- und Entwicklungsprojekte zur Verfügung stellen. Ob mit der Forschungsförderung das Ziel einer

---

28 vfa Pressemitteilung 1/2009.
29 „Wie Pharmafirmen die Patentklippe umsegeln" ist daher eine spannende Frage s. auch SZ vom 15.09.2012, NZZ 20.07.2012.
30 Wilson: Drug firms face billions in losses in '11 as patents end. In: The New York Times, 6.3.2011.
31 Homepage der Firma Roche zum Thema Personalisierte Medizin. Online: www.roche.com/de/personalised_healthcare.htm [abgerufen am: 29.10.2012]
32 Jahresumsatz 6 Mrd. USD im Jahr 2010.
33 Die europäische Arzneimittelbehörde EMA folgte bislang nicht. Der Anspruch die Patientensicherheit zu erhöhen wurde durch diese Erfahrungen konterkariert.
34 Kuhrt: Lukrative Fehlschläge. In: Die Zeit. 1.12.2011. Roche bietet Krankenhäusern so genannte „pay for performance"-Modelle an: wenn die Medikamente nicht wirken, dann bekommen die Krankenhäuser die Behandlungskosten vom Arzneimittelhersteller zurück erstattet – der Einsatz eines nutzlosen, aber Patientinnen schadenden Medikaments wird damit für den Verordnenden finanziell belohnt.
35 BT-D 17/4243 vom 10.12.2010.
36 BMBF (Hrsg.): Wie wir morgen leben. 2012.
37 Online http://www.gesundheitsforschung-bmbf.de/_media/BMBF_MASTER_Aktionsplan_IndiMed_V01.pdf [abgerufen am: 18.3.2014]

besseren Patientenversorgung verfolgt wird oder aber Industrie- und Wirtschaftsförderung, wird diskutiert.[38]

Deutlich wird daraus jedoch, dass InMed nicht nur in der derzeitigen Diskussion einen großen Stellenwert innehat, sondern dass ihr dieser auch im Hinblick auf die Zukunft des Gesundheitswesens von der Politik zuerkannt wird. Daher stellt sich bereits heute die Frage, welche gesellschaftlichen Implikationen sie mit sich bringt und vor welche Herausforderungen sie die Solidargemeinschaft stellen kann.

18

2.2 Kosten

Die Erwartungen sind immens: durch den Einsatz der InMed sollen die medizinische Versorgung verbessert und zugleich die Kosten der Gesundheitsversorgung reduziert werden.[39] Die Einsparpotenziale werden weltweit auf mehrere hundert Milliarden USD beziffert.[40] Die Individualisierte Medizin kann Effizienzpotenziale heben, indem hochspezifische Medikamente nur bei Patienten eingesetzt werden, die die notwendigen biologischen Voraussetzungen aufweisen. Gleichzeitig kann sie auch zu höheren Kosten führen.[41] Auf Seiten der Kostenträger ist festzustellen, dass die heutigen Einsatzbereiche der InMed durch hochkostenintensive Behandlungen gekennzeichnet sind, deren Zusatznutzen im Vergleich zu den derzeitigen Therapiestandards zudem oftmals in Frage steht oder nicht hinreichend erwiesen ist. Wenn Arzneimittel für weniger Patienten eingesetzt werden können und die Entwicklungskosten der Arzneimittel gleich bleiben, müssen die Kosten der einzelnen Medikamente (Stückkosten) steigen. Die Unsicherheit in der Nutzenbewertung kann auch nicht überraschen, da mit Neuem keine lange Erfahrung verbunden sein kann.[42] Zudem besteht die Gefahr des verzerrten Berichtens von Studienergebnissen und des verzerrten Studiendesigns,[43] die dazu beitragen, den Nutzen aufgrund der Zulassungsstudien höher einzuschätzen, als er sich in der Versorgungspraxis später zeigen wird. Die Medizin-Geschichte zeigt, dass Neuerungen (oder Innovationen[44]) in der medizi-

19

---

38 Deutscher Bundestag 2011.
39 Schavan 17.6.2010, BCG-Report 2011.
40 600 Mrd. USD Müller, Präsentations-Chart Nr. 37, 380 Mrd. USD Ruckes Präsentations-Chart Nr. 25 wurden auf der Euroforum Konferenz 2011 zur Personalisierten Medizin genannt.
41 Greiner/Knittel: Wirtschaftliche Potenziale individualisierter Medizin. PharmaEconomics – German Research Articles, 9, 2012, S. 45-54.
42 Diese Feststellung legitimiert nicht die gängige Praxis. Einzusehen ist, dass mit neuen Verfahren anfangs keine Erfahrung in der Routineversorgung bestehen kann. Nicht akzeptabel ist es jedoch, im Laufe des weiteren Einsatzes keine Untersuchungen zur Bewertung des Nutzens zu verlangen coverage with evidence.
43 Chalmers/Glasziou: Avoidable waste in the production and reporting of research evidence. Lancet 374/2009, S. 86-89. Schott/Pachl/Ludwig: Publikationsbias in Abhängigkeit von der Art der Finanzierung bei klinischen Studien. ZEFQ 104/4. 2010, S. 314-22.
44 Zu den Unterschieden der Begriffe und den Erfahrungen der GKV mit Innovationen siehe: Müller: Mythos Innovation? Anmerkungen zu medizintechnischen Entwicklungen aus Sicht der Gesetzlichen Krankenversicherung. In: Groß/Jakobs (Hrsg.): E-Health und technisierte Medizin – Neue Herausforderungen im Gesundheitswesen. 2007, S. 101 – 111.

nischen Versorgung (oft sehr viel) teurer sind als die bisherigen Verfahren.[45] Neben den Erkrankungen des zentralen Nervensystems und den Autoimmunerkrankungen wird heute das Konzept der InMed vor allem im Bereich der Onkologie thematisiert. Die Jahrestherapie-Kosten der „targeted therapies" erreichen teilweise sechsstellige Euro-Beträge. Die Ausgaben für Krebsmedikamente haben sich weltweit seit 2003 auf 48 Mrd. USD im Jahr 2010 erhöht. Das umsatzstärkste Krebsmedikament der Welt kommt aus dem Spektrum der InMed (Bevacizumab, vergl. 2.1).

20 Zusammenfassend lässt sich für den Bereich der Kosten feststellen, dass Einsparungen bislang rein spekulativ, Steigerungen durch gezielte Therapie aber sehr real sind.[46] Eingesetzt wird die InMed vor allem bei Indikationen die schwere Verläufe erwarten lassen – dort ist die Bereitschaft der Solidargemeinschaft, zusätzliche Kosten aufzubringen, besonders hoch. Und dort hat das Versprechen, durch gezielte, auf individuelle biologische Merkmale gerichtete Behandlung Krankheitsfolgen zu verzögern, besonderes Gewicht.

2.3 Informations-Erfordernisse (health literacy) als Achilles-Sehne der InMed

21 Die Diskussion um das 2013 in Kraft getretene Patientenrechte-Gesetz zeigt, dass Patientenrechte vor allem Informationsrechte sind. Patienten haben Anspruch auf umfangreiche Informationen, die Ärzte unterliegen umfangreichen Informations- und Aufklärungspflichten.[47] Jeder Eingriff in den Körper, oder allgemeiner, in die Gesundheit eines Menschen erfüllt zunächst den Tatbestand einer Körperverletzung, der dadurch geheilt wird, dass der Patient informiert zustimmt. Bereits bei der „bisherigen Medizin", bei der nach Indikation die leitliniengerechte Behandlung angestrebt wurde, war die qualifizierte, evidenzbasierte Information über Nutzen und Schaden einer Intervention eine große Herausforderung. Selbst bei massenhaft durchgeführten Interventionen – wie etwa Krebsfrüherkennungsuntersuchungen – erforderte die Entwicklung und Bereitstellung angemessener Informationen für Ärzte und Patienten viele Jahre und gewaltiger Anstrengungen („sauberes Wissen"[48]). Vielfach sind die legitimen Ansprüche an gute Arzt- und Patienteninformation sowie an die Umsetzung[49] bis heute nicht erfüllt.

---

45 Ein oft beklagtes Charakteristikum in der gesundheitlichen Versorgung: Während in anderen Industrien Innovationen alte Verfahren ablösen und zur Kostenreduktion von Verfahren beitragen, bleiben Einsparungseffekte in der gesundheitlichen Versorgung aus. „Hochleistungsmedizin ist teuer und gibt es nur als add-on."
46 Glaeske/Schicktanz: BARMER GEK Arzneimittelreport 2011. 2011. Online: http://www.barmer-gek.de/barmer/web/Portale/Versicherte/Komponenten/gemeinsame__PDF__Dokumente/Reports/PDF-Arzneimittelreport-2011,property=Data.pdf [abgerufen am: 18.3.2014]
47 Siehe: BGB/ PatRG.§ 630c, e.
48 Schaefer/Weißbach: Das Gesundheitssystem braucht mehr Eigenverantwortung. In: ZEFQ 106/3. 2012, S. 199-204.
49 Vgl.: GEKO 2011, Regierungs-Entwurf zum Patientenrechte-Gesetz 2012.

Die InMed verschärft diese Anforderung in mehrfacher Hinsicht: Die Verfahren sind komplexer, die Entwicklung der Technologie verläuft unvergleichlich rasanter, die Halbwertzeit des Wissens verkürzt sich weiter und die Informationsbedarfe und -erfordernisse werden spezifischer und umfänglicher. Bei vielen Patienten darf zudem unterstellt werden, dass ihre Gesundheitsbildung (*health literacy*[50]) für einen verantwortungsvollen Einsatz der InMed derzeit nicht ausreichend ist. Zieht man Lehren aus dem Gendiagnostik-Gesetz oder aus den Forderungen im Zusammenhang mit dem Patientenrechtegesetz, so wird die Individualisierte Medizin bei der Erhebung und Interpretation von Biomarker-Befunden eine äußerst umfangreiche Aufklärung und Beteiligung der Patienten erforderlich machen. Die Haftungsrisiken des Arztes werden in diesem Zusammenhang beträchtlich steigen. Ebenso der Informationsbedarf der Versicherten. Wie diese immensen objektiven Informationsbedarfe und subjektiven Informationsansprüche, kurz die notwendigen Informationen erstellt, implementiert sowie evaluiert und die Akteure aufgeklärt werden können, ist bislang nicht diskutiert, geschweige denn geklärt. Die Informationserfordernisse zeigen sich damit als die Achilles-Ferse der InMed.[51]

3 Der Einfluss der Individualisierten Medizin auf die Solidargemeinschaft

Zielgerichtete Therapien sind mit der großen Hoffnung verbunden, Krankheiten wirksamer zu behandeln, indem sie an bestimmten biologischen Determinanten des Individuums ansetzen. Der Gedanke, jeder Mensch trage die Voraussetzungen seiner Krankheit und seiner Heilung in sich, ist für eine Solidargemeinschaft auch im Hinblick auf die Vermeidung von Krankheitslast, also auf Prävention, vielversprechend. Hier kommt das holistische Verständnis von Individualisierter Medizin zum Tragen, wie in Kap. 1.1 beschrieben wurde.

---

50 Die Idee und Theorie der Gesundheitsmündigkeit *health literacy* geht davon aus, dass Patienten befähigt werden müssen, um am Ende souverän im Behandlungsprozess mitwirken zu können. Die von der Politik, der Selbstverwaltung und in den Gesundheitswissenschaften geforderte Patientenautonomie muss erschaffen werden. Voraussetzung für souveräne Patienten, informierte Entscheidungen oder partizipativer Entscheidungsfindung sind hinreichende Informationen für PatientInnen … und ÄrztInnen. Zur Bedeutung des *patient empowerments* für die Versorgung vgl. allgemein Gigerenzer/Gray (Hrsg.): Better doctors, better patients, better decisions. 2011, speziell aus Sicht der Krankenversicherung Müller: Der Stellenwert von Patienteninformation und -kommunikation im Versorgungsmanagement der Gesetzlichen Krankenversicherung – Das WEB2.0 als Infrastruktur zur Mündigkeit in der Gesundheitsversorgung. In: Koch (Hrsg.): Achtung: Patient Online! 2010, S. 163-218.
51 Auch die Informations-Anforderungen an die Ärzte steigen im Konzept der personalisierten Medizin. Ein Protagonist der Personalisierten Medizin resümiert nüchtern: „Allein durch das Lesen dieses Buches wissen Sie von personalisierter Medizin bestimmt schon mehr als ihr Arzt" (Collins: .: Meine Gene – mein Leben 2011, S. 326).

3.1 Machbarkeitswahn und Menschenbild

24 Diesem Verständnis der InMed und den Hoffnungen, die sich mit ihr verbinden, liegt ein Denken zugrunde, in dem Medizin und Prävention absoluter Ermöglichungscharakter zugestanden wird. Der Mensch wird einzig als Summe seiner biologischen Faktoren gesehen, als „atomisiertes Einzelwesen".[52] Seine biologische Zukunft (also auch das Auftreten von Krankheit) kann mit Hilfe entsprechender Werkzeuge gestaltet werden, und je passgenauer diese sind, desto „machbarer" ist Gesundheit. Dieses Denken negiert die Krankheit als schicksalhaftes Geschehen, das sich dem Einfluss des Menschen entzieht. Bereits heute, ohne den massenhaften Einsatz prädiktiver Instrumente wie Gen- oder Biomarker-Analysen, wird dieses Denken am Beispiel der Früherkennung von Krankheiten offensichtlich: Wer regelmäßig zur „Vorsorge" gehe, könne den Krebstod vermeiden – das wird nicht nur in unzähligen Social-Marketing-Kampagnen suggeriert.[53] Auch in seinem Vorwort zu dem aktuellen Krebsbuch von Mukherjee zeichnet Fritz Pleitgen dieses Bild vom mit einfachen Mitteln vermeidbaren Tod so überdeutlich[54], dass sich inzwischen heftiger Widerspruch gegen diese selbstgefällige Art der Schuldzuweisung regt.[55] Dass diesem Denken eine maßlose Überschätzung der Früherkennung zugrunde liegt, war schon 1977 abzusehen. Das South-East London Screening Trial konnte zeigen, dass eine umfassende „Vorsorge" mit u. a. regelmäßigem Röntgen-Thorax, Hämoccultest, EKG und anderem bei gesunden Menschen nach 9 Jahren keine Reduktion der Krankheitslast aber eine erheblich Steigerung der Gesamtbehandlungskosten gebracht hatte.[56] In der gesundheitspolitischen und gesellschaftlichen Realität hat die kritische Sicht auf das präventive Potenzial der Medizin jedoch keinen Raum: Aktuell soll z. B. mit dem Krebsplanumsetzungsgesetz (Referentenentwurf vom Juli 2012[57]) im Geiste der Machbarkeitsideologie à la Pleitgen die „Vorsorge" per Gesetz verordnet werden.

25 Die Möglichkeiten der InMed wirken bei einem solchen Menschenbild besonders verheißend: noch genauer soll die Prädiktion werden, noch zielgerichteter die Instrumente zur Prävention. Damit wird Zukunft vermeintlich gestaltbar. Der Quantensprung im Vergleich zur bisherigen Früherkennung ist jedoch, dass jetzt bei gesunden Menschen nicht mehr Krankheiten im Frühstadium erkannt werden

---

52 Maio: Mittelpunkt Menschen. 2012, S. 380.
53 Vorsorge gilt auch als Liebesbeweis. Die Felix-Burda-Stiftung wirbt mit dem Slogan: „Wer seinen Partner liebt, schickt ihn zur Darmkrebsvorsorge". Online http://www.felix-burda-stiftung.de/presseportal/felix-burda-stiftung/videomaterial/werbekampagne-2014/index.php?
54 Mukherjee: Der König aller Krankheiten. Krebs – eine Biographie. Mit einem Vorwort von Fritz Pleitgen. 2012.
55 Franzen: Lügen in Zeiten des Krebses. In: Frankfurter Allgemeine Sonntagszeitung. 9.9.2012.
56 Holland and the The South East London Screening Study Group: A Controlled Trial of Multiphasic Screening in Middle-age: Results of the South-East London Screening Study. International Journal of Epidemiology 1977;6(4), S. 357-63.
57 Referentenentwurf im Internet. Online: www.bmg.bund.de/fileadmin/dateien/Downloads/Gesetze_und_Verordnungen/Laufende_Verfahren/K/Krebsplan/Referentenentwurf_Krebsplan_Umsetzungsgesetz_120702.pdf [abgerufen am 03.10.1012]

(und damit eine gewisse pathologische Realität), sondern allein das Potenzial für eine spätere Erkrankung, dass also ein Erkrankungsrisiko quantifiziert wird. Damit werden immer mehr Menschen zu potenziellen Patienten und haben – ökonomisch gesehen – einen erhöhten Bedarf an Versorgungsleistungen. Prävention schafft Bedarf in einem auf Wettbewerb ausgerichteten Gesundheitssystem.[58]

3.2 Pathologisierung

Der präventive Einsatz der InMed an gesunden Menschen hat Konsequenzen für unser Verständnis von Krankheit: Die technischen Möglichkeiten bestimmen unsere Krankheits- und Gesundheitskonzepte. Erst wenn sich z. B. ein Blutwert ermitteln lässt, kann er zur Bestimmung und Diagnose einer Erkrankung beitragen. Nach der technischen Ermittlung ist die Operationalisierung und Interpretation der Werte für die Definition von Erkrankungen entscheidend. In der Vergangenheit haben wir gesehen, welchen Einfluss die Neujustierung von Normwerten (etwa zum Blutdruck) für die Prävalenz von Erkrankungen haben kann. Über Nacht wurde ein Großteil der Bevölkerung zu Kranken – allein weil die Normwerte für den Blutdruck verändert wurden. Nicht zuletzt auch die einfache Verfügbarkeit der Messungen wird unser Verständnis von Erkrankungen und vor allem auch ihrer Behandlung samt dem Verhältnis von Arzt und Patient verändern. [26]

Wenn also mit der InMed der routinemäßige Einsatz von Biomarkern verbunden mit einer neuen Dimension der Prädiktion Einzug in die Behandlung nimmt, wird dies auch unsere Krankheits- und Präventions-Konzepte verändern. Die Konsequenzen für das Krankheitsspektrum (ein Shift zu den „Prä-Erkrankungen" und die damit verbundene Pathologisierung weiter Teile der Bevölkerung) ist von Relevanz für die gesetzlichen Regelungen (SGB V) der Gesundheitsversorgung und damit auch heute schon zentral für die Solidargemeinschaft.[59] [27]

3.3 Verantwortung und Schuld

Mit der InMed wird die Prädiktion und Prävention von Erkrankungen sowie die Verantwortlichkeit des Individuums betont. Radikale Ideen gehen davon aus, dass die meisten Erkrankungen schon anhand unserer „genetischen Zwillinge", die in Computeralgorithmen übertragen und modelliert werden,[60] vorhergesagt [28]

---

58 Schaefer/Dubben/Weißbach: Wer sorgt hier vor? In: Der Onkologe. 17/2011, S. 220-234.
59 Müller/Schaefer: Individualisierte Medizin. 2014, S. 11-27.
60 Die sogenannten Patientenmodelle sind unverzichtbarer Bestandteil der InMed. Unterschieden werden geometrische, dynamische, funktionelle, prädiktive und diagnostische Patientenmodelle. Alleine zur Entwicklung dieser Modelle wird für die nächsten fünf Jahre eine Anschubfinanzierung in Höhe von 10 bis 15 Mio. Euro vorgeschlagen, vgl. Dössel: Patientenmodelle. In: DGBMT (Hrsg.): Innovationsreport 2012. Personalisierte Medizintechnik. 2012, S. 14-19.

werden und dass wir über ausreichende Therapiemöglichkeiten verfügen, alle Erkrankungen zu bezwingen.

29 Im Sinne des SGB V fordert die Solidargemeinschaft von ihren Mitgliedern, dass sie Verantwortung für ihre Gesundheit übernehmen[61] und sich so loyal zur Gemeinschaft verhalten, die im Krankheitsfall die Versorgung sicherstellt und finanziert. Indem durch den prädiktiven und präventiven Einsatz der InMed Erkrankungswahrscheinlichkeiten vermeintlich individuell vorhersagbar werden und deren Auftreten abwendbar scheint, wird eine neue Dimension der Verantwortung geschaffen: Ein Versicherter, der die verfügbaren Möglichkeiten zur Prädiktion und Prävention nicht ausschöpft, trägt nicht nur Verantwortung für seine Gesundheit, sondern im Erkrankungsfall sogar selbst die Schuld daran: Er hätte durch aktives Zutun (Wahrnehmen der prädiktiven Tests, Ausschöpfung der Präventionsangebote und ggf. daraus resultierender Maßnahmen) die Krankheit verhindern und seine Gesundheit gestalten können.[62]

30 Werden diese sicher weitgehenden Annahmen zu Grunde gelegt, zeigen sich weitreichende Konsequenzen für die solidarische Krankenversicherung.

3.4 Aushöhlung des Versicherungsprinzips

31 In letzter Konsequenz würden durch den prädiktiven Einsatz von InMed individuelle Risiken ex ante kalkulierbar. Das hätte Auswirkungen auf die Idee der Versicherung und führte in letzter Konsequenz zur Erosion des Versicherungsprinzips. Versichern lassen sich nur in Kohorten variierende Risiken. Werden nach dem Anspruch der InMed alle Erkrankungen jedes einzelnen Menschen prädiktiv erkannt, lässt sich für jeden Menschen sein finanzieller Bedarf zur Bewältigung seiner Erkrankungen kalkulieren. Bei Menschen ohne vorhergesagte Gesundheitsrisiken entfällt die Notwendigkeit und damit die Bereitschaft, in eine Versicherung zu investieren. Diese Menschen sind aber die Säule des Versicherungs-Kollektivs. Ihr Kennzeichen ist der positive Deckungsbeitrag, d. h. sie zahlen mehr in den Topf ein als sie aus dem Topf für ihre Erkrankungen benötigen. Ohne diese Klientel lässt sich keine Versicherung betreiben.

3.5 Entsolidarisierung

32 Solidarität und Nicht-Diskriminierung unter den Mitgliedern sind konstitutive Elemente der solidarischen Krankenversicherung. Die prädiktiven und präventiven Möglichkeiten der Individualisierten Medizin dagegen übertragen dem Ein-

---

61 Vergl. SGB V § 1: „Die Versicherten sind für ihre Gesundheit mitverantwortlich."
62 Dass diese Art des Denkens in Schuldkategorien der Solidargemeinschaft nicht fremd ist, zeigt unter anderem die Diskussion um die Chroniker-Richtlinie von 2008, die bei Nichtwahrnehmung von Krebsfrüherkennungsuntersuchungen einen erhöhten Eigenbetrag zu den Behandlungskosten im Erkrankungsfall vorsah.

zelnen die Verantwortung für seine Gesundheit und entziehen damit dem Solidaritätsgedanken den Boden. Damit stehen sich zentrale Grundannahmen in der GKV und in der InMed diametral gegenüber: Welches sind die absehbaren – und mögliche unabsehbare – Folgen dieser antagonistischen Prinzipien?

Die gesetzliche Krankenversicherung als Solidargemeinschaft schuldet dem Individuum Fürsorge in der Not. Sie fragt nicht nach Prädispositionen für eine Erkrankung. Auch das Prinzip des Verschuldens einer Erkrankung ist der GKV praktisch fremd (Ausnahme s. nächste Fußnote). Dieses Privileg verlangt von Seiten der Versicherten, dass diese alles unternehmen, um nicht in Not zu geraten.[63]

33

(Zer-)Stört InMed das Gleichgewicht von öffentlicher und individueller Gesundheitsverantwortung?

Sprengsatz InMed?

Gemeinschaft schuldet Individuum Fürsorge in der Not

Individuum schuldet der Gemeinschaft das Bemühen, diese Not zu vermeiden

z.B. **SGB V, § 52** Leistungsbeschränkung bei Selbstverschulden

~~Solidarische~~ Krankenversicherung

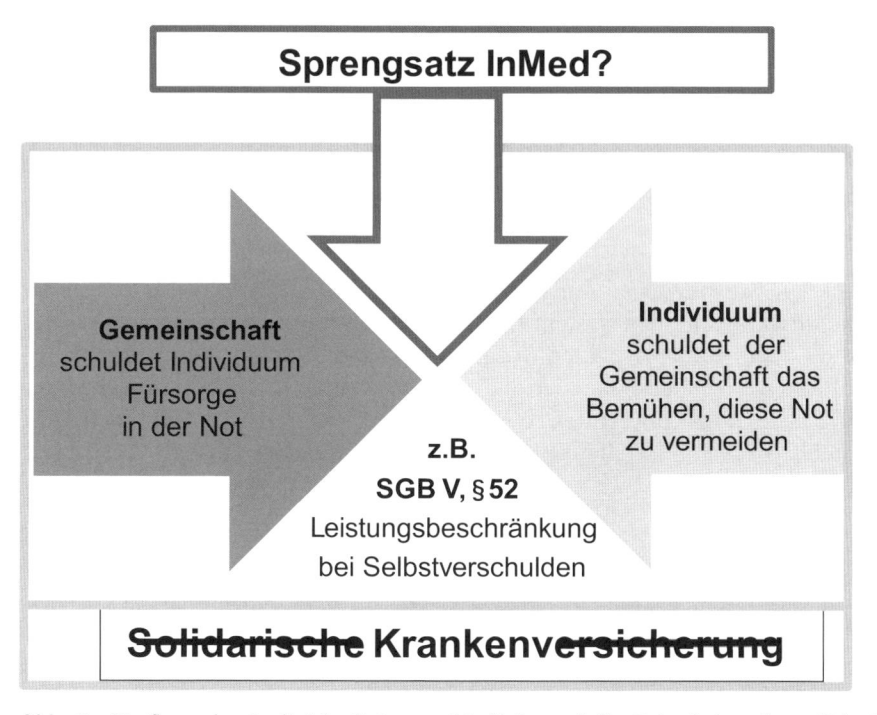

Abb. 2: Einfluss der Individualisierten Medizin auf die Prinzipien der solidarischen Krankenversicherung.[64] Die InMed birgt Implikationen für das Versicherungsprinzip wie für die Solidarität in der gesetzlichen Krankenversicherung.

---

63 Vgl. Zeh/Juli: Corpus Delicti. Ein Prozess. 2009.
64 frei nach Zeh/Juli: Corpus Delicti. Ein Prozess. 2009, S. 58.

34 Die InMed unterstellt die Vorhersagbarkeit und verstärkte Vermeidbarkeit von Erkrankungen. Im Falle von Erkrankungen ist daher ein persönliches Verschulden nahezulegen und eine persönliche Haftung abzuleiten, in deren Folge Erkrankungen nicht mehr solidarisch abgesichert werden können: Wer seine Krankheit nicht selbst verantwortet, schadet der Gemeinschaft und hat ihre Solidarität nicht mehr verdient. Aus einer Möglichkeit der Vorsorge wird eine Pflicht zur Gesundheit.[65] In Deutschland wurde mit der Gesundheitsreform 2008 bereits das Prinzip des Selbstverschuldens in das Gesetz zur Krankenversicherung (Sozialgesetzbuch SGB V) eingeführt. Bislang ohne praktische Bedeutung,[66] ist aber heute schon bei Selbstverschulden die Behandlung auf Krankenkassenkosten in speziellen Fällen ausgeschlossen (§ 52 SGB V „Leistungsbeschränkung bei Selbstverschulden"). Die Individualisierte Medizin in Kombination mit einer tendenziell totalitären Präventionsidee legt eine Ausweitung von Fällen nahe, die zukünftig nicht mehr solidarisch bezahlt werden. Solange die Frage im Raume steht, ob InMed möglicherweise zur Erosion sinnstiftender Grundlagen solidarisch finanzierter Gesundheitssysteme führt, ist es gerade aus Sicht Solidargemeinschaft notwendig, die Diskussion um soziale, rechtliche und ethische Implikationen der InMed intensiver zu führen.[67]

4 Von der Notwendigkeit der ethischen Bewertung von Innovationen

35 Die bisherigen Ausführungen zur Individualisierten Medizin zeigen: sie birgt das Potenzial, unser Gesundheitssystem tiefgreifend zu verändern. Damit ist es obsolet, sie etwa allein unter Aspekten des medizinischen Nutzens bzw. der medizinischen Risiken oder der Finanzierung[68] zu analysieren. Sie muss vor allem im Hinblick auf die konstituierenden Werte unserer Gesellschaft, zu denen bislang unverbrüchlich das Solidaritätsprinzip gehört, betrachtet werden.

36 Damit die Selbstverwaltungs-Partner, die letztliche die gesundheitliche Versorgung organisieren, ihrer Verantwortung gerecht werden, müssen sie sich selbst aktiv gerade auch an Diskussionen zu den sozial-rechtlichen und ethischen Implikationen von Innovationen beteiligen. Zumindest sollten sie als „Anwälte der Versicherten" diese Diskussion einfordern und bestrebt sein, kritische Fragen zu stellen und an notwendigen Antworten mitzuarbeiten.[69]

---

65 Maio: Chancen und Grenzen der personalisierten Medizin – eine ethische Betrachtung. 2012.
66 Erst ein Skandal um fehlerhafte Silikon-Brustimplantate Anfang 2012 hat dafür gesorgt, dass diese Regelung erstmals von einer breiten Öffentlichkeit wahrgenommen wurde. Aus diesem Geiste heraus werden auch Malus-Prinzipien oder Leistungsausschlüsse bei gesundheitsschädlichem Verhalten (Rauchen) oder Risikosportarten diskutiert.
67 Weitergehend hierzu Müller/Schaefer: Individualisierte Medizin. 2014, S. 11-27.
68 Alleine mit einer Diskussion über Abrechnungsziffern für Diagnostische Verfahren (oder zu medizinischen Aspekten) wird man dem Themenfeld der InMed nicht gerecht.
69 Ende 2013 hat sich der Verband der Ersatzkassen zur Personalisierten Medizin positioniert (vdek 2013).

Notwendig ist die aktive Einmischung der Ethiker und Philosophen in diese Debatte zu den Konsequenzen auch und gerade im deutschen Gesundheitssystem, denn in ihrer Kompetenz liegt es, die Frage nach dem „richtigen" Handeln aufzuwerfen und anhand ihrer unterschiedlichen Prinzipien zu beantworten. Um einen gesellschaftlich verantwortungsvollen Einsatz von Innovationen zu ermöglichen, wäre eine interprofessionelle Diskussion nötig: Mediziner, Juristen, Philosophen, Medizinethiker müssten gemeinsam Potenziale und Risiken für den Einzelnen und für die Gesellschaft ausloten. Die endgültige Bewertung aber obläge letztendlich allen Betroffenen – also der breiten Öffentlichkeit – nachdem die Experten die Debatte öffentlich geführt hätten und zu einer ethischen Einschätzung gekommen wären. 37

Dieser Beitrag kann eine solche ethische Bewertung nicht vornehmen, er will lediglich am Beispiel der InMed die Fragen formulieren, die sich aus Sicht derjenigen ergeben, die aktiv an der Gesundheitsversorgung beteiligt sind. Und er will an diesem Beispiel deutlich machen, wie dringend wir eine solche übergreifende Debatte brauchen, wenn wir die Zukunft unseres Gesundheitssystems bewusst und verantwortungsvoll gestalten wollen. 38

Literatur

Bartens, W.: Individualisierte Medizin. Jedem seine Pille. Süddeutsche Zeitung 18.3.2011.
Barten W.: Mogelpackung. Das Versprechen der personalisierten Medizin führt in die Irre. Süddeutsche Zeitung. 19.7.2011. Online http://www.sueddeutsche.de/wissen/personalisierte-medizin-die-mogelpackung-1.1121890 [Abgerufen am: 18.03.2014]
BCG: Medizinische Biotechnologie in Deutschland 2011. Biopharmazeutika: Wirtschaftsdaten und Nutzen der Personalisierten Medizin. München 2011.
BCG-Report: Medizinische Biotechnologie in Deutschland 2011 – Biopharmazeutika: Wirtschaftsdaten und Nutzen der Personalisierten Medizin. 2011. Online: http://www.vfa-bio.de/embed/bcg-report-2011-broschuere.pdf [abgerufen am: 18.3.2014]
Berndt, C.: Pharmakonzern zahlt Kliniken Geld bei Misserfolg. Süddeutsche Zeitung. 24.10.2011. Online: http://www.sueddeutsche.de/wissen/krebsbehandlung-wie-die-klinik-am-misserfolg-verdienen-kann-1.1171930 [abgerufen am: 18.3.2014]
Blech J./Elger K./Grill M./Hackenbroch, V.: Schlicht obszön. Der Spiegel. 17.5.2010, S. 166-171.
BMBF (Hrsg.): Wie wir morgen leben. Die Hightech-Strategie und zehn Zukunftsprojekte, die uns bewegen. Berlin 2012.
BMFT(Hrsg.): Richtlinie zur Förderung von Forschungsvorhaben in dem Gebiet der ethischen, rechtlichen und sozialen Aspekte moderner, insbesondere prädiktiver Diagnostikverfahren. Online: http://www.bmbf.de/foederungen/17597.php [abgerufen am: 30.11.2011]
BMG: Pressemitteilung. 1.12.2011. Online: http://www.bmg.bund.de/fileadmin/dateien/Pressemitteilungen/2011/2011_4/111201_Medizinische_Versorgung_in_Deutschland.pdf [abgerufen am: 18.3.2014]
Boenink, M.: Molecular medicin and concepts of disease: the ethical value of a conceptual analysis of emerging biomedical technologies. Med Health Care an Philos 13. 2010, S. 11-23.
BT-D: Bundestagsdrucksache 17/4243 vom 10.12.2010: Unterrichtung durch die Bundesregierung: Rahmenprogramm Gesundheitsforschung der Bundesregierung.
BT-D: Bundestagsdrucksache 17/5364 vom 5.4.2011: Antrag der Abgeordneten René Röspel (…) und der Fraktion der SPS: Gesundheitsforschung an den Bedarfen der Patientinnen und Patienten ausrichten – Rahmenprogramm Gesundheitsforschung der Bundesregierung überarbeiten.

BVerfG, 1 BvR 347/98 vom 6.12.2005, Absatz-Nr. (1 – 69). Online: http://www.bverfg.de/entscheidungen/rs20051206_1bvr034798.html [abgerufen am: 18.3.2014]

Chalmers, I./Glasziou, P.: Avoidable waste in the production and reporting of research evidence. Lancet 374. 2009, S. 86-89. doi:10.1016/S0140-6736(09)60329-9.

Collingridge, D.: The social control of technology. London 1980.

Collins, F.S.: Meine Gene – mein Leben. Auf dem Weg zur personalisierten Medizin. Heidelberg 2011.

CT: Quantified Self: Zwischen Ego-Trip und Wissenschaft. Das vermessene Ich. Blutdruck, Bewegung, Erbgut, Schlafqualität, Sexfrequenz. 18/2012 (13.8.2012) von CT, magazin für Computertechnik.

Dabrock, P.: Die konstruierte Realität der sog. individualisierten Medizin. Sozialethische und theologische Anmerkungen. In: Schumpelik V, Vogel, B. (Hrsg.): Medizin nach Maß. Individualisierte Medizin – Wunsch und Wirklichkeit. 2011, S. 239-267.

Damm, R.: Personalisierte Medizin und Patientenrechte – Medizinische Optionen und medizinrechtliche Bewertung. In: MedR, 29. 2011, S. 7-17.

De la Mettrie, J.O.: Die Maschine Mensch. Übersetzt und herausgegeben von Claudia Becker. Hamburg 2009.

DER, Deutscher Ethikrat (Hrsg.): Personalisierte Medizin – der Patient als Nutznießer oder Opfer? Tagungsdokumentation Jahrestagung des Deutschen Ethikrates 2012. Berlin 2013.

Deutscher Bundestag: Stenografischer Bericht 102. Sitzung, 7.4.2011. Plenarprotokoll 17/102, S. 10-32.

Dössel, O.: Patientenmodelle. In: DGBMT (Hrsg.): Innovationsreport 2012. Personalisierte Medizintechnik. Berlin 2012, S. 14-19.

Eberbach, W.H.: Kommt eine verbindliche „Gesundheitspflicht"? – Eine Territion – In: MedR, 28/2010, S. 756-770.

Eberbach, W.H.: Juristische Aspekte einer individualisierten Medizin. In: MedR 29/2011, S. 757-769.

Eichhorn, A.C.: Gendiagnostik in der Personalisierten Medizin. Fakten, Fragen, Translationen. Vortrag am 29.11.2011 auf der IIR Tagung „HTA & Pharmaökonomie". Wien 2011.

EPMA Weltkongress 2011 Online: http://www.epmanet.eu/index.php/publicity/congresses/epma-world-congress [abgerufen am: 18.3.2014]

Fojo, T./Grady, C.: How much is life worth: Cetuximab, Non-Small Cell Lung Cancer, and the $440 Billion Question. In: JNCI Journal of the National Cancer Institute. 101/2009, S. 1044-1048.

Franzen, G.: Lügen in Zeiten des Krebses. Frankfurter Allgemeine Sonntagszeitung 9.9.2012, S. 4.

Gehirn & Geist: Personalisierte Psychiatrie. Neue Medizin für die Seele. Forscher suchen nach Biomarkern für maßgeschneiderte Therapien. Nr. 12/2011.

GEKO: Richtlinie der Gendiagnostik-Kommission (GEKO) über die Anforderungen an die Qualifikation zur und Inhalte der genetischen Beratung gemäß § 23 Abs. 2 Nr. 2a und § 23 Abs. 2 Nr. 3 GenDG. Bundesgesundheitsbl. 54. 2011, S. 1248-1256

Gerlinger, M. u. a.: Intratumor heterogeneity an branches evolution revealed by multiregion sequencing. In: NEnglJMed 366. 2012, S. 883-892.

Gigerenzer, G./Gray, M. (Hrsg.): Better doctors, better patients, better decisions. 2011.

Glaeske, G./Schicktanz, C.: BARMER GEK Arzneimittelreport 2011. Schriftenreihe zur Gesundheitsanalyse. Band 8. 2011. Online: http://www.barmer-gek.de/barmer/web/Portale/Versicherte/Komponenten/gemeinsame__PDF__Dokumente/Reports/PDF-Arzneimittelreport-2011,property=Data.pdf [abgerufen am: 18.3.2014]

Gould, S.J.: Der falsch vermessene Mensch. Sinzheim 1988.

Greiner, W.: Wirtschaftliche Potentiale individualisierter Medizin. In: GGW, Januar 2012. Schwerpunkt: Personalisierte Medizin – die nächste teure Illusion der Medizingeschichte?

Greiner, W/Knittel, W.: Wirtschaftliche Potenziale individualisierter Medizin. In: PharmaEconomics – German Research Articles, 9. 2012, S. 45-54.

Grill, M./Hachenbroch, V.: Das große Versprechen. Der Spiegel 32/ 2011, S. 124-128.

Hallek, M.: Pharmazeutische Innovationen – Chancen der personalisierten Medizin. Vortrag bei »BDI initiativ – Wirtschaft für Gesundheit« am 7. September 2011. Online: http://www.wirtschaftfuergesundheit.de/files/Michael_Hallek.pdf [abgerufen am: 18.3.2014]

Literatur

Härter, M. u. a.: Patient Participation and Shared Decision-Making in Germany – history, agents and current transfer into practice. In: ZEfQ 105 (4). 2011, S. 263-270.

Häussler, B.: Arzneimittel gegen Krebs: kommt eine Kostenlawine? Vortrag auf dem 9. Lilly-Jahressymposium „Onkologie, quo vadis?" 2011. Online: http://mlecture.uni-bremen.de/extern/lilly/lilly-onkologie-berlin-02-2011/slides/haeussler-lilly-onkologie-berlin-02-2011.pdf [abgerufen am: 18.3.2014]

Heinrich, C.: Digitale Pille. Funksignale aus dem Magen. Spiegel Online 20.08.2012. Online: http://www.spiegel.de/gesundheit/diagnose/digitale-pille-pillen-senden-aus-dem-magen-ein-signal-a-850402-druck.html [abgerufen am: 18.3.2014]

Heyder, R.: Hinterfragt: Keine Kostenlawine in der Onkologie? Ist die ISEG Studie plausibel? Vortrag auf dem 9. Lilly-Jahressymposium „Onkologie, quo vadis?" 2011. Online: http://mlecture.uni-bremen.de/extern/lilly/lilly-onkologie-berlin-02-2011/slides/heyder-lilly-onkologie-berlin-02-2011.pdf [abgerufen am: 18.3.2014]

Holland, W.W. and the The South East London Screening Study Group: A Controlled Trial of Multiphasic Screening in Middle-age: Results of the South-East London Screening Study. In: International Journal of Epidemiology 1977;6(4), S. 357-63.

Hüsing, B. u. a.: Individualisierte Medizin und Gesundheitssystem. Arbeitsbericht Nr. 126. Büro für Technikfolgen-Abschätzung beim Deutschen Bundestag. Berlin 2008. Online: http://www.tab-beim-bundestag.de/de/pdf/publikationen/berichte/TAB-Arbeitsbericht-ab126.pdf [Abgerufen am: 18.3.2014]

Kollek, R.: Pharmakogenetik: Implikationen für Patienten und Gesundheitswesen : Anspruch und Wirklichkeit der „individualisierten Medizin". Schriftenreihe Biotechnologie und Recht 11. Baden Baden 2004.

Kollek, R.: Individualisierung der Medizin: medizintheoretische und gesellschaftliche Implikationen eines mehrdeutigen Leitbildes. In: ZEFQ 106. 2012, S. 40-45.

Kuhrt, N.: Lukrative Fehlschläge. In: Die Zeit. Nr. 49. 1.12.2011. Online: http://www.zeit.de/2011/49/Avastin-Roche [abgerufen am: 18.3.2014]

Laaf, M.: Die Vermessung der eigenen Biodaten. Die Körperkontrolleure kommen. TAZ. 21.1.2012. Online: http://www.taz.de/!86056/ [abgerufen am: 18.3.2014]

Lazarou, J./Pomeranz, B.H./Corey P.N.: Incidence of adverse drug reactions in hospitalized patients: a meta-analysis of prospective studies. In: JAMA 279. 1998, S. 1200-1205.

Ludwig, W.-D.: Möglichkeiten und Grenzen der stratifizierenden Medizin am Beispiel von prädiktiven Biomarkern und „zielgerichteten" medikamentösen Therapien in der Onkologie. In: ZEFQ 106. 2012, S. 11-22.

Maio, G.: Chancen und Grenzen der personalisierten Medizin – eine ethische Betrachtung. In: GGW, Januar 2012. Schwerpunkt: Personalisierte Medizin – die nächste teure Illusion der Medizingeschichte? 15-19.

Maio, G.: Mittelpunkt Mensch: Ethik in der Medizin. Stuttgart 2012.

Mukherjee, S.: Der König aller Krankheiten. Krebs – eine Biographie. Mit einem Vorwort von Fritz Pleitgen. Du Mont, Köln 2012.

Müller, H.: Der Stellenwert von Patienteninformation und -kommunikation im Versorgungsmanagement der Gesetzlichen Krankenversicherung – Das WEB2.0 als Infrastruktur zur Mündigkeit in der Gesundheitsversorgung. In: Koch, C. (Hrsg.): Achtung: Patient Online! Wiesbaden Gabler. 2010, S. 163-218.

Müller, H.: Mythos Innovation? Anmerkungen zu medizintechnischen Entwicklungen aus Sicht der Gesetzlichen Krankenversicherung, in: Groß, D./Jakobs, E.-M.(Hrsg.): E-Health und technisierte Medizin – Neue Herausforderungen im Gesundheitswesen. Berlin 2007, S. 101-111.

Müller, H.: Chancen und Risiken der „individualisierten Medizin" für das Gesundheitssystem. Welt der Krankenversicherung 2/2012, S. 40-46.

Müller, H.: Patientennutzen um jeden Preis? Was kostet uns die „personalisierte Medizin"? -Herausforderungen aus Sicht der gesetzlichen Krankenversicherung. In: Deutscher Ethikrat (Hrsg.): Dokumentation der Jahrestagung 2012. Personalisierte Medizin – der Patient als Nutznießer oder Opfer? Berlin 2012.

Müller, H./SchaeferC.: Individualisierte Medizin: Wer antwortet auf Fragen (aus Sicht) der Gesundheitsversorgung. In: Wienke, A. u. a. (Hrsg.): Rechtsfragen der Personalisierten Medizin, MedR Schriftenreihe Medizinrecht. Heidelberg, 2014, S. 11-27.

Müller, M. C.: Trends in the global Healthcare Markets. Vortrag auf der Pharma 2011, 8. Februar 2010, F 26.

Niederlag, W./Lemke, H./Golubnitschaja, O./Rienhoff, O. (Hrsg.): Personalisierte Medizin und Informationstechnologie. Health Academy Band 15. Dresden 2010.

Niederlag, W./ Lemke, H/Rienhoff, O. (Hrsg.): Personalisierte Medizin. Health Academy Band 14. Dresden 2010.

Niederlag, W./Lemke, H. U./Rienhoff, O.: Personalisierte Medizin und individuelle Gesundheitsversorgung. Bundesgesundheitsbl. 53. 2010, S. 776-782.

Nuffield Council on Bioethics: Medical profiling and online medicine: the ethics of 'personalised healthcare' in a consumer age. London 2010. Online: http://www.nuffieldbioethics.org/publications [abgerufen am: 19.1.2012]

Olberg, B./Perleth, M.. Individualisierte Medizin – Hype oder Heilsbringer? In. GGW Schwerpunkt: Personalisierte Medizin – die nächste teure Illusion der Medizingeschichte? Januar 2012, S. 7-14.

Patientenrechte-Gesetz : Gesetz-Entwurf der Bundesregierung. 2012. Online: http://www.bmg.bund.de/fileadmin/dateien/Downloads/Gesetze_und_Verordnungen/Laufende_Verfahren/P/Patientenrechte/120524_Gesetzentwurf_BR_Patientenrechtegesetz_Zuleitungsexemplar_1707076.pdf [abgerufen am: 6.7.2011]

Raspe, H.: Personalisierte Medizin – Ende der Solidarität? Jahrestagung des Deutschen Ethikrates 24.5.2012.

Schaefer, C./Dubben, H. H./Weißbach, L.: Wer sorgt hier vor? In: Der Onkologe. 17/2011, S. 220-234.

Schaefer, C./Weißbach, L.: Das Gesundheitssystem braucht mehr Eigenverantwortung. In: ZEFQ 106:3/2012, S. 199-204.

Schillinger, G.: Chance oder Bedrohung: die individualisierte Medizin. In: Gesundheit und Gesellschaft. 11/2011, S. 23.

Schilsky, R. L.: Keynote Comment: How not to treat cancer. 2008 oncology.thelancet.com, 9: 504fv

Schlag, P. M.: Personalisierte Tumortherapie – zurück in die Zukunft. In: BCG-Report 2011, S. 30.

Schleidgen, S./Klingler, C./Bertram, T. u. a.: What is personalized medicine: sharpening a vague term based on a systematic literature review. In: BMC Medical Ethics. 14:55/2013.

Schott, G./Pachl, H./Ludwig, W. D.: Publikationsbias in Abhängigkeit von der Art der Finanzierung bei klinischen Studien. In: ZEFQ 104(4). 2010, S. 314-22.

SGB Sozialgesetzbuch Fünftes Buch: Gesetzliche Krankenversicherung. Online: http://www.gesetze-im-internet.de/sgb_5/ [abgerufen am: 18.3.2014]

Spear, B. B./Heath-Chiozzi, M./Huff, J.: Clinical application of pharmacogenetics. In: Trends in Molecular Medicine, 7:5. 2001, S. 201-204.

Stroths, S./Pfuhl, J./Marstedt, G: Ratlose Patienten? Gesundheitliche Information und Beratung aus Sicht der Bevölkerung. Bremen 2007.

vdek: Positionierung der Ersatzkassen. Zu den Herausforderungen der sogenannten personalisierten Medizin. Berlin 2013. Online http://www.vdek.com/politik/positionen.html [abgerufen am: 18.3.2014].

Vollmann, J.: Ein trügerisches Versprechen. Frankfurter Allgemeine Zeitung. 5.5.2012, S. 10.

Willems, D.L.: Tools of care: Explorations into the semiotics of medica technology. PhD thesis Rijksuniversiteit Limburg. Maastricht 1995.

Wilson, D.: Drug firms face billions in losses in '11 as patents end. In: The New York Times. 6.3.2011. Online http://www.nytimes.com/2011/03/07/business/07drug.html?pagewanted=all&_r=0, [abgerufen am: 18.3.2014]

Windeler, J.: Individualisierte Medizin – unser (Un)Verständnis. In: ZEFQ 106. 2012, S. 5-10.

Woopen, C.: Personalisierte Medizin – Prädiktion ohne Prävention und Therapie ohne Diagnostik? In: Schliesky, U./Ernst, C./Schulz, S. (Hrsg.): Die Freiheit des Menschen in Kommune, Staat und Europa. Festschrift für Edzard Schmidt-Jortzig. C.F. Müller. Heidelberg u. a. 2011, S. 841-854.

ZEFQ : Schwerpunkt EbM und Individualisierte Medizin. 106:1. 2012

Zeh, J.: Corpus Delicti. Ein Prozess. Frankfurt am Main 2009.

2. Ethik und Recht

Beitrag 2.1

Das ethische Spannungsfeld einer ökonomisierten Medizin aus juristischer Sicht

Hermann Fenger

		Rn.
1	Die Ausgangslage	2
2	Das Wirtschaftlichkeitsgebot	3
3	Medizinischer Standard und Leitlinien	4, 5
4	Zivilrechtliche Haftungsproblematik	6
5	Sozialrechtliche Fragen	7 – 14
6	Neue Differenzierungskriterien	15 – 19
7	Ausblick	20

Literatur

Schlagwortübersicht

	Rn.		Rn.
Arzthaftungsrecht	4	Sorgfaltsanforderung	2
ärztliches Berufsrecht	4	Wirtschaftlichkeitsgebot	2
Behandlungsabläufe	4		

1 Immer mehr wird die medizinische Behandlung durch eine Verknappung der zur Verfügung stehenden finanziellen und personellen Mittel beeinflusst. Hierdurch wird die Arzt-Patienten-Beziehung tangiert, da das ärztliche Handeln durch Kostenüberlegungen beeinflusst wird. Es besteht die Gefahr, dass die bewehrte Therapie-und Methodenwahlfreiheit eingeschränkt wird. Dies berührt das grundlegende ärztliche Selbstverständnis.

1 Die Ausgangslage

2 Der ärztliche Heilauftrag wird geprägt durch gesteigerte Erwartungen von Patienten. Damit einhergehend folgen erhöhte Leistungsanforderungen, verbunden mit gesteigerten Haftungsrisiken. Der wachsende Kostendruck und die Einführung fixer Budgets führen zu begrenzten finanziellen Ressourcen. Hierdurch entsteht ein Spannungsfeld zwischen der zivilrechtlich sanktionierten Sorgfaltsanforderung nach § 276 Abs. 2 BGB und dem Wirtschaftlichkeitsgebot, normiert im SGB V., dort insbesondere § 12 Abs. 1. Hierdurch entsteht die Gefahr, dass Haftungs- und Sozialrecht auseinanderklaffen. Der Arzt muss einen Weg praktisch als Handlungskorridor zwischen dem Wirtschaftlichkeitsgebot, das die finanziellen Ressourcen bestimmen, und dem Haftungsrecht, also dem medizinischen Standard finden.[1] Somit gilt es zunächst die Rahmenbedingungen genau abzustecken, um dann die Folgen deren Überschreitens darzustellen.

2 Das Wirtschaftlichkeitsgebot

3 Maßgebend ist § 12 Abs. 1 SGB V. Danach müssen die Leistungen ausreichend, zweckmäßig und wirtschaftlich sein; sie dürfen das Maß des Notwendigen nicht überschreiten. Leistungen, die nicht notwendig oder unwirtschaftlich sind, können Versicherte nicht beanspruchen, dürfen die Leistungserbringer nicht bewirken und die Krankenkassen nicht bewilligen. Nach § 2 Abs. 1 SGB V stellen die Krankenkassen den Versicherten die im dritten Kapitel des SGB V genannten Leistungen unter Beachtung des Wirtschaftlichkeitsgebotes des § 12 Abs. 1 SGB V zur Verfügung, soweit diese Leistungen nicht der Eigenverantwortung der Versicherten zugerechnet werden. Dabei haben Qualität und Wirksamkeit der Leistungen den allgemein anerkannten Stand der medizinischen Erkenntnisse zu entsprechen und den medizinischen Fortschritt zu berücksichtigen. Versicherte haben nach § 27 Abs. 1 Satz 1 SGB V Anspruch auf Krankenbehandlung, wenn sie notwendig ist, um eine Krankheit zu erkennen, zu heilen, ihre Verschlimmerung zu verhüten oder Krankheitsbeschwerden zu lindern. Die ärztliche Behandlung umfasst die Tätigkeit des Arztes, die zur Verhütung, Früherkennung und Behandlung von Krankheiten nach den Regeln der ärztlichen Kunst zweckmäßig ist. Deutlich wird das Spannungsverhältnis auch durch die Regelung des § 76 Abs. 4 SGB V. Danach ver-

---
1 Eickhoff/Fenger: Chirurgie und Recht. 2004, S. 47.

pflichtet die Übernahme der Behandlung die zur vertragsärztlichen Versorgung zugelassenen Ärzte und Einrichtungen dem Versicherten gegenüber zur Sorgfalt nach den Vorschriften des Bürgerlichen Vertragsrechts. Diese Regelungen wiederum basieren auf dem ärztlichen Standard.

3   Medizinischer Standard und Leitlinien

Der medizinische Standard gibt den jeweils aktuellen medizinisch-wissenschaftlichen Erkenntnisstand unter Berücksichtigung praktischer Erfahrungen und professioneller Akzeptanz wieder. Er wird aus einzelnen Forschungsergebnissen, Lehrmeinungen und institutionalisierten Expertenkommissionen gewonnen und niedergelegt in Original-Publikationen, wissenschaftlichen Übersichtsarbeiten und Lehrbüchern. Hieraus können sich verschiedene, aber auch gleichwertige Behandlungswege ergeben. Dieser Standard kennzeichnet den Maßstab für medizinische Behandlungsabläufe, der sowohl für das ärztliche Berufsrecht, das Arzthaftungsrecht und strafrechtliche Verantwortlichkeit als auch in sozialrechtlichen Behandlungsverhältnissen gleichermaßen gilt.[2] Hieraus folgt auch der Grundsatz, dass gesetzlich krankenversicherte Patienten von den behandelnden Ärzten die Einhaltung des Facharztstandards verlangen können.[3] Leitlinien sind Orientierungshilfen für eine angemessene medizinische Vorgehensweise bei bestimmten diagnostischen und therapeutischen Maßnahmen. Sie werden in einem systematischen Konsensfindungsverfahren entwickelt. Leitlinien verfolgen primär die Sicherung und Verbesserung der gesundheitlichen Versorgung in der ärztlichen Berufspraxis und fließen deshalb in das medizinische Bildungssystem ein.[4] Für die Festlegung medizinischer Leitlinien wird eine systematische dreistufige Entwicklung vorgenommen:

- informeller Konsens einer repräsentativ zusammengesetzten Expertengruppe (S1 – Leitlinien)
- formale Konsensusverfahren (S2 – Leitlinien)
- Leitlinien mit allen Elementen systematischer Entwicklung (S3 – Leitlinien)

Dabei sollten vorgreifliche Versorgungsabläufe, für die Disease-Management-Programme entwickelt werden, vorwiegend durch S3-Leitlinien beschrieben werden. Leitlinien kommt allerdings unmittelbar keine rechtsverbindliche Wirkung zu. Ein Abweichen hiervon kann im Einzelfall geboten und zulässig sein. Entscheidend kommt es auf den einzelnen Situationsbezug an. Nicht jede Befolgung einer Leitlinie lässt zwingend den Schluss auf ein standardgerechtes Verhalten zu. Umgekehrt führt nicht jede Missachtung zur Annahme eines Behandlungsfehlers.

---

2   Deutsche Gesellschaft für Medizinrecht (Hrsg.): MedR. 2003, S. 711 ff.
3   Steffen: MedR 1995, S. 190 f.;Hart: MedR 1996, S. 60/71.
4   Deutsche Gesellschaft für Medizinrecht MedR 2003, S. 711 ff.

4 Zivilrechtliche Haftungsproblematik

6 Nach der bisherigen Rechtsprechung des Bundesgerichtshofes (BGH) finden Kostenaspekte keine Berücksichtigung bei der Feststellung des Unterschreitens des Standards.[5] Insoweit wurde hier jedoch bereits eine Einschränkung gemacht, als dies so lange anzunehmen sei, wie jedenfalls der finanzielle Aufwand nicht außer allem Verhältnis zur drohenden Gefahr stehe. Später wurde dann eindeutig festgestellt, dass für die Bestimmung der geschuldeten Leistung allein der medizinische Standard entscheidend sei.[6] Dies wurde in Folgeentscheidungen bestätigt.[7] Dabei darf die Bestimmung des Standards keine Rücksicht nehmen auf personelle oder sachliche Engpässe oder die Erschöpfung des Budgets.[8] Allerdings räumt die Rechtsprechung ein, dass der Patient nicht stets optimale Behandlungsbedingungen nach den neusten Methoden sowie den Einsatz modernster Apparate erwarten darf. Zwar werden Gefährdungen des Patienten durch die Berufung auf die Unwirtschaftlichkeit der Behandlung nicht gerechtfertigt. Der Vertragsarzt darf dem Kassenpatienten nicht unter Hinweis auf die Unrentabilität Leistungen seiner Fachgruppe verweigern, die zum Kernbereich einer Vertragsarztpraxis gehört.[9] Das Wirtschaftlichkeitsgebot erlaubt aber die Beschränkung auf die weniger aufwendige Alternative, den Verzicht auf Perfektion einer diagnostischen Abklärung bei nur noch minimalen therapeutischen Konsequenzen, den Verzicht auf Methoden, über die der Patient allerdings wegen ihrer zeitgleichen Indikation besonders aufgeklärt werden muss.[10] Ferner wird es von der Rechtsprechung so gesehen, dass der Standard für die personellen, räumlichen und apparativen Behandlungsbedingungen für ein Krankenhaus auf dem Land niedriger anzusetzen ist als für eine Universitätsklinik.[11] Verlangt wird allerdings, dass eine unverzichtbare Basisschwelle, die den medizinischen Qualitätsanforderungen der Gegenwart zu entsprechen hat, nicht unterschritten werden darf. Für die Komplikation bei einer Arteriendilatation kann nicht stets ein Stand-up-Team zur Operation erwartet werden.[12] So muss weiter ein Krankenhaus nicht die Vorratshaltung von Hüftgelenksimplantaten auf Patienten ausrichten, die auf bestimmte Materialien allergisch reagieren. Allerdings müssen sie rechtzeitig über das Allergierisiko aus den beschränkten Möglichkeiten des Krankenhauses aufgeklärt werden, damit sie sich evtl. für ein anderes Haus entscheiden können.[13] Die Anwendung einer herkömmlichen, bewehrten Methode wird nicht allein wegen der Verfügbarkeit einer moderneren Methode

---

5 BGH VersR 1954, S. 290.
6 BGH NJW 1983, S. 2081.
7 BGH NJW 1994, S. 1596 ff.; BGH VersR 1999, S. 579; BGH NJW 2001, S. 1786; BGH VersR 2000, S. 1146.
8 BGH NJW 2001, S. 1786; BGH VersR 2003, S. 1128; OLG Düsseldorf VersR 2004, S. 1563.
9 BSG NJW 2002, S. 238.
10 Steffen/Pauge: Arzthaftungsrecht. 2006, S. 136.
11 BGH NJW 1988, S. 1511 ff.; BGH VersR 1989, S. 851 ff.
12 OLG Oldenburg VersR 1995, S. 49.
13 OLG Oldenburg VersR 1997, S. 1535.

zum Behandlungsfehler.[14] Der Einsatz eines älteren chirurgischen Gerätes statt eines inzwischen erprobten modernen Gerätes ist nur dann ein Behandlungsfehler, wenn das alte Gerät dem modernen Gerät nicht technisch gleichwertig ist.[15] Wenn eine neue Methode oder neue Technik an einem für Aussagen über die Nutzen-Risiko-Bilanz ausreichend großes Patientengut medizinisch-wissenschaftlich erprobt und im Wesentlichen unumstritten ist, in der Praxis nicht nur an wenigen Zentren verbreitet Anwendung gefunden hat und für den jeweils betroffenen Patienten risikoärmer oder weniger belastend ist, ist von einer Standardmethode auszugehen. Bei Nichtanwendung liegt ein Behandlungsfehler vor.[16] Letztlich ist damit der Arzt haftungsrechtlich nur dann auf der sicheren Seite, wenn er regelmäßig das Optimale anbietet und einsetzt.

5 Sozialrechtliche Fragen

Nach dem SGB V haben die Versicherten gegen die Krankenkassen einen Anspruch auf Versorgung mit denjenigen Medikamenten, die notwendig sind, um ihre Krankheit zu heilen, ihre Verschlimmerung zu verhüten oder Krankheitsbeschwerden zu lindern. Dabei sind solche Medikamente als ausreichend und zweckmäßig anzusehen, deren Qualität und Wirksamkeit dem allgemein anerkannten Standard der medizinischen Erkenntnisse entspricht und die den medizinischen Fortschritt berücksichtigen. Die Versicherten haben grundsätzlich einen Anspruch auf Versorgung mit allen nach dem Arzneimittelgesetz (AMG) verkehrsfähigen Arzneimitteln, sofern sie nicht aus der Leistungspflicht der gesetzlichen Krankenversicherung ausgeschlossen sind. Besondere Bedeutung für die Ärzte hat hier allerdings das Wirtschaftlichkeitsgebot. Dieses begrenzt gleichzeitig den Arzneimittel-Versorgungsanspruch der Versicherten. Die vom Versicherten in Anspruch genommene Leistung muss nicht nur wirksam sein, sondern ist wirtschaftlich zu erbringen und darf nur in dem notwendigen Umfang in Anspruch genommen werden. Eine unwirtschaftliche Verordnung von Vertragsärzten brauchen die Krankenkassen nicht zu befolgen. Vielmehr führt dies zu Regressen gegen die betreffenden Ärzte. Einer solchen Inanspruchnahme geht eine Wirtschaftlichkeitsprüfung voraus. 7

Die Prüfmethoden finden ihre gesetzliche Grundlage in § 106 SGB V. Dabei wird in zwei Verfahrensstufen vorgegangen. Zunächst wird geprüft, ob der Arzt unwirtschaftlich beraten oder verordnet hat. Wird dies dem Grunde nach festgestellt, erfolgt in einer zweiten Stufe die Berechnung der durch das unwirtschaftliche Handeln entstandenen Mehrkosten. Diese Mehrkosten werden dann dem Arzt gegenüber durch einen Bescheid förmlich geltend gemacht. Das GMG hat die Prüfmethode verändert. 8

---

14 BGH NJW 1988, S. 763.
15 OLG Frankfurt VersR 1991, S. 185.
16 OLG Hamm NJW 2000, S. 3437 ff.

Als Regelprüfmethoden sind nach § 106 Abs. 2 SGB V nunmehr anzusehen:

- die arztbezogene Prüfung ärztlich verordneter Leistungen bei Überschreitung der Richtgrößenvolumina nach § 84 SGB V (Auffälligkeitsprüfung),
- die arztbezogenen Prüfungen ärztlicher und ärztlich verordneter Leistungen auf der Grundlage von arztbezogenen und versichertenbezogenen Stichproben (Zufälligkeitsprüfung).

Nach § 106 Abs. 2 Satz 4 SGB V bestehen darüber hinaus noch folgende Prüfmethoden:

- Prüfungen ärztlicher und ärztlich verordneten Leistungen nach Durchschnittswerten
- Einzelfallprüfungen.[17]

9   Die Verbände der Krankenkassen und die jeweilige KV vereinbaren zur Sicherstellung der vertragsärztlichen Versorgung für das auf das Kalenderjahr bezogene Volumen arztgruppenspezifische fallbezogene Richtgrößen als Durchschnittswerte. Diese Richtgrößen sollen den Arzt bei seinen Entscheidungen über die Verordnungen nach dem Wirtschaftlichkeitsgebot leiten. Eine etwaige Überschreitung dieses Richtgrößenvolumens löst eine Wirtschaftlichkeitsprüfung aus. Der einzelne Arzt wird mit dem von der KV und den Krankenkassen ausgehandelten Sollwert verglichen. Übersteigt diese das Verordnungsvolumen in einem Kalenderjahr das Richtgrößenvolumen um mehr als 15 % und kann der Prüfungsausschuss nicht davon ausgehen, dass diese Überschreitung durch Praxisbesonderheiten begründet ist, erfolgt eine Beratung. Bislang war eine Prüfung zwingend durchzuführen. Der Arzt wird Informationen über die Höhe und den Grund der Überschreitung des Verordnungsvolumens erhalten. Diese Beratung wird von den Geschäftsstellen der Prüfungsausschüsse durchgeführt. Wird das Richtgrößenvolumen um mehr als 25 % überschritten, hat der Arzt nach Feststellung durch den Prüfungsausschuss den sich ergebenden Mehraufwand den Krankenkassen zu erstatten.

10 Etwas anderes gilt nur, wenn diese Überschreitung auf Praxisbesonderheiten zurückgeführt werden kann. Ein Prüfverfahren wird bei einer Überschreitung von 25 % automatisch erfolgen. Vor seiner Entscheidung und Festsetzung des Regressbetrages soll der Prüfungsausschuss auf eine Vereinbarung mit dem Arzt hinwirken, die eine Minderung des Erstattungsbetrages um bis zu einem Fünftel ausmachen kann. Der Prüfungsausschuss kann mit dem Arzt eine individuelle Richtgröße vereinbaren, so dass ein grundsätzlich zu erstattender Mehraufwand nicht festgesetzt wird. Diese Vereinbarung soll eine wirtschaftliche Verordnungsweise des Arztes unter Berücksichtigung der gegebenen Praxisbesonderheiten gewährleisten. Die praxisindividuelle Vereinbarung beinhaltet weiter, dass der Arzt verpflichtet ist, ab dem Quartal, das auf die Vereinbarung folgt, jeweils den sich aus einer Überschreitung der Richtgröße ergebenen Mehraufwand den Krankenkassen zu erstatten. Hier kann er sich später

---

17 Hamann/Fenger: Allgemeinmedizin und Recht. 2004, S. 158 ff.

Sozialrechtliche Fragen

nicht mehr auf Praxisbesonderheiten berufen. Diese sind bei der Vereinbarung der individuellen Richtgröße berücksichtigt. Die Richtgrößenprüfung ist als Auffälligkeitsprüfung bezeichnet. Daher sollen nur solche Abrechnungen Gegenstand der Richtgrößen werden, die Überschreitung des Richtgrößenvolumens aufweisen und damit auffällig sind. Hier sollen auch unauffällige Ärzte stichprobenartig geprüft werden. Das Gesetz sieht die arztbezogene Prüfung ärztlicher und ärztlich verordneter Leistungen auf der Grundlage von arztbezogenen und versichertenbezogenen Stichproben ausdrücklich vor. Sie sollen mindestens 2 % der Ärzte eines jeweiligen Quartals erfassen .Die Auswahl der zu überprüfenden Ärzte erfolgt willkürlich. Die KBV und Spitzenverbände der Krankenkassen müssen Richtlinien zur Bestimmung und zum Umfang der Stichproben sowie zur Festlegung der Leistungsmerkmale bei der Stichprobenprüfung vereinbaren. Die Wirtschaftlichkeitsprüfung nach Durchschnittswerten gemäß § 106 II 1 Nr. 1 SBG V ist ein statischer Kostenvergleich. Wegen des sehr hohen Aufwandes, die eine Einzelfallprüfung mit sich bringt, ist die Prüfung nach Durchschnittswerten nach § 106 II SGB V die gängige Prüfmethode. Hier werden die Fallkosten des konkret zu prüfenden Arztes verglichen mit den durchschnittlichen Fahrkosten einer Vergleichsgruppe. Diese wiederum besteht aus Ärzten, die einen in etwa vergleichbaren Patientenstamm versorgen und im Wesentlichen dieselben Erkrankungen behandeln. Zwischen den durchschnittlichen Fallkosten des zu prüfenden Arztes und den durchschnittlichen Fallkosten der Vergleichsgruppen wird rechnerisch verglichen. Dabei sind Praxisbesonderheiten und kompensatorische Einsparungen des zu prüfenden Arztes zu berücksichtigen. Besonders bedeutsam ist daher, mit welcher Vergleichsgruppe der konkret geprüfte Arzt verglichen wird. Voraussetzung hierfür ist, dass die Vergleichsgruppe derartige Leistungsspektren bietet, die mit dem des zu prüfenden Arztes weitgehend übereinstimmen. Andernfalls müssen kleinere Untergruppen gebildet werden, bis ein halbwegs homogenes Leistungsspektrum und damit Abrechnungsverhalten gegeben ist. Dabei muss die Vergleichsgruppe allerdings ausreichend groß sein von einem statisch aussagekräftigen Abrechnungsverhalten ausgehen zu können.[18] Im Übrigen wird es als ausreichend angesehen, wenn etwaige signifikante Abweichungen von den Fachgruppen typischen Leistungsbedingungen als Praxisbesonderheiten berücksichtigt werden. Deshalb ist es nicht notwendig, bei abweichender Behandlungsausrichtungen oder sonstigen individuellen Besonderheiten eine engere Vergleichsgruppe zu bilden. Eine spezielle Vergleichsgruppe ist nur dann zu bilden, wen die zu beurteilende Methode nach ärztlichem Berufsrecht zum Führen einer Zusatzbezeichnung berechtigt.[19] Wenn eine aussagekräftige Vergleichsgruppe nicht gebildet werden kann, wird eine Einzelfallprüfung durchgeführt oder ein Vertikalvergleich angestellt.[20] Sodann werden die vom zu prüfenden Arzt erbrachten oder verordneten Leistungen den Daten der Vergleichsgruppen gegenüber gestellt. Hierdurch wird ermittelt, ob der konkret geprüfte Vertragsarzt oberhalb des Durchschnitts der Vergleichsgruppe liegt. Je umfassender die

---

18 BSG ArztR 1997, S. 174.
19 BSG ArztR 1983, S. 230.
20 Eickhoff/Fenger: Chirurgie und Recht. 2004, S. 154 ff.

etwaige Überschreitung festgestellt wird, umso weniger muss der Prüfungsausschuss die Verletzung des Wirtschaftlichkeitsgebotes anhand konkreter Fallbeispiele begründen. Dabei ist bedeutsam, dass die reine Überschreitung die Verhängung von Sanktionen allein nicht rechtfertigt. Vielmehr sind Gesichtspunkte des Einzelfalles zu berücksichtigen, die für die Beurteilung der Wirtschaftlichkeit ausschlaggebend sind. Von großer praktischer Bedeutung sind daher die Fragen der Praxisbesonderheiten und kompensatorischen Einsparungen. Sie können den Kostenanteil vom Gesamtfallwert verringern.[21] Praxisbesonderheiten sind Tatsachen, deren Ursächlichkeit für den erhöhten Kostenaufwand, nicht zur Bildung einer besonderen Vergleichsgruppe Anlass geben, sondern zur Zuerkennung eines höheren Fallwertes.

11   Praktisch problematisch ist auch die Darstellung kompensatorischer Einsparung. Hier darf man nicht davon ausgehen, dass eine ganzheitliche Beurteilung der Wirtschaftlichkeit der Behandlungsweise möglich sei, wonach jedem Arzt ein bestimmter Durchschnittswert für erbringbare Leistungen unter Einfluss der Fremdleistung je nach Behandlungsfall zur Verfügung steht und dass das Gebot der Wirtschaftlichkeit dann nicht verletzt ist, wenn der Arzt nur insgesamt in seinen Leistungen in seinen Abrechnungszeitraum diesen Durchschnittswert nicht überschreitet. Vielmehr muss er die Einrede der kompensatorischen Einsparung nicht nur darlegen und beweisen, dass einige Positionen unter dem Schnitt liegen. Es muss auch dargelegt und bewiesen werden, dass gerade diese Positionen niedriger liegen, weil in anderen Bereichen die beanstandeten Überschreitungen vorliegen. Hier muss also der Kausalzusammenhang im einzelnen Behandlungsfall dargestellt werden.[22] Zunächst muss der Beweis erbracht werden, dass bei einigen Gebührenziffern unterdurchschnittliche Werte vorliegen. Danach ist anhand von konkreten Einzelfällen zu belegen, dass bei diesen Patienten die beanstandeten Leistungen besonders oft und intensiv erbracht worden sind, oder bei diesen Patienten die Leistung nicht erbracht werden musste, weil der Arzt insgesamt unter dem Durchschnitt der Vergleichsgruppe liegt. Dies ist meist schon anhand der Statistik zu ermitteln. In einzelnen Bereichen jedoch wie z. B der Überweisungstätigkeit des geprüften Arztes stehen teilweise keine Statistiken zur Verfügung. Hier wird der Nachweis nur schwer zu führen sein. Eine Beweiserleichterung zu Gunsten des Arztes ist von der Rechtsprechung abgelehnt worden.[23] Die Prüfgremien haben deshalb nur insoweit Anlass, der Frage eines ursächlichen Zusammenhangs zwischen Mehr- und Minderaufwendungen nachzugehen, als der Sachzusammenhang entweder nahe liegt oder sich aufdrängt oder als der geprüfte Arzt konkrete und schlüssige Hinweise liefert. Ihnen muss das Prüfgremium nachgehen, solange das mit vertretbarem Aufwand möglich ist. Ergeben jedoch die Nachforschungen keinen Beweis für einen kompensationsfähigen Zusammenhang oder sind weiter Aufklärungsmaßnahmen nur mit unvertretbaren Zeit- oder Kostenaufwand möglich, ist der Nachweis des kompensationsfähigen Zusammenhangs nicht erbracht. Die Minderaufwendungen könne dann den Mehr-

---

21   BSG ArztR 1995, S. 157.
22   BSGE 17, S. 79 ff.
23   BSGE 17, S. 79 ff.

aufwendungen nicht gegenübergestellt werden. Das Bundessozialgericht hat sich noch nicht festgelegt, wann ein offensichtliches Missverhältnis anzunehmen ist. Es überlässt den Überprüfungsinstanzen hier einen Beurteilungsspielraum. Als Faustregel kann man annehmen: Wird der Gesamtfallwert verglichen, kann bei homogener Vergleichsgruppe schon eine Überschreitung von 40 % zum offensichtlichen Missverhältnis führen, andernfalls sind 50 % erforderlich. Bei einem weiten Leistungsspektrum werden 60 % als Grenze angesehen. Im Übrigen wird ein offensichtliches Missverhältnis in Leistungssparten bei einer Überschreitung von etwa 80 % und bei einzelnen Leistungsziffern nach einer Überschreitung von 100 % angenommen.[24] Hat der geprüfte Arzt die Grenze zum offensichtlichen Missverhältnis überschritten und liegen weder Praxisbesonderheiten noch kompensatorische Einsparungen vor, so dürfen die Prüfinstanzen bei einem Vergleich der Gesamtfallwerte das Honorar auch unter die Grenze zum offensichtlichen Missverhältnissen bis zur normalen Streuung, die bei 20 % der Überschreitung der Vergleichsgruppe angenommen wird, kürzen. Liegt die statistische Überschreitung zwischen der normalen Streuung und dem offensichtlichen Missverhältnis, spricht man von der sog. Übergangszone. Hier ist eine pauschale Honorarkürzung möglich. Bewegt sich die statistische Überschreitung nur im Rahmen der normalen Streubreite bei etwa 20 %, so kommt nur die Einzelfallprüfung und keine Prüfung nach Durchschnittswerten in Betracht.

12 Das Bundessozialgericht hat zur Festlegung der Honorarkürzung entschieden, dass die Prüfinstanzen nicht berechtigt sind, das Honorar über den Umfang des unwirtschaftlichen Mehraufwandes zu kürzen. Deshalb muss dieser unwirtschaftliche Mehraufwand festgestellt im Bescheid beziffert werden. Dies geschieht durch die Festlegung des Grenzwertes für das offensichtliche Missverhältnis, also des Überschreitungsgrades, bei dem sich die Mehrkosten nicht mehr durch Unterschiede in der Praxisstruktur und Behandlungsnotwendigkeit erklären lassen und deshalb zuverlässig auf eine unwirtschaftliche Behandlungsweise als Ursache der erhöhten Aufwendungen schließen lassen. Begnügen sich die Prüfgremien mit einer Kürzung, die sich noch im Bereich der offensichtlichen Unwirtschaftlichkeit hält, so wird also der hierfür festgelegte Grenzwert auch nach Kürzung nicht unterschritten, braucht die Höhe der Kürzung regelmäßig nicht besonders begründet zu werden. Etwas anderes gilt nur dann, wenn das Honorar bis in die sog. Übergangszone unterhalb der Grenze des offensichtlichen Missverhältnisses zum Vergleichsgruppendurchschnitt gekürzt werden soll. Dann muss besonders begründet werden, dass und in welchem Umfang auch der Mehraufwand im Bereich der Übergangszone noch unwirtschaftlich ist.

13 Hier wird wiederum zwischen einer strengen und eingeschränkten Prüfung unterschieden, Die strenge Einzelfallprüfung setzt zum Zeitpunkt der konkreten Behandlung ein.[25] Hier ist eine konkrete Überprüfung der Krankenunterlagen oder eine Nachuntersuchung des Patienten notwendig. Äußerst selten werden beide Maßnah-

---

24 LSG Baden – Württemberg ArztR 1998, S. 91.
25 BSGE 62, S. 18 ff.

men zusammen ergriffen. Dagegen bezieht sich die eingeschränkte Einzelfallprüfung auf die Indikationsbeurteilung des Arztes. Sein Behandlungsverhalten wird anhand der Abrechnungsunterlagen überprüft. Die Überprüfung bezieht sich also darauf, ob die Behandlungsmaßnahmen mit den vom Arzt gestellten Indikationen im Einklang stehen.[26] Das Bundessozialgericht hält es dabei für zulässig, dass eine Hochrechnung angestellt wird. Für jedes Quartal wird ein Prozentualer Anteil von mindestens 20 % der abgerechneten Fälle, wobei es sich um mindestens 100 Behandlungsfälle handeln muss, überprüft.

14 Hier werden die durchschnittlichen Fallkosten des zu prüfenden Arztes verglichen mit den für diese Fälle geltenden Richtgrößen. Diese ist ein rechnerischer Durchschnittswert für Verbands-, Arznei- und Heilmitteln je behandeltem Patienten. Die Richtgrößen werden auf Landesebene von den Selbstverwaltungspartnern festgesetzt. Die gesetzliche Grundlage findet sich in § 84 VI SGB V. Wenn die Brutto-Verordnungskosten den Richtgrößenbetrag um nicht mehr als 15 % übersteigen, ist dies für den Arzt folgenlos. Andernfalls kann nur über Praxisbesonderheiten eine Prüfung verhindert werden. Wird ein Überschreiten des Richtgrößenbetrages zwischen 15 % und 25 % festgestellt, wird von einer geringfügigen Überschreitung ausgegangen. Dies hat Beratungen sowie Kontrollmaßnahmen in den zwei darauffolgenden Kalenderjahren gemäß § 84 V a SGB V zur Folge. Bei einer Überschreitung von mehr als 25 % ist ein Regress nicht mehr zu vermeiden. Hier werden die aktuellen Fallwerte des zu prüfenden Arztes mit seinen eigenen Fallwerten aus vergangenen Quartalen verglichen. Werden auffällige und nicht durch äußere Umstände erklärbare Mehraufwendungen festgestellt, rechtfertigt dies die Annahme, dass der Arzt Wirtschaftlichkeitsreserven unbeachtet gelassen hat.[27]

6 Neue Differenzierungskriterien

15 Für Aufsehen sorgte der sog. Nikolaus-Beschluss des Bundesverfassungsgerichts (BVerfG) vom 6.12.2005.[28] Das BVerfG hat auf eine Verfassungsbeschwerde hin die Leistungspflicht der gesetzlichen Krankenversicherung für neue Behandlungsmethoden in Fällen einer lebensbedrohlichen oder regelmäßig tödlichen Erkrankung im Rahmen der ambulanten ärztlichen Versorgung erweitert. Das Gericht sah in seiner Entscheidung das Grundrecht der allgemeinen Handlungsfreiheit als betroffen an, wenn der Gesetzgeber Personen der Pflichtversicherung einem System der sozialen Sicherheit unterwirft. Zwar wurde kein verfassungsrechtlicher Anspruch auf bestimmte Leistungen der Krankenbehandlung gesehen. Jedoch sind nach Auffassung des Gerichts gesetzliche oder auf Gesetz beruhende Leistungsausschlüsse und Leistungsbegrenzungen daraufhin zu überprüfen, ob sie im Rahmen des Art. 2 Abs. 1 Grundgesetz (GG) gerechtfertigt sind. Dies gelte insbesondere in den Fällen der

---

26 BSGE 70, S. 246 ff.
27 Hamann/Fenger: Allgemeinmedizin und Recht. 2004, S. 166.
28 NJW 2006, S. 891 ff.

Behandlung einer lebensbedrohlichen oder regelmäßig tödlich verlaufenden Erkrankung. Hierzu führt das Gericht aus, dass das Leben einen Höchstwert innerhalb der grundgesetzlichen Ordnung darstelle. Behördliche und gerichtliche Verfahren müssen dieser Bedeutung und der im Grundrecht auf Leben enthaltenen grundlegenden objektiven Wertentscheidungen gerecht werden und sie bei der Auslegung und Anwendung der maßgeblichen Vorschriften des Krankenversicherungsrechts berücksichtigen. Danach ist es mit Art. 2 Abs. 1 GG i. V. m. dem grundgesetzlichen Sozialstaatsprinzip nicht vereinbar, den Einzelnen unter den Voraussetzungen des § 5 SGB V einer Versicherungspflicht in der gesetzlichen Krankenversicherung zu unterwerfen und für seine wirtschaftliche Leistungsfähigkeit ausgerichteten Beiträge die notwendige Krankheitsbehandlung gesetzlich zuzusagen, ihn andererseits aber, wenn er in einer lebensbedrohlichen oder sogar regelmäßig tödlichen Erkrankung leidet, für die schulmedizinische Behandlungsmethoden nicht vorliegen, von der Leistung einer bestimmten Behandlungsmethode durch die Krankenkasse auszuschließen und den Patienten auf eine Finanzierung der Behandlung außerhalb der gesetzlichen Krankenversicherung zu verweisen. Als Voraussetzung führt das Gericht weiter aus, dass allerdings die vom Versicherten gewählte andere Behandlungsmethode eine auf Indizien gestützte, nicht ganz fern liegende Aussicht auf Heilung oder wenigstens auf eine spürbar positive Einwirkung auf den Krankheitsverlauf verspricht.[29] Nach dieser Entscheidung ist Voraussetzung für die Leistungspflicht der gesetzlichen Krankenversicherung:

- lebensbedrohliche oder regelmäßig tödlich verlaufende Erkrankung
- Fehlen einer Standardmethode
- nicht ganz fern liegende Aussicht auf Heilung oder wenigstens auf eine spürbare positive Einwirkung auf den Krankheitsverlauf

Das BVerfG hat diese Linie weiter fortgeschrieben und in einer weiteren Entscheidung festgestellt, dass eine Krankheit auch dann als regelmäßig tödlich zu qualifizieren ist, wenn sie erst in einigen Jahren zum Tod des Betroffenen führt.[30] Dabei hat das BVerfG ausdrücklich ausgeführt, dass der Patient nicht darauf verwiesen werden könne, im Falle einer Verschlimmerung seiner koronaren Herzkrankheit Behandlungsalternativen in Form erneuter Ballonkatheteruntersuchungen in Anspruch zu nehmen. Vielmehr lasse der aktuelle gesundheitliche Zustand des Patienten und der Krankheitsverlauf in den letzten Jahren die Befürchtung zu, dass eine erneute Verschlimmerung des Zustandes mit hoher Wahrscheinlichkeit zu einem erneuten, einem unter akuter Lebensgefahr begründenden Herzgefäßverschlusses führen werde. Auf die in einem solchen Fall zur Verfügung stehenden intensivmedizinischen Rettungsmöglichkeiten könne der Patient nicht verwiesen werden.

16

Auch das Bundessozialgericht (BSG) hat sich in der Folgezeit an dieser Entscheidung des BVerfG orientiert und eine Leistungspflicht bejaht, wenn ernsthafte Hinweise auf nicht ganz entfernt liegenden Behandlungserfolg, wobei die Anfor-

17

---
29 BVerfG NJW 2006, S. 891/894.
30 BVerfGE 115, S. 25/45; BVerfG Beck RS 2009 07144 in dem zuletzt zitierten Fall.

derung mit dem Schweregrad der Erkrankung sinkt, anzunehmen seien.[31] In diesen Fällen nimmt die Rechtsprechung eine weitergehende verfassungskonforme Auslegung der einschlägigen Regelungen des Leistungsrechts der GKV zur Arzneimittelversorgung vor. Danach sind die Kosten eines noch nicht zugelassenen Medikamentes von der Krankenkasse zu übernehmen, wenn die vom BVerfG geforderten Voraussetzungen kumulativ vorliegen. Danach sind Maßnahmen zur Behandlung einer Krankheit, die so selten auftritt, dass ihre systematische Erforschung praktisch ausgeschlossen ist, nicht allein deshalb vom Leistungsumfang der GKV ausgeschlossen, weil das bei der Behandlung verwendete, in Deutschland nicht zugelassene Arzneimittel aus dem Ausland beschafft werden muss. Ebenso hat das BSG einen akuten Behandlungsbedarf zur Lebenserhaltung angenommen und dabei die Eintrittspflicht der gesetzlichen Krankenversicherung bejaht.[32]

18   Die insoweit von der Rechtsprechung entwickelten Maßstäbe haben jedoch auch eine Grenze. Es ist zu berücksichtigen, dass die verfassungsrechtlichen Schutzpflichten den Leistungsansprüchen Versicherter selbst im Falle regelmäßig tödlich verlaufender Krankheiten Grenzen gesetzt sind. Das BVferG hat in der grundlegenden Entscheidung herausgestellt, dass es mit der Verfassung in Einklang steht, die Konkretisierung der Leistungen vor allem den Ärzten vorzubehalten und dass dementsprechend gerade die ärztliche Einschätzung der Behandlungschancen maßgeblich ist.[33] Damit werden umfassend die Regeln der ärztlichen Kunst in die Vorgaben für eine verfassungskonforme Auslegung mit einbezogen. Dem entspricht es, für den Bereich der Arzneimittel die spezifischen Sicherungen des Arzneimittelrechts einzubeziehen. Die Versicherten sollen davor bewahrt werden, auf Kosten der GKV mit zweifelhaften Therapien behandelt zu werden, wenn auf diese Weise einem nahe liegenden, medizinischem Standard entsprechende Behandlung nicht wahrgenommen wird. Hierzu hat das Bundessozialgericht folgende Voraussetzungen aufgestellt:

- Es darf kein Verstoß gegen das Arzneimittelrecht vorliegen,
- unter Berücksichtigung des gebotenen Wahrscheinlichkeitsmaßstabes überwiegt bei der vor der Behandlung erforderlichen sowohl abstrakten als auch speziell auf den Versicherten bezogenen konkreten Analyse und Abwägung von Chancen und Risiken der voraussichtliche Nutzen,
- die in erster Linie fachärztliche Behandlung muss auch im Übrigen den Regeln der ärztlichen Kunst entsprechend durchgeführt und ausreichend dokumentiert werden.[34]

19   Insoweit folgerichtig wird die grundlegende Entscheidung des BVerfG als Ausnahme angesehen. Bei nachhaltigen, die Lebensqualität des Patienten auf Dauer beeinträchtigenden Krankheiten begründen Therapiemöglichkeit allein nicht den

---

31 BSG NZS 2007, S. 144 ff.
32 BSG Urteil vom 14.12.2006, Az.: B 1 KR 12/06 R.
33 BVerfG MedR 2006, S. 164.
34 BSG NZS 2007, 144/147.

Anspruch auf Kostenübernahme. Es muss vielmehr eine notstandsähnliche Situation vorliegen[35] Hier hatte die Patientin unter Beifügung einer befürwortenden nervenärztlichen Bescheinigung und eines Behandlungsplanes die Gewährung einer mehrere Behandlungseinheiten umfassenden ambulanten neuropsychologischen Therapie durch einen psychologischen Psychotherapeuten nach einer Subarachnoidalblutung verlangt. Nach stationärer Krankenhaus- und Rehabilitationsbehandlung blieben bei ihr Störungen des Gedächtnisses, der Aufmerksamkeit, exekutiver Funktionen im Hinblick auf Planungsvermögen und Handlungskontrolle sowie emotionale Veränderungen und Verhaltensauffälligkeiten zurück. Das BSG sah zu Recht die vom BVerfG aufgestellten Anforderungen als nicht erfüllt an.

7 Ausblick

Die aktuelle Rechtsprechung des BVerfG könnte auch dahingehend richtungweisend werden, dass der dargestellte Konflikt zwischen Zivil- und Strafrecht einerseits sowie dem Sozialrecht andererseits dadurch gelöst wird, dass der Sorgfaltsmaßstab im Rahmen der haftungsrechtlichen Überprüfung abgesenkt wird. Voraussetzung ist dabei sicherlich, dass die Kompensation der Sorgfaltsminderung durch eine entsprechende Aufklärung des Patienten über Alternativen verstärkt wird.

Literatur

BGH VersR 1954, S. 290.
BGH NJW 1983, S. 2081.
BGH NJW 1994, S. 1596 ff.
BGH VersR 1989, S. 579.
BGH NJW 2001, S. 1786.
BGH VersR 2000, S. 1146.
BGH VersR 2003, S. 1128.
BSG NJW 2000, S. 238.
BGH NJW 1988, S. 1511 ff.
BGH VersR 1989, S. 851 ff.
BGH NJW 1988, S. 763.
BSG ArztR 1997, S. 174.
BSG ArztR 1983, S. 230.
BSG ArztR 1995, S. 157.
BSGE 62, S. 18 ff.
BSGE 70, S. 246 ff.
BVerfG NJW 2006, S. 891 ff.
BVerfGE 115, S. 24/45.
BVerfG Beck RS 2009, 07144.
BSG NZS 2007, S. 144 ff.
BSG Urteil v. 14.12.2006 Az.: B 1 KR 12/06.
BVerfG MedR 2006, 164.
Deutsche Gesellschaft f. MedizinR: MedR. 2003, S. 711 ff.

---

35 BSG SGb 2007, 363/367.

Eickhoff/Fenger: Chirurgie und Recht. Heidelberg 2004.
Hamann/Fenger: Allgemeinmedizin und Recht. Heidelberg 2004.
Hart: MedR. 1996, S. 60/71.
LSG Baden-Württemberg ArztR 1998, S. 91.
OLG Düsseldorf VersR 2004, S. 1563.
OLG Frankfurt VersR 1991, S. 185.
OLG Hamm NJW 2000, S. 3437 ff.
OLG Oldenburg VersR 1995, S. 49.
OLG Oldenburg VersR 1997, S. 1535.
Steffen: MedR. 1995, S. 190 f.
Steffen/Pauge: Arzthaftungsrecht. Karlsruhe 2006.

Beitrag 2.2

MDK-Prüfung und Compliance-Management: MDK-Prüfverfahren als Auslöser für ethische Reflektionen

Wilfried von Eiff

		Rn.
1	Ausgangssituation und Diskussionsanlass	1 – 7
2	Die Prüfungspraxis des MDK	8 – 16
3	Fallbeispiele	17 – 35
3.1	Beispiel 1: OPS 8-900 (i. v. Anästhesie)	17 – 20
3.2	Beispiel 2: D68.30 (hämorrhagische Diathese durch Antikoagulantien und Antikörper) Marcumarpatienten	21 – 23
3.3	Beispiel 3: OPS 8-918 (multimodale Schmerztherapie)	24 – 29
3.4	Beispiel 4: MDK-Gutachten zur MS-Therapie	30 – 35
4	Erkenntnisse und Empfehlungen	36 – 42

Literatur

Schlagwortübersicht

	Rn.		Rn.
Abrechnung.......................	11	MDK-Prüfung	2 f., 11, 14, 37 f., 41
Behandlungsleitlinien	40	Moral Hazard	35, 41
Compliance	6, 37, 42	Rationierungssituationen	35
Fallpauschalenkatalog................	12	Sozialgericht	14 f., 18, 26

1 Ausgangssituation und Diskussionsanlass

1. Ziel der DRG-Einführung war die Herstellung von Transparenz über Leistungen und Kosten im Medizinbetrieb, um schrittweise eine qualitäts- und leistungsorientierte Form der Vergütung zu entwickeln.

2. MDK-Prüfungen sind in diesem System ebenso Bestandteil wie die Pflicht der Krankenhäuser zur zeitnahen und sachlich richtigen Kodierung und Dokumentation.

3. MDK-Prüfungen werden vermehrt zum Streitpunkt, der das Verhältnis zwischen Krankenhäusern und Krankenkassen belastet.

4. Dem MDK werden mangelnde klinische Sensibilität der Prüfungspraxis vorgeworfen, den Krankenhäusern wird ein zu laxer Umgang mit den Dokumentationspflichten unterstellt bis hin zum Abrechnungsbetrug.

5. Der MDK, so der Vorwurf, gibt zu schnell und unreflektiert bei Verdacht auf Falschabrechnung die Vorwürfe an die Ermittlungsbehörden weiter.

6. Krankenhäuser, so der Gegenvorwurf, nehmen ihre Compliance-Verpflichtung nicht konsequent wahr und begünstigen und bagatellisieren damit Abrechnungsfehler.

7. Besonders gravierend ist der Vorwurf, die MDK-Prüfungspraxis führe zu patientenfeindlichen Entscheidungen, die primär an ökonomischen Kosteneinsparpotenzialen orientiert sind und einen zweckgerechten Medizinbetrieb behindern.

2 Die Prüfungspraxis des MDK

8. Die Abrechnungsprüfung der Krankenkassen nach § 275 SGB V über den Medizinischen Dienst der Krankenkassen (MDK) gehört zu dem Alltag eines jeden Krankenhauses. Sind diese Prüfungen vom Gesetzgeber eigentlich als Einzelfallprüfungen gedacht, so wurde nach Erhebungen festgestellt, dass die mittlere MDK-Prüfungsquote von stationären Behandlungen in den letzten vier Jahren in etwa 10 % beträgt[1]; Tendenz steigend. Diese Zahlen zeigen, dass von einer Einzelfallprüfung auf Stichprobenbasis nicht gesprochen werden kann, sondern die Vorgehensweise eines umfassenden Prüfungsansatzes zu erkennen ist.

9. Seitens der Krankenkassen wird dieser Prüfungsaufwand argumentativ damit gerechtfertigt, dass in mehr als 30 % der von den Krankenkassen geprüften Krankenhausabrechnungen Fehler festgestellt und diese zugunsten der Krankenkassen korrigiert wurden. Ein wahrscheinlicher Grund ist jedoch darin zu vermuten, dass die Krankenkassen seit ihrer Insolvenzfähigkeit zum 1.1.2010 gezwungen sind, wirtschaftlich zu arbeiten, da anderenfalls ihre Existenz bedroht ist, wie das Beispiel der

---

1 Vgl. Thieme: Frühjahrsumfrage 2010 „MDK-Prüfung in deutschen Krankenhäusern" Online: www.medinfoweb.de [abgerufen am: 19.3.2014].

City BKK gezeigt hat. Die Einnahmequellen der Krankenkassen sind seit Einführung des Gesundheitsfonds jedoch stark limitiert. Was bleibt, um die Liquidität zu verbessern, ist die Ausgaben zu reduzieren. Das geeignete Instrument hierfür sind wiederum die MDK-Prüfverfahren.

Aus neutraler Sicht kann dieser Prüfungsaufwand der Krankenkassen durch folgende Aspekte begründet werden: 10

- Die Krankenkassen haben die Pflicht, wirtschaftlich mit den Beiträgen der Solidargemeinschaft umzugehen, d. h. in erster Linie, diese Mittel bedarfsgerecht (grundsätzlich evidenzbasiert) und gegenleistungsgerecht (keine Bezahlung von Nichtleistung, fehlerhafter Leistung, Verschwendung, Minderleistung) einzusetzen. In diesem Sinn sind die Krankenkassen verpflichtet, die medizinische Notwendigkeit und die medizinische Angemessenheit im Interesse der Beitragszahler und der Steuerzahler zu prüfen.
- Die Verpflichtung zur sorgsamen Wirtschaftsführung bedeutet für die Krankenkassen auch, Maßnahmen zu ergreifen bzw. Organisationsformen sicherzustellen, die Fehler in der Abrechnung zum Nachteil der Solidargemeinschaft zu erkennen und abzustellen. Dazu gehört die stichprobenweise Überprüfung ärztlicher Entscheidungen.
- Schließlich sollen die Krankenkassen einen aktiven Beitrag zur Fortentwicklung des DRG-Systems leisten. Dies geht nur, wenn sie eine Möglichkeit haben, über ein Prüfverfahren verbesserungsbedürftige Sachverhalte zu erkennen. Diese systemisch (Abbau von Informationsasymmetrien) begründete Berechtigung zur Prüfung korreliert aber mit zwei Verpflichtungen, die den Krankenkassen in diesem Zusammenhang aufzuerlegen sind:
  – Die Krankenkassen haben die Verpflichtung, den Prüfungsaufwand auf das notwendige Maß zu beschränken (Stichprobenprüfung) und vermeidbare bürokratische Belastungen vom Medizinbetrieb fernzuhalten.
  – Die Krankenkassen haben aber auch die ethische Verpflichtung, initiativ dafür zu sorgen, dass auf Basis von Prüfungsergebnissen und Anträgen auf Vergütung, neue Versorgungsformen und Abrechnungsmodalitäten (auch pilothaft in Einzelfallverfahren) eingeführt werden.

Verfolgt man die Presse, erhält man den Eindruck, dass unkorrekte Abrechnungen seitens der Krankenhäuser nicht nur eine steigende Prüfquote provozieren, sondern darüber hinaus den Kostenträgern einen wirtschaftlichen Schaden zufügen. Veröffentlichungen gehen in ihrer zum Teil polemischen Darstellung so weit, dass den Krankenhäusern betrügerisches Handeln unterstellt wird. Sieht man sich jedoch die zuvor dargestellten Zahlen an, so wird man feststellen, dass demzufolge nur etwa 3 % an Krankenhausabrechnungen verbleiben, die von dem MDK als fehlerhaft betrachtet werden. Dies entspricht in etwa auch dem Ergebnis eines Gutachtens, das die Deutsche Krankenhausgesellschaft (DKG) in Auftrag gegeben hat. Die BDO-Wirtschaftsprüfungsgesellschaft kam in diesem Gutachten zu dem Ergebnis, dass 96 % aller Krankenhausabrechnungen nicht zu beanstanden sind (Pressemitteilung 11 der DKG vom 11.10.2011). Bei diesen Werten ist zu berücksichtigen, dass auch die MDK-Prüfungen oftmals fehlerhaft sind und sich in diesem Prozentsatz noch ein Anteil verbirgt, bei dem die MDK-Gutachten von den Krankenhäusern trotz deren Fehlerhaftigkeit akzeptiert wurden. Setzt man diesen Wert überschlägig mit 1 % an, so verbleiben im Ergebnis ca. 2 % an fehlerhaften Krankenhausabrechnungen.

12 Dies ist wiederum kein überraschender Wert, reflektiert man die Komplexität der Abrechnungsvariablen für die Feststellung einer DRG, für die verschiedene Regelwerke wie Kodierrichtlinien, Abrechnungsregeln, Fallpauschalenkatalog, Zusatzentgeltekatalog, ein Katalog mit 13.275 Diagnosen und ein Katalog mit 25.500 Prozeduren zu beachten sind. Dass Krankenhäuser zudem bemüht sind, ihre Behandlungsleistungen für sich optimal abzurechnen, um kein Geld zu verschenken, ist in Zeiten, bei denen auch in dem Gesundheitswesen finanzielle Aspekte überlebenswichtig sind, nicht verwunderlich.

13 Neben den grundsätzlichen Fragen zur korrekten Kodierung entwickelt besonders die Überprüfung der Verweildauer mit einem Prüfanteil von bis zu 70 % eine zunehmende Dynamik (stat. Behandlungsbedürftigkeit, primäre/sekundäre Fehlbelegung). Entweder wird eine Behandlung im Krankenhaus medizinisch (im Nachhinein) nicht als notwendig erachtet, oder es hätte die Verweildauer nach Auffassung des MDK noch weiter gekürzt oder die Behandlung hätte in einem statt mehreren Aufenthalten realisiert werden können (medizinisch einheitlicher Behandlungsfall). Hier besteht auf Krankenhausseite und insbesondere ärztlicherseits schwerlich die Möglichkeit, dem MDK im Nachhinein für bereits erbrachte Leistungen bzw. entstandene Kosten die Gründe für die Handlungsweise dokumentationstechnisch zu belegen, um die Situation nachvollziehbar darzulegen. Es ist zweifelsfrei Aufgabe des Krankenhauses, die durchgeführte Behandlung für den MDK nachvollziehbar darzustellen. Es kann umgekehrt aber nicht dem MDK überlassen werden, darüber zu entscheiden, wie die Behandlung hätte gestaltet werden müssen. Ethisch betrachtet könnte dies einer Trennung von Entscheidungsrecht (MDK) und Entscheidungslast (Kommunikation des behandelnden Arztes mit dem Patienten) gleichkommen, die das Arzt-Patienten-Verhältnis belastet. Im Bereich der Beurteilung von Kodierungsfragen bestehen breite Interpretationsspielräume, wie z. B. die Frage nach dem Unterschied verschiedener Herz-/Niereninsuffizienzformen (unterschiedliche Erlösrelevanz) oder von Durchblutungsstörungen usw. mit den unterschiedlichen Ursache-Wirkungsprinzipien. Hier entscheidet der behandelnde Arzt, welche für ihn zum Zeitpunkt der Behandlung vorrangig zu behandeln sind, unabhängig von den oft für den Arzt nicht verständlichen Klassifikationswerken. Die zur Entlastung der Ärzte eingeführten, etablierten Diagnostik-/Therapiestandards, die zunehmende Digitalisierung der Patientenakte und der Mangel an Personal führen ebenfalls zu einer häufig auf das eigentliche Problem konzentrierten Dokumentation, und erfüllt damit zwangsläufig nicht die Erwartungen des MDK hinsichtlich des Detailgrades.

Viele Krankenhäuser scheuen sich, Rechnungskürzungen aufgrund von MDK-Gutachten juristisch zu hinterfragen und rechtliche Schritte gegen die betreffende Krankenkasse einzuleiten. Lediglich 0,6 % der MDK-Prüfungen wurden nach der Frühjahrsumfrage 2010 „MDK-Prüfungen in deutschen Krankenhäusern" an die Sozialgerichte abgegeben. 14

Dies hat verschiedene Gründe. Zum einen gehört es bei einigen Krankenhäusern zur Geschäftspolitik die Krankenkassen nicht zu verklagen. Zum anderen herrscht eine große Unwissenheit darüber, welche Kodierungen entgegen der MDK-Gutachten richtig sind. Dies ist wiederum darin begründet, dass die Krankenkassen diese Fälle vor dem Sozialgericht regelmäßig anerkennen, so dass es zu keinem zitierfähigen Urteil kommt, zum anderen finden diese Urteile nur spärlich den Weg in die Öffentlichkeit, da hierüber so gut wie keine Publikationen existieren. Es mangelt diesbezüglich schlichtweg an dem notwendigen Wissenstransfer. 15

Letztlich gehen den Krankenhäusern hierdurch Gelder verloren, die von diesen dringend benötigt werden. Dies zeigt das nachfolgende Beispiel. 16

3 Fallbeispiele

3.1 Beispiel 1: OPS 8-900 (i. v. Anästhesie)

Ein Krankenhaus führte bei einem Morbus Crohn Patienten zum Abschluss einer Crohnmanifestation im oberen Gastrointestinaltrakt eine Endoskopie unter Propofolnarkose durch. Mit der Kodierung der Anästhesie gelangt der Fall in die höhere Fallpauschale DRG G48B statt G47Z. Im Rahmen einer Überprüfung durch den MDK strich der Gutachter den Code 8-900, wodurch der Fall in die DRG G47Z gelangte, was zu einem Mindererlös in Höhe von etwa 660,- EUR führte. Der MDK begründete die Streichung des OPS Codes mit der Anwendung seiner eigenen internen SEG 4 Empfehlung Nr. 30, wonach bestimmte Voraussetzungen für die Anerkennung des OPS 8-900 erfüllt sein müssen, so insbesondere die MDK-Vorgabe, dass als zweiter Arzt ein Anästhesist anwesend sein müsste. In diesem Klagefall wurde die Anästhesie nicht wie vom MDK verlangt, durch einen Anästhesisten, sondern durch einen in der Intensivmedizin erfahrenen Arzt durchgeführt. Die übrigen MDK-Voraussetzungen (Narkoseaufklärung, -einwilligung, -protokoll) lagen unstrittig vor. 17

Da man sich außergerichtlich nicht einigen konnte, wurde der Fall zur rechtlichen Überprüfung beim zuständigen Sozialgericht eingereicht. 18

Das gerichtlich eingeholte Sachverständigengutachten kam zu dem Ergebnis, dass die Anerkennung des OPS Code 8-900 trotz Nichterfüllung der vierten Voraussetzung geboten war. Die SEG 4 Empfehlung sei eine MDK-interne Handlungsanweisung, die keine rechtsverbindlichen Vorgaben darstellt. So ergebe sich beispielsweise aus der S3 Leitlinie „Sedierung in der gastrointestinalen Endoskopie" 19

(AWMS Register Nr. 21/014) nicht, dass die Hinzuziehung eines Anästhesisten zwingend erforderlich ist. Die Leitlinie sage lediglich aus, dass die Hinzuziehung eines Anästhesisten bei zu erwartenden Komplikationen erwogen werden sollte. Empfohlen werde, dass neben dem endoskopierenden Arzt und seine Endoskopie-Assistentin eine weitere Person, die nicht in die Endoskopie involviert ist, die Durchführung und Überwachung der Narkose sicherstellt. Diese Voraussetzungen wurden von dem Krankenhaus erfüllt.

20 Auf den Hinweis des Gerichts, dass es dem Gutachten folgen werde, erkannte die Krankenkasse den Zahlungsanspruch des Krankenhauses schließlich an.

3.2 Beispiel 2: D68.30 (hämorrhagische Diathese durch Antikoagulantien und Antikörper) Marcumarpatienten

21 Ein marcumarisierter Patient befand sich aufgrund ambulant nicht stillbaren Nasenblutens (Epistaxis) in stationärer Behandlung. Im Rahmen der Abrechnung mit der Krankenkasse wählte das Krankenhaus die Kodierung D68.30 als Hauptdiagnose (hämorrhagische Diathese durch Antikoagulantien und Antikörper), da die Marcumareinnahme letztlich zur Blutung und zur stationären Aufnahme geführt hat. Mit dieser Kodierung gelangte der Fall in die Fallpauschale Q60 C, woraufhin die Krankenkasse den Fall zur Überprüfung der Kodierung zum MDK gab. Im Rahmen dieser Überprüfung änderte der Gutachter die von dem Krankenhaus gewählte Hauptdiagnose D68.30 in R04.0 (Epistaxis). Dadurch gelangte der Fall von der abgerechneten DRG Q60Z in die DRG D62Z, was wiederum zu einem Mindererlös in Höhe von über 960,- EUR führte. In seiner Begründung verwies der MDK auf seine eigene SEG 4 Empfehlung Nr. 114, wonach die Blutung als Hauptdiagnose zu kodieren sei.

22 Das Krankenhaus argumentierte u. a. mit Verweis auf die Stellungnahme des Fachausschusses für ordnungsgemäße Kodierung und Abrechnung der Deutschen Gesellschaft für Medizincontrolling (FoKA), ICD-Einleitungstext hinsichtlich der Symptomkodierung zu Kapitel XVIII und dass ein Nasenbluten (Epistaxis) in den seltensten Fällen eine stationäre Behandlung veranlasse. Für eine Kodierung nach D68.30 spreche zudem, dass im Diagnosen-Thesaurus des Deutschen Instituts für Medizinische Dokumentation und Information (DIMDI) explizit unter D68.30 „Blutung unter Dauertherapie mit Antikoagulantien" aufgeführt ist. Die zugrundeliegende Erkrankung sei somit als Hauptdiagnose zu verschlüsseln gewesen.

23 Das Krankenhaus klagte vor Gericht auf Zahlung des Mindererlöses. Das Gericht holte ein Sachverständigengutachten ein, das den Vortrag des Krankenhauses vollumfänglich bestätigte. Die Krankenkasse erkannte die Forderung daraufhin an.

3.3 Beispiel 3: OPS 8-918 (multimodale Schmerztherapie)

Der Patient befand sich wegen eines Schmerzsyndroms, eines Wirbelsäulensyndroms, einer Hüftarthrose und einer Spinalkanalstenose im Krankenhaus. Nach Abschluss der stationären Behandlung rechnete das Krankenhaus nach der DRG I42Z ab. Die Krankenkasse ließ die Abrechnung durch den MDK überprüfen. Dieser kam zu dem Ergebnis, dass die Prozedur OPS 8-918.2 nicht korrekt kodiert worden sei, da die Schmerzkonsile zweimalig von einem externen Schmerztherapeuten durchgeführt worden seien. Der MDK stellte demnach eine Abrechenbarkeit der DRG I68C fest, was für das Krankenhaus einen Mindererlös von über 1.100,- EUR bedeutete.

Das Krankenhaus entgegnete dem, dass die OPS 8-918 sehr wohl zutreffend kodiert worden sei. Verantwortlich für die spezielle Schmerztherapie sei eine Ärztin gewesen, die über die Zusatzbezeichnung „spezielle Schmerztherapie" verfüge. Danach sei sie als Fachärztin Anästhesie eingestellt worden. Zwar arbeite diese Ärztin auch in einem anderen Krankenhaus, im Wesentlichen sei sie jedoch im hiesigen Krankenhaus tätig. Auch sei sie in der Schmerzbehandlung die „Verantwortliche" im Sinne des OPS 8-918 gewesen. Eine vermeintliche geringfügige persönliche Verfügbarkeit sei irrelevant, da der OPS-Code für die Wahrnehmung der Verantwortlichkeit keinen Zeitrahmen vorgebe.

Mit Urteil vom 18.8.2010 gab das Sozialgericht Koblenz[2] dem Krankenhaus Recht. Zur Begründung führte es aus, dass eine eintägige Tätigkeit pro Woche ausreicht, um als Verantwortlicher im Sinne des OPS-Code 8-918 aufzutreten. Eine überwiegende Anwesenheit des Verantwortlichen, der eine Zusatzqualifikation „spezielle Schmerztherapie" vorweisen konnte, sei nicht erforderlich. Weiter führte es aus, dass dem Verantwortlichen das Schmerzmanagement obliegt. Seine Aufgabe habe eine planende, überwachende und steuernde Funktion. Die Vornahme von Einzelmaßnahmen im Rahmen der Schmerztherapie sei nicht erforderlich. Ferner wird nach dem Wortlaut des OPS-Kode 8-918 auch nicht verlangt, dass der Verantwortliche täglich den Patienten zumindest sieht.

Da somit alle erforderlichen Voraussetzungen vorlagen, war die Berechtigung zur Abrechenbarkeit der OPS 8-918 und damit der DRG I42Z gegeben.

Die aufgeführten Beispiele zeigen, dass es sich durchaus lohnen kann, MDK-Gutachten nicht zu akzeptieren und gerichtlich überprüfen zu lassen. Diesbezüglich sei erwähnt, dass es sich bei den Beispielen nicht um Einzelfälle handelt, sondern diese Sachverhalte bereits vielfach vor den Sozialgerichten zu Gunsten der Krankenhäuser entschieden wurden, zumeist durch Anerkenntnisse der Krankenkassen.

Im Klinikalltag ist festzustellen, dass der MDK auf die gerichtlichen Entscheidungen nur zögerlich oder gar nicht reagiert. Bei gleichen Sachverhalten beharren die Medizinischen Dienste der Krankenkassen auf ihren Standpunkten und streichen

---
2 S 6 KR 195/09.

die Kodierungen weiterhin in ihren Gutachten. Hinweise auf ergangene Urteile zum gleichen Sachverhalt oder bei Gericht eingeholter Gutachten die dem Krankenhaus Recht geben, werden von dem MDK überwiegend ignoriert. Da die Krankenkassenmitarbeiter regelmäßig den MDK-Gutachten folgen, finden gleichgelagerte Fälle überflüssiger Weise immer wieder den Weg vor die Sozialgerichte.

3.4 Beispiel 4: MDK-Gutachten zur MS-Therapie

30 Eine Patientin, die seit 6 Jahren an einer Multiplen Sklerose mit besonders aggressivem schubförmigen Verlauf litt, wurde therapeutisch (da Interferone keine Stabilisierung bewirkten) auf die Substanz Natalizumab eingestellt. Unter dieser laufenden Therapie konnte eine Krankheitsstabilität erreicht werden. Im Sinne einer zielführenden Risiko-Nutzen-Bewertung wurde die Patientin auf das Vorhandensein einer vorangegangenen Infektion mit dem sogenannten JC-Virus getestet und für positiv befunden. Bei einer Gesamttherapiedauer mit Natalizumab von bis dahin über 38 Monaten und dem positiven Nachweis einer vorangegangenen Virusinfektion ergab sich kalkulatorisch ein Risiko von 3,9:1000. Ein solch hohes Risiko war aus Sicht des behandelnden Arztes nicht weiter akzeptabel, so dass er die sofortige Umstellung auf den Wirkstoff Rituximab empfahl.

31 Rituximab (MabThera) ist ein Antikörper gegen CD20, der zur Behandlung von Lymphomen eingesetzt wird. In einer publizierten kontrollierten Studie konnte gezeigt werden (Stand 2012), dass dieses Präparat auch bei immunvermittelten Erkrankungen (z. B. der rheumatischen Arthritis) mit klarem klinischen Effekt eingesetzt werden kann[3]. Auch im Bereich der MS konnte in kleineren Fallserien gezeigt werden, dass Retuximab bei Therapieversagen zu eindrucksvollen klinischen Ergebnissen führt.[4] In einer größeren Phase-2-Studie, bei der Patienten mit schubförmiger MS randomisiert und Placebo-kontrolliert eingeschlossen wurden und entweder Retuximab oder Placebo erhielten, konnte eine signifikante Schubratenreduktion im Bereich von knapp 70 % aufgezeigt werden.[5] Diese aus Sicht des behandelnden Arztes überzeugende Datenlage veranlasste ihn, Retuximab als therapeutische Alternative für Patienten mit besonders aggressiv verlaufender MS zu beurteilen. Unter Hinweis auf die besondere Risikosituation einer Dauerbehandlung unter Natalizumab sowie die negativen ökonomischen Auswirkungen (volkswirtschaftliche Kosten) einer Krankheitsverschlechterung beantragte der Arzt Kostenübernahme für zunächst 2 Infusionen in Verbindung mit einer klinischen Beobachtungsdauer von 6-9 Monaten. Danach sollte klinisch

---

[3] Edwards u. a.: Efficacy of B-Cell-Targeted Therapy with Rituximab in Patients with Rheumatoid Arthritis. In: New England Journal of Medicine. 350/2004, S. 2572.

[4] Stüve u. a.: In: Archieves of Neurology. 2005, S. 1620-1623; Cross u. a.: : Rituximab reduces B Cells and T cells in cerebrospinal fluid of multiple sclerosis patients. In: Journal of Neuroimmunology. 2006, S. 63-70.

[5] Hauser u. a.: B-Cell Depletion with Rituxmiab in Relapsing-Remitting Multiple Sclerosis. In: New England Journal of Medicine 2008; S. 358:676.

beurteilt werden, ob dieser Therapieversuch zu der gewünschten klinischen Verbesserung führt. Die beabsichtigte Umstellung der Therapie wurde weiterhin begründet mit empirischen Erfahrungen aus anderen MS-Zentren (z. B. Barrow Neurological Center, Phoenix), wonach das Risiko einer PML (Progressive Multifokale Leukenzephalopathie) mit steigender Anzahl der Gabe von Natalizumab signifikant ansteigt (dies insbesondere bei einem JC-Virus-positiv-Befund), sowie mit dem Hinweis, dass die Jahrestherapiekosten unter Einsatz von Natalizumab mit etwa 30.000,- EUR im Vergleich zu den Jahrestherapiekosten mit Rituximab in Höhe von ca. 6.000 Euro deutlich höher sind. Die Therapie sollte in einem ambulanten Setting durchgeführt werden, um einen therapeutisch überflüssigen 5-tägigen Krankenhausaufenthalt zu vermeiden.

32 Der Antrag auf Kostenübernahme wurde vom MDK abgelehnt mit der Begründung, die Gabe von Rituximab bei Multipler Sklerose sei ein Off-Label-use, der unter Berücksichtigung der BSG-Rechtsprechung keine GKV-Leistung ist, da keine zulassungsreife Datenlage vorläge. Weiter: Der Einsatz von Rituximab bei MS sei noch Gegenstand der wissenschaftlichen Forschung und ob ein Nutzen bei vertretbaren Nebenwirkungen vorliege, sei noch nicht nachgewiesen. Außerdem sei die Patientin aktuell stabil, so dass ein Therapiewechsel nicht nachvollziehbar wäre. Auch eine Notstandssituation i. S. des BVG-Urteils vom 06.12.2005 (sog. Nikolaus-Urteil) läge nicht vor.

33 Der behandelnde Arzt sowie zwei weitere zur Konsultation herangezogene MS-Zentren bezeichneten die MDK-Entscheidung als höchst bedenklich, da die weitere Gabe von Natalizumab das Risiko einer PML steigere, während mit Rituximab bereits klinisch erfolgreiche Erfahrungen nachweisbar wären.

34 Auch stellte sich die Frage, wie innovative Behandlungskonzepte zum Nutzen des Patienten in das System kommen könnten, wenn eine wissenschaftlich begleitete, kontrollierte Anwendung einer Ersatztherapie abgelehnt würde, obwohl die Erfolgsaussichten vielversprechend und die Behandlungskosten deutlich niedriger sind.

35 Dieser Fall zeigt zweierlei:

- Die Trennung von Verbotsvorbehalt im stationären Bereich und Erlaubnisvorbehalt im ambulanten Bereich führt zumindest im Einzelfall schwerwiegender Krankheitsbilder zu vermeidbaren Rationierungssituationen.
- Wenn es möglich ist, dass ein MDK-Arzt weit weg vom Patienten gegen die Therapieentscheidung des behandelnden Spezialarztes mit langjähriger klinischer Erfahrung votiert und diese verhindert, kommt dies ethisch betrachtet einer Trennung von Entscheidungsrecht (das in diesem Fall beim MDK liegt) und Entscheidungslast (die der behandelnde Arzt trägt) gleich. Diese Trennung ist nicht akzeptabel, da sie grundsätzlich Moral Hazard-Verhalten begünstigt.

- Auch das Argument, der MDK habe die Verpflichtung, den Patienten vor Fehlentscheidungen des behandelnden Arztes zu schützen, ist nur sehr begrenzt akzeptabel, insbesondere dann, wenn der behandelnde Arzt einschlägig facherfahren ist und regelmäßig an Studien teilnimmt.
- Weiterhin ist die Begründung, der MDK müsse bei seiner Entscheidung auch abwägen, inwieweit Therapieentscheidungen durch Marketing-Interventionen von Pharmaunternehmen beeinflusst sein könnten, ebenso zweifelhaft.
  - In derart kritischen Fällen wäre es sinnvoll, eine kontrollierte Studie aufzusetzen, die durch ein Referenzzentrum wissenschaftlich begleitet wird. Wie sonst soll medizinische Evidenz bzw. eine zulassungsreife Datenlage erreicht werden?
  - Schließlich ist anzuraten, in solchen schwerwiegenden Fällen auch den Patienten in die Entscheidung miteinzubeziehen.

4   Erkenntnisse und Empfehlungen

36   Bei zunehmendem finanziellem Druck der Kostenträger ist eine weitere Zunahme der Prüfintensität im Bereich Kodierung und Verweildauer zu erwarten. Da sich die Krankenhäuser vermehrt gegen fehlerhafte MDK-Gutachten zur Wehr setzen, werden im gleichen Zug bundesweit die Sozialgerichte zunehmend belastet (Bundesland Bayern jüngst mit ca. 1.400 Klagen). Für die Krankenhäuser wäre es von großem Nutzen, wenn eine zentrale Datenbank zu den Problemkonstellationen bei MDK-Prüfverfahren gebildet würde, um entsprechende Urteile und Anerkenntnisse der Krankenkassen zu bestimmten Themen den Krankenhäusern zugänglich zu machen. Dadurch kann das Ziel einer höheren Transparenz und eines Wissenstransfers erreicht werden.

37   Darüber hinaus ist unstritig, dass MDK-Prüfungen wichtiger Bestandteil eines ganzheitlichen (intern und extern ausgerichteten) Compliance-Managements sind sowie ein wichtiges Element eines lernenden Systems zur Weiterentwicklung des DRG-Systems darstellen.

38   MDK-Prüfungen sollten grundsätzlich die ärztliche Hoheit der Diagnostik- und Therapiefreiheit nicht in Frage stellen.

39   Insbesondere bei MDK-Begutachtungen sollte der Grundsatz gelten „Primum Non Nocere". Die Therapieentscheidung/Therapievorschlag des behandelnden Arztes und die internationale Studienlage müssen zwingend berücksichtigt werden, wenn ein MDK-Arzt eine Bewertung für ein neues/verändertes Therapie-Regime vornimmt. Im Zweifelsfall ist es angezeigt, neue Therapie-Regime als reversibles Pilotprojekt zu deklarieren, um zu klinisch signifikanten Erkenntnissen zu kommen.

40   Sollten vereinbarte Behandlungsleitlinien bzw. evidenzbasierte Behandlungsgrundsätze im Einzelfall nicht eingehalten werden, ist dies kein Fall für Schiedsgerichte

oder Rechtsbehörden, die an dieser Stelle erfahrungsgemäß sachlich medizinisch nicht weiterhelfen können, sondern Anlass für eine Sachdiskussion mit den zuständigen Fachgesellschaften.

MDK-Prüfungen dienen als Instrument der Überwachung und Kontrolle dazu, Abrechnungs- und Dokumentations- bzw. Eingruppierungsfehler transparent zu machen, letztlich mit dem Ziel, vom solidaren Finanzierungssystem „Moral Hazard"-Effekte fern zu halten. 41

An dieser Stelle ist das Krankenhaus-Management gefordert, den behandelnden Medizinern zu verdeutlichen, dass die sachgemäße und systemgerechte Dokumentation integraler Bestandteil der medizinischen Tätigkeit ist und sich die Dokumentationspflicht des Arztes bereits aus dem Berufsrecht der Ärzte ergibt (§ 10 Abs. 1 der Musterberufsordnung). Das Krankenhaus-Management ist damit aber auch verpflichtet, die organisatorischen und personellen Voraussetzungen (Compliance-System) für die Einhaltung von Dokumentations- und Abrechnungsregeln zu schaffen; dazu gehören: 42

- interne Prüfung der ärztlichen und pflegerischen Dokumentation,
- Dienstanweisung mit Handlungsleitfaden für die Vorgehensweise bei der Dokumentation,
- regelmäßige Schulungen (z. B. Kodierung, Arztbriefschreibung),
- die Sicherstellung eines Bewusstseins, dass Dokumentation integraler Bestandteil der ärztlichen und pflegerischen Behandlung ist,
- die Verfügbarkeit eines krankenhausinternen Informationssystems (ohne Schnittstellenprobleme),
- das Bereitstellen der erforderlichen personellen Ressourcen für Kodierung, Dokumentation und Verweildauermanagement.

Literatur

Cross, A.H. u. a.: Rituximab reduces B Cells and T cells in cerebrospinal fluid of multiple sclerosis patients. In: Journal of Neuroimmunology. 2006, S. 63-70.
Edwards, J.C.W. u. a.: Efficacy of B-Cell-Targeted Therapy with Rituximab in Patients with Rheumatoid Arthritis. In: New England Journal of Medicine. 350/2004, S. 2572-2581.
Hauser, S.L. u. a.: B-Cell Depletion with Rituxmiab in Relapsing-Remitting Multiple Sclerosis. In: New England Journal of Medicine. 358/2008, S. 676-688.
Stüve, O. u. a.: Clinical Stabilization and effective B-lymphocyte depletion in the cerebrospinal fluid and peripheral blood of a patient with fulminant relapsing-remitting multiple sclerosis. In: Archieves of Neurology. 2005.
Thieme, M.: Ergebnisse der Frühjahrsumfrage 2010 „MDK-Prüfung in deutschen Krankenhäusern" Online: http://www.medinfoweb.de/article.php?articleID=26131&cat01=7&cat04=0 [abgerufen am: 19.3.2014]

3. Ökonomische Ethik

Beitrag 3.1

Organspenderegelung: eine ökonomisch-ethische Reflektion

Wilfried von Eiff

		Rn.
1	Problemstellung	1 – 3
2	Aspekte einer ökonomischen Ethik	4 – 6
3	Betriebswirtschaftliche Nutzenkalküle als Begründung	7 – 16
4	Ökonomischer Ansatz zur Förderung der Lebendspenden	17 – 21
5	Mängel in der Organisation	22 – 26
6	Das Selbstbestimmungsrecht in einem solidaren Gesundheitssystem	27 – 33
7	Fazit	34

Literatur

Schlagwortübersicht

	Rn.		Rn.
Do ut des	4	Solidarsystem	34
individuelle Freiheit	3	Spenderbereitschaft	5 f.
Lotterie der Gene	5, 29 f., 34	Tauschmarkt für Spenderorgane	18
Organspenderschaft	4 f.	Überlebensrate	1
Prospekttheorie	5		

Organspenderegelung: eine ökonomisch-ethische Reflektion

1 Problemstellung

1 In Deutschland warten ca. 12.000 Menschen auf ein lebenswichtiges, lebensrettendes Spenderorgan. Im Jahr 2011 wurden 1.200 Menschen postmortal 3.917 Organe entnommen; im Jahr 2009 erhielten noch 4.709 Patienten ein neues Organ. Offensichtlich trug der Organskandal dazu bei, die Bevölkerung zu verunsichern. Die durchschnittliche Wartezeit auf eine Niere beträgt etwa 6 Jahre, für ein Herz 2 Jahre. Selbst Herzpatienten mit höchster Transplantationsdringlichkeit werden 3 bis 5 Monate mit einem Kunstherz auf der Intensivstation versorgt, bevor sie das lebensrettende Organ erhalten. In Österreich beträgt die Wartezeit 3 bis 5 Tage. Lange Wartezeiten schwächen den Patienten und verschlechtern die Überlebenschancen. Gleichzeitig fallen hohe Kosten der Intensivversorgung an (pro Tag ca. 1.800 EUR). Auch für Nierenpatienten gilt: je länger die Dialysezeit, desto höher das Risiko einer nicht erfolgreichen Transplantation. Nach 5 Jahren Dialyse leben nur noch etwa 40 % der Patienten. Täglich sterben 3 Menschen auf der Warteliste. Der Mangel an Organen ist auf die in Deutschland gering ausgeprägte Spendenbereitschaft (sowohl postmortal als auch bei Lebendspenden) zurückzuführen. In Deutschland gibt es 14,9 Organspender pro 1 Million Einwohner; der EU-Schnitt liegt bei 18 und in Spanien sind es 34. Um diesem eklatanten Mangel an Spenderorganen zu begegnen, werden mittlerweile auch Organe mit Defiziten (*marginale Organe*) verpflanzt: Organe von Patienten mit einer Tumor-Historie, Organe älterer Menschen bzw. Organe mit eingeschränkter Funktion. Bei Lebertransplantationen ist die Ein-Jahres-Überlebensrate aufgrund schlechter (im europäischen Vergleich) Organfunktionsraten in den letzten Jahren von 90 % auf 70 % zurückgegangen.

2 Auch im Bereich der Lebendspenden nimmt Deutschland im Vergleich zu anderen Ländern eine nachrangige Position ein: so beträgt der Anteil von Leber- und Nieren-Lebendspenden in Deutschland etwa 20 % (etwa 60 Lebern und 600 Nieren); in Skandinavien liegt der Anteil von Nieren-Lebendspenden bei 80 %.

3 Vor diesem Hintergrund stellen sich folgende Fragen:

- Ist es ethisch vertretbar, am Vergabeprinzip der *erweiterten Zustimmungslösung* (Zustimmung zur Organspende durch Erklärung im Organspenderausweis oder Zustimmung durch Angehörige) festzuhalten?
- Haben die Prinzipien der Selbstbestimmung und der individuellen Freiheit des Menschen einen höheren ethischen Stellenwert als die Verpflichtung zur Hilfe in einem auf solidare Werte gegründeten Gesundheits- und Gesellschaftssystem?
- Ist die derzeit von allen politischen Parteien verfolgte *Entscheidungslösung ohne Entscheidungspflicht* auf Basis des Prinzips der Freiwilligkeit ein Verteilungsansatz, der gesellschaftspolitisch konsensfähig, ökonomisch nachhaltig und ethisch vertretbar ist?
- Gehen die Verfechter einer *Zustimmungslösung auf Freiwilligkeit* möglicherweise von Werten aus, die in ihrer ethischen Begründung sowie ihrer logischen Konstruktion unvollständig bzw. widersprüchlich sind?

- Ist es zu rechtfertigen, das Selbstbestimmungsrecht des Einzelnen einzuschränken und eine *Widerspruchslösung* einzuführen?
- Ist mit der Widerspruchslösung faktisch überhaupt eine Einschränkung des Selbstbestimmungsrechts verbunden oder wird das Entscheidungsrecht faktisch beibehalten?
- Inwieweit können ökonomische Steuerungsprinzipen dabei helfen, den Organmangel spürbar abzuschwächen?

2 Aspekte einer ökonomischen Ethik

Um Knappheitsprobleme zu lösen gehen ökonomische Steuerungsprinzipen grundsätzlich davon aus, dass Entscheidungen über die Nachfrage nach Gütern rational getroffen werden und die Anwendung dieser Steuerungsprinzipien logisch sowie rational begründbar ist. Im Mittelpunkt steht der utilitaristische Wert, durch eine Transaktion den größtmöglichen Nutzen für eine größtmögliche Zahl von Marktakteuren zu erreichen. Danach wird die Wohlfahrt einer Gesellschaft erhöht, wenn einzelne Akteure aus einer Marktransaktion einen zusätzlichen Nutzen ziehen, ohne dass das Nutzenniveau der anderen sich verschlechtert (Pareto-Optimum).

- Der Preis als ökonomisches Steuerungsprinzip regelt die Verteilung von Gütern über Zahlungsfähigkeit und Preisbereitschaft. Wer nicht zahlungsfähig und zahlungswillig ist, wird von der Verteilung eines Gutes ausgeschlossen.
- In der ökonomischen Ethik sind Selbstbestimmung und individuelle Freiheit fundamentale Werte. Trotzdem sind diese Werte nicht sakrosankt. Der liberale Freiheitsbegriff versteht Freiheit nicht als „Freiheit für etwas (oder gegen etwas) zu votieren" (sich also z. B. für oder gegen eine Organspenderschaft zu entscheiden), sondern begreift Freiheit als „Freiheit von etwas" (nämlich: Freiheit von vermeidbaren Beschränkungen). So ist es akzeptiert, dass auch in einer grundsätzlich freien Wettbewerbswirtschaft Beschränkungen der individuellen Entscheidungsfreiheit greifen müssen, wenn dadurch sittliche Werte verletzt (z. B. Kauf von Kinderpornographie), Angebotsmonopole aufgebaut werden (Einschreiten des Kartellamts) oder externe Effekte (z. B. Umweltverschmutzung durch ein Unternehmen) entstehen.
- Das Prinzip des *Do ut des* (Gib, damit Dir gegeben wird) geht davon aus, dass es keine Leistung ohne Gegenleistung gibt und dass für jede Entscheidung, die zu einem individuellen Nutzen führt, zu bezahlen ist (Milton Friedman: There is no free lunch).
- Die Anwendung des Prinzips der Gerechtigkeit im ökonomischen Verständnis bedeutet, *Gleiches gleich zu behandeln*. Wer nicht bereit ist, sich an der Lösung eines Knappheitsproblems zu beteiligen, kann auch keine Güterzuteilung an diesem knappen Gut erwarten.
- Das Prinzip der Untrennbarkeit von Entscheidungsrecht und Entscheidungslast geht davon aus, dass derjenige, der eine Entscheidung trifft auch die Konsequen-

zen dieser Entscheidung zu tragen hat. Wer dazu beiträgt, dass ein Gut knapp wird, hat sein Anrecht verwirkt, dieses knappe Gut später in Anspruch zu nehmen.

5. Das Prinzip der schlanken Produktion setzt den Kundennutzen als oberstes Erfüllungsziel und begreift alles, was nicht zum Kundennutzen beiträgt, als Verschwendung. Da jede Art von Verschwendung Güter verteuert und damit zunehmend Nachfrager von einer Nutzung ausschließt, gilt Verschwendung als eine Ursache für Rationierung. Überträgt man die dargestellten ökonomischen Handlungsmaximen auf das Phänomen der Organknappheit, so lassen sich folgende Schlüsse ziehen:

- Die Steuerung des Organbedarfs über den Preis ist auszuschließen, da in diesem Fall medizinisch relevante Vergabekriterien wie Krankheitsstatus, Dringlichkeit, etc. unberücksichtigt blieben. Auch würde ignoriert, dass der Bedarf an einem Spenderorgan auf die *Lotterie der Gene* zurückzuführen ist und eine Bepreisung der Grundidee unseres Gesundheitssystems entgegenstünde: kein Mensch soll durch Krankheit in den sozialen Konkurs getrieben werden oder mangels Finanzkraft von notwendiger medizinischer Versorgung ausgeschlossen werden.
- Das individuelle Recht, sich postmortal <u>nicht</u> als Organspender zur Verfügung zu stellen, ist – unter Orientierung an ökonomischen Prinzipien – gleichzeitig mit der Entscheidung verbunden, selbst im Bedarfsfall auf die Beanspruchung eines Organs zu verzichten.
- Wer keine Entscheidung trifft, wird im individuellen Bedarfsfall behandelt, als hätte er sich gegen eine postmortale Spenderverfügbarkeit ausgesprochen: In beiden Fällen sind die Konsequenzen gleich: der Organmangel wird gefördert.
- Dagegen kann nur derjenige damit rechnen, im Bedarfsfall ein Spenderorgan zu empfangen, der vor Eintritt einer eigenen Organschädigung seine Spenderbereitschaft bekennt.
- Um eine möglichst hohe Verbindlichkeit und Transparenz herzustellen würde i. S. der ökonomischen Ethik derjenige den höchsten Rang auf der Warteliste erhalten, der sich im Zustand völliger Gesundheit seine Organspenderbereitschaft offiziell in Personalausweis, Führerschein oder Krankenversichertenkarte eintragen lässt. Wer nur einen Organspender-Ausweis bei sich trägt, erhielte auf der Warteliste einen schlechteren Rang, weil dieser Ausweis jederzeit, also auch nach Eintritt der eigenen Erkrankung erstellbar wäre. Es sei denn, der Organspenderausweis würde mit dem Stempel der Krankenkasse das Ausstellungsdatum bestätigen.
- Die Ökonomie geht grundsätzlich davon aus, dass Menschen auf Anreize reagieren. Dabei fällt auf, dass die Aussicht auf einen positiven Nutzen einen geringeren Stellenwert im Entscheidungsverhalten einnimmt als die Perspektive eines massiven Risikos. Diese Erkenntnis geht auf die Nobelpreisträger 2006, Kahnemann und Tversky zurück. Daniel Kahnemann stellte bereits in den 70er Jahren die Basis-These der Ökonomie in Frage, wonach sich Menschen grundsätzlich rational verhalten (homo oeconomicus). Zusammen mit Amos Tversky erforschte er, in welcher Form und mit welchen Konsequenzen für das Ent-

scheidungsverhalten Menschen Risiken und Gewinne wahrnehmen und einschätzen. Die Forschungsergebnisse zeigen, dass z. B. Anleger doppelt so stark auf Verluste wie auf Gewinne reagieren. Diese Erkenntnis ist zentrales Element der Prospekttheorie (auch „Neue Erwartungstheorie", bzw. „Theorie der Asymmetrie von Entscheidungen" genannt): Die emotionale Reaktion auf einen Verlust kann deutlich höher sein als die Reaktion auf einen Gewinn. Menschen neigen dazu, eine *mentale Buchhaltung* zu führen: Sie führen ein Konto, das z. B. den Einkaufspreis in Verbindung mit einem direkten Preisnachlass verbindet und ein zweites Konto, auf dem der Kaufpreis eines Produkts mit der Punktprämie gebucht wird, die sich bei mehreren Käufen addiert und zum kostenlosen Bezug einer Prämie berechtigt.[1] Die Aussicht auf eine Prämie wird i. d. R. als vorteilhafter gegenüber dem direkten Rabatt eingeschätzt. Überträgt man das Phänomen der *mentalen Buchhaltung* (wonach Menschen Entscheidungen und deren Wirkungen auf getrennten Konten verbuchen) auf die Entscheidung zur Organspende, so lässt sich folgender Schluss ziehen: Die Entscheidung, einen Organspende-Ausweis zu unterschreiben wird von der Wirkung, nämlich zum Organmangel beizutragen und damit möglicherweise selbst im Bedarfsfall kein Spenderorgan zu erhalten, weil 90 % der Menschen sich so verhalten, getrennt: Sozusagen auf zwei getrennten Konten *verbucht*. Auf dem einen Konto, dem *Konto: Ich bin Organspender* verbucht der Mensch als Nachteil, sich mit seinem Tod auseinandersetzen zu müssen, was ihm unangenehme Gefühle beschert. Auch ist es für ihn von Nachteil, sich heute zu entscheiden, wo doch in Politik und Medizin, Kirchen und Gesellschaft gestritten wird, ab welchem körperlichen Zustand (Hirntod?) ein Mensch als tot gilt. Auf dem zweiten Konto, dem *Ich entscheide mich jetzt nicht* verbucht der Mensch als Vorteil, dass seine Nicht-Entscheidung heute keinen unmittelbaren Nachteil für ihn bewirkt: Er behält alle Entscheidungsoptionen offen und diese Verhaltensstrategie ist für ihn ohne Kosten, Mühen oder Unannehmlichkeiten verbunden. Insgesamt wird das *Negativkonto: Ich bin Organspender* als emotional belastender eingestuft, so dass die Alternative *Nicht-Entscheidung* attraktiver ist. Es kommt ein weiterer Aspekt hinzu: Bei Entscheidungen zwischen Alternativen werden im Sinne eines rationalen Kalküls die sichtbaren und unmittelbaren Konsequenzen abgeschätzt. Sind die sichtbaren Konsequenzen einer Entscheidungsalternative vergleichsweise positiver, wird man sich auf diese festlegen. Die sichtbaren Konsequenzen einer *Nicht-Entscheidung* im Fall Organspenderschaft sich durchweg positiv: Keine Auseinandersetzung mit dem eigenen Tod, kein Ausschluss von der Berechtigung, im eigenen Bedarfsfall ein Spenderorgan zu bekommen, keine Notwendigkeit, sich mit Fragen des Todeseintritts (Hirntod) zu beschäftigen. Die negativen Konsequenzen dieser *Nicht-Entscheidung* tragen andere; für den Nicht-Entscheider sind diese Folgen unsichtbar: Gespräche der Transplantationsärzte mit Angehörigen, befragte Angehörige, Menschen auf der Warteliste,

---

1 Durch dieses psychologische Verhaltensmuster ist der Erfolg von Pay-Back-Systemen zu erklären.

auf der Warteliste versterbende Personen. Hinzu kommen die vermeidbaren hohen komparativen Kosten bei Nicht-Transplantation gegenüber Transplantation, die in der Konsequenz bei insgesamt begrenzten Finanzmitteln Rationierungseffekte an anderer Stelle in der Gesundheitsversorgung bewirken. Diese Sicht der Entscheidungsmechanik geht auf Frederic Bastiat[2] zurück. Um Entscheidungen auf Kosten anderer bzw. auf Kosten der Gesellschaft zu vermeiden, muss ein Entscheidungskalkül positive und negative Konsequenzen offenlegen und berücksichtigen. Die Schlussfolgerung: Wenn jeder Einzelne sowohl von den positiven als auch von den negativen Konsequenzen seiner Entscheidung selbst betroffen wäre, würden sich egoistische Entscheidungsmuster in Richtung gesellschaftlicher Verantwortung verändern. D. h.: Wenn der Nutzen einer Solidarstruktur beansprucht wird, gibt es auch eine Verpflichtung zur Solidarität. Damit ist die Einführung einer *Widerspruchslösung* ethisch argumentierbar und gesellschaftspolitisch zu rechtfertigen.

- Der Wert eines Gutes wird von Entscheidern auch danach eingeschätzt, ob eine Nicht-Entscheidung bzw. die Möglichkeit, eine Entscheidung aufzuschieben, Auswirkungen auf die eigene Nutzensituation hat. Ökonomisch betrachtet wird ein Entscheider in der Tendenz immer bestrebt sein, möglichst lange alle Entscheidungsoptionen offenzuhalten (Optionspreistheorie nach Black und Scholes).

6 Bei Heranziehung dieser Theorien wäre es aus ökonomischer Anreizperspektive zielführend (also die Spenderbereitschaft der Bevölkerung zu erhöhen), den Menschen transparent vor Augen zu halten, dass jeder, der sich nicht als Organspender bekennt, automatisch die Berechtigung verliert, selbst ein Spenderorgan im Bedarfsfall zu erhalten.

3 Betriebswirtschaftliche Nutzenkalküle als Begründung

7 Das Phänomen des Mangels an Spenderorganen wirkt sich in zweifacher Hinsicht auf die Kosten des Gesundheitssystems, auf dessen Versorgungseffizienz und auf dessen Versorgungsniveau (gemessen an dem Grad vermeidbarer Rationierung) aus.

8 Vergleicht man die Kosten, die im Gesundheitssystem durch einen Dialysepatienten entstehen (und durch die Solidargemeinschaft zu finanzieren sind) mit den Kosten eines Transplantationspatienten, so ergibt sich ein eindeutiger ökonomischer Vorteil für die zeitnahe Nierentransplantation, wie eine vom Centrum für Krankenhaus-Management durchgeführte Kosten-Effektivitäts-Analyse zeigt. Dabei wurde die Effektivität beider Verfahren im Hinblick auf Lebensqualität, Lebenserwartung und Risiken gemessen.

---

2 Französischer Humanist aus dem 19. Jahrhundert. Zum Entscheidungskalkül mit positiven und negativen Konsequenzen siehe: Taleb: Der schwarze Schwan. 2010, S. 143 f.

Die Kosten einer Nierentransplantation liegen im Durchschnitt bei 60.000 EUR 9
zuzüglich der Kosten für die jährliche Nachsorge in Höhe von 14.000 EUR. Ein
Dialysepatient verursacht pro Jahr Kosten von ca. 35.000 EUR. Legt man einen
Vergleichszeitraum von 12 Jahren zugrunde, kostet die Dialyse 420.000 EUR und
die Nierentransplantation 215.000 EUR; bereits nach 3 Jahren überschreiten die
Kosten der Dialyse die der Transplantation. In dieser Vergleichsrechnung sind
indirekte Kosten wie Arbeitsunfähigkeitstage nicht berücksichtigt. Weiterhin lässt
sich nachweisen, dass transplantierte Patienten eine ähnlich hohe Lebensqualität
erleben, wie gesunde Personen, die höher war als diejenige der Dialysepatienten.[3]

Dialysepatienten überleben zu etwa 50 % die 10-Jahres-Frist und etwa ein Viertel 10
überlebt 20 Jahre und länger. Dagegen liegt die 5 Jahres-Transplantat-Funktions-
rate in Deutschland bei 73 %. Stellt man eine Kosten-Nutzwert-Analyse mit Hilfe
des QALY-Konzepts an, lässt sich ermitteln, dass für eine Nierentransplantation
etwa 40.000 EUR und für eine Hämodialyse circa. 145.000 EUR pro gewonnenes
qualitätsbereinigtes Lebensjahr zu veranschlagen sind.

QALY-Konzept zum Vergleich von Dialyse und Transplantation

Lebensqualität und Lebensdauer sind bei der Transplantation deutlich vorteilhafter für
den Patienten ausgeprägt.

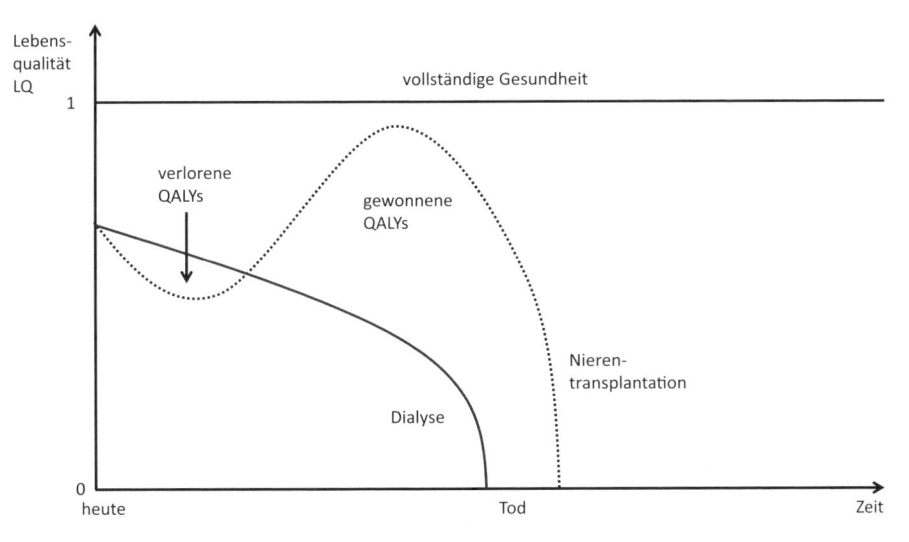

Abb. 1: QALY-Konzept zum Vergleich von Dialyse und Nierentransplantation.
Quelle: Eigene Darstellung.

---

3 Vgl. Reimer u. a.: Die Lebensqualität von Patienten vor und nach Nierentransplantation. 2002,
S. 16-23.

11 Dieser Ergebnisvergleich zeigt, dass bei einer Transplantation im Vergleich zur Dialyse

- erhebliche Kosten im Gesundheitssystem eingespart werden könnten, wenn die Zahl der Spenderorgane deutlich höher wäre;
- Arbeitsunfähigkeitstage reduziert werden könnten;
- die Lebensqualität von Patienten deutlich erhöhbar wäre.

12 Fazit: Unter Anlegung ökonomischer Denkkategorien und Handlungsmaxime wäre es begründbar, die Organspenderegelung mit einem transparenten negativen Anreizsystem zu koppeln, um auf diese Weise zu versuchen, Menschen zur Bereitschaft zur postmortalen Organspende zu führen.

13 Ethisches Verhalten setzt eine individuell verbindliche Selbstverpflichtung voraus:

- Wenn ich etwas verweigere (z. B. Organspender zu sein), dann ist es nur fair, wenn ich damit gleichzeitig bewusst auf die gleiche Leistung verzichte.
- Bewusstes Commitment erzeugt individuelle zentrale Problembetroffenheit: ich treffe vorab eine Entscheidung, die *heute* nur gegen andere wirkt, aber *morgen* möglicherweise dazu führt, notwendige Hilfe nicht zu erhalten.

14 Damit wäre ein Prinzip der *selbstbestimmten Priorisierung* eingeführt, das mit den Maximen der Selbstbestimmtheit in einem freiheitlichen System vereinbar ist.

15 Wenn 70 % der Bevölkerung einer Organspende positiv gegenüber stehen, aber nur 12 % einen Organspenderausweis besitzen, ist dies Anlass genug, das derzeitige Anreizsystem, das auf Freiwilligkeit und Nächstenliebe setzt, durch ein ökonomisches System zu ersetzen, das von der von Ökonomen unbestrittenen Tatsache ausgeht, dass Menschen grundsätzlich eher egoistisch als altruistisch eingestellt sind.

16 Da die Finanzmittel zur Gesundheitsversorgung insgesamt begrenzt sind, liegt die Schlussfolgerung nahe, dass durch die derzeit nicht ausreichend effektive Praxis der Gewinnung von Spenderorganen dazu beiträgt, insgesamt Rationierungseffekte im Gesundheitssystem zu verstärken.

4 Ökonomischer Ansatz zur Förderung der Lebendspenden

17 Betrachtet man den Bereich der Lebendspenden, so ist festzustellen, dass die aktuelle Transplantationszahl im Vergleich zu anderen Ländern gering ist. In Deutschland betrug im Jahr 2010 der Anteil der Lebendnierenspenden an allen Nierentransplantationen etwa 20 %.[4] Die Fünf-Jahres-Transplantationsrate von Lebendnierenspenden ist höher als die postmortaler Organe. Dies mag aber auch der Tatsache geschuldet sein, dass bis zu 50 % der Spenderorgane Vorschädi-

---

4 Vgl.: DSO: Organspende und Transplantation in Deutschland. 2010, S. 32.

gungen aufweisen.[5] Unabhängig davon, könnte durch konsequente Organisation die Zahl der Lebendspenden (ca. 60 Lebendspenden und 500 Nierenspenden im Jahr 2009) erhöht werden.

18 Das eigentliche Problem für Nierenkranke besteht nicht darin, einen Spender zu finden, weil Familienmitglieder oft zur Spende bereit sind. Häufig sind die Spenderorgane nicht kompatibel. Offensichtlich gibt es eine größere Zahl von zur Lebendspende bereiten Personen, deren Spendenwille nicht zu einer Transplantation führt. Ökonomisch interpretiert heißt dies: Der Markt für Organe von Menschen, die zur Lebendspende bereit sind, ist ineffizient organisiert und befriedigt nur einen geringen Teil der Nachfrage. Ein ökonomischer Ansatz zur Überwindung dieser Ineffizienz des Marktes wäre die Einrichtung einer Tauschbörse für Organspenden.[6] Dieser Tauschmarkt für Spenderorgane organisiert sogenannte Überkreuzspenden und zielt auf die systematische Kopplung von Spender- und Empfängerpaaren (siehe Abbildung 2).

19 Inkompatible Spender-Paare werden vernetzt. Dadurch wird z. B. das Nierenangebot erhöht. Bei diesem Modell werden alle Beteiligten besser gestellt; nicht nur die Empfänger von Lebendspenderorganen, sondern auch die Personen auf der Warteliste für postmortal gespendete Organe, weil weniger Empfänger um die knappen Organe konkurrieren.

20 Durch dieses Modell wird kein Organhandel betrieben, sondern es erfolgt eine Koordination von Spenderbereitschaften. Die direkte Hilfe eines Spenders erfolgt an einen bekannten Empfänger. Damit wird das Phänomen des Rettungsbonus[7] mit dem ethischen Anspruch der Verteilungsgerechtigkeit kombiniert. Der Begriff *Rettungsbonus* bezeichnet in der Ethik-Diskussion das Phänomen, wonach Menschen eher bereit sind, Hilfe an eine dritte Person als angemessen zu beurteilen, wenn diese dritte Person und ihr persönliches Schicksal bekannt sind. In diesem Fall ist die Beziehung zwischen Aufwand und Nutzen direkt und transparent. Außerdem kann der Nutzeneffekt direkt kontrolliert werden. Allerdings muss durch ein präzises Regelwerk abgesichert werden, dass durch die Überkreuzspende eine Bevorzugung/Benachteiligung einzelner Beteiligter eintritt, bzw. eine ökonomische Vorteilsnahme ausgeschlossen wird. So z. B.:

- Die Teilnahme am Überkreuzprogramm ist kostenlos.
- Einer Organspende dürfen keine wertgleichen Gegenleistungen gegenüberstehen.

---

5 Vgl.: Siegmund-Schultze: Organtransplantation. 2010, S. A2367.
6 Diese Idee der Tauschbörse mit sogenannten Überkreuzspenden geht zurück auf den Harvard-Ökonomen Al Roth sowie die türkischen Ökonomen Tayfun Sönmez und Utku Ünver. Konkrete Ansätze für solche Tauschbörsen gibt es z. B. in den USA (NEPKE-Nierentauschprogramm; New England Program for Kidney Exchange).
7 Zu Funktion und Psychologie des Rettungsbonus-Phänomens siehe z. B.: Hope: Medizinische Ethik. 2008, S. 39-48.

- Ein Spender-Empfänger-Paar muss eine enge verwandtschaftliche oder persönliche Beziehung aufweisen, damit der *Kauf* eines fremden Spenders ausgeschlossen wird (in diesem Fall läge Organhandel vor).
- Die Eingriffe einer Überkreuzspende finden zeitgleich statt, für den Fall dass einer der Beteiligten kurzfristig seine Entscheidung revidiert.

21 Selbst wenn die Zahl der Direktspenden auf diesem Weg nur um 200 gesteigert würde, brächte dies eine Entlastung der allgemeinen Warteleiste sowie einen Rückgang der Wartelistenmortalität um 30 bis 50 Patienten. Weiterhin wäre dies mit einer Kosteneinsparung in Höhe von 44 Mio. EUR verbunden (Wartezeitreduktion um 2,75 Jahre und 80.000,- EUR je Patient und Jahr).

Organisation von Überkreuzspenden

Marktmechanismen (hier: Tauschbörse) senken die Informationsasymmetrien und bewirken eine effiziente Allokation knapper Ressourcen (Organe) ohne ethische Verwerfungen.
→ Hohe Patienten-Compliance

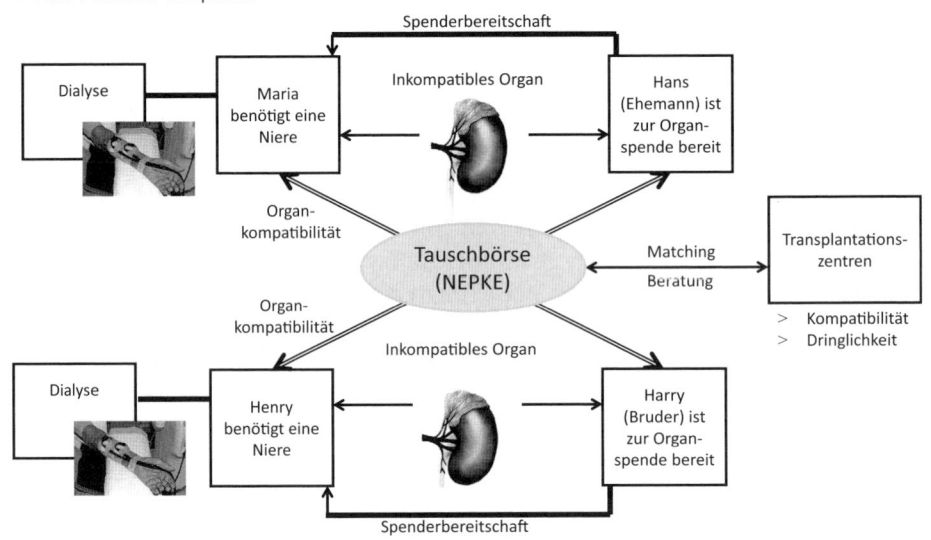

Abb. 2: Der Tauschmarkt für Spenderorgane zielt auf die systematische Kopplung von Spender- und Empfängerpaaren.

Quelle: Eigene Darstellung.

5 Mängel in der Organisation

22 Etwa 7 % aller Organentnahmen in Deutschland beruhen auf einer schriftlichen Einwilligung des Spenders. Damit ist die Befragung der Angehörigen nach dem mutmaßlichen Willen der Verstorbenen durch den Arzt die hauptsächlich praktizierte Vorgehensweise. Ein psychisch belastendes und zeitaufwendiges Verfah-

ren, das mit dafür verantwortlich ist, dass nur etwa 45 % der Krankenhäuser mit Intensivstationen mögliche Organspender für eine Transplantation anmelden.

Auch die Vergütung von etwa 3.300,- EUR, die für eine Multiorganentnahme an das Krankenhaus geleistet wird, deckt den Aufwand kaum ab. In Spanien erhält das Krankenhaus ca. 6.000,- EUR plus 1.500 EUR je OP-Stunde. 23

Der Arbeitsaufwand, der investiert werden muss, um potenzielle Organspender zu identifizieren und Gespräche mit den Angehörigen zu führen, kann von einem Arzt im ohnehin zeitlich eng getakteten klinischen Versorgungsprozess kaum geleistet werden. Außerdem erfordert die Betreuung hirntoter Patienten Spezialkenntnisse bzgl. Beatmung, Flüssigkeitshaushalt, Hormonpegel, etc. 24

Die Einführung von Transplantationskoordinatoren in Spanien wird u. a. als Grund für die hohe Entnahmerate gesehen. 25

Aber: Die Abstellung dieser Mängel in der Organisation wird nur begrenzt dazu beitragen, den grundsätzlichen Mangel an Spenderorganen zu beseitigen. 26

6 Das Selbstbestimmungsrecht in einem solidaren Gesundheitssystem

Ein unbegrenztes individuelles Selbstbestimmungsrecht kann es in einer freiheitlich-demokratischen Gesellschaftsordnung nicht geben, weil es zum Normenchaos führen würde. Einfach ausgedrückt: Der Aktionsradius der eigenen Faust endet vor dem Gesicht eines anderen Menschen. Ein Selbstbestimmungsrecht muss immer gekoppelt sein an die Verpflichtung, mit dem Selbstbestimmungsrecht so umzugehen, dass Rechte anderer nicht verletzt werden. Diese Kopplung von Entscheidungsrecht und Selbstverpflichtung ist aber nicht automatisch zu erreichen, sondern bedarf der Regelung durch transparente ethische Verhaltensnormen. Solidares Verhalten ist Voraussetzung (sozusagen der *Preis*) für das Empfangen von Leistungen durch Vorleistungen anderer. 27

Ein Solidarsystem ist gesellschaftspolitisch und ökonomisch jedem anderen System zur Absicherung von Gesundheitsrisiken und deren Folgen für den Einzelnen und die Gesellschaft überlegen. 28

Das Solidarprinzip orientiert sich an der *Normalverteilungsannahme* bei Krankheitsfällen und bietet eine verlässliche Absicherung gegen die *Lotterie der Gene*, also die Tatsache, dass der Eintritt einer (schweren) Krankheit jeden treffen kann und unvorhersehbar ist. Bei Normalverteilung von Risiken nimmt mit wachsender Zahl von Solidarmitgliedern das individuelle Risiko eines sozialen Krankenhauses ab und die zu erbringenden finanziellen Eigenbeiträge sinken. Damit steht in einem Solidarsystem mehr Geld für Konsum und Investition zur Verfügung als in einem System der individuellen Risikoabsicherung. 29

30 Wenn sich jeder Einzelne individuell gegen die *Lotterie der Gene* absichern müsste, wäre dies mit einem erheblichen Verzicht auf Vermögensnutzung in Form von Konsum und Investitionen verbunden, um im Krankheitsfall zahlungsfähig zu bleiben oder bei nicht ausreichender individueller Absicherung in den sozialen Konkurs zu gehen.

31 Solidarität ist einerseits ein Handlungsprinzip, wonach es unethisch ist, in einer Gesellschaft Menschen auszugrenzen, die ohne eigenes Verschulden und/oder unglückliche Gen-bedingte Lebensumstände in den sozialen Konkurs zu geraten drohen.

32 Andererseits ist Solidarität ein Stabilisierungspfeiler einer optimistischen Gesellschaft als Voraussetzung für Wachstum, Wohlstand und der Möglichkeit, individuelle Lebensentwürfe zu planen und zu gestalten.

33 Solidarität als Gestaltungsprinzip korrespondiert direkt mit Eigenverantwortung, die zum Ziel hat, Beiträge zur Vermeidung des sozialen Konkurses anderer im fairen Umfang zu leisten. Es gilt das Prinzip: *Hilf anderen, damit Dir im eigenen Bedarfsfall von anderen geholfen wird.*

7 Fazit

34 Unter Berücksichtigung ökonomisch-ethischer Handlungsleitlinien, der Beachtung ethischer Prinzipien, die einem solidaren Gesellschaftsvertrag zugrunde liegen und dem Einschluss medizin-ethischer Grundsätze ist es auch unter Berücksichtigung ökonomischer Auswirkungen bezüglich einer nachhaltigen und von vermeidbaren Rationierungsfolgen freien Refinanzierung des Gesundheitssystems zu empfehlen, die Organisation der Organspende nach dem Prinzip *Widerspruchslösung* zu realisieren.

- Durch die Widerspruchslösung wird der Grundsatz der Selbstbestimmung faktisch nicht eingeschränkt. Das Entscheidungsrecht verlagert sich lediglich von dem passiven *Recht auf Nicht-Entscheidung* zu dem aktiven *Recht auf Entscheidung*.
- Durch die Widerspruchslösung werden Ärzte von der psychologisch belastenden Aufgabe entbunden, Angehörige von Verstorbenen in einer für sie emotional belastenden Situation um die Freigabe von Organen zu bitten. Angehörigen bleibt die Konfrontation erspart, in dieser Situation den vermeintlichen Willen des Verstorbenen nachvollziehen zu müssen.
- Menschen verhalten sich in ihren Willensäußerungen und Entscheidungen dann eindeutig, wenn sie eine *individuelle zentrale Betroffenheit* spüren, d. h. über die Konsequenzen ihrer Entscheidung oder Nicht-Entscheidung vollständige Transparenz haben.

Fazit

- Eindeutiges Entscheidungsverhalten ist insbesondere dann zu erwarten, wenn die negativen Rückwirkungen einer Entscheidung größer eingeschätzt werden als der (Bequemlichkeits-) Vorteil einer Nicht-Entscheidung.
- Menschen tendieren dazu, die Konsequenzen einer Nicht-Entscheidung zu unterschätzen, insbesondere dann, wenn diese Konsequenzen nicht unmittelbar und mit einem geringen Risiko sie selbst betreffen.
- Wenn 70 % Bevölkerung einer Organspende positiv gegenüberstehen, aber nur maximal 20 % einen Organspenderausweis besitzen und nur etwa 10 % der Organspenden von Verstorbenen mit Organspenderausweis zur Transplantation kommen, ist dies ein Zeichen für die Notwendigkeit, die gegenwärtige Praxis einer *erweiterten Zustimmungsregelung* bzw. einer *Entscheidungslösung ohne Entscheidungspflicht zu* ändern.
- In einem solidaren System gelten die Prinzipien der Fairness und der Gerechtigkeit. Danach gilt die Maxime: *Handele so wie Du unter gleichen Bedingungen erwartest, behandelt zu werden.* Demnach korrespondiert das Recht, im Bedarfsfall ein Spenderorgan zu beanspruchen mit der Pflicht, als Spender postmortal zur Verfügung zu stehen.
- Eine Trennung von Entscheidungsrecht und Entscheidungslast löst die Grundsätze des Solidarsystems auf, das zum Ziel hat, Ungerechtigkeiten aus der *Lotterie der Gene* zu vermeiden.
- Das Verfahren einer *Zustimmungslösung auf Freiwilligkeit* ist ein Egoismus-Modell, das weiterhin Organmangel erzeugt. Dieses Modell stuft das Recht des Einzelnen auf Bequemlichkeit bei Erhaltung aller Optionen im eigenen Bedarfsfall höher ein als die Pflicht zur Erbringung von Beiträgen in einer solidaren Gesellschaft nach dem Prinzip der Kongruenz von Leistung und Gegenleistung. Die Anspruchssolidarität würde in diesem Fall vor der Verantwortungssolidarität rangieren.
- Wenn der Nutzen einer Solidarstruktur beansprucht wird, gibt es auch eine Verpflichtung zur Solidarität.
- Die Überzeugung, die Bereitschaft zur postmortalen Organspende müsse auf Freiwilligkeit basieren und aus den Werten *Nächstenliebe* und *Güte* motiviert sein, idealisiert die menschliche Natur und nimmt faktisch gelebtes Verhalten, das durch unsere Gesellschaftskultur geprägt ist, nicht wahr. In der Konsequenz werden Empfehlungen gegeben (Entscheidungslösung ohne Entscheidungspflicht; regelmäßige Information jedes Einzelnen durch die Krankenkassen), die an der Realität vorbeigehen, die Mangelsituation nicht beheben und – was viel bedenklicher erscheint – die Wertehaltung einer Anspruchssolidarität konservieren.

Literatur

Beckmann, J.P.: Ethische Herausforderungen der modernen Medizin. München 2009.
Black, F./Scholes, M.: The pricing of options and corporate liabilities. In: The Journal of Political Economy. 81/3/1973, S. 637-654.
Hope, T.: Medizinische Ethik, 1. Auflage. Bern 2008.
Taleb, N.N.: Der schwarze Schwan. Die Macht höchst unwahrscheinlicher Ereignisse, 2. Auflage. München 2010.
Reimer, J u. a.: Die Lebensqualität von Patienten vor und nach Nierentransplantationen. In: PPmP. 52/2002, S. 16-23.
DSO: Organspende und Transplantation in Deutschland. Frankfurt/Main 2010.
Sigmund-Schultze: Organtransplantation. Zwischen Effektivität und Gerechtigkeit. In: Deutsches Ärzteblatt 48/2010, S. A2367-A2368.

Beitrag 3.2

Ökonomische Ethik – Grundlagen und Empfehlungen

Andreas Suchanek

		Rn.
1	Ausgangspunkte	1 – 3
2	Treiber der Ökonomisierung	4 – 9
3	Das Spannungsfeld Ethik – Wirtschaftlichkeit	10 – 16
4	Thesenartige Zwischenbilanz	17 – 21
5	Ökonomische Ethik[1]	22 – 45
5.1	Die Integration von normativen und empirischen Gesichtspunkten	22 – 27
5.2	Die Bedeutung der Handlungsbedingungen	28 – 32
5.3	Die Goldene Regel	33 – 45
6	Abschließende Empfehlungen	46 – 52

Literatur

Schlagwortübersicht

	Rn.		Rn.
demographischer Wandel	7	ökonomische Ethik	22
Dilemmastrukturen	25	ökonomischer Reduktionismus	26, 31
Gesundheitsdienstleistungen	11, 31	Ökonomisierung des Gesundheitswesens	2
Gewinnorientierung von Pharmaunternehmen	14	Solidarität	6, 11, 15, 24, 37
Investition	40, 43, 45, 49 – 51	steigende Komplexität des Gesundheitssystems	7

---

[1] Eine systematische Darstellung der ökonomischen Ethik bietet Suchanek: Ökonomische Ethik. 2007.

1 Ausgangspunkte

1   Das Gesundheitswesen ist seit vielen Jahren immer wieder Gegenstand kontroverser Reformdiskussionen und es spricht nichts dafür, dass sich daran etwas ändert. Im Gegenteil: Es ist damit zu rechnen, dass der Druck zur Priorisierung und Rationierung – anders formuliert: zur *Ökonomisierung* – noch steigen wird. Dies ist nicht zuletzt eine unausweichliche Begleiterscheinung von solch an sich erfreulichen Trends wie steigendem Wohlstand, mehr individueller Freiheit und medizinisch-technischem Fortschritt.

2   Mit der verstärkten Ökonomisierung des Gesundheitswesens verschärft sich auch das Spannungsfeld zwischen den vorherrschenden moralischen Intuitionen und Vorstellungen, die normativen Urteilen zum Gesundheitssystem zu Grunde liegen, einerseits und Wirtschaftlichkeits- und Funktionalitätsbetrachtungen andererseits.

3   Dieser Spannung wird in diesem Beitrag nachgegangen, indem zunächst deren Treiber und Grundlagen kurz erörtert werden; im Anschluss daran erfolgen einige konzeptionelle Ausführungen zu einem Ansatz, dessen Titel *Ökonomische Ethik* bereits programmatisch darauf hinweist, dass er sich dieser Spannung konstruktiv annimmt. Dabei wird es nicht darum gehen können, einzelne konkrete Konfliktfelder aufzugreifen und einer Lösung zuzuführen. Vielmehr ist das Ziel der nachfolgenden Überlegungen, einen Beitrag zu einer konstruktiven Perspektive zu leisten, die einerseits mit manchen Bedingungen versöhnt, unter denen Akteure und Betroffene im Gesundheitswesen konfrontiert sind, die andererseits Orientierung gibt im Hinblick darauf, wie die für das Gesundheitssystem relevanten normativen Ideale besser zur Geltung gebracht werden können.

2 Treiber der Ökonomisierung

4   Es scheint ein unausweichliches Charakteristikum menschlichen Daseins zu sein, dass sich mit einer Verbesserung der Verhältnisse, z. B. steigendem Wohlstand, auch die Erwartungen anpassen – mit der Folge, dass Bedürfnisbefriedigungen, die zu einem früheren Zeitpunkt als zufriedenstellend empfunden wurden, aufgrund verbesserter materieller Bedingungen, technischen Fortschritts usw. zu einem späteren Zeitpunkt als nicht länger angemessen angesehen werden.

5   Anders ausgedrückt: Mit zunehmendem Wohlstand, zunehmender individueller Freiheit und mehr Wahlmöglichkeiten aufgrund von Innovationen steigt oft auch die (relative) Knappheit.[2] Diese zunächst möglicherweise kontraintuitiv anmutende Aussage wird verständlicher, wenn man sie sich an einem Beispiel verdeutlicht: Die Ermöglichung einer neuen attraktiven Beschäftigung in seiner Freiheit verringert den zeitlichen Rahmen anderer, bisheriger Beschäftigungen, d. h. lässt die Zeit knapper

---
2   Der Ökonom spricht von steigenden Opportunitätskosten individueller Wahlhandlungen; vgl. hierzu auch Homann/Suchanek: Ökonomik. 2005, S. 51 ff. u. pass.

werden. In grundsätzlich gleicher Weise trifft dieses Phänomen steigender relativer Knappheit auch für Diagnose- und Therapieoptionen im Gesundheitswesen zu:[3] Auch wenn Innovationen für sich betrachtet viele Vorteile und auch Kosteneinsparungen bringen, können sie systemisch Kosten erhöhen durch die Erhöhung der Anwendungen.[4]

Im Fall des Gesundheitswesens kommt ein Punkt verschärfend hinzu: Im Hinblick auf Gesundheitsleistungen ist es eine elementare moralische Intuition der Solidarität, medizinisch notwendige Diagnose- und Therapieleistungen im Einzelfall auch tatsächlich zur Anwendung kommen zu lassen ohne Diskriminierung der Person (des Patienten). Die strukturellen bzw. institutionellen Rahmenbedingungen werden in dieser Situation ausgeblendet. Auf diesen Umstand wird gleich zurückzukommen sein. 6

Dieses Phänomen zunehmender relativer Knappheit, das auch und gerade im Gesundheitssystem beobachtbar ist, lässt sich zurückführen auf eine Reihe von Treibern: 7

- der medizinische Fortschritt, d. h. verbesserte Diagnose- und Therapiemöglichkeiten, führt dazu, dass mehr und differenzierte Krankheitsbilder festgestellt werden können und auch dazu, dass die Zahl der Spezialisten bzw. möglichen Spezialbehandlungen steigt;
- diese Verbesserungen führen zu steigenden Erwartungen – nicht nur subjektiv für einen selbst, sondern auch im Hinblick auf Solidaritätsleistungen des Gesundheitssystems, d. h. eine Gleichbehandlung all jener, die bestimmte Gesundheitsgüter und -dienstleistungen benötigen;
- die steigende Komplexität des Gesundheitssystems in Verbindung mit der Art des Versicherungssystems führen zu Intransparenz, aber auch fehlendem Kostenbewusstsein bei den Patienten, d. h. sowohl die nötigen Informationen als auch die Anreize für eine verantwortliche Inanspruchnahme von Leistungen des Gesundheitssystems sind relativ schwach ausgeprägt;
- der demographische Wandel[5] führt zu einer relativen Zunahme alter Menschen, verbunden mit verstärkter Nachfrage bei der Pflege bzw. bei chronisch-degenerativen Krankheiten, bei gleichzeitig zu erwartenden Einnahmeverlusten durch die Verringerung des Pools derjenigen, die in die Sozialversicherungen einzahlen, mit der Folge einer drohenden Schere von Einnahmen und Ausgaben im Gesundheitswesen.

---

3 Eine Besonderheit des Gesundheitssystems liegt nicht zuletzt darin, dass es sich hier im Einzelfall häufiger um *absolute* Knappheit handeln kann, also einem objektiven Mangel – etwa an möglicherweise grundsätzlich verfügbaren Behandlungsmethoden, die jedoch nicht zum Einsatz kommen.
4 Als Beispiel sei hier die Prozessinnovation der endoskopischen, minimal-invasiven Durchführung von Gallenblasenoperationen genannt, die gegenüber den zuvor durchgeführten herkömmlichen Operationen die Vorteile vereinfachten Eingriffs, geringerer Komplikationen und geringerer Kosten bedeutete, jedoch zugleich zu einem deutlichen Anstieg der Eingriffe führte.
5 Hier wird auf die Situation in Deutschland Bezug genommen.

8   Weitere Treiber könnten genannt werden wie etwa allgemeine Trends der Globalisierung und der Digitalisierung, aber auch Veränderungen im Verständnis von Gesundheit, das Phänomen der *angebotsinduzierten Nachfrage* u. a. m.

9   Als Folge dieser Treiber und der durch sie bedingten Zunahme relativer Knappheit kommt es unausweichlich zu dem, was mit verschiedenen Begriffen umschrieben wird: Rationierung, Rationalisierung, Priorisierung, Ökonomisierung usw. Ebenso unausweichlich sind damit nicht nur die ‚technischen' Fragen der *richtigen* Kriterien, effizienter(er) Mittelverwendung und ähnliches verbunden, sondern auch der Umstand, dass Knappheit in aller Regel Spannungen und Konflikte bedingt. Im Fall des Gesundheitswesens zeigen sich diese Spannungen besonders deutlich, wie im nächsten Abschnitt deutlicher werden soll.

3   Das Spannungsfeld Ethik – Wirtschaftlichkeit

10 Unter dem beschriebenen Druck der Ökonomisierung bleibt es unausweichlich, dass bestehende moralische Überzeugungen und Intuitionen, die normativen Urteile im Gesundheitswesen zu Grunde liegen, in Konflikt geraten mit den bestehenden vermeintlichen oder tatsächlichen *Sachzwängen* ökonomischer Bedingungen. Diese Spannungen lassen sich in einer Reihe von (vermeintlichen) Gegensätzen ausdrücken, wie im folgenden Schaubild deutlich werden soll:

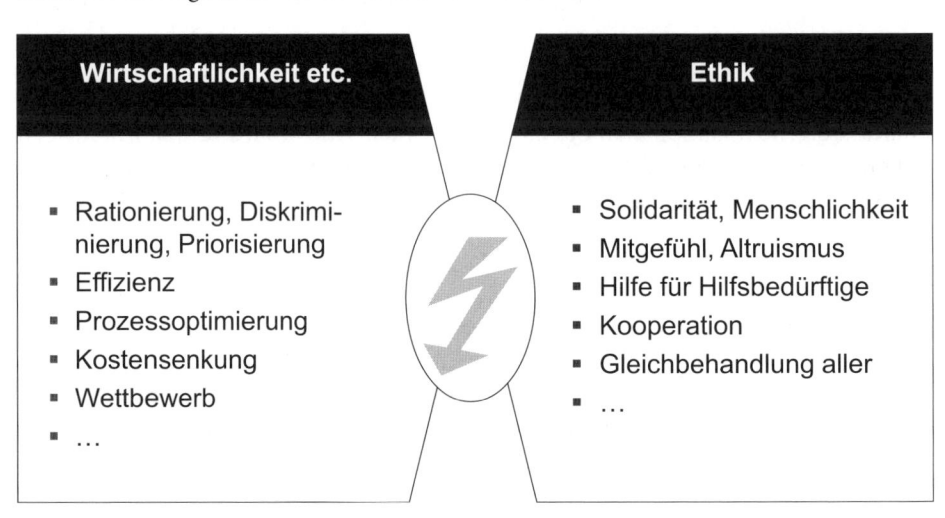

Wirtschaftlichkeit etc.	Ethik
▪ Rationierung, Diskriminierung, Priorisierung ▪ Effizienz ▪ Prozessoptimierung ▪ Kostensenkung ▪ Wettbewerb ▪ …	▪ Solidarität, Menschlichkeit ▪ Mitgefühl, Altruismus ▪ Hilfe für Hilfsbedürftige ▪ Kooperation ▪ Gleichbehandlung aller ▪ …

Abb. 1: Das Spannungsfeld Ethik – Wirtschaftlichkeit
Quelle. Eigene Darstellung

So gebieten es nach verbreiteter Auffassung die Prinzipien der Solidarität und der Menschlichkeit *jedem* Menschen, der Gesundheitsdienstleistungen benötigt, nach Maßgabe des medizinisch Notwendigen und Möglichen zu helfen; dem steht indes eine Praxis gegenüber, die sich, wenngleich nicht immer bewusst, immer auch an ökonomischen Kriterien orientiert und orientieren muss, angesichts gegebener Budget-, Zeit- und anderer Restriktionen und unausweichlich zu Ration(alis)ierung, Priorisierung usw. führt. In ähnlicher Weise geraten personale Prinzipien wie Mitgefühl oder Hilfe für jene, die Hilfe benötigen (hier: kranke Patienten) in Konflikt mit funktionalen Kriterien der Effizienz, der Kostensenkung oder des Wettbewerbs, die sich nicht an der einzelnen Person, sondern an der Funktionsfähigkeit des (Gesundheits-)Systems orientieren.[6]

Damit sind zwei gegensätzliche Problemfelder einer jeweiligen Vereinseitigung verbunden: So kann es zum einen im Namen der Ethik zu Forderungen kommen, die den ökonomischen Funktionsbedingungen des Systems, insbesondere Knappheitsrestriktionen, Anreiz- und Informationsbedingungen usw. nicht angemessen Rechnung tragen. Andererseits besteht stets die Gefahr, dass funktionale Wirtschaftlichkeitsbetrachtungen und die Einrichtung entsprechender Kriterienkataloge, Prozesse und Strukturen den konkreten Menschen aus dem Blick verlieren.

Drei Beispiele seien benannt, die diese Spannung verdeutlichen: (1) Das Problem der seltenen bzw. vernachlässigten Krankheiten in der Pharmaindustrie;[7] (2) die normative Wahrnehmung verschiedener Prämiensysteme in der GKV und (3) das Problem der zunehmenden Dominanz wirtschaftlicher vor medizinischer Gesichtspunkte in der ärztlichen und pflegerischen Versorgung ad (1):

Pharmaunternehmen stehen systematisch in einem Dilemma[8]: Sie verdienen Geld, indem sie helfen, das Leid kranker Menschen zu mildern. Dilemmatisch wird dies indes vor allem dann, wenn mögliche Leidminderung unterbleibt, weil man eben kein Geld damit verdienen kann. Dies trifft etwa auf den Fall der *seltenen Krankheiten* (orphan diseases) zu, bei denen der Markt, genauer: die Gesamtzahlungsbereitschaft der Betroffenen, zu gering ist, als dass sich die Entwicklung neuer Medikamente lohnen würde. Ähnlich ist es mit den *vernachlässigten Krankheiten* (neglected diseases), die in ärmeren Bevölkerungsgruppen vorkommen, insbesondere tropische Krankheiten wie Schlafkrankheit, Flussblindheit oder Bilharziose. Auch hier lohnt es sich für ein einzelnes Pharmaunternehmen grundsätzlich nicht, Medikamente bereitzustellen oder gar in die Entwicklung neuer, besserer Medikamente zu investieren, da

---

6 Im Weiteren wird nur implizit auf jenes Spannungsfeld eingegangen, das in bestimmter Hinsicht das grundlegendste ist: der Konflikt von Moral und Eigeninteresse. Ausführlich hierzu s. Suchanek: Ökonomische Ethik. 2007.
7 Vgl. hierzu auch den Beitrag von M. Oehlrich, in diesem Band.
8 Ausführlicher hierzu s. Suchanek/Lin-Hi: Corporate Responsibility in der forschenden Arzneimittelindustrie. In: Jahrbücher für Nationalökonomie und Statistik 227. 2007, S. 547-562.

damit Kosten verbunden sind, denen keine Erträge gegenüberstehen;[9] unter Wettbewerbsbedingungen kann sich dies, systematisch gesehen, kein Unternehmen leisten.[10] Doch wird das, aus betriebswirtschaftlicher Sicht fast schon notwendigerweise, fehlende Engagement der Unternehmen aus Sicht der Öffentlichkeit als unmoralisch ausgelegt, da hilfebedürftigen Menschen die mögliche Hilfe verweigert wird. Die damit nicht selten verbundene Systemkritik bzw. pauschale Verurteilung der Gewinnorientierung von Pharmaunternehmen vernachlässigt den Umstand, dass die marktliche Organisation der Versorgung mit Medikamenten für die Gesellschaft sehr viel vorteilhafter ist als mögliche Alternativen wie etwa eine staatliche Verwaltungswirtschaft, bei der mit sehr viel mehr Ineffizienzen, notorischen Diskrepanzen zwischen Einnahmen und Ausgaben u. a. m. zu rechnen wäre. Allerdings ist andererseits die Pharmaindustrie auch in der Pflicht, immer wieder zeigen zu können, dass das an sich legitime Streben nach Gewinnen nicht in einer Weise geschieht, die berechtigte Erwartungen der Öffentlichkeit verletzt.

15 ad (2): Auch im System der Krankenversicherung (KV) ist der Solidaritätsgedanke präsent, und auch hier zeigen sich systembedingte Spannungen, die aus normativen Erwartungen resultieren, die gewissermaßen kurzschlüssig sind.[11] So wird in der Öffentlichkeit die Finanzierung der KV durch eine Kopfpauschale – oder gar eine Risikoprämie – als normativ bedenklicher angesehen im Vergleich zum gegenwärtigen System einkommensbezogener Beiträge. Diese Sichtweise vernachlässigt jedoch (mindestens) zwei Umstände, die für eine normative Beurteilung eines Systems der Krankenversicherung auch relevant sind: erstens die Frage der Nachhaltigkeit, die bei dem gegenwärtigen System angesichts der demographischen Entwicklung absehbar nicht gegeben sein dürfte, und zweitens die Frage der Gerechtigkeit des Systems, die ein ausgewogenes und transparentes Verhältnis von Leistung und Gegenleistung erfordert.[12]

---

9 Ein bekannt gewordener Fall ist das Mittel Eflornithin, das gegen Schlafkrankheit hilft. Das Mittel wurde aufgrund fehlender Rentabilität nicht mehr produziert, später indes wieder als Wirkstoff in einem Kosmetikum (Enthaarungsmittel für Frauen) produziert und vertrieben (s. z. B. Stich/Firmenich: Afrikanische Schlafkrankheit. Zur Karriere eines Medikaments. In: Deutsches Ärzteblatt 98. 2001, S. A1735-1737). Dieser teilweise Empörung auslösende Fall weist indes in bestimmter Hinsicht strukturell manche Ähnlichkeit auf zu der Situation, in der Menschen sich ein teures Abendessen (oder einen neuen Fernseher u. s. w.) leisten, wo sie dieses Geld auch einer Hilfsorganisation spenden könnten, die Kinder vor dem Verhungern zu bewahren versucht.
10 Was nicht bedeutet, dass Pharmaunternehmen nicht im Rahmen von Corporate-Philanthropy-Programmen Medikamente spenden, wie dies z. B. mehrere Unternehmen im Fall der Flussblindheit oder anderer neglected diseases tun, oder sich bei Public-Private-Partnerships zur Linderung dieses Problemfeldes beteiligen.
11 Vgl. dazu unten 5.1.
12 Interessanterweise gibt es gute Argumente zu vermuten, dass die Kriterien der Gerechtigkeit und Nachhaltigkeit bei einer Risikoprämie am besten erfüllt werden könnten; s. dazu Friederich: Solidarität und Wettbewerb in der Krankenversicherung – Ein Ansatz diskursiver Politikberatung zur Reform des Gesundheitswesens. 2005.

ad (3): Der seit Jahren existierende Druck zur Eindämmung und Senkung von   16
Kosten im Bereich der ärztlichen Versorgung und der Pflege haben zur Folge,
dass in Krankenhäusern und Praxen stärker als früher ökonomische Überlegungen *explizit* angestellt werden (müssen). Dies wird oft kritisiert als Gefährdung der Vertrauensbeziehung zwischen Arzt (bzw. Pfleger) und Patient.[13] So erwartet der Patient vom Arzt bzw. Pfleger Zuwendung und eine Behandlung gemäß dem Kriterium des medizinisch Gebotenen; und dies ist auch für den Arzt Richtlinie seines Handelns. Aufgrund von (monetären wie zeitlichen) Budgetbeschränkungen oder (systembedingten) Verwaltungsvorgaben tritt jedoch immer wieder der Fall ein, dass ökonomische Kriterien vermehrt eine Rolle spielen bei der Behandlung, was als Gefährdung des ärztlichen Ethos sowie des Vertrauens des Patienten gesehen wird.[14]

4   Thesenartige Zwischenbilanz

Angesichts der zunehmenden relativen Knappheit in der Gesundheitswirtschaft   17
ist eine verstärkte Orientierung an ökonomischen Kriterien sowie die Etablierung entsprechender Prozesse und Strukturen unvermeidlich.

Dafür ist es grundsätzlich zweckmäßig, sowohl auf volkswirtschaftlicher Ebene die   18
Möglichkeiten effektiver und effizienter Leistungserbringung und Koordination als auch auf betrieblicher Ebene die verschiedenen betriebswirtschaftlichen Analyse-, Entscheidungs-, Controlling- u. a. -instrumente zu nutzen und entsprechende Prozesse zu etablieren.

Allerdings ist zu beachten, dass damit grundsätzlich Ambivalenzen einhergehen, vor   19
allem aufgrund der Gefahr einer verstärkten Orientierung an anderen Kriterien, als jenen, die im je konkreten Einzelfall aus medizinischer Sicht angemessen sind.[15] Diese Orientierung ist als solche, wie später noch deutlicher werden soll, nicht ethisch fragwürdig, doch führt sie zu Spannungen zwischen normativen und funktionalen (ökonomischen) Gesichtspunkten, die erhebliches Konfliktpotenzial implizieren.

Deshalb ist es sinnvoll, nach konzeptionellen und integrativen Ansätzen zu suchen,   20
die den normativen Prinzipien einerseits und den empirischen Verhältnissen andererseits angemessen Rechnung tragen.

---

13 S. statt vieler Rogler: Der Patient als Kunde? in: Schweizerische Ärztezeitung 90. 2009, S. 1009-1013.
14 Recht deutlich kann das etwa bei der DRG-Codierung zutage treten; vgl. hierzu Laimböck: Die soziale Krankenversicherung zwischen Staat, Monopol und Wettbewerb. Vor- und Nachteile des Wettbewerbs im Gesundheitswesen. 2000, S. 55.
15 Zwei Beispiele für Ambivalenzen: (1) Die an sich sinnvolle Erhöhung des Kostenbewusstseins kann auch zu einer Verstärkung der Kostenexternalisierung führen; (2) die Verbesserung der Transparenz für Patienten kann bei diesen subjektiv zu mehr – und evtl. auch überzogener – Besorgtheit führen.

21 Im folgenden Abschnitt soll es deshalb darum gehen, ökonomisches und ethisches Denken systematisch zu integrieren – und in dem Sinne auch zu versöhnen.

5 Ökonomische Ethik[16]

5.1 Die Integration von normativen und empirischen Gesichtspunkten

22 Die bisherigen Überlegungen verweisen auf die Notwendigkeit der systematischen Integration normativer Überlegungen mit den jeweiligen empirischen – funktionalen, systemischen, ökonomischen – Bedingungen; genau dies ist das Thema der *ökonomischen Ethik*. Es geht ihr darum, jene beiden Arten von Reduktionismen zu vermeiden, die sich bereits in den bisherigen Überlegungen abgezeichnet haben: Einerseits eine normative Sichtweise, die den bestehenden Verhältnissen nicht gerecht wird und andererseits eine wirtschaftlich bzw. funktional orientierte Sichtweise, die ethische Gesichtspunkte aus dem Blick zu verlieren droht.

23 Zur Veranschaulichung dieser beiden Probleme diene das folgende Schema:

Tab. 1: Der praktische Syllogismus
    Quelle: Eigene Darstellung

(1) normative Ideale, Werte und Grundsätze
(2) empirische (Handlungs-)Bedingungen

(3) Urteile (Forderungen, Entscheidungen, Handlungen)

24 Sowohl normativen Bewertungen oder Forderungen, wie sie beispielsweise im öffentlichen Diskurs ausgesprochen werden, als auch konkreten Entscheidungen und Handlungen von Akteuren im Gesundheitssystem liegen Urteile zu Grunde. Diese Urteile, sofern sie irgendeine Art der Wertung oder den Bezug auf Ziele oder Normen enthalten, beruhen auf zwei Arten von Prämissen: (1) normativen Prämissen über Wünschenswertes, hier ausgedrückt in der generalisierten Form als Prämissen mit Bezug auf moralische Ideale oder Werte wie Solidarität, Gerechtigkeit, Gemeinwohl usw. sowie (2) Annahmen und Überzeugungen hinsichtlich der jeweiligen situativen Bedingungen.[17]

25 Anhand dieses Schemas lassen sich die beiden grundlegenden Problemfelder identifizieren, die sich bereits in den oben angestellten Überlegungen gezeigt haben: Zum einen gibt es das Phänomen, das man als *normativistischen Fehlschluss* bezeichnen kann: den Schluss von (3) auf (1) ohne angemessene Berücksichtigung von (2), den

---

16 Eine systematische Darstellung der ökonomischen Ethik bietet Suchanek: Ökonomische Ethik. 2007.
17 Diese Annahmen sind oft *sehr* rudimentär. So weiß z. B. der Durchschnittsbürger in der Regel nur wenig über strukturelle Zusammenhänge des Gesundheitswesens. Gleichwohl bildet man sich oft genug auch bei nur geringem Kenntnisstand ein Urteil.

empirischen Bedingungen. Insbesondere mit steigender Komplexität der empirischen Bedingungen kommt es leicht dazu, dass Menschen der Auffassung sind, *wenn man nur wollte*, ließen sich solidarischere, gerechtere und andere Zustände erreichen. Vernachlässigt wird dabei, dass jene, die diese Zustände herbeiführen sollen, oft eingebunden sind in ein Geflecht von Vorgaben und Sachzwängen, die ihnen zwar Freiheiten lassen, jedoch den Spielraum erheblich begrenzen. Mehr noch: Es gibt nicht selten „Dilemmastrukturen",[18] in denen Einzelne zwar grundsätzlich bereit sein können, ihren Beitrag zu einem *guten* Ergebnis beizutragen, jedoch unter Umständen erleben müssen, dass sie dadurch zu den sprichwörtlichen *Dummen* werden, d. h. systematisch Nachteile, sei es Wettbewerbsnachteile, schlechtere Budgetbedingungen o. a., davon haben.

26 Zum anderen gibt es das komplementäre Problem, dass Urteile (Entscheidungen, Begründungen) getroffen werden auf der Grundlage der (jeweils wahrgenommenen) empirischen Bedingungen ohne eine hinreichende Berücksichtigung moralischer Gesichtspunkte, etwa in Form von Werten. Dies tritt insbesondere in Form eines ökonomischen (funktionalistischen) *Reduktionismus* auf, der sich etwa darin ausdrückt, dass das Handeln an Kennziffern orientiert werden – also die Entscheidung auf die Vorgaben der jeweiligen Kennziffern reduziert wird –, oder dass bei der Zeitplanung lediglich funktionale Erfordernisse berücksichtigt werden, nicht aber soziale oder solche, die für Vertrauensbeziehungen wesentlich sind.

27 In beiden Fällen handelt es sich mithin um reduzierende Sichtweisen, die jeweils für *vernünftige* Urteile wichtige Gesichtspunkte außer Betracht lassen: einmal empirische Zusammenhänge, im anderen Fall normative Aspekte.

5.2 Die Bedeutung der Handlungsbedingungen

28 Die beiden zuvor erwähnten Formen reduktionistischer Urteile lassen sich mit Hilfe eines weiteren Schemas präzisieren:

gegebene Handlungsbedingungen ⇨ Handlungen ⇨ Handlungsfolgen ⇨ künftige Handlungsbedingungen

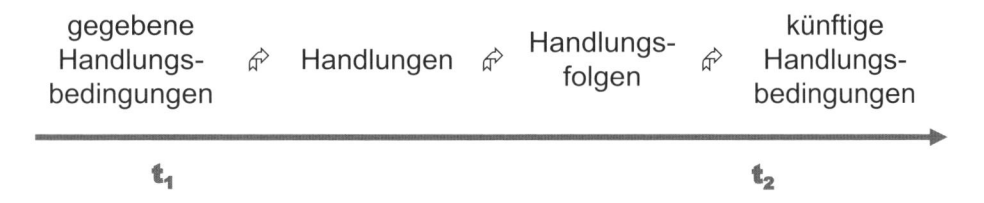

t_1 → t_2

Abb. 2: Zeitliche Abfolge
Quelle: Eigene Darstellung

---

18 Dilemmastrukturen sind solche Interaktionssituationen, in denen eine Kooperation für alle Beteiligten vorteilhaft wäre, diese Kooperation jedoch an Informations- oder Anreizproblemen scheitert; vgl. dazu Homann/Suchanek: Ökonomik. Eine Einführung. 2005, oder Suchanek: Ökonomische Ethik. 2007.

29 Dieses Schema stellt die Einbettung unseres Handelns in die jeweiligen Kontexte dar, die zugleich mit jeder Handlung mitgestaltet werden. Diese Kontexte, sowohl im Hinblick auf die je gegebenen als auch auf die künftigen Handlungsbedingungen sind an sich nie in ihrer Gänze überschaubar, gleichwohl findet *immer* eine Wahrnehmung und Einschätzung empirischer Bedingungen statt und im Hinblick auf Entscheidungen aber auch Urteile hängt sehr viel davon ab, welche Handlungsbedingungen bewusst wahrgenommen werden und welche nicht.

30 Mit Bezug auf dieses Schema können normativistische Fehlschlüsse in zweierlei Form auftreten: Zum einen können bei der Bewertung bereits geschehener Handlungen oder sozialer Zustände die *gegebenen* Handlungsbedingungen, die dazu führten, falsch eingeschätzt werden, so dass es zu unberechtigten Schuldzuweisungen o. ä. kommt; zum anderen kann es zu Erwartungen, Forderungen oder auch Entscheidungen kommen, die die *künftigen* Handlungsbedingungen falsch einschätzen, oft mit der Folge nicht-intendierter und oft unerwünschter Handlungsfolgen; *gut gemeint* ist dann nicht selten das Gegenteil von *gut*. Dies ergibt sich insbesondere bei Einzelfallbetrachtungen, die nicht danach fragen, welche systemischen Folgen sich aus der Behandlung dieses Einzelfalls ergeben.

31 In gewissem Sinn ergeben sich ähnliche Probleme im Fall des, wie man ihn nennen könnte, ökonomistischen Reduktionismus-Fehlschlusses, nur dass hier die normativen Grundlagen (1) aus dem Blick geraten, mit ihnen aber auch Dimensionen der gegebenen oder künftigen Handlungsbedingungen, die für ein solidarisches, gerechtes, nachhaltiges usw. Zusammenleben wichtig sind. Exemplarisch sei die Bedeutung von Zeitpuffern im Rahmen der ärztlichen und pflegerischen Betreuung genannt, die bei der Planung leicht unter den Tisch fallen können, da ihr konkreter *Wertschöpfungsbeitrag* nicht quantifiziert werden kann, obwohl dies möglicherweise sowohl für das Vertrauensverhältnis als auch in therapeutischer Hinsicht erhebliche Differenzen bedingen kann. Ein anderes Beispiel ist das Problem, dass eine Forcierung des Wettbewerbs – ob zwischen Krankenhäusern oder niedergelassenen Ärzten, zwischen den Krankenkassen oder anderen Anbietern innerhalb des Gesundheitssystems – die betreffenden Anbieter dazu zwingt, verstärkt auf ihre Kosten zu achten. Dies ist an sich erwünscht, um Einsparungen zu ermöglichen, doch kann dies immer wieder dazu führen, dass beispielsweise Kosten externalisiert werden, etwa durch die Spezialisierung auf standardisierte Fälle, die im Fallpauschalensystem gut abgerechnet werden können, verbunden mit einer ‚Abschiebung' von komplexeren Fällen, Leistungen, die nicht in Kennziffern ausgedrückt werden können, wegrationalisiert werden (wie die zuvor angedeuteten Zuwendungsmöglichkeiten im Rahmen verfügbarer Zeitpuffer), generell die individuelle Perspektive derjenigen, die Gesundheitsdienstleistungen erbringen, zunehmend verengt wird auf ebenjene Wirtschaftlichkeitsgesichtspunkte, die in Kosten- und Ertragskennziffern ausgedrückt werden können.

An dieser Stelle sei betont, dass damit nicht der Eindruck erweckt werden solle, die Forcierung wirtschaftlicher Gesichtspunkte und Prozesse sei an sich ethisch fragwürdig. Tatsächlich stehen hinter den Wirtschaftlichkeitsüberlegungen in aller Regel ebenfalls Werte, die indes oft nicht sichtbar sind. Exemplarisch seien Gerechtigkeitserwägungen genannt: Wenn Patienten in der konkreten Situation die medizinisch indizierte Therapie erhalten, so werden Kosten verursacht, die von der Versichertengemeinschaft getragen werden; dies ist unter Umständen in der konkreten Situation den Beteiligten nicht präsent.[19] Gleichwohl wird durch die konkreten Handlungen in der Situation mit dazu beigetragen, dass sich künftige Handlungsbedingungen – etwa eine drohende Finanzierungslücke – verschlechtern. Die Herausforderung besteht darin, *all* den involvierten normativ relevanten Kriterien gerecht zu werden; und es wäre eine Verkennung, wenn man sich hier nur auf das *medizinisch Notwendige* fokussierte in der Annahme, dass die Versichertengemeinschaft, oder genereller die Gesellschaft, das zu übernehmen habe.

5.3 Die Goldene Regel

Die bisherigen Überlegungen verdeutlichen, dass es stets darum geht, die normativen Vorstellungen, die letztlich als Orientierung für Entscheidungen und Handlungen aller Beteiligten – hier: im Gesundheitssystem – dienen (sollen), in Verbindung zu bringen mit den je relevanten Handlungsbedingungen, sei es den jeweiligen Gegebenheiten, sei es einer Abschätzung der sich aus den Handlungen ergebenden künftigen Handlungsbedingungen.

Ausgedrückt als Imperativ lässt sich als mögliche, sich daraus ergebende Orientierung die folgende *Goldene Regel* formulieren:

Investiere in die Bedingungen der gesellschaftlichen Zusammenarbeit zum gegenseitigen Vorteil!

In diesem ethischen Imperativ finden sich wesentliche Elemente, von denen bisher die Rede war, wieder.

So werden mit dem Konzept der *gesellschaftlichen Zusammenarbeit zum gegenseitigen Vorteil* (auch) all jene normativen Ideale angesprochen, die auch Leitidee eines *guten* Gesundheitssystems sind: Solidarität, Gerechtigkeit, Nachhaltigkeit; zugleich wird durch das Abstellen auf die individuelle Vorteilhaftigkeit dem Umstand Rechnung getragen, dass jeder Adressat einer solchen moralischen Grundnorm *mitzunehmen* ist – verbunden mit dem Hinweis, dass es nie nur um den eigenen, sondern immer auch zugleich um den wechselseitigen Vorteil[20] gehen soll.

---

19 Oder auch: zwar präsent, aber nicht wichtig genug, um Beachtung zu finden.
20 Anklänge an Kantische Überlegungen bezüglich des Kategorischen Imperativs sind gewollt. Allerdings besteht ein grundlegender Unterschied zur Kantischen Konzeption darin, dass hierbei ausdrücklich die empirischen Bedingungen integriert werden, während Kant auf die Unbedingtheit des ethischen Imperativs abstellte, durch die leicht gerade jenes Integrationserfordernis aus dem Blick gerät, das hier als die zentrale Herausforderung dargestellt wird.

38 Weiterhin nimmt die Begrifflichkeit der *Investition* einerseits – und unmittelbar ersichtlich – die ökonomische Perspektive auf, die wie beschrieben im Rahmen der Ökonomisierungsprozesse zunehmende Bedeutung gewinnt. Allerdings ist der Begriff der *Investition* hier dezidiert in einem weiten Sinne zu verstehen; er umfasst auch (und gerade) jenen Gesichtspunkt, den man oft mit Moral und moralischem Handeln verknüpft: das individuelle Opfer bzw. den individuellen Verzicht auf die Wahrnehmung unmittelbarer Vorteile. Doch im Unterschied zum bloßen Verzicht, der insbesondere für wirtschaftliche Organisationen (Pharmaunternehmen, Krankenkassen, Krankenhäuser) als solcher keine wirkliche Option sein kann, wird mit dem Begriff *Investition* zugleich darauf hingewiesen, dass es auch um eine Betrachtung der Folgen, der *Erträge*, geht; insofern könnten man von einer Verantwortungs- statt von einer Gesinnungsethik sprechen.

39 Schließlich nimmt der Begriff der Bedingungen, in die zu investieren sei, die Bedeutung des jeweilgen situativen Kontextes explizit auf und verweist auf die Umstände, dass erstens von niemandem verlangt werden kann, mehr zu tun, als in der konkreten Situation mach- und zumutbar, dass zweitens die gegebenen Handlungsbedingungen oft genug auch sittlichen Gehalt haben,[21] und dass drittens bei konkreten Handlungen nicht nur berücksichtigt werden sollte, welche konkreten Folgen sich daraus ergeben, sondern auch, welche künftigen Bedingungen – etwa Präzedenzfälle, veränderte Erwartungen, Anpassungsreaktionen, Inkonsistenzen mit bestehenden Regeln usw. – dadurch geschaffen werden (können).

40 Nachfolgend seien einige *Bedingungen* benannt und hervorgehoben, die von besonderer Bedeutung sind, d. h. besondere Aufmerksamkeit als Gegenstand vernünftiger Investitionen verdienen:

41 **Humankapital:** dieser grundlegendste *Vermögenswert* jeglicher (gesellschaftlichen) Kooperation umfasst nicht nur konkrete Fähigkeiten und Fertigkeiten, die für das Ausüben eines Berufs nötig sind, sondern auch soziale Kompetenzen oder *Tugenden*.

42 **Organisationskapital:** Der ganz überwiegende Teil der Erstellung von (Gesundheits-) Gütern und Dienstleistungen findet in Organisationen statt, deren interne Struktur und Kultur eine wesentliche Rolle spielen für die Produktivität und Qualität der Arbeit und ihrer Resultate. Zugleich spielt die Reputation einer Organisation, insbesondere hinsichtlich ihrer Verlässlichkeit und Integrität, eine wesentliche Rolle bei der Kooperation mit externen Partnern.

43 **Institutionelles Kapital:** Jede Form der Kooperation beruht zwingend auf Regeln, Normen und Gesetzen, seien diese informell (Sitten, Konventionen), seien sie formales Recht. Insofern stellen diese unverzichtbare *Bedingungen der gesellschaftlichen Zusammenarbeit* dar, die indes auch der *Investitionen* bedürfen, sei es in Form der Befolgung, sei es in Form der Anpassung an veränderte Bedingungen.

---

21 Man kann hier an institutionelle Restriktionen denken, die in der jeweiligen Situation oft als lästige bis unakzeptable Einschränkungen erfahren werden, die jedoch im größeren Kontext betrachtet ihren sozialen Sinn haben (vgl. a. u.).

Vertrauenskapital: Vertrauen, als Erwartung, nicht durch das Handeln anderer benachteiligt zu werden, ist ebenfalls unverzichtbare Voraussetzung jeder gelingenden Kooperation. Und gerade dann, wenn wie im Gesundheitsbereich erhebliche Informationsasymmetrien existieren, kommt Vertrauen elementare Bedeutung zu. In dem Zusammenhang sei darauf hingewiesen, dass Vertrauen nicht nur eine Frage des Handelns ist, sondern auch des wechselseitigen Verständnisses bzw. gemeinsamer Sichtweisen.[22]

Eine der wesentlichen Herausforderungen besteht darin, diese „Vermögenswerte" als solche[23] zu erkennen und bestehende Handlungsstrukturen daraufhin zu prüfen, ob sie Handlungen fördern, die diesen Vermögenswerten Rechnung tragen, d. h. als Investitionen gemäß der Goldenen Regel angesehen werden können.

6 Abschließende Empfehlungen

Gegenstand dieses Artikels war die häufig thematisierte Spannung zwischen Wirtschaftlichkeit und Ethik, die im Gesundheitswesen an zahlreichen Stellen zutage tritt. Diese Spannung, so die hier vertretene Auffassung, lässt sich vernünftigerweise nicht zu einer Seite hin auflösen, sondern verlangt eine integrative Betrachtung, bei der es darum geht, die konkreten Handlungskontexte daraufhin zu analysieren, wie die normativen Ideale unter den je gegebenen Bedingungen in nachhaltiger Weise am besten zur Geltung gebracht werden können – und das heißt vor allem: künftige Bedingungen zu gestalten.

Dabei kommt aus Sicht der ökonomischen Ethik dem *gehaltvollen Gebrauch ethischer Konzepte* eine wichtige Rolle zu, sowohl für die individuelle Orientierung, Identifikation und Bereitschaft zur *Investition* gemäß der Goldenen Regel, als auch für die Kommunikation, d. h. die *gemeinsame* Verständigung darüber, welche Probleme welche Bedeutung haben und welche Lösungen allgemeine Zustimmung erreichen können.

Dementsprechend lassen sich insbesondere aus der Goldenen Regel einige allgemeine Empfehlungen ableiten:

Investitionen in Humankapital: Um die beschriebenen Reduktionismen zu verringern, ist es sinnvoll, (auch wirtschafts-) ethische Reflexionen in die Ausbildungsprozesse zu integrieren.

Investitionen in Organisationskapital: Wie zuvor erwähnt ist sowohl nach innen die Organisationskultur als auch nach außen die Reputation von Organisationen, ob Pharmaunternehmen, Krankenkassen, Krankenhäuser oder auch Verbände,

---

22 Exemplarische Bedeutung hat dies etwa in der Interaktion zwischen Krankenhausverwaltung und ärztlichem Personal.
23 Gemeint ist dies im doppelten Sinne: Vermögenswerte aus wirtschaftlicher wie aus ethischer Sicht.

wesentlich davon abhängig, inwieweit die Mitglieder der Organisation gemeinsame Werte und Prinzipien in ihrem Alltag umsetzen. Dies ist indes nichts, was dem Zufall überlassen bleiben sollte, vielmehr kann man durch Leitbildprozesse und Wertemanagement viel zu diesem Organisationskapital beitragen.

51   *Investitionen in Vertrauenskapital*: Bereits die beiden zuvor genannten Empfehlungen zielen auf eine Stärkung des Vertrauenskapitals ab; doch in einer Zeit, in der die Komplexität steigt und immer neue Reformen die (auch und gerade normative) Orientierung immer schwieriger werden lassen, ist es ein sinnvolles Mittel, solche Formen des Dialogs zu fördern, die die gemeinsamen Wert- und Interessengrundlagen der Dialogpartner zum Gegenstand haben.

52   Man sollte von solchen Maßnahmen, wenn sie denn umgesetzt werden, nicht zu viel erwarten; auch hier kann es leicht zu Fehlschlüssen in Form überzogener Erwartungen kommen. Doch gleichermaßen wäre es verfehlt, ihre Sinnhaftigkeit (oder Wertschöpfungsbeitrag) zu unterschätzen, nur weil es keine Kennziffern gibt, die ihren Beitrag zur *gesellschaftlichen Zusammenarbeit* darstellen.

Literatur

Friederich, D.: Solidarität und Wettbewerb in der Krankenversicherung – Ein Ansatz diskursiver Politikberatung zur Reform des Gesundheitswesens. Baden-Baden 2005.
Homann, K./Suchanek, A.: Ökonomik. Eine Einführung, 2. Aufl.. Tübingen 2005.
Laimböck, M.: Die soziale Krankenversicherung zwischen Staat, Monopol und Wettbewerb. Vor- und Nachteile des Wettbewerbs im Gesundheitswesen. Hall in Tirol 2000.
Rogler, G.: Der Patient als Kunde? In: Schweizerische Ärztezeitung 90. 2009, S. 1009-1013.
Stich, A./Firmenich P.: Afrikanische Schlafkrankheit. Zur Karriere eines Medikaments. In: Deutsches Ärzteblatt 98. 2001, S. A1735-1737.
Suchanek, A.: Ökonomische Ethik, 2. Aufl.. Tübingen 2007.
Suchanek, A./Lin-Hi, N.: Corporate Responsibility in der forschenden Arzneimittelindustrie. In: Jahrbücher für Nationalökonomie und Statistik 227. 2007, S. 547-562.

Beitrag 3.3

Zielvereinbarungen und Bonizahlungen: die ethische Grenze ökonomisch-industrieller Instrumente zur Leistungssteuerung

Wilfried von Eiff

		Rn.
1	Problemstellung.	1 – 5
2	Zielvereinbarungen: das Konzept.	6 – 8
3	Zielvereinbarungen und kontraproduktive Wirkungen.	9 – 16
4	Erfahrungen aus der industriellen Praxis.	17, 18
5	Das erweiterte GRID-Konzept.	19 – 26
6	Ethisch orientierte Zielvereinbarungen.	27 – 31
7	Zielvereinbarungen und strategisches Controlling.	32 – 49
8	Fazit.	50

Literatur

Schlagwortübersicht

	Rn.		Rn.
GRID-Konzept	19	Motivation	7
Kennzahlen	34, 36, 49	Ökonomisierung des Medizinbetriebs	2
Leistungsprozesse	34, 43	Personalentwicklung	7 f.
Leistungsträger	10	Zielvereinbarungen	1 – 7, 9 f., 14 f., 17, 27, 30, 32, 50
Medizin-Ethik	45		

1 Problemstellung

1 Zielvereinbarungen sind ein in der industriellen Praxis häufig verwendetes Führungsinstrument, das mit dem Ziel eingesetzt wird, leistungsvariable Vergütungsanteile als Anreiz für Engagement und Arbeitserfolg zu nutzen. Führungskräfte und Mitarbeiter sollen mit Hilfe dieses Instruments zu unternehmerischem Denken und Handeln angehalten werden und durch ihre Entscheidungen dazu beitragen, die strategischen Ziele des Unternehmens zu realisieren.

2 Obwohl dieser Führungsansatz auch in der Industrie nicht unumstritten ist,[1] haben sich zahlreiche Krankenhäuser im Zuge einer zunehmenden Ökonomisierung des Medizinbetriebs dazu entschlossen, das Konzept der Zielvereinbarungen (insbesondere für Chefärzte) einzuführen. Einerseits um dem Kostendruck zu begegnen, andererseits um das Wissen von Medizinern für die strategische Positionierung des Krankenhauses sowie die Umsetzung von Wachstumsstrategien zu mobilisieren.

3 Allerdings häuften sich in den Jahren 2011 bis 2013 die öffentlich bekannt gewordenen Fälle, in denen Zielvereinbarungen korruptives Verhalten bewirkten (siehe Abbildung 1).

Kontraproduktive Anreize: Zielvereinbarungen

Betriebswirtschaftliche Anreizsysteme wirken sich im Medizinbetrieb kontraproduktiv aus und bewirken ethisch fragwürdiges Verhalten.

> Organspende-Skandal
> **Uniklinik Göttingen löst Zielvereinbarungen auf**
>
> Als Folge des Organspende-Skandals ist die Höhe von Ärzte-Gehältern an der Göttinger Universitätsmedizin ab sofort nicht mehr an die Zahl der Transplantationen gekoppelt. Der Vorstand habe damit Konsequenzen aus der Affäre um einen früheren Oberarzt gezogen, erklärte ein Kliniksprecher Stefan Weller. Der leitende Transplantationsmediziner habe einen Vertrag mit einer Leistungskomponente gehabt. Zukünftig werden variable Anteile der Gehälter von Transplantationschirurgen nicht mehr auf Volumina basieren, erklärte Weller gegenüber kma. Der Göttinger Mediziner soll Krankenunterlagen manipuliert haben, damit gut zahlende Patienten auf der Warteliste für die Organe nach oben rutschten. Es geht um bislang 25 Fälle. Unter der Leitung des Arztes war am Göttinger Uniklinikum die Zahl der Leber-Transplantationen in den Jahren 2009 und 2010 stark angestiegen.

Abb. 1: Beispiel für kontraproduktive Anreizwirkungen ökonomisch motivierter Zielvereinbarungen
Quelle: kma Newsletter, Juli 2012.

---

[1] Vgl. die Diskussion bzgl. des Center-Prinzips bei von Eiff,: Cost Center Management. Controlling von Leistungs-, Informations- und Ent-scheidungsprozessen nach dem Cost Center Prinzip. In: Schulte (Hrsg.): Effektives Kostenmanagement. Methoden und Implementierung. 1992, S. 31-59.

Offensichtlich zeigt die Praxis, dass durch die Einführung von Zielvereinbarungen zwecks Steuerung des Medizinbetriebs soziale bzw. medizin-ethische Handlungsnormen durch Marktnormen verdrängt werden. Dies insbesondere, wenn die vereinbarten Ziele dominant ökonomisch motiviert sind. Dies bezieht sich auf Mengenausweitung ohne evidente Indikation, nicht medizinisch appropriate aber mit hohen Erlösen verbundene Prozeduren oder die Verwendung kostengünstiger Medizinprodukte, deren begrenzte Laufzeit vermeidbare Reoperationen (mit erneuerter Erlösgenerierung) erforderlich macht (Beispiel: Schrittmacher).

Da das Führungskonzept des Management by Objectives eine Reihe von positiven Wirkungen erzeugt (z. B. > Motivationseffekt von Zielen; > Unternehmerisches Bewusstsein; > Abstimmung strategischer und operativer Ziele) stellt sich die Frage, unter welchen Voraussetzungen Zielvereinbarungen dazu beitragen, den Krankenhausbetrieb patientenorientiert und ethisch abgesichert zu führen, nach welchen Prinzipien Zielvereinbarungen zu definieren sind und welche ergänzenden Management-Instrumente den Erfolg von Zielvereinbarungen unterstützen.

2 Zielvereinbarungen: das Konzept

Zielvereinbarungen sind wesentliches Element des Führungskonzepts „Management by Objectives". Die Anwendung dieses Konzepts hat folgende Voraussetzungen:

- Einrichtung eines organisatorisch abgrenzbaren Arbeitsbereiches, der nach Aufgabe, Kompetenz und Verantwortung überschneidungsfrei zu anderen Arbeitsbereichen beschrieben ist (= Delegationsbereich; siehe Abbildung 2).
- Sicherstellung des Prinzips einer delegationsorientierten Führung (= partizipativer Führungsansatz).
- Definition von Zielen, die nach Inhalt (z. B. Durchführung von Hüftoperationen), Ausmaß (z. B. mindestens 50 Eingriffe) und Zeitbezug (z. B. innerhalb eines Jahres) operationalisiert und damit messbar gemacht werden.
- Etablierung regelmäßiger Zielvereinbarungsgespräche, zwecks Reflektion der Ergebnisse (Abweichungsanalyse).
- Transparentes Anreizsystem, aus dem Belohnungs- und Sanktionsmechanismen erkennbar sind.
- Systematische Verknüpfung der vereinbarten Arbeitsbereichsziele mit den strategischen Zielen des Unternehmens.
- Verknüpfung des Prozesses der Zielvereinbarung und Abweichungsanalyse mit einem Personalentwicklungskonzept (siehe Abbildung 3).
- Der Leiter einer abgegrenzten, nach Zielen geführten Organisationseinheit muss die Möglichkeit haben, die Zielerreichung durch eigene (autonome) Entscheidungen zu beeinflussen, indem er auf alle leistungs- und kostenrelevanten bzw. Ziele beeinflussenden Ressourcen Zugriff hat (= selbstständige Beeinflussbarkeit von zielrelevanten Ressourcen).

Zielvereinbarungen und Bonizahlungen

Führung als organisationsgestützter Prozess

Mitarbeiter entwickeln unternehmerisches Bewusstsein auf der Grundlage eines eigenständigen Delegationsbereiches, indem sie durch eigene Entscheidungen sichtbare Resultate erreichen können.

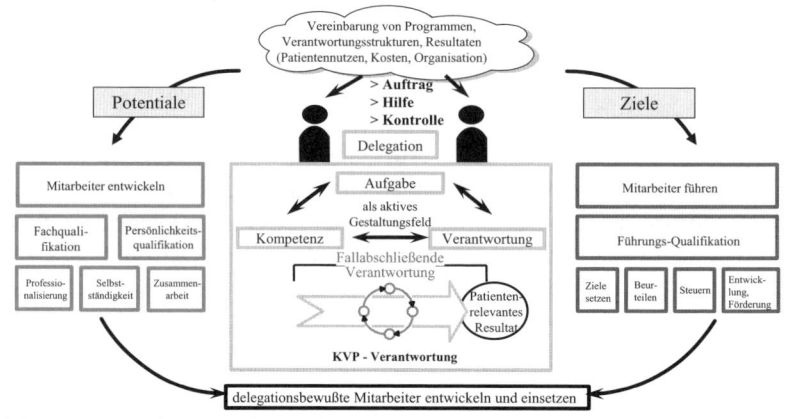

Abb. 2: Der Delegationsbereich ist Voraussetzung für die Führung nach Zielvereinbarung.
Quelle: Eigene Darstellung.

Führung durch Zielvereinbarung

Durch Zielvereinbarungen werden Unternehmensziele auf die Abteilungsebene heruntergebrochen. Die Verknüpfung mit Erfolgsboni soll die Bereitschaft zum Engagement für die Unternehmensziele verstärken.

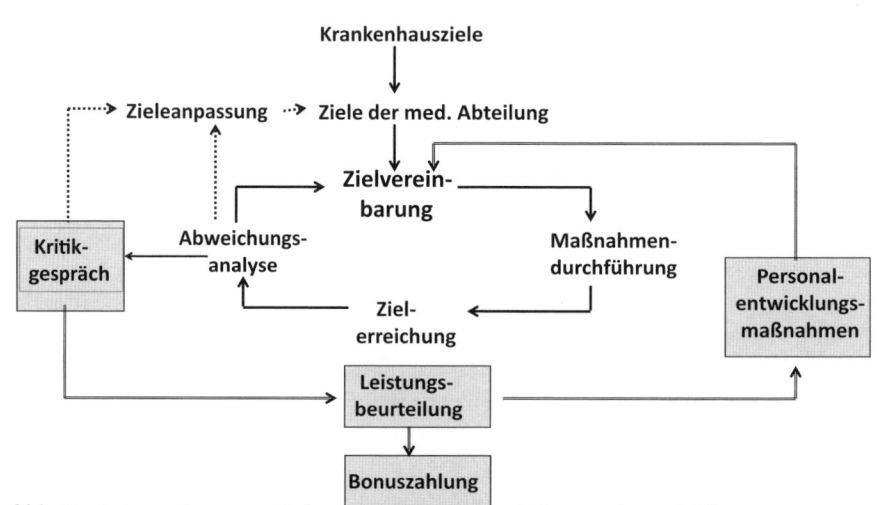

Abb. 3: Integration von Zielvereinbarungs- und Personalentwicklungssystem.
Quelle: Eigene Darstellung.

Zielvereinbarungen: das Konzept

Der Steuerungsansatz „Zielvereinbarungen" als Bestandteil eines Führungssystems „Management by Objectives" (MbO) beinhaltet demnach drei Komponenten:

- Das zu erreichende Sachziel (= Beitrag zum Unternehmensnutzen; z. B. Kostensenkung, Patienten Outcome, Akquisition von Einweisern).
- Der individuelle Anreiz als Motivationselement (Zielerreichung durch besondere Leistung wird honoriert; Beitrag zum individuellen Nutzen des Mitarbeiters) der Führungskraft in Form materieller und immaterieller Vorteile, z. B. Bonuszahlung, Gehaltsnebenleistung, Zuweisung von Forschungsgeldern).
- Der Aspekt der Personalentwicklung. Auf Basis des Erfüllungsgrades der vereinbarten Ziele und der Art der Herangehensweise an die Zielerfüllung (z. B. Berücksichtigung ethischer Maxime) wird eine Leistungsbeurteilung durchgeführt, die individuelle Personalentwicklungsmaßnahmen nach sich zieht.

Das MbO-Konzept verbindet demnach die Führungsaufgabe (siehe Abbildung 4), den Mitarbeiter auf die Sachziele des Unternehmens zu verpflichten (= Lokomotionsfunktion) mit der Führungsaufgabe, auch individuelle Ziele des Mitarbeiters (Arbeitszeit, Arbeitsumgebung, Personalentwicklung) gelten zu lassen (= Kohäsionsfunktion).

Funktionen der Führung

Erfolgreiche Führung pflegt und sichert den Gruppenzusammenhalt durch Berücksichtigung individueller Interessen (WIR-Gefühl; KOHÄSIONSFUNKTION) und hält die Gruppe in Richtung auf das Leistungsziel in Bewegung (Unternehmensloyalität; LOKOMOTIONSFUNKTION).

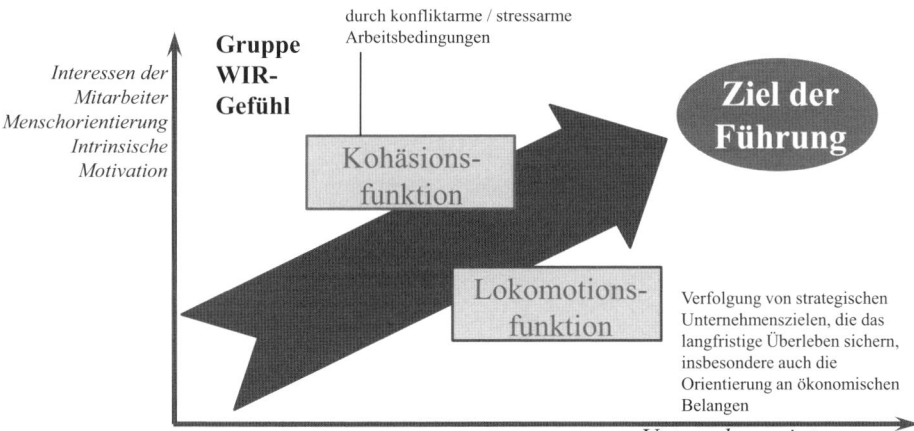

Abb. 4: Führung muss die Sachziele des Unternehmens mit den individuellen Erwartungen der (leitenden) Mitarbeiter in Einklang bringen.
Quelle: Eigene Darstellung.

3 Zielvereinbarungen und kontraproduktive Wirkungen

9   Zielvereinbarungen basieren auf vier Überlegungen:

- Ziele, die nach Inhalt, Ausmaß und Zeitbezug eindeutig operationalisiert sind, lassen eine klare Erfolgsmessung zu und sind damit die Grundlage/Voraussetzung für eine delegationsorientierte dezentralisierte Führung. Eine solche Anforderung erfüllt z. B. das Ziel: „Steigerung der Anzahl von Einweisern im Jahr 2014 gegenüber dem Vorjahr um 10 %".
- Ziele haben motivierenden Charakter und lösen damit Leistungsanreize aus.
- Ziele werden mit Anreizen verbunden, die für die Beteiligten einen individuellen Nutzen erbringen (z. B. höheres Entgelt).
- Zielsetzung ist verbunden mit Prioritätensetzung, wodurch Entscheidungsprozesse auf den Unternehmensnutzen fokussiert und organisatorisch vereinfacht werden.

10 Dahinter steht die Maxime, Leistungsträger an deren Erfolg zu beteiligen. Zielvereinbarungen erzeugen aber auch Phänomene, die zu ungeplanten Fehlsteuerungen führen können und sich damit kontraproduktiv i. S. d. übergeordneten Unternehmensziele auswirken.

- Das „WYGIWYM-Phänomen" (= „What you get is what you measure") beschreibt das Verhalten, die Zielerfüllung zur absoluten Handlungsmaxime zu machen, mehr oder weniger ohne Rücksicht auf andere Entscheidungskriterien wie z. B. Opportunitätskosten, Ressourcenabnutzung, Risiken für Patienten, Arbeitsverdichtung für Mitarbeiter.
- Erfolgsbeteiligung ist nicht identisch mit Anerkennung von Engagement, Letzteres kann hoch sein, aber aufgrund nicht vorhersehbarer Einflüsse des Marktes (z. B. neues Operationsverfahren in einem Konkurrenzkrankenhaus; Verschlechterung der Vergütungssituation aufgrund DRG-Absenkung) dennoch nicht zum geplanten Erfolg führen.
- Zielvereinbarungen mit eindeutig ökonomischem Bezug bewirken das Phänomen des „Fraud Triangel". Danach kommt es zu vorsätzlichen (ethischen) Regelverletzungen im Medizinbetrieb, wenn sie durch „Gelegenheit", „Druck/Motiv" und „Rechtfertigungsmöglichkeit" begünstigt werden.

Gelegenheit

11 Gelegenheit bietet sich aufgrund von Fehlern im System, insbesondere Lücken im Überwachungssystem. Wenn eine Entscheidung (z. B. über die Zuteilung eines Spenderorgans) unkontrolliert durch eine zweite unabhängige Person von einem Arzt alleine getroffen werden könnte, kann dies dazu verleiten, einen Patienten zu bevorzugen, von dem man Zuwendungen erhielt oder dem man aus anderen (z. B. privaten) Gründen besonders zugeneigt ist. Auch wenn die Entscheidung über die

Notwendigkeit einer Operation nicht durch ein transparentes Zweitmeinungsverfahren abgesichert ist, kann es dazu kommen, dass OP-Entscheidungen „großzügiger" getroffen werden.

Druck/Motiv

Druck durch Vorgesetzte (z. B. Geschäftsführer), die vom Arzt verlangen, Patienten grundsätzlich nicht unterhalb der Grenzverweildauer zu entlassen und diese Anweisung mit einem Anreiz-/Sanktionssystem verbinden (Wettbewerb der Stationen um die geringste Zahl von Unterlieger-Patienten), sorgen offiziell für ein Motiv für Non-Compliance-Verhalten.

Rechtfertigungsmöglichkeiten

Geeignete Rahmenbedingungen führen dazu, dass Fehler bzw. nicht Compliance gerechte Verhaltensformen automatisch entschuldbar sind, weil sie ursächlich immer einer nicht änderbaren Systembedingung zugerechnet werden können. Die Zahlung von Kopfprämien an Zuweiser wird damit begründet, dass es „alle so machen" und dass mit dieser Zahlung keinerlei Qualitätsprobleme einhergehen. Die kostenlose Überlassung von medizinischen Geräten vom Krankenhaus an den Vertragsarzt wird argumentiert mit der Verbesserung der Behandlungsqualität im Netzverbund. Die Operation eines Hüftpatienten wird durchgeführt, um die „Ziele der Geschäftsführung" zu erreichen, obwohl die Diagnose (z. B. auf Basis des WOMAC-Score) keine eindeutige Indikation zur Operation zulässt.

Zielvereinbarungen sind als Steuerungsinstrument im Medizinbetrieb nur begrenzt einsetzbar. Insbesondere die dominante Vorgabe ökonomisch motivierter Anreize führt automatisch zu ethischen Verwerfungen, wie Negativbeispiele aus der Praxis zeigen (siehe: Skandal um Manipulationen bei Organtransplantationen in Regensburg und Göttingen).

Zielvereinbarungen haben nur dann produktive Wirkung im Medizinbetrieb, wenn jede Auswahlentscheidung unter alternativ möglichen Maßnahmen neben dem

- erreichbaren Zielbetrag und seiner Abweichung gegenüber der Zielvorgabe (i. d. R. das ökonomische Ziel) auch die Erfüllung
- ethischer Handlungsleitlinien (z. B. primum nihil nocere) berücksichtigt.

Insofern ist das Führungssystem auf die ethischen Anforderungen des Klinikbetriebs anzupassen.

4 Erfahrungen aus der industriellen Praxis

Die Anwendung von Zielvereinbarungen hat sich in der industriellen Praxis nur begrenzt bewährt. Insbesondere zeigte sich, dass die dominante Orientierung an klassischen Zieldimensionen Ertrag (Kostensenkung, Erlössteigerung) und Marktanteil (Mengenausdehnung) einen Beitrag zur kurzfristigen Gewinnsteigerung ermöglichte, dagegen aber langfristige, für die Existenzsicherung des Unternehmens wichtige Leistungsdimensionen wie Qualität, Kundenorientierung, handeln nach ethischen Grundsätzen, kontinuierliche Investitionen in Mitarbeiterqualifikation, Prozesssicherheit und Umwelt auf der Strecke blieben.

18 Studien über das Entscheidungsverhalten von Managern zeigen, dass die Knüpfung von Bonizahlungen an finanzwirtschaftliche Erfolgskennzahlen (z. B. Return on Investment) die Manager dazu verleitet, ihre Investitionsentscheidungen nicht an der langfristigen Existenzsicherung des Unternehmens und am Wohl der Kunden (Investition in Qualität, Kundenorientierung) auszurichten, sondern kurzfristige Erfolge i. S. des Shareholder Value („Quartalszahlen-Orientierung") zu erzielen. Dies wird i. d. R. erreicht durch Personalabbau (Arbeitsverdichtung), Investitionsvermeidung und unreflektiertes Outsourcing.

5 Das erweiterte GRID-Konzept

19 Das GRID-Konzept geht davon aus, dass Führung im Spannungsfeld zwischen Sachzielen des Unternehmens und Wettbewerbsherausforderungen des Marktes einerseits sowie den individuellen Interessen von Mitarbeitern andererseits agiert.

20 Eine Unternehmensführung, der es gelingt, die Mitarbeiter für die Sachziele des Unternehmens zu begeistern und Anreizsysteme etabliert, die Engagementbereitschaft und Motivation beim Mitarbeiter auslösen, trägt zur nachhaltigen Unternehmensentwicklung bei.

21 Dabei geht es um die zentrale Frage, wie in einem Unternehmen (besser: einer Unternehmenskultur) mit Konflikten (d. h. Fehlern, konfliktären Meinungen, Veränderungsvorschlägen, Unzufriedenheit mit Anreizsystemen, Arbeitsbedingungen, Arbeitszeiten, etc.) umgegangen wird.

22 Das GRID-Modell ist in zahlreichen Industrieunternehmen das Führungskonzept der Wahl und dient auch als Instrument der Organisationsentwicklung.

23 Bei dem Versuch, dieses Konzept auf den Krankenhausbereich zu übertragen, fällt auf, dass die ethische Entscheidungskomponente fehlt und in dieses Konzept zu integrieren ist (siehe Abbildung 5).

Das erweiterte GRID-Konzept

Führungsverhalten

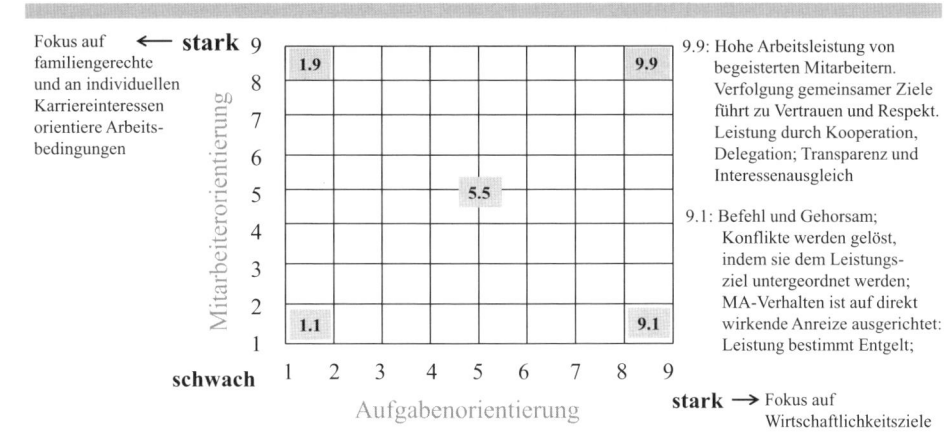

| Fokus auf familiengerechte und an individuellen Karriereinteressen orientiere Arbeitsbedingungen | ← stark | | | | | | | | | 9.9: Hohe Arbeitsleistung von begeisterten Mitarbeitern. Verfolgung gemeinsamer Ziele führt zu Vertrauen und Respekt. Leistung durch Kooperation, Delegation; Transparenz und Interessenausgleich |

Mitarbeiterorientierung (y-Achse): 1.9 bei (1,9); 9.9 bei (9,9); 5.5 bei (5,5); 1.1 bei (1,1); 9.1 bei (9,1).

9.1: Befehl und Gehorsam; Konflikte werden gelöst, indem sie dem Leistungsziel untergeordnet werden; MA-Verhalten ist auf direkt wirkende Anreize ausgerichtet; Leistung bestimmt Entgelt;

schwach — Aufgabenorientierung — stark → Fokus auf Wirtschaftlichkeitsziele

1.1: Aktives Engagement lohnt nicht; Fehlervermeidung und Fehlerverhinderung; Nicht auffallen

1.9: Berücksichtigung der Motive der MA bewirkt angenehme Atmosphäre und konfliktfreie Arbeitsweise

5.5: Pragmatische, opportunistische Position; Konflikte beschwichtigen; Anweisung und Kontrolle

Abb. 5: Das GRID-Konzept fokussiert auf fünf gegeneinander abgrenzbare Führungsstile.
Quelle: Eigene Darstellung.

Es geht weiterhin um die Frage, wie in einer Organisation mit Fehlern, konfliktären Meinungen und Verbesserungsvorschlägen umgegangen wird.

Die Verbindung dieser Frage mit dem Führungskonzept „MbO" führt zum erweiterten GRID-Modell (Verhaltensgitter der Führung), das die möglichen Führungsstile auf fünf gegeneinander abgrenzbare Stile reduziert (siehe Abbildung 6).

Das erweiterte GRID-Modell

Eine partizipativ – fordernde Unternehmenskultur entwickelt Spielregeln für ein ausgewogenes „Do-ut-Des".

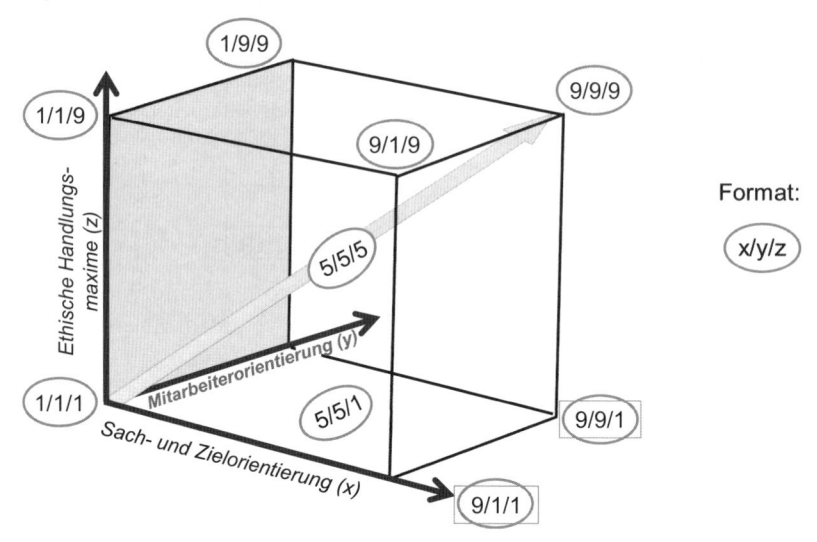

Abb. 6: Erweiterung des GRID-Modells um die ethische Komponente in der Führung.

Quelle: Eigene Darstellung.

26 Die unterschiedliche Wichtigkeit, die der ethischen Entscheidungskomponente in den einzelnen Basis-Führungsstilen beigemessen wird, kann wie folgt demonstriert werden, wobei die Zuordnung der Führungsstile folgendem Muster folgt:

- Musterstruktur zur Positionierung eines Stils im GRID-Würfel:
  Sachzielanforderungen / Individuelle Anforderungen / ethische Anforderungen

Tab. 1: Charakteristische Stile im GRID-Würfel.

Quelle: Eigene Darstellung.

1/1/1 =	ethische Ansprüche werden grundsätzlich ignoriert. Kosten senken gilt als Basisstrategie der Wahl. Enge Budgetvorgaben werden eingehalten, indem das medizinische Spektrum auf wirtschaftlich attraktive Leistungen begrenzt wird. Das begrenzte Leistungsspektrum verhindert eine Arbeitsverdichtung für das Personal. Konflikte werden so vermieden.
5/5/5 =	ethische Ansprüche werden nicht grundsätzlich, sondern fallweise (Rettungsbonus-Verfahren) geregelt. Konflikte im Einzelfall beizulegen ist die Strategie der Wahl.

9/9/9 = ethische Handlungsorientierungen werden im Konsens verabschiedet und finden ihren Niederschlag in einer ausgewogenen Berücksichtigung von Mitarbeiterinteressen und Wirtschaftlichkeitsnotwendigkeiten sowie klinischen Leistungsanforderungen. Ethische Leitlinien schlagen sich nieder in Beschaffungsprozessen, im Controlling, in der Personalplanung, etc.; Risiken für Patienten werden weitestgehend vermieden.

9/1/9 = hohe medizinische und ökonomische Leistungsanforderungen werden mit hohen Ansprüchen an die gleichzeitige Erfüllung ethischer Prinzipien kombiniert. Um dies zu finanzierbaren Kosten zu leisten, werden Mitarbeiter schrittweise überfordert und haben keine Möglichkeit, sich intrinsisch zu motivieren.

6 Ethisch orientierte Zielvereinbarungen

Die oben zitierten negativen Erfahrungen mit ökonomisch motivierten Zielvereinbarungen im Medizinbetrieb hat den Gesetzgeber veranlasst (siehe § 136a SGB V), dass Zielvereinbarungen, die auf finanzielle Anreize bei einzelnen Leistungen abstellen, nicht mehr vertragsfähig sind. 27

Um ethisch bedenkliche Fehlanreize zu vermeiden, sollten Zielvorgaben auf Basis klarer Bewertungskriterien überprüft werden (siehe Abbildung 7). 28

Weiterhin ist es hilfreich, Arbeitshilfen einzusetzen, die eine Operationalisierung von Zielen unterstützen (siehe Abbildung 8). 29

Um Sicherheit bei der Festlegung ethisch unbedenklicher Zielvereinbarungen zu erlangen, kann auf den Beispielkatalog, der gemeinsamen Koordinierungsstelle der Bundesärztekammer und des Verbandes der leitenden Krankenhausärzte zurückgegriffen werden.[2] Ausgewählte Bewertungsbeispiele aus diesem Katalog sind der Abbildung 9 zu entnehmen. 30

Die ethische Unbedenklichkeit von Zielvereinbarungen sollte nicht nur für den medizinischen Bereich gelten, sondern auch für alle anderen Abteilungen eines Krankenhauses Pflicht sein. Das betrifft insbesondere den Einkaufsbereich. Die Leistungsfähigkeit der Einkaufs-Mitarbeiter wird nur zu oft daran gemessen, inwieweit es ihnen gelungen ist, Einsparziele bei der Beschaffung von Medizintechnik und Medikal-Produkten zu erreichen. Daraus resultiert die Problematik eines preisorientierten Einkaufs, der letztlich zu Handhabungsrisiken bei Ärzten und Pflegekräften sowie zu Patientenrisiken führt, dies als Folge billiger, aber funktional eingeschränkter Medikal-Produkte. Abbildung 10 zeigt, welche Zielvereinbarungen grundsätzlich akzeptierbar oder zu verwerfen sind. 31

---

2 Vgl. Flintrop: Zielvereinbarungen in Chefarztverträgen. Und führe uns nicht in Versuchung. In: Deutsches Ärzteblatt, Jg. 110, Heft 49. 2013, S. A2392-A2394 und Norden: Zielvereinbarungen in Chefarztverträgen unter der Lupe. In: Arzt und Krankenhaus. Heft 10. 2013, S. 292-299.

Zielvereinbarungen und Bonizahlungen

Zielvereinbarungen

Die Koordinierungsstelle „Zielvereinbarungen in Chefarztverträgen" (eingerichtet 2012 von BÄK und VLK) identifiziert berufsrechtlich kritische Vorgaben in Verträgen.

Beurteilungskriterien

→ Verträglichkeit mit dem Wortlaut des § 136a SGB V
  = Ausschluss von Zielvereinbarungen, die auf finanzielle Anreize bei einzelnen Leistungen abstellen.

→ Verträglichkeit mit der Intention des § 136a SGB V
  = Ausschluss von Zielvereinbarungen, die auf finanzielle Anreize bei Leistungsmengen abzielen.

→ Faustregel zur Akzeptanz von Zielvereinbarungen:
  „Solange betriebswirtschaftliches Denken dazu dient, eine indizierte Maßnahme möglichst wirtschaftlich und effektiv umzusetzen, ist dies ethisch unbedenklich. Wenn ökonomisches Denken dazu führt, medizinische Indikationsstellung und das dadurch ausgelöste medizinische Handeln primär zur Erlössteigerung zu **nutzen, ist dies ethisch bedenklich."**

Abb. 7: Kriterien für eine ethisch unbedenkliche Beurteilung von Zielvereinbarungen.
Quelle: Eigene Darstellung.

Arbeitshilfe: Zielvereinbarungen

Zielvereinbarungen sollen dazu beitragen, den Patientennutzen in den Mittelpunkt von Entscheidungsprozessen zu stellen und ökonomisch eine Orientierung an Lebenszyklus-/Prozesskosten einer Orientierung an Out-of-pocket-Quartalskosten vorzuziehen.

Arbeitshilfe Leistungsplanung und Beurteilung

Planungszeitraum: vom ———— bis ————

Mitarbeiter/Chefarzt			Direkter Vorgesetzter/Geschäftsführung		Kenntnisnahme Aufsichtsrat		
Unterschrift/Datum			Unterschrift/Datum		Unterschrift/Datum		

Vereinbarte Leistungsziele (Inhalt, Ausmaß, Zeitbezug)	Ziele-gewich-tung 1-3	Mess-größe	Weitere Beurteilungskriterien: ▸ Patientenwirkung ▸ Medizinische Qualität ▸ Mitarbeiterorientierung ▸ Servicequalität ▸ Wirtschaftlichkeitseffekte ▸ Zusammenarbeit ▸ Erfüllung ethischer Maxime	Maßnahmen	Organisatorische, finanzielle und anreizbezogene Erfolgsvoraus-setzungen	Beurteilung der Zielerreichung Kosten-Nutzen-Effekte
Standardziele (abgeleitet aus den Hauptaufgaben der Stelle) ▸ Reduktion von Komplikationen	3	▸ Komplika-tionsrate	▸ Vermeidbare Liegezeiten ▸ Opportunitätskosten durch Bettenblockade ▸ Kosten für Ersatztherapien	▸ präoperative Desinfektion	▸ Anreize für Betroffene	▸ Odds Ratio ▸ Number to Treat
Projektziele (fest umrissene Einzelaufträge, abgeleitet aus aktuellen Aktionsplänen, die mit dem Zweck der Stelle korrespondieren) ▸ Einführung MRSA-Prophylaxe ▸ Einführung POCT für kritische Parameter	2	▸ MRSA-Infektionen ▸ LOS in der ZNA	▸ Kittelpflegetage ▸ Verschobene OPs ▸ Fehlverlegungen ▸ Erkennung Spätresponder	▸ Screening nach Patienten-Risiko-Profil ▸ Durchführung Pilottest zweier alternativer POCT-Settings	▸ Investition in Screening-Technologie ▸ Anreiz für Mitarbeiter bei Beteiligung am Pilotlauf	▸ Falsch positiv / negativ-Rate ▸ Mortalitätsrate ▸ LOS im Akutbereich
Sonderziele (gehen über den Stellenzweck hinaus) ▸ Entwicklung eines Beurteilungssystems für Medizinprodukte ▸	2	▸ Einführung des Systems	▸ Berücksichtigung von Patientenwirkungen und Wirtschaftlichkeit zwingend	▸ Test des Systems	▸ Bereitschaft zu Investition in POCT-Technologie	

Abb. 8: Arbeitshilfe zur Operationalisierung von Zielvereinbarungen
Quelle: Eigene Darstellung.

Ethisch orientierte Zielvereinbarungen

Zielvereinbarungen

Zielvereinbarungen sollen die Einhaltung ethischer Grundsätze widerspiegeln und zur Qualitätsförderung beitragen.

- Zielvereinbarung 1
  Bonus für die Erreichung von Zielgrößen bei medizinischen Leistungen nach Art und Menge

  ▶ Abzulehnen!
  Steht im Widerspruch zum Wortlaut des § 136a SGB V

- Zielvereinbarung 2
  Prämie für das Erreichen einer vorgegebenen Zahl von Bewertungsrelationen

  ▶ Abzulehnen!
  Steht im Widerspruch zur Intention des § 136a SGB V
  (Kopplung von finanziellen Anreizen und Leistungsmengen)

- Zielvereinbarung 3
  Bonus für den Aufbau einer eigenständigen Fachbabteilung mit Alterstraumatologie und klinischer Geriatrie, Entwicklung eines Marketing-Konzepts, Patientenveranstaltungen, Konzeption einer Behandlungsleitlinie

  ▶ Positiv zu beurteilen!
  Zielvereinbarung zielt auf Verbesserung der Behandlungsqualität und der Imageverbesserung des Krankenhauses

Quelle: Flintrop, Deutsches Ärzteblatt, Heft 49/2013

Abb. 9: Bewertungsbeispiele aus dem Katalog der gemeinsamen Koordinierungsstelle von BÄK und VLK.
Quelle: Eigene Darstellung.

WYGIWYM – Phänomen im Einkauf

Zielvereinbarungen können das Gegenteil des ursprünglich beabsichtigten Effekts bewirken.

- ➢ Beschaffung nach den Kriterien „Preis" und „Konditionen/Naturalien"

Abzulehnen
Vereinbarung zielt auf vordergründiges Einsparen bei „Out-of-Pocket"-Kosten. Kriterium ist nur erfüllt, wenn alle Produkte gleiche Funktionalität und Qualität haben

- ➢ Senkung des Sachkosten-Budgets um 10 % gegenüber Vorjahr, insbesondere in den Bereichen
  - → Herzklappen
  - → Living-Assist-Devices
  - → Implantate
  - → Schrittmacher

Abzulehnen
Vereinbarung ist dominant ökonomisch orientiert und ignoriert z.B. Outcome-Wirkungen alternativer Klappen (Bio- vs. Perikard) und alternativer SM-Laufzeiten.

Standardisierung des medizinischen Sachbedarfs unter Berücksichtigung von Patientenrisiken, Handhabungseffekten und Kosten

Akzeptierbar
Ökonomische Zielsetzung wird unter einer Qualitätsbedingung erreicht. Qualitäts- und Kostensenkungseffekte treten simultan auf.

Abb. 10: Beispiele empfehlenswerter und nicht empfehlenswerter Zielvereinbarungen
Quelle: Eigene Darstellung.

7 Zielvereinbarungen und strategisches Controlling

32 Zielvereinbarungen auf der Organisationsebene der medizinischen Abteilung sind ein Bindeglied zwischen den strategischen Zielen des Krankenhauses und den operativen Maßnahmen auf der Arbeitsebene, deren Durchführung eine Erreichung der strategischen Ziele erst ermöglichen.

33 Die Qualität strategischer Planungs- und Entscheidungsprozesse hängt davon ab, wie effektiv Planungsebene und Ausführungsebene miteinander verbunden sind.

34 Beide Herausforderungen werden umso wirksamer bewältigt, je klarer es gelingt, die Leistungsprozesse durch eindeutige Kennzahlen zu beschreiben und strategische Ziele mit konkreten delegierbaren Maßnahmen zu kombinieren.

35 Diese Anforderungen erfüllt das Instrument des „ausgewogenen Berichtsbogens" (Balanced Scorecard).

Die Balanced Scorecard geht über die Berichtsqualität einzelner Kennzahlen bzw. von bereichs- und klinikbezogenen Dashboards weit hinaus, ist aber komplizierter in der Anwendung.

36

Die Balanced Scorecard (siehe Abbildung 10) weist folgende Charakteristika auf:

37

BSC im Krankenhaus

Die BSC im Krankenhaus muss aufgrund des öffentlichen Versorgungsauftrages sowie wegen der Spezialität der Leistungen (ethisches Gut) um die Perspektiven „Öffentliches Mandat" und „Ethik" erweitert werden.

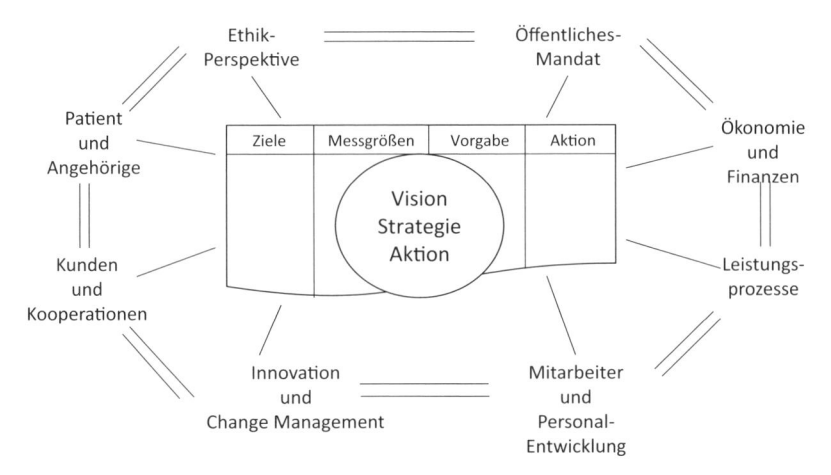

Abb. 11: Die Balanced Scorecard sollte eine ethische Beurteilungsdimension enthalten.
Quelle: Eigene Darstellung.

Es wird eine Verbindung zwischen strategischer Ebene (Vision, Strategie) und operativer Ebene hergestellt. Damit wird sichergestellt, dass jede Einzelmaßnahme auf der Arbeitsebene in der Klinik strategiekompatibel ist.

38

Jedes Unternehmensziel, jedes Aktionsprogramm, jede Einzelaktion wird „ausgewogen" und transparent im Hinblick auf ihre Auswirkungen auf alle Dimensionen zur Diskussion gestellt:

39

Finanzperspektive: „Wie sollen wir gegenüber Kapitalgebern, Kostenträgern und Förderungsbehörden auftreten, um finanzielle Nachhaltigkeit zu sichern?"

40

Kunden und Kooperationen: „Wie sollen wir gegenüber unseren Kunden (Patienten, Angehörige, Einweiser, Kostenträger, Förderbehörden, Öffentlichkeit) auftreten, um Vision und Strategie zu realisieren?"

41

Die Kunden- und Kooperationsperspektive hat für Krankenhäuser und Reha-Kliniken besondere Wichtigkeit aufgrund der Bedeutung des Einweiser- und Qualitätsmanagements.

42

43 Perspektive der Leistungsprozesse: „Welche Geschäftsprozesse müssen besonders reibungslos und ressourceneffizient gesteuert werden, um den Versorgungsauftrag des Landes bzw. die Versorgungsverträge mit den Kostenträgern patientenorientiert, medizinisch und ethisch adäquat zu erfüllen?"

44 Innovation und Change Management: „Wie können wir unsere Veränderungs-, Wachstums- und Innovationspotenziale mobilisieren, um Vision, Ziele und Strategien zu verwirklichen?"
Diese Dimension beschreibt und analysiert die Fähigkeit einer Organisation bzw. einer Unternehmenskultur zur Innovation und zum Change Management (Veränderungsbereitschaft). Im Sinne der Entwicklung von Innovationen und deren strategiegerechter Umsetzung bildet diese Dimension eine zentrale Rahmenbedingung für den Erfolg.

45 Ethik-Perspektive: „Wie stellen wir sicher, dass die Handlungsnormen der Medizin-Ethik (primum nihil nocere; Patientenautonomie; Wohlergehen; Patientenwürde) in die Zielebildung einfließen und unsere Entscheidungen leiten?"

46 Jede dieser acht Dimensionen wird durch eine standardisierte Scorecard konkreter inhaltlich beschrieben (siehe Abbildung 11).

BSC-Perspektive: Ethik

Ethisches Prinzip	Messgröße	Zielwert	Aktionen
> Würde des Menschen	> Patiententoiletten / Bett	> Keine Gemeinschaftstoiletten ab 2015	> Einzelzimmer
> Intimsphäre wahren	> Einbett-/Mehrbettzimmer	> 50 % Einzelzimmer bis 2018	> Acquity Rooms (= funktionsflexibel umrüstbare Patientenzimmer)
> Schmerzen vermeiden	> Patienten Outcome > Patientenbeschwerden	> NRS < 4	> Schmerzmanagement
> Primum Non Nocere	> Komplikationen > Infektionen	> Reduktion postoperativer Infektionen < 0,5	> Präoperative Desinfektion > CIRS

Abb. 12: Jede BSC-Perspektive muss operational nach Ziel, Messgröße und Zielwert beschrieben werden. Die Ziele sind durch konkrete Vorgaben (= Auftragssituation) in Aktionen zu transformieren. Insbesondere ethische Prinzipien sind durch konkrete Handlungen zu konkretisieren.
Quelle: Eigene Darstellung.

47 Hier wird deutlich, dass Ziele präzise beschrieben werden und Messgrößen für eine Überprüfung des Zielerreichungsgrades Verwendung finden. Wichtig ist,

dass mit einer Zielvorgabe (strategische Ebene) auch konkrete Aktionen (operative Ebene) verbunden sind. Über die Zielwerte ist eine Zielerreichungskontrolle jeder Aktion möglich.

Alle acht Dimensionen der für die Verwendung in einem Krankenhaus erweiterten Balanced Scorecard müssen in einem ausgewogenen Beziehungszusammenhang stehen, unabhängig davon, in welcher Dimension Aktionsprogramme initiiert werden. 48

Ein Beispiel: Angenommen, eine Akut-Klinik für Urologie beabsichtigt, im Bereich der Patientendimension die Patientenzufriedenheit zu erhöhen. Schmerz-Score, Krankenhausverweildauer und Zeit bis zur Rückkehr an den Arbeitsplatz sind dabei wichtige Messgrößen. Die Aktion, die zur Umsetzung dieser Kundenorientierungsziele dienen, müssen aber mit den anderen Dimensionen abgeglichen werden: Fast Track Surgery macht eine neue Organisation erforderlich, die vom Schmerzmanagement über Ernährungsregime bis zur technologischen Ausstattung reicht. Ist damit z. B. die Anschaffung einer neuen OP-Technologie (z. B. Intuitive Surgery/ da Vinci-Roboter) verbunden, so ist über die Lern- und Entwicklungsperspektive sicherzustellen, dass die Operateure gezielt auf die neue Eingriffstechnik geschult werden. Zudem ist die Finanzierbarkeit über die Ökonomie- und Finanzdimension abzusichern (Business Plan). Kennzahlen bedürfen einer transparenten Struktur, um Aussagekraft zu haben (Definition, Schwellenwerte, Handlungsempfehlungen, …). 49

Kennzahlen bieten nur einen ersten Hinweis auf Veränderungsnotwendigkeiten. Daher ist es wichtig, Informationen mehrerer inhaltlich komplementärer Kennzahlen miteinander zu analysieren. Dabei kommt es darauf an, den hinter einer Kennzahl stehenden Prozess zu verstehen: „Durch welche Prozessorganisation kommen die Kennzahlen in ihrer aktuellen Ausprägung zustande und welches sind die Treiberverfahren?" Kennzahlen haben Anreizwirkungen („What you get is what you measure"). Daher ist es notwendig, auch und insbesondere die Unternehmenskultur zu verstehen, die ein Verhalten erzeugt, durch das Prozesse erfolgreich oder effizient sind.

8 Fazit

Zielvereinbarungen zur Steuerung des Medizinbetriebs sollten weitestgehend auf ökonomische Anreize verzichten. Zu belohnen sind primär solche Aktivitäten, durch die eine Sicherstellung ethischer Normen verfolgt und die zur Nachhaltigkeit der Existenz eines Krankenhauses sowie zur Realisierung berechtigter Patienteninteressen dienen. 50

Literatur

Blake, R.R./McCanse, A. A.: Das GRID-Führungsmodell. München und München, 6. Auflage. 1998.

Flintrop, J.: Zielvereinbarungen in Chefarztverträgen. Und führe uns nicht in Versuchung. In: Deutsches Ärzteblatt, Jg. 110, Heft 49, 6. Dezember 2013, S. A2392-A2394.

Norden, G.: Zielvereinbarungen in Chefarztverträgen unter der Lupe. In: Arzt und Krankenhaus. Heft 10, 2013, S. 292-299.

von Eiff, W.: Cost Center Management. Controlling von Leistungs-, Informations- und Entscheidungsprozessen nach dem Cost Center Prinzip. In: Schulte, C. (Hrsg.), Effektives Kostenmanagement. Methoden und Implementierung. Stuttgart 1992, S. 31-59.

von Eiff, W.: MDK-Prüfung und Compliance Management: Zweck und Funktion des MDK-Prüfverfahren. In: von Eiff, W. / Lorenz, O. (Hrsg.), Jahrbuch Gesundheitswirtschaft 2012, Berlin 2012, S. 44-47.

4. Ethische Entscheidungen im klinischen Alltag: Hilfe durch Instrumente und Organisationsformen

Beitrag 4.1

Ethisches Bewusstsein und Fehler in der Chirurgie: Wie weit geht die Fehlertoleranz?

Wilfried von Eiff, Rudolf Mennigen, Norbert Senninger

		Rn.
1	**Kontext: Ethisches Bewusstsein und Fehlerkultur**............	1 – 10
2	**Epidemiologie des medizinischen Fehlers**..................	11
3	**Fehler in der Medizin**...................................	12, 13
4	**Fehlererkennung und Intervention: Was ist zu tun?**........	14 – 40
4.1	CIRS und Wissensmanagement	16, 17
4.2	Konsequente Nutzung der FMEA........................	18 – 24
4.3	Rapid Response Team	25 – 27
4.4	Ishikawa-Technik......................................	28, 29
4.5	Erfolgsfaktor: Unternehmenskultur	30 – 35
4.6	Umgang mit Patienten und Angehörigen nach Fehlern........	36 – 40
5	**Risikoaspekt bei Investitionsentscheidungen**..............	41 – 44
6	**Fazit**..	45 – 50

Literatur

Schlagwortübersicht

	Rn.		Rn.
Critical Incident Reporting System	16	medizinische Qualität	1, 43
ethische Handlungsmaxime	4	primum nihil nocere	50
Fastkatastrophen	8	Rapid-Response-Team	25 – 27
Fehlerbewusstsein	2, 5	Risikoaspekt	41
Fehlermanagement	14, 32, 45	Unternehmenskultur	30
medizinische Fehler	1, 3 f., 7 – 9, 11 – 13, 18 f., 22, 32 f., 36, 38, 45, 47 – 50	wirtschaftliche Zwänge	4

1 Kontext: Ethisches Bewusstsein und Fehlerkultur

1. Fehler in der Patientenbehandlung sind nicht nur ein Indikator für mangelhafte medizinische Qualität oder auch ein Indiz für ablauforganisatorische Mängel, sie sind insbesondere auch Ausdruck eines fehlenden Fehlerbewusstseins der handelnden und entscheidenden Personen.

2. Dieses Fehlerbewusstsein ist Kern der Fehlerkultur, also der Art und Weise, wie mit Fehlern umgegangen wird und in welchem Umfang Patientenrisiken billigend in Kauf genommen werden.

3. Es geht im Wesentlichen um die Frage, inwieweit die Einstellung vorherrscht, Fehler jederzeit rechtzeitig erkennen und verhindern zu können, dies auch für den Fall des Eintretens ungeplanter fehlerfordernder Ereignisse (z. B. Notfälle, Zwischenfälle, Geräteausfall, Personalengpässe).

4. Fehler sind insofern das Ergebnis einer ereignisanfälligen Organisation und das Resultat einer nachlässigen oder nicht an klaren Sicherheitsstandards orientierten Arbeitsweise. Beide auf das Entstehen von Fehlern wirkenden Einflussbereiche (Organisation und individuelle Einstellung zu Fehlern) sind damit ein Indiz dafür, welche Rolle ethische Maxime spielen und wie fest diese im Denken und Handeln der Mitarbeiter verankert sind. Darüber hinaus zeigt sich, in welcher Konkurrenzbeziehung ethische Handlungsmaxime und wirtschaftliche Zwänge zueinanderstehen.

5. Schließlich geht das Fehlerbewusstsein auch einher mit der Bereitschaft, *Nachlässigkeiten bei Kleinigkeiten* zu zulassen (quasi als *normal* anzusehen) und der mangelhaften Bereitschaft, die eigene Arbeitsweise an Sicherheitsstandards zu orientieren und notwendige, die Sicherheit steigernde Reorganisationen aktiv mit zu tragen.

6. Die Fehlerkultur ist damit Ausdruck des ethischen Bewusstseins einer Organisation und ihrer Mitarbeiter im klinischen Alltag.

7. Das Fehlerphänomen ist grundsätzliches Problem der Unternehmenskultur, und damit der Einstellungen und Werthaltungen von Management und Mitarbeitern.
   - Das Management hat Rahmenbedingungen zu schaffen, die Fehler vermeidend wirken (z. B. an dem Behandlungsaufkommen orientierte Ausstattung mit Personal und Sachmitteln; Überprüfung von Arbeitsabläufen auf Patienten gefährdende Schwachstellen).
   - Mitarbeiter sind angehalten, Fehlerpotenziale zu melden (z. B. Mitarbeiten am CIRS) und Fehler zu identifizieren und unverzüglich transparent zu machen (z. B. Morbiditäts- und Mortalitätsgespräch).

8. Die Bedeutung der Unternehmenskultur, also des Fehlerbewusstseins sowie der Einstellung zu Patientenrisiken wird durch Heinrichs Gesetz (siehe Abbildung 1) verdeutlicht. Katastrophen, wie der Tod eines Patienten infolge eines Arzneimittelfehlers sind keine singulären Ereignisse insbesondere eines unabwendbaren

Schicksalsschlages, sondern kündigen sich durch „Fastkatastrophen"[1] an, die sich wiederum auf einer Verhaltenskultur entwickeln, die durch arbeitstägliche kleine Fehler und akzeptierte kleine Nachlässigkeiten gekennzeichnet ist.

Heinrichs Gesetz (in der Interpretation nach von Eiff) besagt, dass es bei 3846 Patienten zu 300 kleinen Fehlern (Schlampereien) kommt, welche zu 29 Beinaheunfällen und zu einem ernsten Schadensereignis führen (Invalidität oder Tod des Patienten).

Risikomanagement Ansatz: Das „stumpfe Ende managen

Die meisten Behandlungsfehler und kritischen Ereignisse für die Patienten können durch Mitarbeiter selbst vermieden werden. 70 Prozent der Behandlungsfehler in Krankenhäusern sind auf eine mangelhafte Organisation zurückzuführen.

3.846 Patienten

300 → Kleine Nachlässigkeiten, kalkuliertes Risiko

29 → Gerade noch vermiedene Schädigung des Patienten

1 → „Titanic-Ereignis"

Schadensereignis

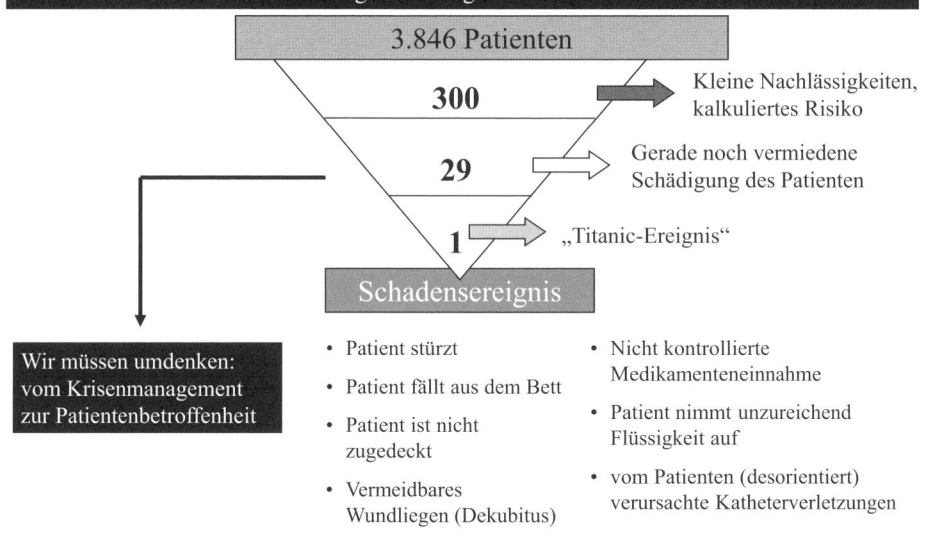

Wir müssen umdenken: vom Krisenmanagement zur Patientenbetroffenheit

- Patient stürzt
- Patient fällt aus dem Bett
- Patient ist nicht zugedeckt
- Vermeidbares Wundliegen (Dekubitus)
- Nicht kontrollierte Medikamenteneinnahme
- Patient nimmt unzureichend Flüssigkeit auf
- vom Patienten (desorientiert) verursachte Katheterverletzungen

Abb. 1: Heinrichs Gesetz (in der Interpretation nach von Eiff). Zahlreiche kleine Fehler und Schlampereien führen letztlich zu einem Katastrophenereignis. Diese Erkenntnis legt nahe, sich nicht auf das Management der Katastrophe, sondern auf die Fehlerbehebung im Bereich der Pyramidenbasis zu konzentrieren, also die zahlreichen kleinen Fehler abzuschalten. So wird dann auch das fatale Katastrophenereignis vermieden.

Quelle: Eigene Darstellung.

Die 300 arbeitstäglichen Schlampereien werden dabei in dem Bewusstsein toleriert, man beherrsche den klinischen Prozess jederzeit und unter jeder Behandlungskonstellation (Phänomen des „Overoptimism and Confidence"). Videoanalysen von laparoskopischen Operationen zeigten analog, dass technische Operationsfehler deutlich häufiger sind als resultierende negative Konsequenzen: das Verhältnis wird hier auf 6-9:1 geschätzt.

---

1 near misses; im letzten Moment gerade noch bemerkte und verhinderte Fehler mit fataler Folge.

2 Epidemiologie des medizinischen Fehlers

11 Ernste Fehler mit erheblichen Auswirkungen auf den gesundheitlichen Zustand des Patienten sind in der Medizin ein relevantes Problem. Dies zeigen verschiedene Studien zur Epidemiologie des medizinischen Fehlers.

- Die Harvard Medical Practice Study[2] offenbarte negative vermeidbare Konsequenzen für Patienten bei 3,7 % aller stationären Aufnahmen. 69 % aller Fehler waren verursacht durch menschliche Fehler.
- Eine populationsbasierte Studie aus Australien[3] belegt negative Konsequenzen der medizinischen Behandlung in 16,6 % aller Aufenthalte, wobei 13,3 % aller betroffenen Patienten bleibende Schäden davon trugen und 4,9 % an den Folgen verstarben. 51 % der Fälle wurden als vermeidbar eingestuft, waren also assoziiert mit einem medizinischen Fehler.
- Bis zu 35 % aller Patienten schädigenden Ereignisse im Krankenhaus gehen auf Medikationsirrtümer zurück und mindestens 5.000 Patienten versterben jedes Jahr an den Folgen vermeidbarer Medikationsfehler.[4]

Tab. 1: Die verschiedenen Arten medizinischer Fehler lassen sich in einem Klassifikationsschema darstellen

Quelle: Eigene Darstellung.

Taxomie medizinischer Fehler
Diagnostikfehler
• Fehler oder Verzögerung in der Diagnose • indizierte Diagnostik nicht durchgeführt • veraltete Diagnostik durchgeführt • nicht oder nicht rechtzeitig auf Ergebnisse des Monitorings oder der Diagnostik reagiert
Behandlungsfehler
• Ausführungsfehler bei einer Operation, Prozedur oder diagnostischem Verfahren • falsche Therapieauswahl • falsche Dosis oder Applikationsform eines Medikaments • Verzögerung in der Therapie oder in der Reaktion auf pathologische Befunde • Ungenügende Sorgfalt
Präventionsfehler
• prophylaktische Behandlung nicht durchgeführt • unzureichendes Monitoring/Überwachung der Therapie
sonstige Fehler
• Kommunikationsfehler • Versagen technischer Geräte • übrige Systemfehler

---

2 Brennan u. a.: Incidence of adverse events and negligence in hospitalized patients. 1991, S. 370.
3 Wilson u,a,; The Quality in Australian Health Care Study. 1995, S. 459.
4 von Eiff: Patientenorientierte Arzneimittelversorgung. 2011, S. VII.

3 Fehler in der Medizin

Von einem medizinischen Fehler wird gesprochen, wenn ein beabsichtigtes Ergebnis (Wiederherstellung der Funktion der oberen Magenpforte durch Fundoplicatio) durch eine geplante Handlung (= Ausführungsfehler) oder die Verwendung eines falschen Plans zur Zielerreichung (= Planungsfehler) nicht erreicht wurde. Dieser Definition liegt die Unterscheidung zwischen operationstechnischen Handhabungsfehlern in der Ausführung (= falsch gesetzter Clip bei der laparaskopischen Cholezystektomie trotz adäquater Ausbildung und Fähigkeiten des Chirurgen) und kognitiven Fehlern (= Entscheidung für eine falsche Therapie oder Nichterkennen einer gefährlichen Situation) zugrunde. Darüber hinaus sind zufallsbedingte Zwischenfälle zu berücksichtigen, die unabhängig vom Verhalten des Arztes auftreten (= schwere Arzneimittelnebenwirkung, wobei die Verschreibung des Medikaments indiziert und in der gegebenen Situation korrekt war).

Über die menschlichen Fehler (Handhabung, Kognition) hinaus spielen patienteneigene Faktoren (komplizierte Anatomie, Reoperation, bisher nicht aufgetretene Allergien) und systembedingte Faktoren eine dominante Rolle. Systemische Bedingungen mit Fehlerpotenzial ergeben sich aus überlangen Arbeitszeiten, Zeitdruck aufgrund von Crowding-Effekten in der Notaufnahme, bedienerunfreundlichen Medizingeräten und daraus folgender falscher Handhabung, Kommunikationsprobleme insbesondere bei Übergaben bzw. abteilungsübergreifender Abstimmung: so gehen 24 % aller chirurgischen Behandlungsfehler auf Kommunikationsprobleme zurück.[5] 22 % aller chirurgischen Behandlungsfehler wären vermeidbar[6] durch gezielte, zeitnahe Kommunikation zwischen Mitgliedern des Behandlungsteams, aber auch mit Patient und Angehörigen.

4 Fehlererkennung und Intervention: Was ist zu tun?

Wirksames Fehlermanagement in klinischen Prozessen umfasst die Phasen der präklinischen (diagnostische Abklärung), präoperativen (Eingriffsvorbereitung), operativen (Eingriffsdurchführung) und postoperativen (Nachsorge insbesondere bei Komplikationen) Versorgung.

Im chirurgischen Bereich entscheiden das Fehlervermeiden, das rechtzeitige Fehlererkennen sowie das effektive Management von postoperativen Komplikationen dominant über das Outcome des Patienten. So beträgt die Misserfolgsrate im Management von Komplikationen in leistungsfähigen Kliniken bei chirurgischen Eingriffen nur 6,8 %, in weniger leistungsfähigen dagegen 16,7 %.[7]

---

5 Rogers/Gawande/Kwaan u. a.: Analysis of surgical errors in closed mal-practice claims at 4 liability insurers. Surgery. 140/2006, S. 25-33.
6 Griffen/Stephens/Alexander u. a.: Violations of behavioral practices revealed in closed claims reviews. Ann Surg 248/2008, S. 468-474.
7 Ghaferi/Birkmeyer/Dimick: Complications, failure to rescue, and mortality with major inpatient surgery in medicare patients. Ann Surg 250/2009, S. 1029-1034.

4.1 CIRS und Wissensmanagement

16 Fehleranalyse ist eine unabdingbare Voraussetzung für wirksame Fehlerpräventionsmaßnahmen. Das wichtigste Konzept, um vorbehaltlose, vorwurfsfreie und objektive Evaluation von Fehlern und Beinahefehlern durchzuführen, ist das Critical Incident Reporting System. Durch Anonymität wird die Meldebereitschaft gesteigert. Kernstück ist ein interdisziplinäres, berufsgruppenübergreifendes Auswertungsteam, das die Fälle anhand der Kriterien Mortalität, Eintrittsbedingungen (organisatorisch, personell, patientenbezogen), Häufigkeit u. a. bewertet.

17 Ziel ist das Erkennen von typischen, meist systembezogenen Faktoren, die durch organisatorische und technische Maßnahmen abgestellt werden können. Ideal ist es, aus den CIRS-Daten einen Dictionary aufzubauen, der als Wissensbasis individuelles sowie organisatorisches Lernen ermöglicht (Abb. 1).

CIRS- und Wissensmanagement

CIRS ermöglicht individuelles und organisationales Lernen.

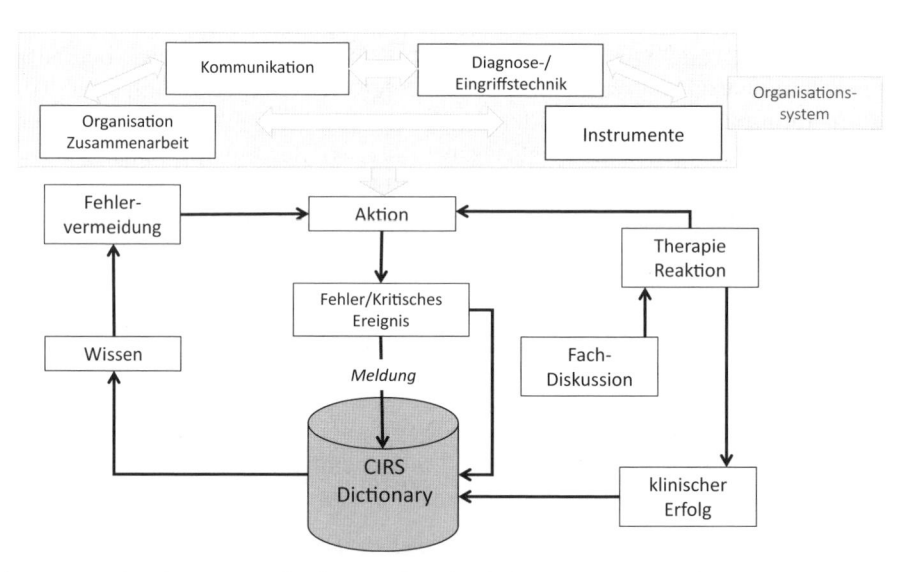

Abb. 2: Das CIRS ist Bestandteil eines Krankenhausweiten Wissensmanagements.
Quelle: Eigene Darstellung.

4.2 Konsequente Nutzung der FMEA

18 Die Fehler-Möglichkeits- und Einfluss-Analyse ist ein Instrument zur Identifikation, Analyse und Bewertung von Fehlerrisiken. Je nach Analyseschwerpunkt kann die FMEA als Produkt-/Funktionsanalyse (Vorhersage des Risikos eines

Produktversagens aufgrund konstruktiver Mängel; hier Wiederaufbereitung eines Ablationskatheters), als Prozessanalyse (Erfassung der Fehlerrisiken in einzelnen Prozessphasen) und als Systemanalyse (Fehlerrisikoerfassung in Feedback gesteuerten Ursache-Wirkungs-Systemen; hier: Hygienesystem; Beschaffungssystem; Arzneimittelversorgungssystem) durchgeführt werden.

Die Fehlermöglichkeits- und Einflussanalyse erfasst potenzielle Fehler im Vorfeld der Entwicklung und organisatorischen Umsetzung: **19**

- einer neuen Eingriffstechnik (z. B. Einführung robotergestützter radikaler Prostatektomie),
- einer neuen Dienstleistung (z. B. Transplantationsambulanz),
- einer neuen Versorgungsform (z. B. Einrichtung eines Notfallnetzwerks beim akuten Myokardinfarkt) oder
- eines neuen komplexen Arbeitsprozesses (z. B. Einführung eines umfassenden Konzepts der Fast-Track-Surgery).

Diese Fehlerpotenziale werden nach folgenden Parametern bewertet: **20**

- Wahrscheinlichkeit des Fehlereintritts
- Entdeckungswahrscheinlichkeit in der klinischen Routine
- Konsequenzen für den Patienten (= Risikoprioritätszahl)

Fehlermaßnahmen können frühzeitig eingeleitet werden. **21**

Für einen bestimmten Prozessschritt werden mögliche Fehler und Fehlerursachen aufgelistet, ferner die möglichen Fehlerfolgen und die bisher vorhandenen Kontrollmechanismen. Um die Relevanz einer solchen Fehlermöglichkeit zu gewichten, werden drei Kategorien jeweils mit Punkten zwischen 1 und 10 bewertet: **22**

- **Auftreten** (Eintrittswahrscheinlichkeit 1 = sehr unwahrscheinlich, 10 = sehr wahrscheinlich),
- **Bedeutung** (Schweregrad des Fehlers, 1 = kaum wahrnehmbare Auswirkungen, 10 = äußerst schwerwiegende Folgen,
- **Entdeckung** (Wahrscheinlichkeit, dass dieser Fehler entdeckt wird, 1 = Fehler wird höchstwahrscheinlich entdeckt, 10 = kaum zu entdeckender Fehler)

Diese drei Kategorien werden multipliziert und ergeben eine Risikoprioritätszahl (RPZ), wobei man ab 125 Punkten von einem mittleren Risiko ausgeht. **23**

Abb. 3 zeigt die Anwendung der FMEA bei der Beurteilung der Fehleranfälligkeit von laparaskopischen Operationen (z. B. Cholezystektomie, Appendektomie). In dem dargestellten Beispiel wird das Einbringen des ersten Trokars mittels Verres-Nadel und anschließendem *blinden* Einbringen bewertet. Intraabdominelle Verletzungen sind dabei relativ selten (etwa 1:1000, wird mit 3 Punkten bewertet). Wenn sie jedoch auftreten, sind sie oft schwer zu entdecken und bleiben evtl. intraoperativ unerkannt (8 Punkte). Die Folgen dieser Verletzung werden als **24** schwerwiegend eingestuft (10 Punkte). Dies ergibt eine RPZ von 240. Bei Verwendung einer Minilaparotomie zur Platzierung des ersten Trokars wird die Wahrscheinlichkeit der Verletzung gesenkt (etwa 1:2000, 2 Punkte) Die Bedeutung der Verletzung bleibt natürlich gleich, die Chance ihrer Entdeckung ist aber viel höher (4 Punkte). Dies ergibt eine RPZ von 80 Punkten. Somit kann nach diesem Modell die Risikoprioritätszahl durch die Prozessoptimierung *Minilaparotomie* von 240 auf 80 Punkte gesenkt werden.

Fehlermöglichkeits- und Einflussanalyse (FMEA)

Anwendung der FMEA bei der Beurteilung der Fehleranfälligkeit bei der Beurteilung von laparoskopischen Operationen.

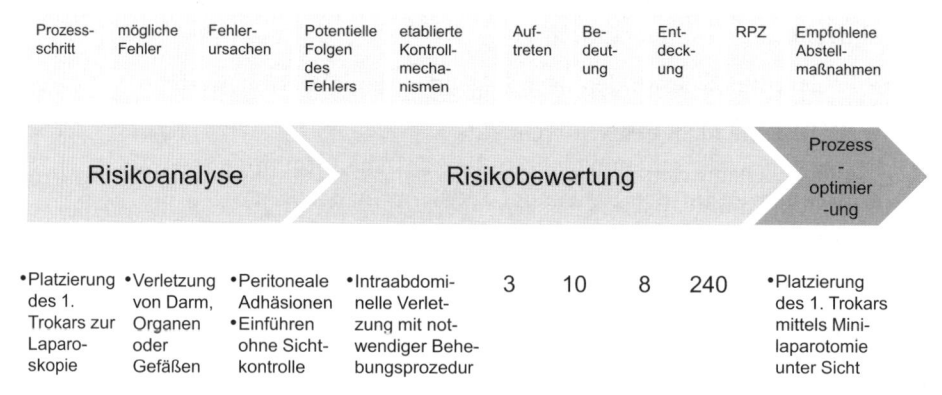

Prozess-schritt	mögliche Fehler	Fehler-ursachen	Potentielle Folgen des Fehlers	etablierte Kontroll-mechanismen	Auf-treten	Be-deut-ung	Ent-deck-ung	RPZ	Empfohlene Abstell-maßnahmen
	Risikoanalyse				**Risikobewertung**				**Prozess-optimier-ung**
• Platzierung des 1. Trokars zur Laparo-skopie	• Verletzung von Darm, Organen oder Gefäßen	• Peritoneale Adhäsionen • Einführen ohne Sicht-kontrolle	• Intraabdomi-nelle Verlet-zung mit not-wendiger Behe-bungsprozedur		3	10	8	240	• Platzierung des 1. Trokars mittels Mini-laparotomie unter Sicht

Abb. 3: Fehlermöglichkeits- und Einflussanalyse am Beispiel handhabungskritischer Medizinprodukte.

Quelle: Eigene Darstellung.

4.3 Rapid Response Team

25 Dem Ziel der Effektivitätsverbesserung des Komplikationsmanagements dient das sog. Rapid Response System. Erfahrungen aus den USA zeigen, dass durch dieses Organisationskonzept die Zahl kardiopulmonaler Reanimationen, die Mortalität und die Frequenz ungeplanter Aufnahmen auf Intensivstationen reduziert werden konnte. Prinzip des Systems ist es, dass die primär betreuende Stationspflege anhand festgelegter Kriterien ein *Rapid-Response-Team* (RRT) alarmieren muss. Zu diesen Kriterien gehören u. a.

- definierte Veränderungen der Vitalparameter der Neurologie und Urinausscheidung
- Fieber

- Schmerzveränderungen oder Blutungen
- die allgemeine Einschätzung der betreuenden Schwester, dass ein ernstes Problem vorliegen könnte

Das Rapid-Response-Team besteht aus einem interdisziplinären Team (nicht gleichzusetzen mit einem typischen *Herzalarm-Team*), das bei akuter klinischer Verschlechterung unverzüglich den Patienten evaluiert und einer optimalen Therapie zuführt. Ziel dieser Intervention ist es, eine Verzögerung in Diagnostik und Therapie von im Krankenhaus auftretenden Komplikationen zu verhindern und somit vermeidbare kritische Verläufe abzuwenden. 26

Um die Vorhaltekosten für RRTs zu reduzieren, wurde vereinzelt das Konzept der *getriggerten Rapid-Response-Eskalation* eingeführt. Bei ähnlichen Alarmierungskriterien werden bei verspäteter oder aus Sicht der Pflege inadäquater Reaktion im Rahmen der Eskalation zuerst Stationsarzt, dann Oberarzt und schließlich Chefarzt aktiviert. 27

4.4 Ishikawa-Technik

Das Ishikawa-Diagramm analysiert die Ursachen eines eng eingegrenzten Problems standardmäßig nach 4 Ursachenbereichen als typische Fehlerquellen in Arbeitsprozessen: 28

- Mensch
- Maschine
- Material
- Methode/Organisation

Das Vorgehen zur Problemanalyse ist standardisiert, wobei als Arbeitshilfe das Ishikawa-Diagramm (Fishbone-Diagramm) zur Verfügung steht. Die Abbildung 4 zeigt, dass der Patient, bereits eingeleitet, zu lange vor OP-Beginn warten muss. Die Analyse macht transparent, dass die preisorientierte Einkaufspolitik des Krankenhauses letztlich dafür ursächlich ist, dass die Vorbereitung der Siebe und Instrumententische zu viel Zeit beansprucht. Mit Hilfe des Diagramms wird jeder Ursachenbereich nach Unterursachen analysiert. Anschließend wird die aus Sicht der Mitarbeiter wichtigste Einzelursache identifiziert und konsequent eliminiert. Dabei gilt das Pareto-Prinzip (80-zu-20-Regel): „Die wichtigste Einzelursache eliminiert, bedeutet in der klinischen Praxis, das aufgetretene Problem zu 80 % gelöst zu haben; dies mit 20 % des Aufwands, der erforderlich wäre, um das Problem zu 100 % zu lösen." 29

Problem-/Ursachenanalyse

Mit Hilfe des Ishikawa-Diagramms stellen die betroffenen Mitarbeiter Transparenz über die wichtigsten Verschwendungsursachen her. Die wichtigste Erkenntnis: Keiner kennt den gesamten Versorgungsprozeß um den Patienten.

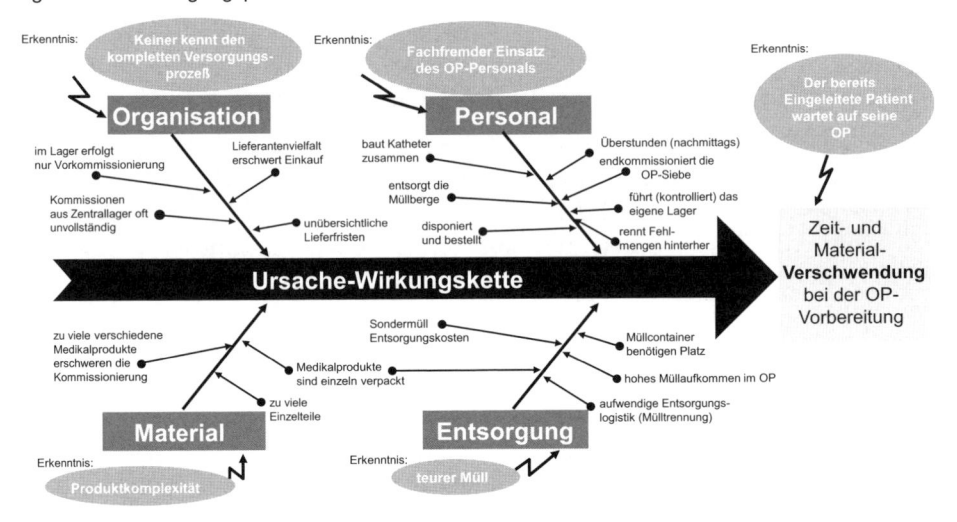

Abb. 4: Ishikawa-Diagramm. Anwendung des Ishikawa-Prinzips am Beispiel eines klinischen Ablaufproblems im OP-Saal.
Quelle: Eigene Darstellung.

4.5 Erfolgsfaktor: Unternehmenskultur

30 Die Organisationskultur repräsentiert die Werthaltungen und Einstellungen der Akteure und zeigt:
- wie die Akteure miteinander kommunizieren (zielführend und zeitökonomisch vs. ungezielt und lückenhaft),
- wie sie zusammenarbeiten (patientenorientiert vs. abteilungsegoistisch),
- wie sie mit Fehlern (Lernchance für alle vs. Vergehen eines Einzelnen) und kontroversen Meinungen umgehen und
- welchen Stellenwert Verbesserungsvorschläge haben.

31 Dieses Wertesystem entscheidet letztlich über die Risikokultur, als die grundlegende individuelle und kollektive Bereitschaft, dem Patienten mehr oder weniger ausgeprägte Risiken zuzumuten.

32 Wirksames klinisches Risikomanagement basiert auf einer Fehlerkultur vom Typ B: „Fehler werden zwar von Personen begangen, aber vom System (Organisation, Technik, Zusammenarbeit, ...) verursacht. Gleichzeitig gilt: Nur Personen können als Problemlöser fungieren und das System im Hinblick auf Fehlertoleranz verbessern (*Narrensichere Handhabung*/POKA-YOKE)". Kontraproduktiv wirkt eine Feh-

lerkultur vom Typ A: „Fehler müssen den verursachenden Personen zugeordnet, und dies müssen zur Rechenschaft gezogen werden. Bestrafung verhindert zukünftige Fehler" (siehe Abbildung 6). Sofern ein Fehlerverursacher davon ausgehen muss, kritisiert und sanktioniert zu werden, wird die Bereitschaft zur offenen Fehlerdiskussion mit daraus abgeleiteten Präventionsmaßnahmen sehr unwahrscheinlich. Nur 10 % aller Ärzte fühlen sich laut Umfrage ausreichend unterstützt in Fehleranalyse und –bewältigung. Wichtig ist es, dass das Fehlermanagement auf Basis standardisierter Problemlösungsprozesse erfolgt (Abbildung 5), wobei der Anwendungsmix von Instrumenten zur Identifikation, Analyse und Behebung von Fehlern mit dem höchsten Informationswert fallweise zusammenzustellen ist.

Ein erhebliches Spannungsfeld entsteht zwischen dem Anspruch, in einer offenen Fehlerkultur Fehler und Problemsituationen konstruktiv aufarbeiten zu wollen, gleichzeitig aber eine juristische Verfolgung als Folge eines Fehlereingeständnisses mit dem Effekt der faktischen Selbstanklage auszuschließen. 33

Insbesondere ist zu bedenken, dass jede Form eines Fehlereingeständnisses den Versicherungsschutz gefährdet. Juristen raten daher von einem Eingeständnis grundsätzlich ab. 34

Vor diesem Hintergrund ist zu empfehlen, Fehleranalysen im internen Expertenkreis zu besprechen oder als anonyme Fallbesprechung zu organisieren. 35

Fehler-Management

Ein auf die wesentlichen Ursachen reduziertes, exakt formuliertes Problem ist die Grundlage für einen konstruktiven Problemlösungsdialog.

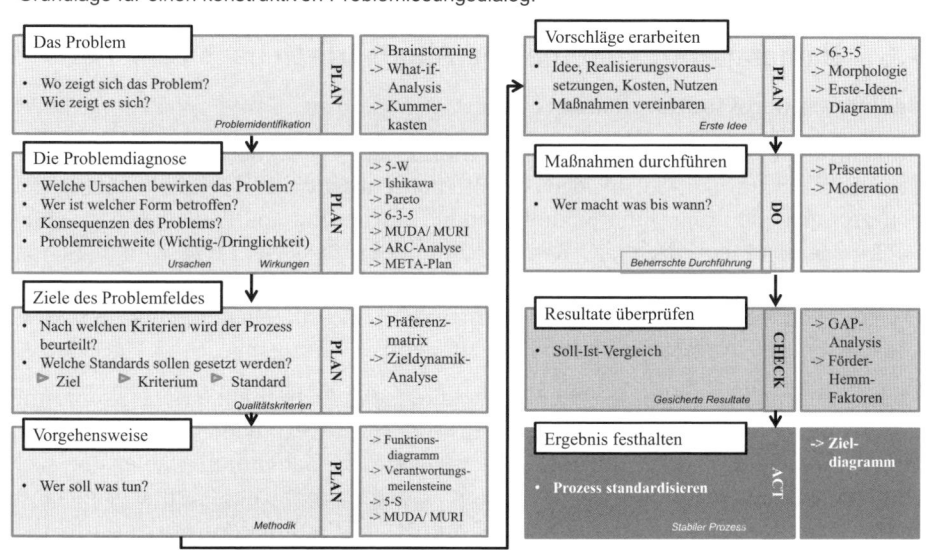

Abb. 5: Strukturierte Vorgehensweise vom erkannten Fehlerphänomen bis zum abgestellten Fehler.
Quelle: Eigene Darstellung.

Fehlerphänomen

Die Unternehmenskultur wird maßgeblich geprägt durch das Maß der Bereitschaft der Mitarbeiter, Risiken für den Patienten zu tolerieren.

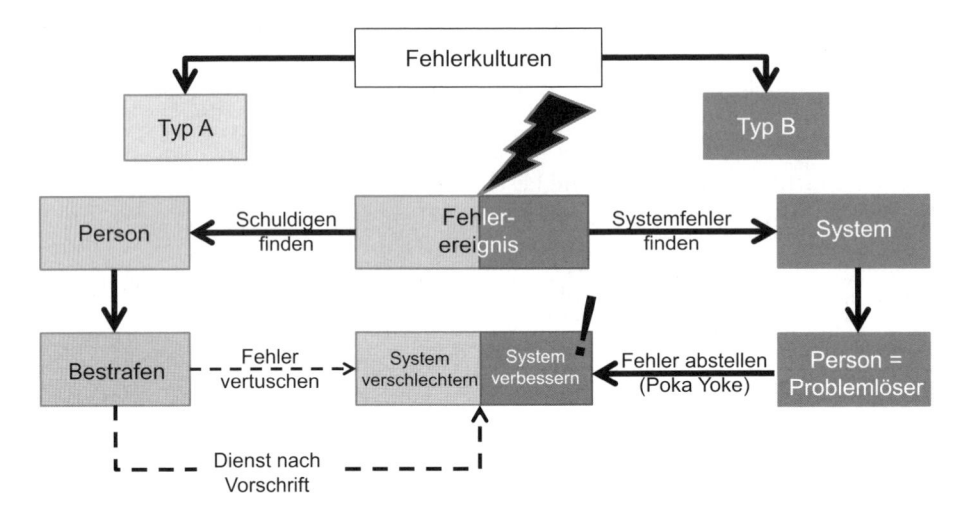

Abb. 6: Das ethische Bewusstsein einer Organisationskultur wird wesentlich durch den Umgang mit Fehlern charakterisiert.
Quelle: Eigene Darstellung.

4.6 Umgang mit Patienten und Angehörigen nach Fehlern

Bedeutung der Kommunikation

36 Im Falle eines bereits eingetretenen Behandlungsfehlers ist der Umgang, insbesondere die Kommunikation mit dem betroffenen Patienten und seinen Angehörigen von großer Bedeutung. Eine unzureichende Information des Patienten über einen Fehler könnte theoretisch das Risiko minimieren, dass der Arzt vom Patienten wegen des Fehlers belangt wird. Dennoch bedeutet das Verschweigen von Informationen gegenüber dem Patienten für die meisten Ärzte erheblich psychischen Stress. Die meisten Ärzte wünschen sich einen offenen Fehlerumgang.

37 Einhellige Empfehlung in der Literatur ist die uneingeschränkte, offene Kommunikation mit dem Patienten. In den USA sind sogar verpflichtenden „Disclosure Policies" etabliert worden, die den Arzt verpflichten, Behandlungsfehler komplett zu offenbaren, gleichzeitig aber garantieren, dass die Inhalte des Gesprächs nicht als Beweis oder Schuldzugeständnis gewertet werden dürfen. In der Realität dürfte dies nur unter großen Schwierigkeiten umsetzbar sein.

Offene Patienteninformation

Es ist noch unklar, wie die offene Information des Patienten die Zahl der Klagen wegen Behandlungsfehlern verändern könnte. Eine Internetumfrage in Deutschland zeigte, dass die Befragten das Verhalten und die Kommunikation des Arztes nach einem Fehler für sehr wichtig hielten; wichtiger war für sie nur noch die Schwere der Fehlerkonsequenzen, also z. B. bleibende körperliche Schäden. Ein offener und ehrlicher Kontakt reduzierte den Anteil der Befragten, die klagen würden, um über 50 %. Dabei handelt es sich natürlich um eine hypothetische Umfrage, die reelle Situation könnte auch anders aussehen: Mehr Patienten erfahren von Fehlern, die sie sonst nicht erkannt hätten und beschreiben den Klageweg. 38

Insgesamt überwiegen die Vorteile der offenen Patienteninformation. Wenn sich der Chirurg nach Eintreten eines Fehlers nicht dem Gespräch mit dem Patienten stellt, erhöht dies den Ärger und auch den Klagewillen des Patienten. Eine offene Besprechung hingegen kann in einem gemeinsamen therapeutischen Bündnis zur Beseitigung der eingetretenen negativen Folgen führen. 39

Es ist zu bedenken, dass solche Gespräche sehr schwierig sein können. Daher ist es wünschenswert, dass vorbereitende Kurse in Gesprächstechnik und Kommunikation flächendeckend angeboten werden. 40

5 Risikoaspekt bei Investitionsentscheidungen

Insbesondere bei Einkaufs- und Investitionsentscheidungen wird der Risikoaspekt als Auswahlkriterium nur begrenzt berücksichtigt. Empfehlenswert ist es, bei der Beschaffung sog. „handhabungskritischer Geräte",[8] als Medikalprodukten und medizintechnischen Geräten deren Gebrauch Einfluss hat auf Prozedurzeit, Prozedurqualität, Schmerzstatus des Patienten, Verletzungsgefahr für den Patienten und Einarbeitungszeit des Benutzers. Handhabungskritische Produkte beeinflussen in besonderer Weise die Komplikationsrate, das Infektionsrisiko, die Prozesskosten, das Patientenwohlbefinden (Outcome), die behandelbare Fallschwere und den Patienten-Mix. 41

Am Beispiel des dezentral-vernetzten Einsatzes von POCT-Messgeräten zur schnellen Bestimmung von Troponin-Werten zwecks Abklärung eines Verdachts auf Akutes Koronarsyndrom (Non-Stemi-Patienten) wird deutlich, dass die Zusatzinvestition (ca. 30.000,- EUR pro Gerät und 5 – 7,- EUR Kosten je Probenbestimmung) die Durchlaufzeit des Patienten in der Zentralen Notfallaufnahme um mindestens 40 Minuten verkürzt und die Diagnosequalität steigert, so dass Fehlbelegungen der Intensiv- 42

---

8 von Eiff: Das verborgene Krankenhaus: Unterschätzte Risiken gefährden Patienten. In: von Eiff (Hrsg.): Risikomanagement. Kosten-/Nutzen-basierte Entscheidungen im Krankenhaus. Wegscheid. 2007: 173-199, 2007.

station oder Fehlüberweisungen in den niedergelassenen Bereich vermieden werden. Gleichartige Ergebnisse konnten im Rahmen der CKM-Trokarstudie festgestellt werden.

Risiko gewichtete Prozesskostenanalyse (RPA)

Medizinische Qualität und totale Kosten der Behandlung werden durch die Strukturqualität (Bauliche Funktionalität; Kurzliegerstation/CPU; POCT) der ZNA determiniert.

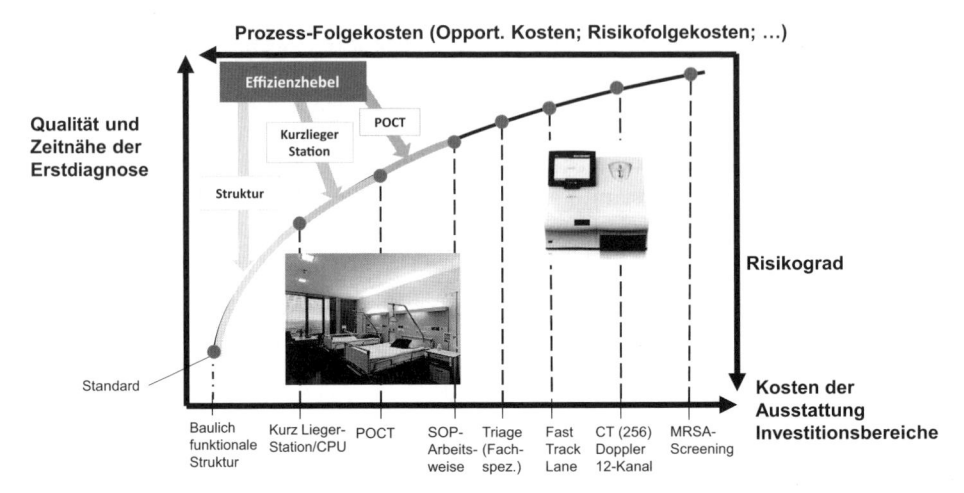

Abb. 7: Durch gezielte Investition in POCT werden Patientenrisiken und Prozesskosten reduziert, medizinische Qualität und Patienten-Outcome erhöht.

Quelle: Eigene Darstellung.

43 Der Zusammenhang zwischen Investition (Mittelabfluss für ein Beschaffungsobjekt) einerseits und der Wirkungen dieser Investition auf medizinische Qualität, Outcome, Prozesskosten und Risikograd für den Patienten ist in Abb. 7 am Beispiel des Einsatzes von POCT-Technologie in der Zentralen Notaufnahme beschrieben.

44 Über das Risiko-Kriterium fließt auch die ethische Dimension in den Entscheidungsprozess rund um die Beschaffung handhabungskritischer Produkte ein. Hier ist zu klären, inwieweit durch eine Beschaffungsentscheidung klinische Risiken in Kauf genommen werden, obwohl dies gegen etablierte ethische Maxime wie Primum non Nocere, Patientenwohlbefinden, Selbstbestimmung und Würde verstößt.[9]

---

9 Trokar-Studie: von Eiff: Das verborgene Krankenhaus: Unterschätzte Risiken gefährden Patienten. In: von Eiff (Hrsg.): Risikomanagement. Kosten-/Nutzen-basierte Entscheidungen im Krankenhaus. 2007, S. 173-199.

Investitionen und Patientenrisiken

Insbesondere bei „handhabungskritischen Produkten" sind risikobezogene Auswahlkriterien heranzuziehen.

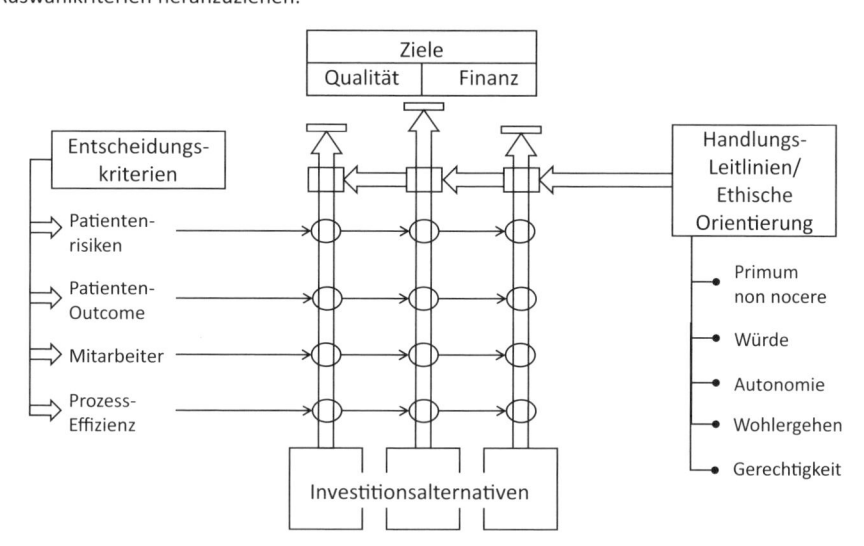

Abb. 8: Investitionsentscheidungen müssen im Hinblick auf klinische Risiken und Kompatibilität zu ethischen Handlungsleitlinien überprüft werden.
Quelle: Eigene Darstellung.

6 Fazit

Der medizinische Behandlungsfehler, insbesondere der chirurgische Fehler, gewinnt im Bewusstsein der Bevölkerung sowie in der medialen Diskussion an Bedeutung. Angesichts der immensen, teils invalidisierenden und auch tödlichen Konsequenzen für die Patienten ist das klinische, insbesondere chirurgische Fehlermanagement zurzeit noch begrenzt professionell aufgestellt.

Hochrisikobereiche, wie die Luftfahrt oder die Kernenergie, zeigen methodische Optionen, den Sicherheitsstandard zu verbessern. Allerdings werden in vielen Fällen umfangreiche Modifikationen der Konzepte notwendig sein, um sie auf die komplexe Situation im klinischen und chirurgischen Behandlungsprozess zu übertragen.

Standardisierung (z. B. eingriffsbezogene Sets, Behandlungsleitlinien, einheitliche Benutzeroberflächen) ist neben der Anwendung von RM-Tools (FMEA) als zielführender Ansatz bewährt. Die Bereitschaft unter Chirurgen zur Etablierung eines professionellen Risikomanagements, das haben viele Befragungen gezeigt, wächst. Es liegt auch an die Krankenhausträgern, die Sicherheitskultur durch personelle und strukturelle Maßnahmen aktiv zu unterstützen. Dazu gehört auch, das Kriterium *Patientenrisiko* zum Entscheidungskriterium bei Investitions- und Beschaffungsentscheidungen zu deklarieren, und damit Abstand zu nehmen von einer dominant preisorientierten Einkaufspolitik. Wichtig ist, die Fehler-Management-Instrumente i. S. des Change Management einzusetzen, um Verständnis für die Notwendigkeit eines klinischen Risikomanagement zu erzeugen.

48 Die individuelle Einstellung zum Fehler wird wesentlich geprägt durch die organisations-strukturellen (fehlerrelevante Arbeitsabläufe; eingesetzte Materialqualität; Sicherheit und Handhabung von Medizintechnik) und organisationskulturellen (Führungsstil; Fehlerkultur; Kommunikationsverhalten) Rahmenbedingungen (siehe Abbildung 9).

49 Nachlässigkeiten im Arbeitsverhalten bewirken Fehlermöglichkeiten; ob es aufgrund der Fehlermöglichkeiten zu einem faktischen Fehler und in der Folge zu einem adversen Ereignis kommt, wird durch Technik, Material und Organisation wesentlich beeinflusst.

50 Letztlich ist es eine Frage des ethischen Bewusstseins mit dem die medizinethischen Handlungsnormen *primum nihil nocere*, *Patientenwürde*, *Patientenautonomie* und *Wohlergehen des Patienten* im klinischen Alltag umgesetzt werden. Und dieses ethische Bewusstsein zeigt sich in der Bereitschaft zur Fehlertransparenz und zur Unterstützung von Reorganisationsmaßnahmen zur Verbesserung der Arbeitsabläufe.

Swiss Cheese Model

Der Systemansatz des Fehlermanagements zielt auf die Veränderungen der Rahmenbedingungen unter denen Menschen in Organisationen arbeiten

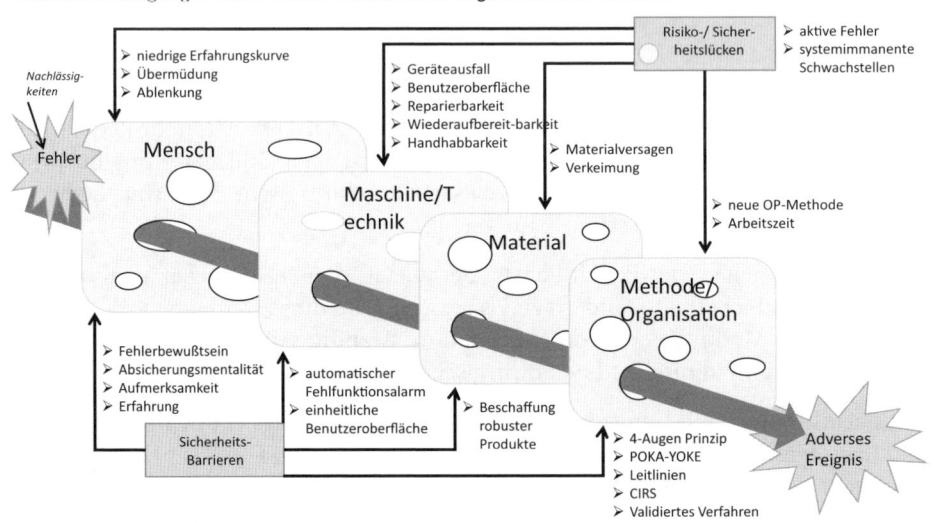

Abb. 9: Die organisationsstrukturellen und organisationskulturellen Rahmenbedingungen bestimmen die individuelle Einstellung zum Fehler und damit das ethische Bewusstsein.
Quelle: Eigene Darstellung in Anlehnung an Reason (2000).

Literatur

Brennan, T.A. u. a.: Incidence of adverse events and negligence in hospitalized patients. Results of the Harvard Medical Practice Study I. In: New England Journal of Medicine. 1991, S. 370-376.

Ghaferi, A. A./Birkmeyer, J.D./Dimick, J.B.: Complications, failure to rescue, and mortality with major inpatient surgery in medicare patients. Ann Surg 2009/ 250, S. 1029-1034.

Griffen, F.D./Stephens, L.S./Alexander, J.B. u. a.: Violations of behavioral practices revealed in closed claims reviews. Ann Surg 2008/248, S. 468-474.

Rogers, jr S.O./Gawande A. A./ Kwaan, M. u. a.: Analysis of surgical errors in closed malpractice claims at 4 liability insurers. Surgery 2006/140, S. 25-33.

von Eiff, W.: Patientenorientierte Arzneimittelversorgung. Stuttgart. 2011.

von Eiff, W.: Das verborgene Krankenhaus: Unterschätzte Risiken gefährden Patienten. In: von Eiff W. (Hrsg.): Risikomanagement. Kosten-/Nutzen-basierte Entscheidungen im Krankenhaus. Wegscheid. 2007, S. 173-199.

Welsch, T./von Frankenberg, M./ Schmidt, J. u. a.: Diagnosis and definition of anastomotic leakage from the surgeon's perspective. Chirurg 2011/82, S. 48-55.

Wilson, R.M. u. a.: The Quality in Australian Health Care Study. In: The Medical Journal of Australia 163/1995, S. 458-471. Reason, J.: Human Error: Models and Management. In: BMJ/ 320. 2000, S. 768-771.

Beitrag 4.2

Klinische Ethikberatung und der Umgang mit knappen Ressourcen im Krankenhaus

Andrea Dörries

		Rn.
1	Einleitung	1 – 6
2	Klinische Ethikberatung[1]	7 – 16
3	Ethik in der Organisation	17 – 24
4	Schlussfolgerungen	25 – 28
5	Anmerkungen:	29

Literatur

Schlagwortübersicht

	Rn.		Rn.
Allokation	27	Krankenhaus	4, 21
Arzt-Patient-Verhältnis	3	Leitlinien	23
Beirat	28	Moderation	11
Diagnosis Related Groups (DRGs)	4	moralischer Konflikt	2
Entscheidungsprozess	3, 23	Organisation Krankenhaus	6, 21
ethische Fallbesprechung	5, 9	Organisationsebene	22
Ethische Kriterien	26	Qualifizierung	15
Fortbildung	27	Qualifizierungsprogramm	16
Gerechtigkeitsfrage	23	Qualitätsmanagement	21
Geschäftsführung	21	Ressourcen	22
Individualebene	22	Ressourcenverteilung	26
Klinische Ethikberatung	7, 21	Standard	15, 21
Klinische Ethikkomitees	7	Transparenz	28
Kommunikation	22	Wertvorstellungen	18
Konflikte	19	Zertifizierung	7

---

1 Dörries: Ethikberatung in der klinischen Praxis. Aktuel Ernährungsmed 36/2011, S. 97-102.

1 Einleitung

1 Ein 50-jähriger Mann wird notfallmäßig mit schweren Abdominalschmerzen in die Innere Abteilung eines Krankenhauses aufgenommen. Diagnose: akuter Gallensteinabgang. Nach Gabe von Schmerzmitteln und Spasmolytika bessert sich die Symptomatik rasch. Nach Beschwerdefreiheit erfolgt eine Vorstellung in der chirurgischen Abteilung mit dem Ziel einer elektiven Gallenblasenentfernung. Der Chirurg schlägt eine Operation am darauf folgenden Tag vor. Der behandelnde Internist lehnt dies ab und schlägt stattdessen vor, den Patienten zu entlassen und nach sechs Wochen erneut aufzunehmen. Er begründet dies einerseits damit, dass so eine Aufteilung der Abrechungs-(DRG)-Ziffer vermieden würde und der Erlös sich für beide Abteilungen verbessere. Andererseits widerspräche dieses Vorgehen nicht den medizinischen Behandlungsstandards.

2 Ein moralischer Konflikt bei diesem einwilligungsfähigen Patienten mit elektiver Operationsindikation entwickelt sich, weil der Internist einen Aufschub der Operation aus ökonomischen Gründen wünscht. So stellt sich nunmehr die Frage, ob eine Operation aus ökonomischen Gründen überhaupt verschoben werden darf. Dagegen sprechen einerseits eventuelle Nachteile für den Patienten (z. B. das Risiko einer weiteren Gallengangskolik) und der ökonomische Schaden für das Gemeinwohl (Versicherte, Krankenkassen, Staat). Andererseits: was will der Patient? Und: steht ein Krankenhaus nicht auch in der Verantwortung für die Mitarbeiter und damit in ökonomischer Verantwortung für das Krankenhaus? Welche (legalen) Abrechnungsverfahren darf es einsetzen?

3 Im konkreten Fall könnte der behandelnde Arzt ein Gespräch mit dem Patienten führen. Sollte dieser selbst den Wunsch haben, die Operation zu verschieben und wären ihm dabei die möglichen medizinischen Konsequenzen (u. a. erneuter Steinabgang, Cholecystitis) bei seiner Entscheidung bewusst, spräche wohl nichts dagegen, die Operation zu verlegen. Doch außerhalb des direkten Arzt-Patient-Verhältnisses stellen sich auch organisationsethische Fragen: Wie sind Entscheidungsprozesse im Krankenhaus festgelegt? Welche ethischen Kriterien spielen dabei eine Rolle? Gibt es eine strukturierte ethische Reflexion? Letztendlich geht es darum, wie ressourcenethische Entscheidungen in die Organisation Krankenhaus integriert werden sollen.

4 Krankenhäuser stehen heutzutage unter einem großen ökonomischen Druck und verstärktem Wettbewerb. Die Zahl der Krankenhäuser ist in den letzten Jahren deutlich gesunken, d. h. es wurden Krankenhäuser zusammengelegt oder gar geschlossen. Die Bildung einrichtungsübergreifender Krankenhausverbünde verstärkt sich. Parallel dazu hat sich das Vergütungssystem für Leistungen geändert: von einer Bettenauslastung hin zu Fallpauschalen. Diagnosis Related Groups (DRGs) sind flächendeckend für die meisten Erkrankungen im Krankenhaus eingeführt worden. Der Fokus der Krankenhäuser liegt derzeit auf einer ökonomisch effizienten Organisation.

Sowohl in der konkreten Behandlung und Versorgung von Patienten und Patientinnen[2] wie auch in der strategischen Ausrichtung der Krankenhäuser stellen sich aber angesichts des Primats der ökonomischen Effizienz Fragen nach der Bedeutung moralischer Argumente. Im klinischen Entscheidungsprozess werden in den letzten Jahren zunehmend diskursive Verfahren wie ethische Fallbesprechungen eingesetzt. Für Entscheidungen über ressourcenethische Fragen im Krankenhaus gibt es dazu bisher nur wenige Berichte.[3] Deshalb müssen sich Krankenhäuser fragen lassen, wie sie gute Entscheidungen bei knappen Ressourcen im Krankenhaus fällen und nach welchen Kriterien.

Im Folgenden wird die Bedeutung und Arbeitsweise Klinischer Ethikberatung als Instrument der strukturierten ethischen Reflektion dargestellt, es wird auf ethische Aspekte der Organisation Krankenhaus eingegangen und es werden Schlussfolgerungen über Bedingungen für einen guten Umgang mit ressourcenethischen Entscheidungen im Krankenhaus gezogen.

2 Klinische Ethikberatung[4]

Eine Broschüre der konfessionellen Krankenhausverbände bildete im Jahr 1997 – neben verschiedenen örtlichen Einzelinitiativen – eine wesentliche Grundlage für die Entwicklung Klinischer Ethikkomitees in Deutschland.[5] Im europäischen Vergleich hat sich in Deutschland – wie sich auch empirisch zeigen ließ – die (freiwillige) Zertifizierung der Krankenhäuser seit den 1990er Jahren, die eine existierende Klinische Ethikberatung bonifiziert, positiv auf die Einrichtung Klinischer Ethikkomitees ausgewirkt.[6] Im Jahr 2005 lag der Anteil der Krankenhäuser mit Klinischer Ethikberatung bei ca. 14 %; wobei davon auszugehen ist, dass er seitdem deutlich angestiegen ist.[7] Die Zentrale Ethikkommission bei der Bundesärztekammer unterstützte in einer Stellungnahme die Einrichtung Klinischer Ethikberatung als „praxisrelevanten Beitrag zur besseren Versorgung

---

2 Zur besseren Lesbarkeit wird im Folgenden die männliche Schreibweise angewendet.
3 Kaprini u. a.: Fairness and accountability for reasonableness. Soc Sci Med 68/2009, S. 766-773.; Marckmann/Strech: Auswirkungen der DRG-Vergütung auf ärztliche Entscheidunge. In: Zschr Med Ethik 55/2009, S. 15-27.; Sibbald u. a.: Priority setting: what constitutes success? BMC Health Services Research 2009, 9:43. Online: http://www.biomedcentral.com/1472-6963/9/43 [abgerufen am: 8.8.2011]; Reiter-Theil u. a.: Klinische Ethik als Partnerschaft. In: Ethik Med 23/2011, S. 93-105.
4 Dörries: Ethikberatung in der klinischen Praxis. Aktuel Ernährungsmed 36/2011, S. 97-102.
5 Deutscher Evangelischer Krankenhausverband/Katholischer Krankenhausverband Deutschlands e. V. (Hrsg.): Ethik-Komitee im Krankenhaus. 1997.
6 Slowther: Ethics Consultation and ethics committees. In: Ashcroft/Dawson/Draper u. a. (Hrsg.): Principles of health care ethics. 2007, S. 527-534; Dörries u. a.: Implementing clinical ethics in German hospitals. In: J Med Ethik 36/2010, S. 721-726.
7 Dörries/Hespe-Jungesblut: Die Implementierung klinischer Ethikberatung in Deutschland. In: Ethik Med 19/2007, S. 148-156.

von Patienten und fordert Einrichtungen, in denen derartige Strukturen bisher nicht bestehen, zu ihrer Implementierung auf ".[8]

8 Es hat sich gezeigt, dass die drei Aufgaben Klinischer Ethikberatung (ethische Fallbesprechung, krankenhausinterne Empfehlungen, Fortbildung) von den einzelnen Krankenhäusern unterschiedlich umgesetzt werden.[9] Obwohl mittlerweile die Bezeichnung „(Klinisches) Ethikkomitee" üblich geworden ist, existieren auch vielfältige andere Bezeichnungen (z. B. Ethikgruppe, Ethikteam, Mobile Ethikberatung, Ethikforum, Ethik-Arbeitsgruppe). Je nach örtlichen Erfordernissen und den Interessen der Mitglieder steht in der praktischen Tätigkeit eine der Aufgaben im Vordergrund. Dabei stellt sich die strukturelle Ausgestaltung äußerst vielfältig dar (Abb. 1-4). Während einige Ethikkomitees sich mehr oder weniger regelmäßig treffen (von dreiwöchentlich bis halbjährlich), kommen andere nur bei Bedarf zusammen (z. B. zu prospektiven Fallbesprechungen).[10] Dies führt bei einzelnen Ethikkomitees dazu, dass eine kontinuierliche Arbeit versiegt oder gar nicht aufgebaut wird. Daneben gibt es komplexere Strukturen Klinischer Ethikberatung, besonders in Krankenhaus-Holdings oder großen konfessionellen Einrichtungen, die Fragen der Abstimmung zwischen den unterschiedlichen Holdingsteilen und -ebenen aufwerfen (Abb. 4).

---

8 Zentrale Ethikkommission: Ethikberatung in der klinischen Medizin. In: Dtsch Ärztebl 103/2006, S. C1407-1411.
9 Vollmann: Ethikberatung an deutschen Universitätskliniken. In: Groß/May/Simon (Hrsg.): Beiträge zur Klinischen Ethikberatung an Universitätskliniken. 2008, S. 31-47; Vollmann: Klinische Ethikkomitees und Ethikberatung in Deutschland. In: Bioethica Forum 1/2008, S. 33-39; Neitzke: Aufgaben und Modelle von Klinischer Ethikberatung. In: Dörries/Neitzke u. a. (Hrsg.): Klinische Ethikberatung. 2010, S. 56-73.
10 Bruns/Frewer: Fallstudien im Vergleich. In: Frewer, A./Bruns, F./Rascher, W. (Hrsg.): Hoffnung und Verantwortung. Herausforderungen für die Medizin. 3/2010, S. 303.

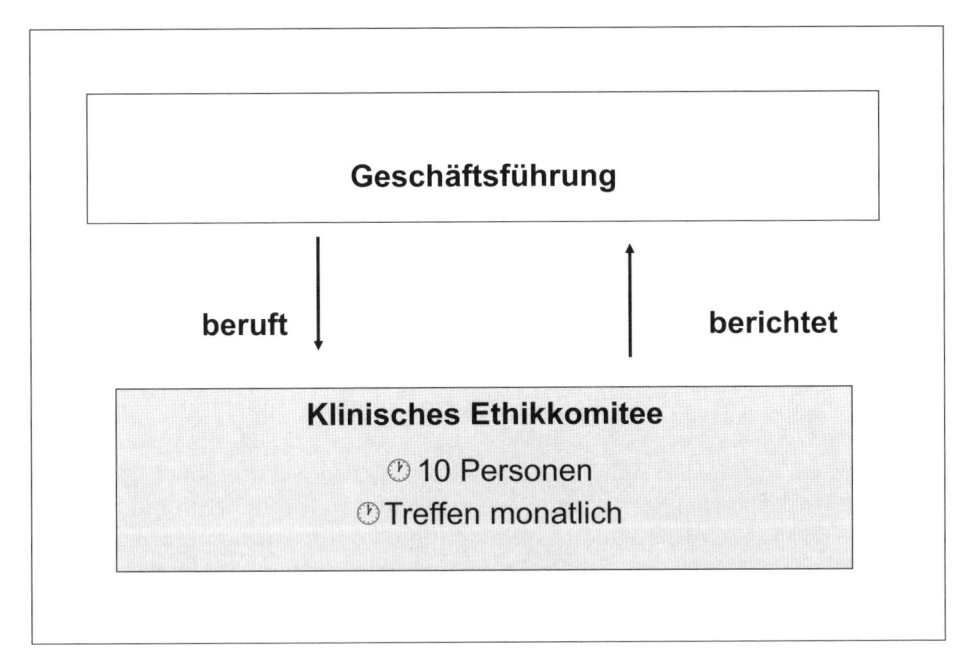

```
┌─────────────────────────────────────────────────┐
│          ┌───────────────────────────┐          │
│          │     Geschäftsführung      │          │
│          └───────────────────────────┘          │
│                 │              ▲                │
│           beruft│              │berichtet       │
│                 ▼              │                │
│          ┌───────────────────────────┐          │
│          │   Klinisches Ethikkomitee │          │
│          │      ⏱ 10 Personen        │          │
│          │      ⏱ Treffen monatlich  │          │
│          └───────────────────────────┘          │
└─────────────────────────────────────────────────┘
```

Abb. 1: Einzelnes Krankenhaus

Quelle: Dörries: Ethikberatung in der klinischen Praxis. Aktuelle Ernährungsmedizin 36/2011, S. 97-102.

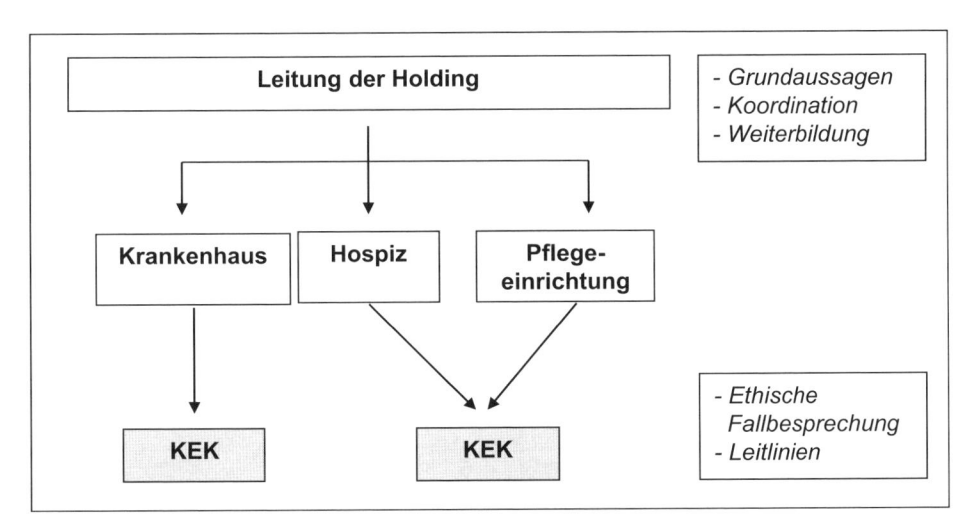

```
┌─────────────────────────────────────────────────────────┐
│  ┌──────────────────────────────┐   - Grundaussagen     │
│  │     Leitung der Holding      │   - Koordination      │
│  └──────────────────────────────┘   - Weiterbildung     │
│       │         │         │                             │
│       ▼         ▼         ▼                             │
│  ┌─────────┐ ┌───────┐ ┌──────────┐                     │
│  │Kranken- │ │Hospiz │ │ Pflege-  │                     │
│  │ haus    │ │       │ │einrichtung│                    │
│  └─────────┘ └───────┘ └──────────┘                     │
│       │         │         │                             │
│       ▼         ▼         ▼                             │
│    ┌─────┐      ┌─────┐            - Ethische           │
│    │ KEK │      │ KEK │              Fallbesprechung    │
│    └─────┘      └─────┘            - Leitlinien         │
└─────────────────────────────────────────────────────────┘
```

Abb. 2: Krankenhausholding

Quelle: Dörries: Ethikberatung in der klinischen Praxis. Aktuelle Ernährungsmedizin 36/2011, S. 97-102.

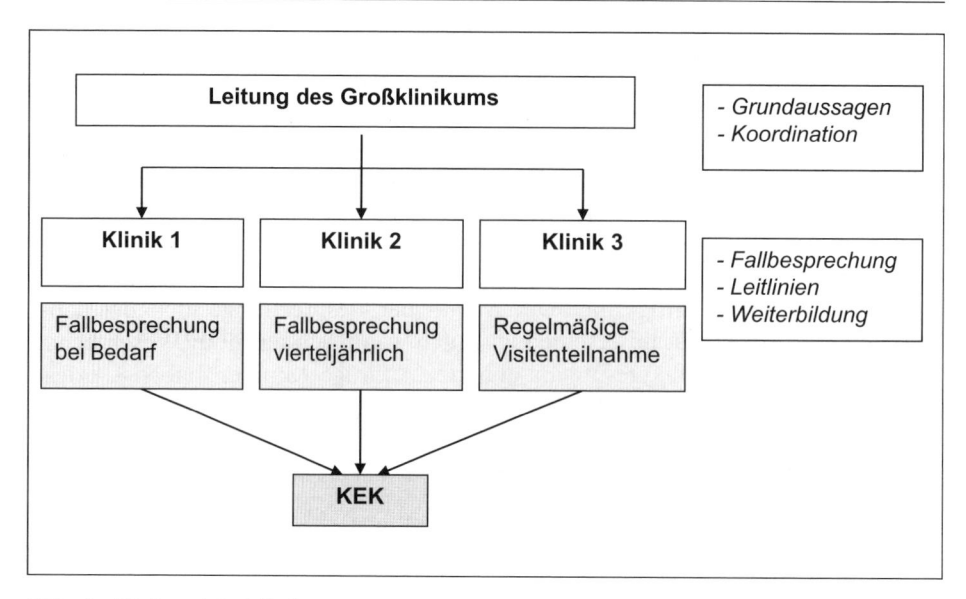

Abb. 3: Universitätsklinik

Quelle: Dörries: Ethikberatung in der klinischen Praxis. Aktuelle Ernährungsmedizin 36/2011, S. 97-102.

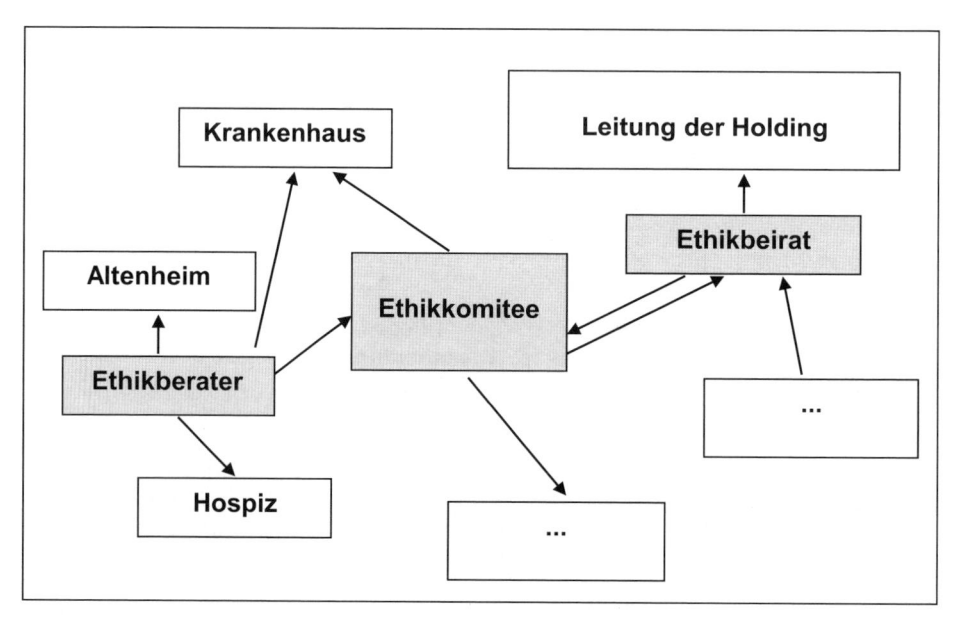

Abb. 4: Komplexe Struktur in einem Institutionenverbund

Quelle: Dörries: Ethikberatung in der klinischen Praxis. Aktuelle Ernährungsmedizin 36/2011, S. 97-102.

Klinische Ethikberatung

Bei der Durchführung ethischer Fallbesprechungen, die neben den Zertifizierungsanliegen der Geschäftsführungen ein wesentlicher Auslöser für die Einrichtung Klinischer Ethikberatung sind, soll letztendlich ein gutes Ergebnis in einem guten Entscheidungsprozess erzielt werden. Die meisten Kliniken führen ethische Fallbesprechungen prospektiv durch, einige zusätzlich oder ausschließlich retrospektiv. In Deutschland hat sich die Moderation einiger Mitglieder des Klinischen Ethikkomitees (KEK) auf der anfragenden Station etabliert; teilweise gibt es speziell ausgebildete Teams, die ausschließlich Moderationen durchführen und dem KEK berichtspflichtig sind. Der Ablauf der Besprechung, auch der dabei verwendete Leitfaden, ist unterschiedlich, auch wenn sich darin im Wesentlichen der Verlauf eines Konfliktgesprächs abbildet.[11] Einige Kliniken haben spezielle Mitarbeiter (Ärzte, Pflegende, Seelsorger, Qualitätsmanager) mit der Organisation und Leitung des KEK beauftragt und teilweise mit einem Stellenanteil versehen. Dies gilt insbesondere für Universitätskliniken, aber auch für einige größere Krankenhausverbünde.[12]

Im „klassischen" interdisziplinär besetzten Klinischen Ethikkomitee werden Anträge für eine ethische Fallbesprechung üblicherweise an den Vorsitzenden gestellt, vom Antragsteller im Ethikkomitee vorgestellt und dann im Ethikkomitee beraten. Der Antragsteller ist dabei entweder anwesend oder es wird ihm das Ergebnis mitgeteilt. Der Vorteil ist die Einbeziehung einer explizit interdisziplinären Sichtweise, der Nachteil ist die Verfügbarkeit bei aktuellen Anfragen und die – aus psychologischer Sicht – hohe Hürde für Antragsteller. Diese Form der ethischen Fallbesprechung hat sich in Deutschland nur kaum durchgesetzt.

Im „differenzierten" Klinischen Ethikkomitee gibt es eine bestimmte Anzahl von Mitgliedern, die für die Moderation einer ethischen Fallbesprechung angefragt werden können. Die Fallbesprechungen finden auf den Stationen unter Beteiligung der mit dem Patienten befassten Mitarbeiter statt. Patienten und Angehörige bzw. Betreuer werden je nach Notwendigkeit hinzugezogen. Dieses in Deutschland zunehmend verbreitete Modell hat den Vorteil, dass die beteiligten Personen auf den Stationen einen Konsens suchen müssen, wobei die externe Moderation eine systematische Besprechung ermöglicht. Moderatoren müssen dabei sowohl Kenntnisse in Moderation wie auch Grundkenntnisse in medizinischer Ethik besitzen, was nicht vorausgesetzt werden kann, sondern erlernt werden muss.

Einige größere Krankenhäuser oder Klinikverbünde haben einen speziell in Medizinethik ausgebildeten Beauftragten („Ethikkonsiliar"). Dieser Beauftragte wird zu Fallbesprechungen hinzugezogen; sowohl für Moderation als auch für Beratungen. Der Vorteil hierbei ist die Beauftragung einer qualifizierten Person;

---

11 Pedersen u. a.: On behalf of the European Clinical Ethics Network. In: Clin Ethics 5/2010, S. 136-141; Vollmann: Methoden der ethischen Falldiskussion. In: Dörries u. a. (Hrsg.): Klinische Ethikberatung. 2010, S 85-98.
12 Vollmann: Ethikberatung an deutschen Universitätskliniken. In: Groß/May/Simon (Hrsg.): Beiträge zur Klinischen Ethikberatung an Universitätskliniken. 2008, S. 31-47.

der Nachteil dieses Modells ist die potentielle Isoliertheit des Beauftragten, dem bei Schwierigkeiten die Unterstützung durch andere Personen fehlt; es sei denn, es existiert zusätzlich ein KEK.

13 Zu beobachten sind in fast allen Krankenhäusern mehr oder weniger große Widerstände oder Unverständnis einzelner Personen gegenüber der Klinischen Ethikberatung. Meistens begründet sich dies in dem Missverständnis, dass eine ethische Fallbesprechung die Entscheidungsfreiheit des Arztes untergrabe, relativiere oder gar abschaffe. Dies ist aber weder Sinn noch Ergebnis einer kompetenten ethischen Fallbesprechung. Ethische Fallbesprechungen ermöglichen vielmehr einen Diskurs und gewichten verschiedene ethische Argumente. Bei diesem Diskurs kommen Wertfragen zur Sprache und die unterschiedlichen Perspektiven der Beteiligten werden in den Entscheidungsprozess einbezogen. Beispiele dafür gibt es mittlerweile zahlreiche, besonders auf Intensivstationen oder onkologischen Stationen, aber auch zunehmend in Altenheimen, Hospizen und Schwerpunktpraxen.[13] Die letztendliche Entscheidung bleibt bei Therapieentscheidungen – schon aus haftungsrechtlichen Gründen – immer beim behandelnden bzw. verantwortlichen Arzt. Hilfreich ist aber die Diskussion über die Bewertung und Begründung der vorgeschlagenen und möglichen Therapien, d. h. über deren ethische Aspekte. In ethischen Fallbesprechungen steht nach Information und Austausch über medizinische, pflegerische und rechtliche Aspekte die Formulierung und Lösung der ethischen Frage im Mittelpunkt. Am Ende ist nicht ausschlaggebend, dass alle Beteiligten dieselbe ethische Bewertung vornehmen, sondern dass sich über die Diskussion das gegenseitige Verständnis erhöht, die einzelnen Argumente zur Sprache kommen und daran anschließend die bestmögliche Lösung auf der Handlungsebene gefunden wird, d. h. einer Handlung, die von allen Beteiligten mitgetragen werden kann.[14] Die Fallbesprechung hat dabei klärenden und empfehlenden Charakter.

14 Für KEKs stehen meistens ethische Fallbesprechungen im Zentrum ihrer Aktivitäten, der Einfluss organisatorischer und struktureller Anteile wird häufig unterschätzt.[15] Themen wie aktive Unterstützung des KEK durch die Geschäftsführung, Freistellung der Mitarbeiter für die Tätigkeit im KEK, Finanzierung von Fortbildungen, Entscheidungsfindungsprozesse in den relevanten krankenhausinternen Gremien und Einbeziehung der Mitarbeitenden durch eine regelmäßige Öffentlichkeitsarbeit wer-

---

13 Müller-Busch Ethikberatung und ethische Fallbesprechung in der hospizlichen Begleitung und Palliativbetreuung. In: Hospiz-Zeitschrift 12/2010, S. 7-9; Bollig: Ethical decision-making in nursing homes: a literature study. In: Schildmann/Gordon/Vollmann (Hrsg.): Clinical ethics consultation. 2010, S. 187-201; Schäfer/Groß Ethische Fragen in der Neonatologie. In: Groß/May/Simon (Hrsg.): Beiträge zur Klinischen Ethikberatung an Universitätskliniken. 2008, S. 103-120.
14 Boldt.: Klinische Ethikberatung. In: Groß/May/Simon (Hrsg.): Beiträge zur Klinischen Ethikberatung an Universitätskliniken. 2008, S. 81-90; Anselm: Common-Sense und anwendungsorientierte Ethik. In: Frewer/Fahr/Rascher (Hrsg.): Klinische Ethikkomitees. 2008, S. 75-98.
15 Winkler: Organisatorische Ethik: ein erweiterter Auftrag für klinische Ethikkomitees? In: Düwell/Neumann (Hrsg.): Wie viel Ethik verträgt die Medizin? 2005, S. 259-273.

den anfangs von den KEKs kaum beachtet. Da die Organisationsanteile aber maßgeblich den Erfolg eines KEK bestimmen, kommt es nicht selten zu Enttäuschungen der KEK-Mitglieder. Bisher machen sich nur wenige KEKs systematisch Gedanken über die strategische Ausrichtung ihrer Tätigkeit und die notwendigen taktischen Anpassungen bei Stagnation oder Misserfolg der Tätigkeiten des KEK.

Mit der Einrichtung der ersten KEKs in den 1990er-Jahren traten Fragen der Qualifizierung auf. Die Moderation ethischer Fallbesprechung (und auch die Mitarbeit im KEK) erfordert sowohl Kenntnisse in der Moderation als auch ethische (und rechtliche) Grundkenntnisse. Während in Universitätskliniken (oder bei Beauftragten für Klinische Ethik) meistens eine entsprechende Fortbildung möglich ist und damit ein gewisser Standard gewährleistet ist, ist dies in kleinen Krankenhäusern deutlich schwerer umzusetzen. Trotzdem hat die Qualifizierung in Klinischer Ethikberatung und deren Umsetzung vor Ort in Deutschland erhebliche Fortschritte gemacht. Um dies weiter zu verbessern, wurden im Rahmen einer Arbeitsgruppe der Akademie für Ethik in der Medizin (AEM) Standards erarbeitet.[16] Diese betreffen die Einrichtung von Ethikberatung in Einrichtungen des Gesundheitswesens (damit wurde auch die zunehmende Zahl von KEKs in stationären Pflegeeinrichtungen und Hospizen berücksichtigt) sowie die Dokumentation ethischer Fallbesprechungen.[17]

15

Seit 2003 findet in Hannover das Qualifizierungsprogramm „Ethikberatung im Krankenhaus" mit vier Kooperationspartnern (Akademie für Ethik in der Medizin, Medizinische Hochschule Hannover, Ruhr-Universität-Bochum, Zentrum für Gesundheitsethik (ZFG)) statt, das ein entsprechendes Curriculum der AEM umsetzt.[18] Bisher gab es mehr als 1000 Teilnahmen; im Wesentlichen Ärzte, Pflegende und Seelsorger, die teilweise mehrfach an den 17 Basismodulen, 22 thematischen und methodischen Aufbaumodulen sowie den drei Vernetzungstreffen teilgenommen haben (Stand März 2014). Drei Vernetzungstreffen zeigten, wie intensiv sich die Teilnehmer mit den Aufgaben und der Durchführung Klinischer Ethikberatung in ihren Krankenhäusern auseinandersetzen und wie sie mit den auftretenden Schwierigkeiten umgehen. Das Qualifizierungsprogramm wird bei Bedarf durch Inhouse-Schulungen durch die Referenten ergänzt.[19] Von anderen Veranstaltern werden ein Fernlehrgang

16

---

16 Vorstand der Akademie für Ethik in der Medizin: Standards für Ethikberatung in Einrichtungen des Gesundheitswesens. In: Ethik Med 22/2010, S. 149-153.
17 AG Ethikberatung: Empfehlungen für die Dokumentation von Ethik-Fallberatungen. In: Ethik Med 23/2011, S. 155-159.
18 Dörries u. a.: Qualifizierungsprogramm Hannover „Ethikberatung im Krankenhaus". In: Vollmann/Schildmann/Simon (Hrsg.): Klinische Ethik. 2009, S. 125-140; Dörries u. a.: Implementing clinical ethics in German hospitals: content, didactics and evaluation of a nationwide postgraduate training programme. In: J Med Ethik 36/2010, S. 721-726.; Dörries u. a.: The impact of an ethics training programme on the success of clinical ethics services. In: Clin Ethics 9/2014, S. 36-44; Simon u. a.: Curriculum „Ethikberatung im Krankenhaus". In: Ethik Med, 17/2005, S. 322-326.
19 Dörries u. a.: Qualifizierungsprogramm Hannover „Ethikberatung im Krankenhaus". Konzeption und Ausblick. In: Vollmann/Schildmann/Simon (Hrsg.): Klinische Ethik. 2009, S. 125-140; Dörries u. a.: Implementing clinical ethics in German hospitals. In: J Med Ethik 36/2010, S. 721-726.

(Klinikum Nürnberg) sowie verschiedene Masterstudiengänge in Deutschland (Universität Münster bzw. Mainz; Katholische Fachhochschule Freiburg) und auf europäischer Ebene (u. a. Erasmus Mundus in Nijmegen/Leuven/Padua, Universität Zürich) angeboten.[20]

3 Ethik in der Organisation

17 Krankenhäuser sind komplexe und komplizierte Organisationen, in denen kranke Menschen behandelt, gepflegt und beraten werden. In Krankenhäusern arbeiten sehr unterschiedliche Berufsgruppen, wie z. B. Ärzte, Pflegende, Verwaltungsangestellte, Krankengymnasten, Ergotherapeuten, Laboranten, Sozialarbeiter und Seelsorger. Man wird in jedem Krankenhaus jeder Trägerschaft von mehreren Dutzend Berufen und Funktionsbezeichnungen ausgehen müssen. Hinzu kommen neue Berufsbezeichnungen wie Qualitätsmanager oder Case Manager.

18 Jede der erwähnten – zumindest der traditionellen – Berufsgruppen vertritt dabei mehr oder weniger ihr eigenes berufliches Selbstverständnis, was im Arbeitsablauf zu Konflikten mit den Patienten, aber auch der Mitarbeiter untereinander führen kann. Außer dem jeweiligen Professionsverständnis finden sich unter den Mitarbeitern Personen verschiedener Religionen sowie unterschiedlicher kultureller Herkunft. Zusätzlich bringt jeder Mitarbeiter individuell geprägte Wertvorstellungen ein, die in klinischen Entscheidungssituationen, bei denen es häufig um existentielle Fragen geht, zum Tragen kommen. Dies trifft sowohl für die Krankenhausmitarbeiter als auch den Patienten und sein familiäres Umfeld zu.

19 Es ist deshalb nicht verwunderlich, dass im Krankenhaus häufig Konflikte verschiedener Art auftreten. In der hohen Konfliktdichte innerhalb der Organisation Krankenhaus treffen berufsspezifische, kulturelle und individuelle Wertmaßstäbe aufeinander – und die entsprechenden Mitarbeiter müssen miteinander kommunizieren und kooperieren. Und während Krankenhäuser in vielen Aspekten Organisationen wie andere auch sind, unterscheiden sie sich in einem bedeutsamen Aspekt: in Krankenhäusern muss man mit Leiden und Sterben umgehen, woraus spezifische Belastungen und eine besondere Verantwortung folgen.[21]

20 Silva u. a. berichten in einer qualitativen Studie mit Ethikern aus verschiedenen Krankenhäusern der Region Toronto, dass unterschiedliche organisationsethische Konflikte eine bedeutsame Rolle spielten. Neben moralischen Konflikten (Anspruch und Realität bei der Patientenversorgung, unterschiedliche Wertvorstellungen im Behandlungsteam, mangelnde Kommunikation zwischen Management und Behandlungsteams) traten finanzielle und nichtfinanzielle Interessenskonflikte (Annahme von Geschenken, industriegesponserte Forschung, Sponsoren

---

20 Ethikberatung im Krankenhaus. Fortbildungen, 8.8.2011. Online: http://www.ethikkomitee.de/ [abgerufen am: 17.3.2014].
21 Chambliss: Beyond caring. Hospitals, nurses and the social organization of ethics. 1996.

und Therapiezugang, Verhalten für eigene Karrierevorteile) und Konflikte bei klinischen Abläufen mit Organisationsaspekten (Behandlung von nichtversicherten Patienten, riskante oder desorganisierte Behandlungsabläufe) auf. Die Autoren schlussfolgern: „Most clinical ethics consults are actually organisational ethics issues or have an organisational ethics piece".[22]

Im Verhältnis von Klinischer Ethikberatung zur Organisation Krankenhaus sind mehrere Aspekte zu beachten.[23] Für eine erfolgreiche Arbeit einer Klinischen Ethikberatung muss diese in die Struktur des jeweiligen Krankenhauses integriert sein, d. h. Klinische Ethikberatung ist Teil der Organisation Krankenhaus. Klinische Ethikkomitees, ob aus Zertifizierungsgründen top-down eingeführt oder ob durch engagierte Kliniker bottom-up stehen vor der Herausforderung, ethische Reflektion in die Organisation Krankenhaus zu integrieren, oft gegen erheblichen Widerstand von verschiedenen Seiten. Dabei muss einerseits eine Balance zwischen kritischer Unabhängigkeit und Akzeptanz der Klinischen Ethikberatung in der Organisation gefunden werden. Es muss zudem dem Vorwurf der „Alibi-Ethik" der Geschäftsführung entgegengetreten werden. Die Herausforderung besteht darin, pro- und reaktives Handeln auszubalancieren, um nicht als „Ethik-Polizei" aufzutreten. Klinische Ethikberatung muss in ihrem Beitrag zum Qualitätsmanagement durch Entwicklung von verbindlichen Standards zeigen, wie ethische Reflektion auf verschiedenen Ebenen dem Krankenhaus und dem Patienten dienen kann. Dies sind schwierige Herausforderungen, aber die Tatsache, dass Klinische Ethikberatung sich weiterentwickelt und teilweise sehr gut funktioniert, weist darauf hin, dass dies zu bewältigen ist.

In den letzten Jahren sind neben den klinisch-ethischen Konflikten zunehmend organisationsethische Fragen, die die Verteilung von Ressourcen betreffen, in den Mittelpunkt gerückt. Für den Umgang mit diesen Fragen ist es sinnvoll, die Individualebene, die sich mit den Rechten und Pflichten von Handelnden und mit den Begründungen bei Behandlungsentscheidungen in einem individuellen Behandlungsverlauf befasst (z. B. Therapiebegrenzungen, künstliche Ernährung), und die Organisationsebene, die die Rahmenbedingungen unter denen Handeln in der komplexen Organisation Krankenhaus mit ihrer gesellschaftlichen Funktion und Verantwortung gegenüber den jeweiligen Anspruchsgruppen (u. a. Träger, Stadt, Krankenkassen) umfasst, zu unterscheiden.[24] Für den Umgang mit ressourcenethischen Fragen gibt es jedoch kaum Angebote in der Aus-, Fort- und Weiterbildung. Eine systematische Reflexion im Krankenhaus ist unüblich und schlüssige ethische

---

22 Silva u. a.: Clinical ethicist's perspectives on organisational ethics in healthcare organisations. In: J Med Ethics 34/2008, S. 320-323.
23 Dörries u. a.: Ethikberatung in der klinischen Praxis. In: Aktuel Ernährungsmed 36/2011, S. 97-102.
24 Winkler: Organisatorische Ethik: ein erweiterter Auftrag für klinische Ethikkomitees? In: Düwell, M./Neumann, J. (Hrsg.): Wie viel Ethik verträgt die Medizin? Paderborn 2005, S. 259-273.

Kriterien und Argumentationen sind weitgehend unbekannt. Dies ist nämlich nicht nur eine Frage der Kommunikation, sondern auch und wesentlich der Kenntnisse über ethische Grundlagen, d. h. insbesondere über gerechtigkeitstheoretische Grundlagen.[25]

23   Gerechtigkeitsfragen bedürfen einer anderen Handhabung als andere klinische Entscheidungen, da sie immer organisationsebenenübergreifend bzw. interindividuell sind.[26] Wie bei anderen Entscheidungsfindungen auch geht es einerseits um die Festlegung von relevanten Kriterien wie auch um neue Strukturen und Abläufe. Für einen fairen Entscheidungsprozess wurden vor dem Hintergrund gerechtigkeitstheoretischer Überlegungen einige allgemeine Gesichtspunkte unter dem Begriff „Accountability for Reasonableness" vorgeschlagen: Transparenz, Anwendung relevanter vereinbarter Kriterien, Revidierbarkeit angesichts neuer Argumente-, und Durchsetzungsfähigkeit der vereinbarten Kriterien („publicity, relevance, appeals, enforcement");[27] dies alles angewendet auf einen spezifischen institutionellen Kontext. Daniels Vorschläge sind u. a. wegen ihrer Schwäche bei der Kriterienbildung und Kriteriengewichtung im Konfliktfall heftig diskutiert worden.[28] Kostensensible Leitlinien und Verfahren im Krankenhaus stellen eine andere Vorgehensweise dar.[29] Es wurde zudem darauf hingewiesen, dass ein geregelter ethischer Entscheidungsablauf Ziele wie die Wahrnehmung und das Verständnis für Probleme beim „bedside-rationing", die Erhöhung effizienten Handelns, inter- und intraindividuelle Konsistenz und explizite Kriterienbildung und -anwendung fördert sowie missbräuchliche Einbeziehung von Ethikkomitees verhindert.[30]

24   Zusammenfassend bedeutet dies, dass in den jeweiligen Krankenhäusern entsprechende Entscheidungsstrukturen geschaffen werden sollten, die es ermöglichen, auf der Geschäftsführungs-, der Abteilungs- und der Arzt-Patienten-Ebene faire und ausreichend ethisch fundierte Entscheidungen zu treffen. Dabei sind die straf- und haftungsrechtlichen Einschränkungen des SGB V im Blick zu behalten.[31] Zudem ist

---

25 Steinkamp u. a.: Debating ethical expertise. In: Kennedy Inst Ethics J 18/2008, S. 173-192.
26 Bærøe: Priority-setting in healthcare. In: J Med Ethics 35/2009, S. 488-496; Halvorsen: The principle of justice in patient priorities in the intensive care unit. In: J Med Ethics 35/2009, S. 483-487.
27 Daniels: Accountability for reasonableness. In: BMJ 2000, 321:1300-1, S. 1300-1301; Daniels/Sabin: Accountability for reasonableness: an update. In: BMJ 2008, 337:a1850.
28 Hasman/Holm: Accountability for reasonableness. In: Health Care Analysis 13/2005, S. 261-273; Rid: Justice and procedure. In: J Med Ethics 35/2009, S. 12-16.
29 Marckmann/Strech: Auswirkungen der DRG-Vergütung auf ärztliche Entscheidungen. In: Zschr Med Ethik 55/2009, S. 15-27; Reiter-Theil u. a.: Klinische Ethik als Partnerschaft – oder wie eine ethische Leitlinie für den patientengerechten Einsatz von Ressourcen entwickelt und implementiert werden kann. In: Ethik Med 23/2011, S. 93-105.
30 Strech u. a.: The role of ethics committees and ethics consultation in allocation decisions. In: Medical Care 48/2010, S. 821-826.
31 Marckmann/Strech: Auswirkungen der DRG-Vergütung auf ärztliche Entscheidungen. In: Zschr Med Ethik 55/2009, S. 15-27; Strech u. a.: The role of ethics committees and ethics consultation in allocation decisions. In: Medical Care 48/2010, S. 821-826.

sorgfältig zu klären, welche Informationen sinnvollerweise der Öffentlichkeit bzw. den Patienten vermittelt werden. Hier ist offensichtliche Zurückhaltung ebenso kontraproduktiv wie vollkommene Offenheit, die unnötige Befürchtungen bei Mitarbeitern wie Patienten und deren Angehörigen hervorrufen kann.[32] Vorstellbar sind Ad-hoc-Komitees oder bedarfsorientierte ständige Beiräte, die eine andere Zusammensetzung der Mitglieder als im Klinischen Ethikkomitee haben, aber mit dem Ethikkomitee des jeweiligen Krankenhauses in Verbindung stehen sollten. In diesen Gremien sollte neben ethischer auch ökonomische, administrative sowie Leitungskompetenz vorhanden sein (Abb. 4).

4 Schlussfolgerungen

Aus den obigen Ausführungen lassen sich einige wesentliche Schlussfolgerungen für die Arbeit von Klinischer Ethikberatung bei ökonomischen Verteilungsfragen ziehen:

1. Ethische Kriterien bei der Ressourcenverteilung sollten krankenhausintern diskursiv erarbeitet werden. Dabei geht es u. a. um folgende Fragen: Welche Kriterien sind in einem bestimmten Krankenhaus für die Verteilung von Ressourcen relevant? Welche Kriterien sind weniger wichtig? Wie soll der Entscheidungsprozess erfolgen?

2. Ethische Kriterien bei der Ressourcenverteilung sollten explizit angewendet werden. Dazu ist eine gute Fortbildung des Krankenhauspersonals auf allen Hierarchieebenen notwendig, d. h. auf der administrativen wie auch auf der Versorgungsebene. Die Allokation sollte nach transparenten Kriterien erfolgen, die krankenhausintern und –extern kommuniziert werden müssen.

3. Entscheidungen bei der Ressourcenverteilung sollten in festgelegten Entscheidungsabläufen erfolgen. Das setzt Transparenz wie auch qualifiziertes Personal voraus. Evtl. bietet es sich an, einen besonders qualifizierten Beirat für ressourcenethische Fragen im Krankenhaus einzurichten.

5 Anmerkungen:

Teile dieses Beitrags inkl. Abbildungen entstammen dem Artikel von Andrea Dörries „Ethikberatung in der klinischen Praxis. Bisherige Erfahrungen und zukünftige Herausforderungen" erschienen in Aktuelle Ernährungsmedizin 36/2011, S. 97-102. Wir danken dem Thieme Verlag für die Übertragung der Rechte.

---

32 Owen-Smith u. a.: The desirability of being open about health care rationing decisions. In: J Health Serv Res Policy 15/2010, S. 14-20.

Literatur

AG „Ethikberatung im Krankenhaus" in der Akademie für Ethik in der Medizin e. V. (AEM)/ Fahr, U./Herrmann, B./May, A.T./Reinhardt-Gilmour, A./Winkler, E.C.: Empfehlungen für die Dokumentation von Ethik-Fallberatungen. In: Ethik Med 23/2011, S. 155-159.

Anselm, A.: Common-Sense und anwendungsorientierte Ethik. Zur ethischen Funktion Klinischer Ethikkomitees. In: Frewer, A./Fahr, U./Rascher, W. (Hrsg.): Klinische Ethikkomitees. Chancen, Risiken und Nebenwirkungen. Würzburg 2008, S. 75-98.

Bærøe, K.: Priority-setting in healthcare: a framework for reasonable clinical judgements. In: J Med Ethics 35/2009, S. 488-496.

Boldt, J.: Klinische Ethikberatung. Expertenwissen oder Moderationskompetenz? Thesen und Erfahrungen aus der Freiburger Praxis. In: Groß, D./May, A.T./Simon, A. (Hrsg.): Beiträge zur Klinischen Ethikberatung an Universitätskliniken. Münster 2008, S. 81-90.

Bollig, G.: Ethical decision-making in nursing homes: a literature study. In: Schildmann, J./Gordon, J.S./Vollmann, J. (Hrsg.): Clinical ethics consultation. Farnham 2010, S. 187-201.

Bruns, F./Frewer, A.: Fallstudien im Vergleich. Ein Beitrag zur Standardisierung Klinischer Ethikberatung. In: Frewer, A./Bruns, F./Rascher, W. (Hrsg.): Hoffnung und Verantwortung. Herausforderungen für die Medizin. Würzburg 3/ 2010, 301-310, S. 303.

Chambliss, D.F.: Beyond caring. Hospitals, nurses and the social organization of ethics. Chicago, London 1996.

Daniels, N.: Accountability for reasonableness. In: BMJ 2000, 321:1300-1.

Daniels, N./ Sabin, J.E.: Accountability for reasonableness: an update. In: BMJ 2008, 337:a1850.

Deutscher Evangelischer Krankenhausverband, Katholischer Krankenhausverband Deutschlands e. V. (Hrsg.): Ethik-Komitee im Krankenhaus. Hannover, Freiburg 1997.

Dörries, A./Hespe-Jungesblut, K.: Die Implementierung klinischer Ethikberatung in Deutschland. Ergebnisse einer bundesweiten Umfrage bei Krankenhäusern. In: Ethik Med 19/2007, S. 148-156.

Dörries, A./Neitzke, G./Vollmann, J./Simon, A.: Qualifizierungsprogramm Hannover „Ethikberatung im Krankenhaus". Konzeption und Ausblick. In: Vollmann, J./Schildmann, J./Simon, A. (Hrsg.): Klinische Ethik. Frankfurt, New York 2009, S. 125-140.

Dörries, A./Simon, A./Vollmann, J. u.a.: The impact of an ethics training programme on the success of clinical ethics services. In: Clin Ethics 9/2014, S. 36-44.

Dörries, A.: Ethikberatung in der klinischen Praxis. Bisherige Erfahrungen und zukünftige Herausforderungen. In: Aktuel Ernährungsmed 36/2011, S. 97-102.

Dörries, A./Boitte, P./Cobbaut, J.P. u. a.: Institutional challenges for clinical ethics committees. In: HEC Forum 23/2011, S. 193-211.

Ethikberatung im Krankenhaus. Online: http://www.ethikkomitee.de/, Fortbildungen, 8.8.2011. [abgerufen am: 8.8.2011]

Halvorsen, K./Førde, R./Nortvedt, P.: The principle of justice in patient priorities in the intensive care unit: the role of significant others. In: J Med Ethics 35/2009, S. 483-487.

Hasman, A./Holm, S.: Accountability for reasonableness: opening the black box of process. In: Health Care Analysis 13/2005, S. 261-273.

Kaprini, L./Norheim, O.F./Martin, D.K.: Fairness and accountability for reasonableness. Do the views of priority setting makers differ across health systems and levels of decision making? In: Soc Sci Med 68/2009, S. 766-773.

Marckmann, G./Strech, D.: Auswirkungen der DRG-Vergütung auf ärztliche Entscheidungen. eine ethische Analyse. In: Zschr Med Ethik 55/2009, S. 15-27.

Müller-Busch, H.C.: Ethikberatung und ethische Fallbesprechung in der hospizlichen Begleitung und Palliativbetreuung. In: Hospiz-Zeitschrift 12/2010, S. 7-9.

Neitzke, G.: Aufgaben und Modelle von Klinischer Ethikberatung. In: Dörries, A./Neitzke, G. u. a. (Hrsg.): Klinische Ethikberatung. Ein Praxisbuch. 2. überarb. u. erweit. Aufl. Stuttgart 2010, S. 56-73.

Owen-Smith, A./Coast, J./Donovan, J.: The desirability of being open about health care rationing decisions: findings from a qualitative study of patients and clinical professionals. In: J Health Serv Res Policy 15/2010, S. 14-20.

Pedersen, R./Hurst S.A./Schildmann, J./Schuster, S./Molewijk, B.: On behalf of the European Clinical Ethics Network. The development of a descriptive evaluation tool for clinical ethics case consultation. In: Clin Ethics 5/2010, S. 136-141.

Reiter-Theil, S./Mertz, M./Albisser Schleger, H. u. a.: Klinische Ethik als Partnerschaft – oder wie eine ethische Leitlinie für den patientengerechten Einsatz von Ressourcen entwickelt und implementiert werden kann. In: Ethik Med 23/2011, S. 93-105.

Rid, A.: Justice and procedure: how does „accountability for reasonableness" result in fair limit-setting decisions? In: J Med Ethics 35/2009, S. 12-16.

Schäfer, G./Groß, D.: Ethische Fragen in der Neonatologie: Entscheidungsmodelle und die mögliche Rolle Klinischer Ethikberatung. In: Groß, D./May, A.T./Simon, A. (Hrsg.): Beiträge zur Klinischen Ethikberatung an Universitätskliniken. Münster 2008 S. 103-120.

Sibbald, S.L./Singer, P.A./Upshur, R./Martin, D.K.: Priority setting: what constitutes success? A conceptual framework for successful priority setting. BMC Health Services Research 2009, 9:43. Online: http://www.biomedcentral.com/1472-6963/9/43 [abgerufen am: 8.8.2011]

Silva, D.S./Gibson, J.L./Sibbald, R./Connolly, E./Singer, P.A.: Clinical ethicist's perspectives on organisational ethics in healthcare organisations. In: J Med Ethics 34/2008, S. 320-323.

Simon, A./May, A./Neitzke, G.: Curriculum "Ethikberatung im Krankenhaus". In: Ethik Med, 17/2005, S. 322-326.

Slowther, A.: Ethics Consultation and ethics committees. In: Ashcroft, R.E./Dawson, A./Draper, H. u. a. (Hrsg.): Principles of health care ethics. 2nd Edition, Chichester 2007, S. 527-534.

Steinkamp, N./Gordijn, B., ten Have. H.: Debating ethical expertise. In: Kennedy Inst Ethics J 18/2008, S. 173-192.

Strech, D./Hurst, S./Danis, M.: The role of ethics committees and ethics consultation in allocation decisions. A 4-stage process. In: Medical Care 48/2010, S. 821-826.

Vollmann, J.: Ethikberatung an deutschen Universitätskliniken. Empirische Ergebnisse und aktuelle Entwicklungen. In: Groß, D./May, A.T./Simon, A. (Hrsg.): Beiträge zur Klinischen Ethikberatung an Universitätskliniken. Münster 2008a, S. 31-47.

Vollmann, J.: Klinische Ethikkomitees und Ethikberatung in Deutschland: Bisherige Entwicklung und zukünftige Perspektiven. In: Bioethica Forum 1/2008b, S. 33-39.

Vollmann, J.: Methoden der ethischen Falldiskussion. In: Dörries, A./Neitzke, G. u. a. (Hrsg.): Klinische Ethikberatung. Ein Praxisbuch. 2. überarbeit. u. erweit. Aufl. Stuttgart 2010, S 85-98.

Vorstand der Akademie für Ethik in der Medizin e. V.: Standards für Ethikberatung in Einrichtungen des Gesundheitswesens. In: Ethik Med 22/2010, S. 149-153.

Winkler, E.: Organisatorische Ethik: ein erweiterter Auftrag für klinische Ethikkomitees? In: Düwell, M./Neumann, J. (Hrsg.): Wie viel Ethik verträgt die Medizin? Paderborn 2005, S. 259-273.

Zentrale Ethikkommission bei der Bundesärztekammer (ZEKO): Ethikberatung in der klinischen Medizin. In: Dtsch Ärztebl 103/2006, S. C1407-C1411.

Beitrag 4.3

Ethik-Liaisondienst und Ethikvisiten
Das „Marburger Modell" präventiver Ethikberatung[1]

Gerd Richter

		Rn.
1	Einleitung	1 – 4
2	Organisationsformen klinischer Ethikberatung	5, 6
3	Methoden und Voraussetzungen klinischer Ethikberatung	7, 8
4	Der Ethik-Liasondienst als präventiv ausgerichtete klinische Ethikberatung	9 – 13
5	Klinische Ethikberatung als Prozess	14, 15

Weiterführende Literatur

Schlagwortübersicht

	Rn.		Rn.
Ethik-Liaisondienst	9, 11, 14 f.	klinische Ethikberatung	1, 4 – 12, 14 f.
Ethikberater	9 f., 12	Klinisches Ethik-Komitee	5
Health Care Ethics Comittees	1	Marburger Modell	6, 9, 14

---

[1] Vortrag anlässlich des Experten-Workshops „Ethik und Ökonomie in der Medizin", Centrum für Krankenhaus Management, Universität Münster, Münster 16.12.2010.

1 Einleitung

1 Die klinische Ethikberatung in Deutschland hat sich beginnend seit Mitte der 1990er Jahre durch die Initiative der beiden konfessionellen Krankenhausverbände etabliert. 1997 riefen die konfessionellen Krankenhausverbände ihre Mitgliedskrankenhäuser dazu auf, Ethik-Komitees nach dem US-amerikanischen Vorbild der Health Care Ethics Comittees (HECs) zu gründen, um in der konkreten Patientenversorgung aufkommende ethische Probleme adäquat bearbeiten zu können. Ethische Fragen und Entscheidungen im klinischen Alltag haben es mit Wertvorstellungen über das Leben von Patienten, aber auch von Pflegenden und Ärzten zu tun. Im Rahmen klinischer Ethikberatung rücken damit ethische Fragen und Konflikte, die sich aus der Versorgung von Patienten in Krankenhäusern ergeben, in den Vordergrund. Unter den Fragestellungen „Was sollen wir tun?", „Was sollen wir lassen?", „Wer ist zu beteiligen?", „Wer hat was zu entscheiden?" und auf der Suche nach gemeinsamer Orientierung über Wertfiguren, Normen und Prinzipien in der konkreten Patientenbehandlung kann es zu Konflikten oder Dilemma-Situationen kommen, die im Rahmen klinischer Ethikberatung aufgearbeitet werden sollen. Ausgehend von der Etablierung klinischer Ethikberatung an nicht universitären Einrichtungen sind 2000 auch an den Universitätsklinika Strukturen klinischer Ethikberatung geschaffen worden. Probleme, die im Rahmen klinischer Ethikberatungen verbalisiert, analysiert und zu einer Lösung geführt werden, sind klassischerweise folgende:

- Umgang mit Sterbewünschen, Sterbehilfe (Kenntnis der Unterscheidung passive – indirekte, aktive Sterbehilfe) und die Problematik des assistierten Suizids, insbesondere des ärztlich assistierten Suizids,
- Therapiebegrenzung, Therapieverzicht, Therapieabbruch, die besser unter dem Schlagwort Therapie-Ziel-Änderung zusammengefasst werden,
- advanced care planning,
- DNAR-Order (**D**o-**N**ot-**A**ttempt-**R**esuscitation, Reanimationsverzicht),
- Umgang mit Patientenverfügung entsprechend der Novellierung des Betreuungsgesetztes 2009,[2]
- Therapieaggressivität bei schwerstbehinderten Früh- und Neugeborenen in der Eltern-Patienten-Arzt-Triade,
- Umgang mit Zeugen Jehovas und Bluttransfusionen,
- Organspende und Organtransplantation,
- genetische, pränatale geburtshilfliche Diagnostik, Beratung und Therapie,
- künstliche Ernährung (z. B. PEG bei Demenz-Erkrankten).

2 Darüber hinaus sind aber auch weniger bekannte Problemkreise anzusprechen, wie z. B.:

- Schweigepflicht im Krankenhaus (z. B. Computerzugänge, Kommunikation am Telefon, interprofessionelle Kommunikation),

---

2 BGB §§ 1901 ff.

- Rollenkonflikt des Arztes als Forscher vs. betreuendem Kliniker in einer Person gegenüber dem gleichen Patienten, was vor allem in forschenden Einrichtungen, wie Universitätsklinika, zu Konflikten führen kann,
- Probleme bei der Überleitung zwischen verschiedenen Abteilungen, stationärer vs. ambulanter Versorgung,
- Hierarchie-Konflikte,
- Fehlermanagement und Risikomanagement,
- Patientenverfügungen in der Psychiatrie,
- Optimierung von Aufklärungs- und Beratungsprozessen,
- Ökonomie und Ethik, „Double Agency", Ressourcen-Allokation am Krankenbett.

Letztere Problemaufweisungen ergeben sich häufig durch organisatorische Abläufe und Strukturen sowie ökonomische Rahmenbedingungen, die ebenfalls im Rahmen einer klinischen Ethikberatung mit bedacht werden müssen. Das grundsätzliche Ziel einer klinischen Ethikberatung ist ein Dreifaches:

- Einzelfallberatung (prospektiv, retrospektiv),
- Ausbildung institutioneller Mitarbeiterinnen und Mitarbeiter aus den verschiedenen Berufsgruppen (Ärzte, Pflegende, Sozialdienst, Seelsorge u. a. m.),
- Entwicklung von hausinternen Richtlinien zur Handhabung wiederkehrender Problemsituationen in ethisch sensiblen Bereichen.

Eine Ethikberatung kann nur dann erfolgreich sein, wenn sie diese 3 Aktivitäten zum Thema macht und in ein klinisches Ethikprogramm integriert. Durch eine derart verstandene klinische Ethikberatung sollen die aus unterschiedlichen Professionen stammenden Mitarbeiter in den verschiedenen Organisationseinheiten eines Krankenhauses (z. B. Intensivstation, KMT-Station, OP u. a. m.) zunehmend selbst in die Lage versetzt werden, anstehende ethische Probleme in konkreten Patientenfällen sachlich fundiert, selbständig und eigenverantwortlich lösen zu können. Das ultimative Ziel klinischer Ethikberatung sollte dasjenige sein, dass sich klinische Ethikberatungen selbst unnötig bzw. überflüssig machen, in dem alle Mitarbeiter und Mitarbeiterinnen ausreichend und kompetent in klinischer Ethik ausgebildet sind, so dass sie selbst in der Lage sind, anstehende ethische Probleme im Rahmen komplexer klinischer Situationen kompetent lösen zu können.

2 Organisationsformen klinischer Ethikberatung

Die klinische Ethikberatung weist institutionalisiert verschiedene Organisationsformen auf:

- Klinisches Ethik-Komitee (KEK)
- Ethik-Konsultationsdienst/Konsultationsteam
- Individueller Konsiliarius klinischer Ethik
- Ethik-Liaisondienst/Ethikvisiten

6   Hinsichtlich dieser unterschiedlichen Organisationsformen klinischer Ethikberatung lassen sich das klinische Ethik-Komitee, der Ethikkonsultationsdienst sowie der individuelle Konsiliarius klinischer Ethik als nachgehend in ihrer Arbeitsweise beschreiben, da sie erst auf Nachfrage bzw. Antrag von klinischen Mitarbeitern oder aber Patienten bzw. Angehörigen in einer konflikthaften Situation tätig werden. Diese verschiedenen Modelle klinischer Ethikberatungen haben jeweils ihre eigenen Vor- und Nachteile. Das klinische Ethik-Komitee weist den nicht zu vernachlässigten Vorteil der Interdisziplinarität auf, da in einem klinischen Ethik-Komitee neben Vertretern der ärztlichen Mitarbeiter auch diejenigen der Pflege, des Sozialdienstes, der Klinikseelsorge und der Krankenhausverwaltung sowie des psychologischen Dienstes vertreten sind und gewünschtermaßen auch Personen der Bürgergemeinde, z. B. in Form von Patientenfürsprechern sowie ggf. auch ein Jurist bzw. ein Ethiker/Philosoph. Allerdings muss darauf hingewiesen werden, dass die Einberufung des klinischen Ethik-Komitees bei einem akuten Konfliktfall nicht so flexibel ist, wie bei den anderen Modellen. Der individuelle Ethikberater als Konsiliarius ist hochflexibel, aber es besteht durchaus die Gefahr einer „Monokultur" klinischer Ethik in der Besprechung ethisch schwieriger Patientenfälle. Eine optimierte Mittelstellung nimmt das Ethikkonsultationsteam ein, da hier zum einen die notwendige Flexibilität gegeben ist und zum anderen ein interdisziplinärer Diskurs eher gesichert ist als bei dem individuellen Ethikberater. Allerdings zeichnen sich diese 3 Modelle der klinischen Ethikberatung durch die Gemeinsamkeit aus, dass sie erst auf Anfrage bei einem bereits bestehenden ethischen Konflikt oder Dilemma in einem konkreten Patientenfall tätig werden und daher vom Charakter als nachgehend beschrieben werden müssen, was somit nur eine begrenzte präventive Orientierung aufweist. Der Ethik-Liaisondienst bzw. Ethikvisiten, wie sie im „Marburger Modell" seit 1997 realisiert sind, stellt dagegen eine zusätzliche Möglichkeit der klinischen Ethikberatung dar, die antizipatorisch, proaktiv und präventiv in den Arbeitsalltag integriert ist.

3   Methoden und Voraussetzungen klinischer Ethikberatung

7   Methodisch weist die klinische Ethikberatung einen pragmatischen und problemorientierten Ansatz auf, der sich aus unterschiedlichen bio-ethischen Ethik-Theorien speist. Neben der Prinzipienethik (Principilism), der Kasuistik, der Fürsorge-Ethik (Care-Ethics) kommen auch narrativ ethische Ansätze zum Tragen. Als generelles Ziel einer Ethikberatung ist die Ermöglichung, der Schutz und die Stärkung einer gemeinsam zu erarbeitenden und zu treffenden sowie zu verantwortenden Entscheidung bei der Lösung eines ethischen Problems in einem konkreten Patientenfall durch alle direkt Beteiligten (Patient, Angehörige, Stellvertreter wie Vorsorgebevollmächtigter oder Betreuer, Ärzte und Pflegende). Die Entscheidungsfindung im Rahmen eines „shared-decision-making-process" ist nach Identifizierung und Analyse der ethischen Problematik hinsichtlich der Lösung konsens-

orientiert. Darüber hinaus ist die Steigerung klinisch-ethischen Wissens bei allen beteiligten Teammitgliedern ebenso ein generelles Ziel klinischer Ethikberatung, wie die Verhinderung eines schlechten Outcomes im konkreten Patientenfall, wobei allerdings darauf geachtet werden muss, dass die Entscheidung und Entscheidungsverantwortung beim behandelnden Arzt verbleibt. Voraussetzung für die klinische Ethikberatung sind Wissenssachbestände und Fähigkeiten, wie

- breites klinisches Wissen, speziell intensivmedizinischer Probleme,
- die Kenntnis verschiedener biomedizinischer Ethik-Theorien und Ethik im Allgemeinen,
- Kenntnisse im Medizinrecht,
- Kenntnis von paradigmatischen Fälle,
- Erfahrung im Umgang mit schwierigen Fällen,
- Sicherheit im Umgang einer Methodologie ethischer Analyse klinischer Fälle,
- Moderations- und Gesprächsführungsqualitäten,
- Mediationskompetenz,
- didaktische Fähigkeiten.

Dabei ist von wesentlicher Beachtung, dass klinische Ethikberatung sich kategorial von anderen Konsiltätigkeiten im klinischen Alltag unterscheidet. Klinische Ethikberatung wird nach Problemidentifizierung und Problemanalyse nicht mit eigenen Lösungen vorstellig, sondern der klinische Ethikberater hilft als Mediator und „Facilitator" („Geburtshelfer") den direkt Beteiligten eine gemeinsam zu erarbeitende und zu treffende und dann auch zu verantwortende Entscheidung zu finden. Dabei hilft der Ethikberater verschiedene moralische Perspektiven hinsichtlich ihrer Rechtfertigung zu klären, diese dann aufeinander zu beziehen und in einen Dialog zu bringen, so dass dann die direkt Beteiligten ihre gemeinsame Lösung finden können (Konsensorientierung im Rahmen der ethischen Entscheidungsfindung).

4 Der Ethik-Liasondienst als präventiv ausgerichtete klinische Ethikberatung

Ethikberatung nach dem „Marburger Modell" des Ethik-Liaisondienstes kann aufgrund seiner Struktur ethische Dilemmata in konkreten Patientenfällen vermeiden helfen und ist somit hinsichtlich ethischer Probleme präventiv ausgerichtet. Im Rahmen eines Ethik-Liaisondienstes ist der Ethiker in das klinische Team, z. B. einer Intensivstation oder einer Abteilung, integriert, so dass er nicht nur zu besonderen schwierigen ethischen Konfliktfällen dazu gerufen wird, sondern ist dort regelmäßig präsent. Die Integration des klinischen Ethikers in das Team mittels Teilnahme an routinemäßigen, alltäglichen Visiten und die jederzeitige Erreichbarkeit für die Mitglieder des Teams einer Station kann als natürliche Bereicherung der alltäglichen Aktivitäten einer solchen Organisationseinheit, wie der einer Intensivstation angesehen werden. Die Aufgabe des klinischen Ethikberaters in einem solchen Setting ist es, dem Behandlungsteam und dem Patienten mit seinen Angehörigen Hilfestellungen in der Bearbeitung von möglichen ethischen Problemen zu geben. Dies geschieht zeitnah und antizipatorisch, so dass ethische Dilemma-Situationen in der Betreuung von Patienten vermieden werden können, welches den präventiven Charakter dieses Ansatzes klinischer Ethikberatung unterstreicht. Dabei stellt der klinische Ethiker seine Kompetenz sowohl unmittelbar den Patienten (bzw. dessen Angehörigen und Stellvertretern) als auch dem Behandlungsteam (Ärzte, Pflegende) zur Verfügung. Er fungiert als „Facilitator" und nicht als Ethikexperte, der Entscheidungen zu treffen hat, da die beteiligten Parteien ihre eigene Problemlösung entwickeln und umsetzen sollen. In dieser Funktion soll der Ethikberater einen „shared-decision-making-process" hinsichtlich antizipatorischer oder aber tatsächlich vorhandener ethischer Problematiken in konkreten Patientenfällen ermöglichen. Damit handelt der klinische Ethikberater als „Facilitator" gewissermaßen als „Geburtshelfer" hinsichtlich einer ethisch gut begründeten Lösung bei anstehenden oder bereits voraussehbaren ethischen Problemen in konkreten Patientensituationen. Zur Etablierung eines Ethik-Liaisondienst/Ethikvisiten gehört eine Logistik, die beachtet werden muss und die als Voraussetzung für den Erfolg dieses Modells der klinischen Ethikberatung angesehen werden kann:

- gemeinsame Visiten regelmäßig 1 x/Woche,
- Übergabe- bzw. OA-Visiten unter Beteiligung von Oberarzt, Stationsärzten und Pflegenden,
- Teilnahme an der ganzen Stations-Visite,
- exzellente klinische Kenntnisse,
- ethische Diskussion am Bett nur da, wo es unmittelbare Auswirkung auf die klinische Entscheidungsfindung im konkreten Patientenfall hat („don't slow down rounds"),
- Erreichbarkeit des Ethikberaters für die Station,
- Integration des Ethikberaters in das Behandlungs-Team,
- kleine Organisationseinheiten, wie Intensiv-Stationen sind am Besten geeignet.

10   Das Model des Ethik-Liaisondienst/Ethikvisiten weist im Gegensatz zu den nachgehenden Organisationsformen klinischer Ethikberatung Vorteile auf, die sich wie folgt aufzählen lassen:

- regelmäßige und häufige Präsenz des klinischen Ethikberaters,
- präventiv orientierte klinische Ethik,
- Hilfe bei der ethischen Reflektion von moralischen Fragen im Arbeitsalltag,
- Eingebundenheit in das Team und die gemeinsame Lösungsentwicklung von anfallenden moralischen Problemen,
- zeitnahe Bereitstellung von gewünschten Informationen zu ethisch-moralischen und rechtlichen Fragen,
- Reduktion von Bürokratie, da offizielle Beantragung/Nachfrage eines Konsils beim klinischen Ethik-Komitee selten notwendig werden,
- Reduktion von Hierarchie bei der Bearbeitung klinisch ethischer Fragen durch die Mediationskompetenz des Ethikberaters,

- Möglichkeit der Mediation bei Konflikten im Stationsteam oder hinsichtlich von Konflikten zwischen Stationsteam und Patient, Angehörigen bzw. Stellvertreter,
- kontinuierliches Lernen hinsichtlich klinischer Ethik im Arbeitsalltag.

Insbesondere zeigt das Modell des Ethik-Liasondienstes bzw. der Ethikvisiten Besonderheiten gegenüber den anderen Organisationsformen klinischer Ethikberatung auf, da dieses Modell als präventiv klinische Ethikberatung angesehen werden kann. Dabei weist die präventiv orientierte klinische Ethik im Rahmen des Ethik-Liasondienstes gegenüber den auf Nachfrage tätig werdenden Organisationsformen klinischer Ethikberatung folgende Vorteile auf:

- frühzeitige Antizipation moralisch problematischer Situationen,
- frühzeitige Klärung/Lösung von potentiell problematischen Situationen,
- frühzeitige Einbeziehung von Patient/Stellvertreter/Angehörigen/Familie,
- regelmäßiger Rückbezug auf den Patienten unter der Prämisse des tatsächlichen bzw. mutmaßlichen Patientenwillens und der Herausarbeitung des gemeinsamen Ziels hinsichtlich Diagnose/Prognose/Therapieziel im Rahmen alltäglicher Routinevisiten,
- es findet ein kontinuierliches Lernen hinsichtlich Fragen klinischer Ethik im Alltäglichen statt, welches
- zur Veränderung der „Stationskultur" beiträgt (Organisationsethik und Organisationsentwicklung),
- mögliche Verhinderung strafrechtlich relevanter Handlungen (Tötungsdelikte, Maßnahmen aktiver Sterbehilfe u. a. m.).

Die zu benennenden möglichen Limitationen des Modells der Ethikvisiten lassen sich durch die Moderations- und Gesprächsführungskompetenzen sowie die Mediationskompetenz des Ethikberaters minimieren, wie z. B.:

- einseitig medizinisch-ärztliche Informationen,
- Herbeiführung flacher hierarchischer Strukturen mit der Möglichkeit eines herrschaftsarmen ethischen Diskurses in der hierarchischen Organisation Krankenhaus (es gibt keine ethische Expertise qua Amtes),
- neben der ethischen Analyse einer moralisch problematischen Situation muss auch eine gemeinsame Lösung gefunden werden,
- Patienten/Stellvertreter/Familien sind frühzeitig einzubeziehen,
- der Vereinnahmung des Ethikberaters durch die ärztlichen Entscheidungsträger ist zu widerstehen,
- der Möglichkeit einseitiger klinischer Ethikberatung im Sinne einer Monokultur klinischer Ethik ist durch entsprechende interkollegiale Supervision und mittels regelmäßiger Berichtserstattung an das klinische Ethikkomitee zu begegnen.

Hinsichtlich Supervision und Rechenschaftsablegung ist nicht nur der jährliche Tätigkeitsbericht der klinischen Ethikberatung an das klinische Ethik-Komitee aufzuführen, sondern es ist auf die regelmäßig stattfindenden klinisch-ethischen Fallberichte im Kreise der klinischen Ethikberater im Sinne einer interkollegialen

Supervision zu verweisen (mindestens alle 2-4 Wochen) sowie auf einen regelmäßige Berichterstattung der prospektiven Fallbesprechungen an das klinische Ethik-Komitee.

5 Klinische Ethikberatung als Prozess

14 Im Rahmen der Etablierung von Ethikberatung als nachhaltige Intervention muss schon bei Einrichtung der klinischen Ethikberatung darauf geachtet werden, dass diese prozessual und nicht statisch etabliert und entwickelt wird. Die Tätigkeit und die Empfehlungen klinischer Ethikberatung werden im Prozessgeschehen als von innen gewünscht und sinnvoll erachtet, sie können gemeinsam weiterentwickelt werden, sind damit als Chance wahrnehmbar und stellen keine Bedrohung dar, so dass Bestehendes weiterentwickelt und nicht entwertet werden muss. Ethikinterventionen sind prozessual kontinuierliche (Lern-) Prozesse und stellen nicht einmalige Ereignisse dar, so dass damit Ethikberatung als integrales Merkmal einer Organisationseinheit, wie der einer Intensivstation, erlebt und ausgewiesen werden kann. Dazu kann das Modell des Ethik-Liaisondienstes wie es im „Marburger Modell" etabliert werden konnte in besonderer Weise beitragen.

15 Allgemein aber im besonderen Maße hinsichtlich des Modells des Ethik-Liaisondienstes bzw. der Ethik-Visiten kann festgestellt werden, dass Ethikberatung individuelle Verantwortung nicht auflöst, sondern dass Ethikberatung das individuelle Gewissen durch sozial-kommunikative Prozesse stärkt. Dabei ist Ethikberatung als Erfahrung in der Alltags-Routine maßgeblich daran beteiligt, dass die moralischen Kompetenzen der Team-Mitglieder gestärkt werden und diese zu eigenständigen Lösungen bei klinisch-ethischen Problemen befähigt, was zu einer Steigerung der Arbeitszufriedenheit führt. Darüber hinaus kann konstatiert werden, dass Ethikberatung zur Qualitätsverbesserung der Patientenversorgung durch Schutz und Gewährleistung von Patientenrechten führt und dass Ethikberatung organisationsethische Prozesse und Organisationsentwicklung unterstützt, z. B. durch die Steigerung des ethischen Bewusstseins in einer Organisation oder aber durch Sicherung von Strukturen ethischer Entscheidungsfindung. Abschließend ist festzustellen, dass die verschiedenen Organisationsformen klinischer Ethikberatung keine sich ausschließenden Alternativen darstellen, sondern entsprechend den infrastrukturellen Voraussetzungen und den jeweils spezifischen Bedürfnissen einzelner Organisationseinheiten ergänzend zur Anwendung kommen können.

Weiterführende Literatur

Richter, G.: Ethik-Liaisondienst und Ethikvisiten als Modell der klinischen Ethikberatung. In: Dörries A, Neitzke G, Simon A, Vollmann J (Hrsg.): Klinische Ethikberatung – ein Praxisbuch für Krankenhäuser und Einrichtungen der Altenpflege, 2. Aufl., Kohlhammer, Stuttgart, 2010, S. 73-84.

5. Geschäfts-Ethik: Ethische Maxime in betriebswirtschaftlichen Entscheidungsprozessen

Beitrag 5.1

Ethisches Entscheidungsverhalten in M&A Transaktionen
Medizinische Ethik und ökonomische Handlungsmaxime im Konflikt

Christine A. von Eiff und Andreas J.W. Goldschmidt

		Rn.
1	Anlass und Problemstellung	1 – 4
2	Struktur und Funktion ethischer Handlungsleitlinien	5 – 21
3	Fazit	22 – 24

Literatur

Schlagwortübersicht

	Rn.		Rn.
ethische Handlungsleitlinien	4 f., 24	Personalabbau	5
Fast Track Surgery	9	Poison Pills	5
Golden Parachute Behaviour	5	Primum nihil nocere	23
Greenmail Action	5	Privatisierung	4, 15, 17, 19
Kennzahlen	5	Unternehmenswachstum	1
Mergers and Acquisitions	1 – 6, 10 – 12, 15, 20, 22 – 24	Whistle Blowing	5

1 Anlass und Problemstellung

1 Fusionen und Übernahmen (Mergers and Acquisitions; M&A) stellen eine strategisch und ökonomisch attraktive Option für schnelles Unternehmenswachstum, nachhaltige Konsolidierung von Kostenstrukturen und medizinische Spezialisierung dar.

2 Entsprechend ist auf dem deutschen Gesundheitsmarkt eine deutliche Zunahme von M&A-Transaktionen festzustellen.[1] Als wesentliche Anlässe für M&A sind empirisch festzustellen:[2]

- die strategische Absicht, die Marktposition zu verbessern;
- Rationalisierungseffekte und Kostensenkungen zu erreichen;
- einer wirtschaftlichen Schieflage zu begegnen.

3 Dabei zeichnet sich das Erreichen von Rationalisierungseffekten als wichtigster Auslöser für M&A-Transaktionen im Krankenhausbereich ab.

4 Die Berücksichtigung ethischer Handlungsleitlinien spielt bislang in der Bewertung von M&A-Erfolgen eher eine untergeordnete Rolle. Einzelfallorientiert werden strategische Grundpositionen diskutiert (z. B. Durchführung von Schwangerschaftsabbrüchen als Teil des medizinischen Portfolios) oder lokale Reaktionen auf Personalentlassungen, Einschränkungen des medizinischen Leistungsangebots aus Kostengründen sowie Stationsschließungen öffentlich zur Diskussion gestellt.[3]

2 Struktur und Funktion ethischer Handlungsleitlinien

5 Gerade im Bereich M&A nehmen ethische (oder unethische) Verhaltensweisen einen spürbaren Einfluss auf Art, Verlauf und Erfolg von Transaktionen.

- Auf klassischen Wettbewerbsmärkten ist einerseits die Rolle zu hinterfragen, die von Geschäftsführern/Vorständen von Target-Unternehmen gespielt werden kann. Hier stehen mehrere Optionen[4] zur Diskussion, die das Verhalten von Unternehmensführern im Hinblick auf ethische Korrektheit reflektieren wie beispielsweise

---

1 von Eiff/Goldschmidt: Mergers and Acquisitions in der Gesundheitswirtschaft. In: von Eiff/Lorenz (Hrsg.): Jahrbuch Gesundheitswirtschaft 2012, S. 36.
2 von Eiff: Mergers and Acquisitions auf dem deutschen Gesundheitsmarkt. 2013, S. 149.
3 Siehe z. B. die Presseberichterstattung über Stellenabbau, Arbeitsverdichtung und Stationsschließungen im Verlauf des Post Merger-Integrationsprozesses nach der Privatisierung der Universitätskliniken Giessen-Marburg.
4 Caroll/Buchholz: Business and Society. 2000, S. 558-560.

- Golden Parachute Behaviour[5],
- Greenmail Action[6],
- Whistle Blowing[7],
- Poison Pills[8].

- Andererseits stehen auch grundsätzliche M&A-Strategien, die in der Praxis immer wieder anzutreffen sind und von Unternehmensführern und Managementberatern als Erfolgsmodelle gepriesen werden, unter ethischer Beobachtung. So ist kritisch zu analysieren, inwieweit Übernahmestrategien nach dem Prinzip „Restructuring and Downsizing" (auch als „Filettierungsstrategie mit Synergievorteilen aus Personalabbau" beschreibbar) geschäftsethischen Maximen standhalten.[9]

- Im Bereich von Krankenhaus-M&A unterscheiden sich Rahmenbedingungen des Entscheidens und Handelns von Managern im Vergleich zu klassischen Wettbewerbsmärkten z. T. erheblich. Da aber die im Rahmen der Behavioural Finance beforschten „typischen Verhaltensweisen" (z. B. Overoptimism and Confidence) eher Ausfluß der menschlichen Natur und weniger das Resultat branchenspezifischer Umstände zu sein scheinen, stellt sich die Frage, inwieweit Verhaltenspraktiken von Führern börsennotierter Unternehmen der freien Wettbewerbswirtschaft auf M&A-Prozesse im Krankenhaus übertragbar sind.

- Darüber hinaus ist zu klären, welchen besonderen ethischen Verwerfungen M&A-Transaktionen im Krankenhausbereich ausgesetzt sind. Die Notwendigkeit, ethische Reflektionen in den M&A-Prozess einzubauen, ergibt sich daraus, dass forschungsmethodisch ein system- und entscheidungsorientierter Ansatz zugrunde gelegt wird. Danach sind „Ziele" die Messlatte für den Erfolg von M&A-Transaktionen. „Kriterien" dienen dazu, den Mehrwert alternativer Handlungsoptionen voneinander zu unterscheiden. „Handlungs-

---

5 Golden Parachute Behaviour ist eine vertragliche Klausel von Führungskräften, bei der es im Fall einer Fusion/Übernahme zu beträchtlichen Zahlungen kommt, sofern eine vorzeitige Vertragsauflösung erfolgt. Eine solche Klausel ermöglicht es sogar, sich vorzeitig von nicht mehr erwünschten Mitarbeitern zu trennen, vgl. dazu: Picot: Wirtschaftliche und wirtschaftsrechtliche Parameter bei der Planung der Mergers & Acquisitions, In: Picot (Hrsg.): Handbuch Mergers and Acquisitions: Planung, Durchführung, Integration. 2005, S. 203.
6 Manager können bei einer Übernahme eine sog. geheime „greenmail" zu einem potenziellen feindlichen Partner schicken, mit dem Angebot, Aktien zu einem höheren Wert zurückzukaufen. Damit sichern sich Manager ihre Jobs, indem sie Geschäftsgelder verwenden; vgl. dazu Crane/Matton: Business Ethics. A European Perspective. 2004, S. 194.
7 Ein sog. „Whistle-Blower" ist ein Informant, der beispielsweise illegales Handeln, Korruption oder Insiderhandel an die Öffentlichkeit bringt; vgl. Crane/Matton: Business Ethics. A European Perspective. 2004, S. 123.
8 Poison Pills sind sog. Abwehrmaßnahmen („Giftpillen"), die bei feindlichen Übernahmen häufig zur Geltung kommen. Vgl. dazu: Picot: Wirtschaftliche und wirtschaftsrechtliche Parameter bei der Planung der Mergers & Acquisitions, In: Picot (Hrsg.): Handbuch Mergers and Acquisitions: Planung, Durchführung, Integration. 2005, S. 203; Crane/Matton: Business Ethics. A European Perspective. 2004, S. 193.
9 Crane/Matton: Business Ethics. 2004, S. 193.

leitlinien" repräsentieren die ethische Dimension von Entscheidungsprozessen. Sie geben Zielen Legitimation und bestimmen Art, Verlauf und Erfolg von Transaktionen unter dem Prüfungsaspekt der ethischen Korrektheit. Handlungsleitlinien werden gespeist durch ethische Normen bzw. ethische Handlungsgrundsätze wie „Gerechtigkeit", „Fairness" und „Würde". Insofern stellt sich die Frage, ob es M&A-Ziele und Vorgehensweisen gibt, die zwar „erfolgreich" i. S. v. ökonomischem Erfolg sind, aber dabei gegen grundsätzliche, im gesellschaftlichen Konsens akzeptierte ethische Werte verstoßen. Weiterhin ist zu klären, welche ethischen Regeln dazu beitragen, M&A-Transaktionen erfolgreich zu realisieren. Darüber hinaus ist festzustellen, welche Ziele, Handlungsalternativen und Verhaltensweisen als unethisch zu merkmalisieren und von daher als Gestaltungsoptionen in M&A-Prozessen auszuschließen sind. Das Einbauen ethischer Maxime in den Entscheidungsprozess rund um M&A-Transaktionen kann erheblich dazu beitragen, den Entscheidungsprozess von Komplexität zu entlasten sowie zielgerichtet zu beschleunigen. Folgende Prinzipien sind hilfreich:[10]

- Prinzip: Primum Nihil Nocere (zuerst nicht schädigen). Durch eine M&A-Transaktion (insbesondere Kostensenkungs- und Optimierungsstrategien) darf der Patient nicht gefährdet werden. Dieses ethische Prinzip wird dann durchbrochen, wenn die Kostensenkungsziele durch einseitigen Personalabbau im Kerngeschäft (vorzugsweise in der Pflege) realisiert werden. Personalabbau gerade in medizinisch versorgungskritischen Bereichen (Überwachungsstationen, Stationen mit multimorbiden Patienten) führt zu Arbeitsverdichtung und bewirkt in der Folge Arbeitsüberlastung mit einer Zunahme von Fehlern sowie kritischen Ereignissen.[11] Ein wirksames Instrument, die Einhaltung dieser ethischen Norm zu überprüfen, sind die Kennzahlen
    - Überlastungsanzeigen je Station je Zeiteinheit,
    - krankenhausbedingte Fehltagequote,
    - Fluktuationsrate und
    - Burn-out-Meldungen (stationsbezogen).

6   Durch diese Ethik-Norm erhält das medizinische und pflegerische Qualitätsinteresse des Patienten den Stellenwert einer zwingend einzuhaltenden Nebenbedingung im M&A-Zielsystem.

---

10 Zu den Prinzipien der Medizin-Ethik siehe: Marckmann/Bormuth/Wiesing: Allgemeine Einführung in die medizinische Ethik. In: Wiesing (Hrsg.): Ethik in er Medizin. 2008, S. 21-35 sowie Hick: Klinische Ethik. 2007, S. 316 ff.
11 Siehe hierzu die Studie von Aiken u. a.: Measuring Organizational Traits of Hospitals: The Revised Nursing Work Index, Nursing Research. 3/2002, S. 146-153, In der festgestellt wird, dass in Krankenhäusern, in denen 8 Patienten von 1 Pflegekraft versorgt werden, die Mortalitätsrate um 31 % höher ist, als in Krankenhäusern mit einer Versorgungsrelation von 4:1. Eine direkte Korrelation zwischen Pflegeschlüssel und Patientensterblichkeit stellt auch die Studie von Rafferty u. a.: Outcomes of Variation in Hospital Nurse Staffing in English Hospitals. International Journal of Nursing Studies, 2/2007, S. 175-182 fest.

Dies kann im Einzelfall dazu führen, dass die Finanzierung des Kapitaldienstes für Kredite nicht aus Stellenabbauten erfolgt.[12]

- Prinzip: Patientenwürde

Die Patientenwürde wird im Wesentlichen sichergestellt durch individuelle Kommunikation während des Behandlungsprozesses, Einsatz nicht belastender und schmerzarmer Verfahren, schnelle Durchführung medizinischer Prozeduren sowie durch eine baulich-funktionale Ausstattung, durch die die Intimsphäre gewahrt wird.

Die Berücksichtigung dieses Prinzips kann überprüft werden durch die Veränderung der

- Anzahl von Ein-Bett/Zwei-Bett/Mehr-Bett-Zimmern vor und nach Übernahme
- Veränderung der medizinisch-technischen Ausstattung sowie die
- Umstellung auf Fast Track Surgery-Konzepte.

- Prinzip: Unternehmenswerte bewahren

Dieses Prinzip kommt bereits im Vorfeld einer M&A-Transaktion zur Anwendung, wenn es darum geht, geeignete Übernahmekandidaten zu finden.

Unternehmenswerte bestimmen den strategischen Fit. Ein christlich geführtes Haus, das einem christlichen Wertesystem verpflichtet ist, wird reine schönheitschirurgische Leistungen sowie Abtreibungen in einem medizinischen Angebotsportfolio kaum tolerieren. Ein auf Rendite getrimmtes Medizinunternehmen wird möglicherweise beide Leistungen als ökonomisch attraktiv einstufen und dem Patienten das Wahlrecht überlassen. Eine Fusion oder Übernahme kommt für diese Krankenhaustypen nicht in Frage. Werte führen zur Formulierung von NO-GOES, die den M&A-Prozess steuern und erheblich verkürzen können.

- Prinzip: Faire und sachliche Kommunikation

M&A-Vorhaben werden zunehmend durch politische Restriktionen und Machtinteressen unterschiedlicher Institutionen (z. B. Gewerkschaften) belastet. Um Übernahmen zu verhindern, werden „Bürgerbewegungen" mobilisiert, Volksbefragungen angeregt sowie die Medien zu einer tendenziösen Berichterstattung verleitet.[13]

---

12 Die Stellenabbaustrategie in Verbindung mit Patienten gefährdender Arbeitsverdichtung wurde, initiiert durch Arbeitnehmervertreter, wiederholt in der Presse zur Diskussion gestellt nach der Übernahme der Uni-Kliniken Giessen/Marburg durch die Rhön Klinikum AG. Siehe dazu: Cordes: Rhön-Chefs verteidigen sich. In: Frankfurter Rundschau. 4.6.2009.
13 Dies zeigen Presseberichte zu M&A Transaktionen in Nordhessen, siehe: Waldecksche Landeszeitung: Überleben der Krankenhäuser sichern. 15.6.2002 und Waldecksche Landeszeitung: Drei Krankenhäuser unter der Lupe. 9./10.5.2002. Sowie im Zusammenhang mit dem Verkauf der Unikliniken Giessen/Marburg: Giessener Allgemeine: Bis zu 250 Arbeitsplätze am Klinikum gefährdet. 13.4.2010, S. 21 und Giessener Allgemeine: Personalmangel an Uni-Klinik? 23.4.2010, S. 35.

13 Auffallend an diesen Diskussionen ist ein Kommunikationsmuster, das zum Zweck der Förderung der eigenen Position scheinbar alle dafür einzusetzenden Mittel aus Sicht der Beteiligten heiligt.

14 Die Übernahme des städtischen Krankenhauses Bad Wildungen durch Asklepios war von den Oppositionsparteien nicht gewollt, ebenso wenig von den Arbeitnehmervertretern. Dabei war die Ausgangslage klar: der jährliche Verlust von ca. 1,7 Mio. war durch die Stadt nicht mehr zu finanzieren, ohne andere öffentliche Aufgaben (Kindergärten, Versorgungsanlagen, Straßenerneuerung) zu vernachlässigen. Die Aussicht, durch einen Verkauf einen Kaufpreis sicherzustellen, von den Verlusten nachhaltig befreit zu sein und einen Krankenhaus-Neubau zu erhalten, versöhnte die Privatisierungsgegner nicht. Erst als in der öffentlichen Anhörung verdeutlicht wurde, dass bei Scheitern der Übernahme auch 30 neue Ausbildungsplätze für Jugendliche nicht eingerichtet würden, stimmten die Privatisierungsgegner zu, weil offenbar die Bürger eine solche Entscheidung nicht mehr akzeptiert hätten.

- Prinzip: Transparenz

15 In M&A-Prozessen werden typischerweise plakative Positionen vertreten („…die Privatisierung ist der falsche Weg…") anstatt sachlich begründete Interessen offen zu legen. („…wir befürchten einen massiven Stellenabbau…").[14]

16 In solchen Prozessen kommt es darauf an, die Interessen, (Ansätze und Befürchtungen) der Betroffenen kennenzulernen und andererseits zu verdeutlichen, welche Vorteile mit einer Übernahme verbunden sind.

17 Die regelmäßig auftauchende Frage, ob die 2006 durchgeführte Privatisierung der Kliniken Giessen/Marburg der „richtige" Schritt gewesen sei, in Verbindung mit dem Hinweis, die Privatisierung gegebenenfalls nach einem politischen Führungswechsel in Hessen rückgängig zu machen, zeigt die Unsachlichkeit der Diskussion.

18 Vor der Übernahme betrug der Investitionsstau alleine am Standort Giessen mindestens 300 Mio. Euro. Dieser Stau war das Ergebnis einer Jahrzehnte langen Mangelunterstützung der Unikliniken durch das Land Hessen, das bevorzugt in Hessen-Klinik-Modelle u. ä. investierte, aber die Wissenschaftsstandorte vernachlässigte. Aus eigener Kraft hätten sich die Standorte finanziell nicht halten können. Die wahrscheinliche Konsequenz: ein Uniklinikstandort (von dreien) wäre geschlossen worden, mit allen negativen Konsequenzen für Arbeitsplätze, Versorgungsinfrastruktur, Wohnortattraktivität sowie den international reputierten Forschungsstandort Hessen.

---

14 Zum Unterschied zwischen „Positionen" und „Interessen" vgl. die Methodik des Harvard Verhandlungskonzepts: Eine präzise Analyse von Positionen und Interessen und ihrer transparenten Kommunikation sind die Voraussetzung für eine zielführende Konfliktlösung nach dem Win-Win-Prinzip.

Die Privatisierung ermöglichte den Erhalt aller drei Standorte, führte zu qualitätserhöhenden Investitionen und sicherte die Arbeitsplätze. Von den Neubauaktivitäten profitierten ortsansässige Handwerker, Dienstleistungsunternehmen und Kommunen.

Eine wirklich sachliche und faire Kommunikation unter Berücksichtigung aller relevanten Aspekte sollte Bestandteil eines M&A-Codes sein, dem sich alle Stakeholder verpflichten sollten. Den Medien käme die Aufgabe zu, diese offene und sachliche Informationspolitik transparent zu machen.

Transparenz ist ein zentrales ethisches Prinzip. Transparenz macht unethisches Verhalten unmöglich bzw. sorgt dafür, dass einseitige Informationspolitik und die dahinter stehenden persönlichen oder institutionalen Macht- bzw. Besitzstandsabsicherungsziele offen gelegt werden.

3 Fazit

Zusammenfassend ist festzustellen, dass ethische Handlungsmaxime dazu beitragen können, M&A-Transaktionen sachlich fundiert, zielorientiert und zeitnah abzuschließen.

Als tragfähige ethische Handlungsmaxime im M&A-Prozess können folgende Prinzipien herangezogen werden:

- Primum nihil nocere
- Patientenwürde
- Unternehmenswerte und Ethik-Fit
- Faire und sachliche Kommunikation
- Transparenz.

Ethische Handlungsleitlinien bestimmen den M&A-Transaktionsprozess im Hinblick auf Zielstellung, Zielerreichungsgrad und Handlungsoptionen erheblich (siehe Abb. 1).

M+A-Entscheidungsmodell

Das M+A-Entscheidungsmodell stellt die relevanten Entscheidungsparameter in einem systematischen Aussagenzusammenhang.

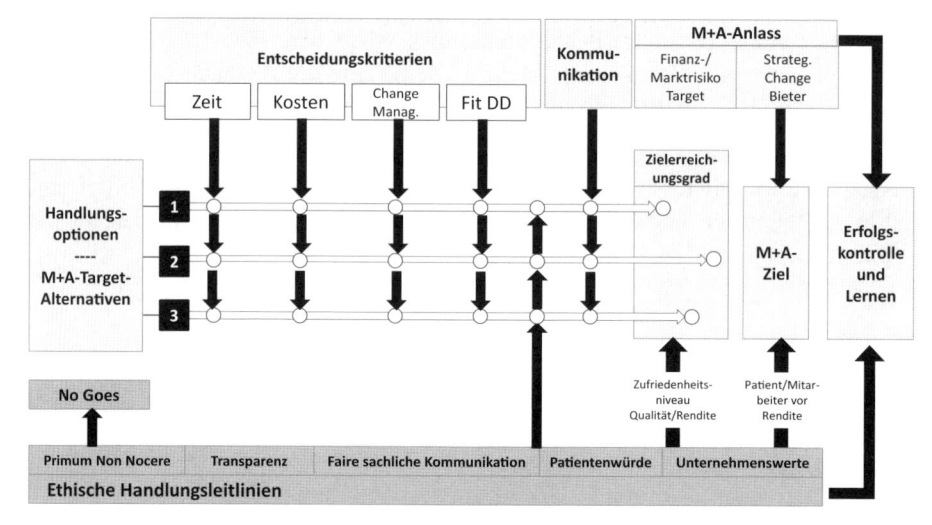

Abb. 1: Ethische Handlungsleitlinien bestimmen Richtung und Verlauf eines M&A-Transaktionsprozesses

Quelle: von Eiff, C.A.: Mergers & Acquisitions auf dem deutschen Gesundheitsmarkt. 2013, S. 72.

Literatur

Aiken, L.H./Patrician, P.A.: Measuring Organizational Traits of Hospitals: The Re-vised Nursing Work Index. In: Nursing Research. 3/2002, S. 146-153.
Caroll, A.B./Buchholtz, R.A.: Business and Society: Ethics and Stakeholder Management, 4. Auf. South Western College 2000.
Cordes, G.: Rhön Chefs verteidigen sich. In: Frankfurter Rundschau. 4.6.2009.
Crane, A./Matton, D.: Business Ethics: A European Perspective. United States by Oxford University 2004.
Giessener Allgemeine: Personalmangel an Uni-Klinik? 23.4.2010, S. 35.
Hick, C.: Klinische Ethik. Heidelberg 2007.
Marckmann, G./Bormuth, M./Wiesing, U.: Allgemeine Einführung in die medizinische Ethik. In: Wiesing, U. (Hrsg.): Ethik in er Medizin. Ein Studienbuch, 3. Auflage 2008.
Picot, G.: Wirtschaftliche und wirtschaftsrechtliche Parameter bei der Planung der Mergers & Acquisitions. In: Picot, G. (Hrsg.): Handbuch Mergers and Acquisitions: Planung, Durchführung, Integration. 3. Auflage 2005, Stuttgart, S. 3-40.
Rafferty, A.M./Clarke, S.P./Coles, J. u. a.: Outcomes of Variation in Hospital Nurse Staffing in English Hospitals: Cross-sectional Analysis of Survey Data and Discharge Records. In: International Journal of Nursing Studies. 2/2007, S. 175-182.

von Eiff, C.A.: Mergers & Acquisitions auf dem deutschen Gesundheitsmarkt. Eine wirtschaftliche und rechtliche Betrachtung von M&A-Transaktionen im Krankenhaussektor. Heidelberg 2013.
von Eiff, C.A./Goldschmidt, A.J.W.: Mergers and Acquisitions in der Gesundheitswirtschaft. Einflussfaktoren und Strategieoptionen. In: von Eiff, W./Lorenz, O. (Hrsg.): Jahrbuch Gesundheitswirtschaft 2012. Berlin 2012, S. 72-75.
Waldecksche Landeszeitung: Drei Krankenhäuser unter der Lupe 9./10.5.2002.
Waldecksche Landeszeitung: Überleben der Krankenhäuser sichern. 15.6.2002.

Beitrag 5.2

Geschäfts-Ethik und Corporate Compliance

Wilfried von Eiff

		Rn.
1	Dimension „Gelegenheit"	4 – 14
2	**Dimension: Innere Rechtfertigung**	15 – 17
3	**Dimension: Anreiz/Motivation bzw. Druck/Motiv**	18 – 31
4	Fazit	32 – 35

Literatur

Schlagwortübersicht

	Rn.		Rn.
Compliance	2, 15, 19, 22 f., 25, 28, 30 – 33	Personalrotation	10
		Pre-Employment-Screening	12
Funktionstrennung	7	Unternehmenskultur	14, 17 f.
Korruptionsprävention	1, 7 f., 11 – 13, 32	vollständige Dokumentation	9
Meldewege	6, 13	Whistleblowing	13, 18
Organisation	3, 6, 23, 29	Zugangsberechtigung	8
Personalauswahl	6, 12		

1 Korruptionsprävention und Korruptionsbekämpfung zählen zu den wichtigsten Bereichen der angewandten Geschäfts-Ethik.

2 Compliance im unternehmerischen Sinn bedeutet die Sicherstellung des regelkonformen Verhaltens in den typischen Risikobereichen des Medizinbetriebs bzw. Krankenhaus-Managements und denen sich daraus ergebenden Aufgaben und Entscheidungsfeldern. Damit verbunden ist die Anforderung, durch organisatorische/personalpolitische Maßnahmen dafür zu sorgen, dass bereits im Vorfeld Gesetzesverstöße und Regelverletzungen durch Krankenhausmitarbeiter unterbunden werden.

3 Dieser Sicherstellungsauftrag gehört zur Überwachungssorgfalt der Leitungsorgane, denn es ist davon auszugehen, dass rechtswidrige Handlungen durch nicht gesetzeskonforme Organisation und nicht institutionalisierte Kontrolle erst möglich werden. Nach dem „Fraud Triangel Model"[1] (Cressey) kommen vorsätzliche Regelverletzungen zustande durch „Gelegenheit", „Druck/Motiv" und „Rechtfertigungsmöglichkeit". Die Dimensionen „beabsichtigter Verstöße" führen insbesondere dann zu „Fraud Behaviour", wenn sie simultan auftauchen.

Fraud Triangel Model

Rechtswidrige Handlungen werden durch mangelhafte Organisation und Aufsicht sowie Fehlanreize (Zielvereinbarungen) begünstigt.

Triangel Model

der vorsätzlichen

Regelverletzung

Gelegenheit
> Fehlende/uneffektive Kontrolle
> Täter kennt Sicherheitslücken

Rechtfertigung
> Täter muss die Tat nachträglich vor sich rechtfertigen können

Druck/Motiv
> Anreiz
> Tat muss sich lohnen

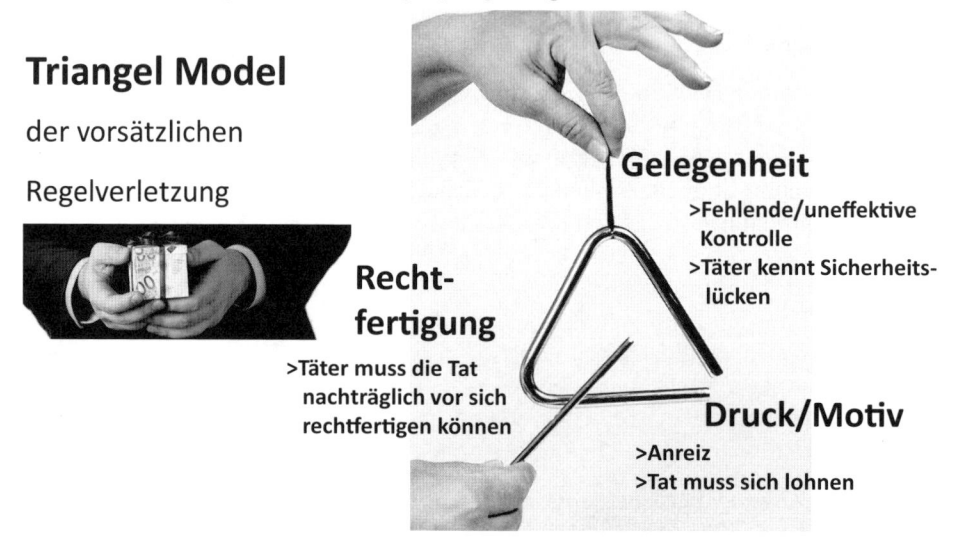

Abb. 1: Vorsätzliche Regelverletzungen (Korruption) werden durch Organisation und Unternehmenskultur begünstigt
Quelle: Eigene Darstellung.

---

1 Cressey: Other People's Money. 1953.

1 Dimension „Gelegenheit"

Die Dimension „Gelegenheit" setzt bei den unternehmensinternen, strukturellen Gründen an. Lückenhafte organisatorische Rahmenbedingungen, keine oder unwirksame interne Kontrollen, oft in Kombination mit von einer Person langjährig bekleideter Position, sind die Hauptursache. Weitere Gründe sind die Vernachlässigung der Dienstaufsicht, starke Aufgabenkonzentration auf eine Person und zu große Ermessensspielräume in Zusammenhang mit ungenauen Regeln oder unklarer Kommunikation. Generell liegt eine häufige Fehlerquelle in der mangelnden Transparenz über Arbeitsabläufe, Zuständigkeiten sowie Freigabeverfahren. Erst dadurch kommt es zu Informationsasymmetrien und nicht klar abgegrenzten Verantwortungsbereichen.

Gelegenheiten bieten sich aufgrund von Fehlern im System, insbesondere Lücken im Überwachungssystem. Wenn eine Produktauswahlentscheidung (z. B. für einen Ablationskatheter) unkontrolliert durch eine zweite Person von einem Einkäufer alleine getroffen werden könnte, kann dies den Einkäufer dazu verleiten, einen Lieferanten zu bevorzugen, von dem er Zuwendungen erhielt oder dem er aus anderen (z. B. privaten) Gründen besonders zugeneigt ist.

Um die „Gelegenheit" für Korruption zu vermeiden, sollten Präventionsinstrumente für eine transparente, klar definierte **Organisation**, eine zielorientierte **Personalauswahl** und vereinfachende **Meldewege** implementiert werden.

Grundsätzliche Funktionstrennung

Funktionstrennung stellt eine organisatorische Präventionsmaßnahme dar, die aufgrund ihrer Bedeutung in allen Forderungen nach Korruptionsprävention enthalten ist. Die Erfüllung anweisender und ausführender Funktionen und Aufgaben durch unterschiedliche Mitarbeiter soll sicherstellen, dass Korruption nicht ohne kooperierende Mitarbeiter begangen werden kann und damit über den Aufbau einer organisatorischen und der Sozialkontrolle unterliegenden Hemmschwelle reduziert wird. Nur wenn der praktischen Umsetzung unüberwindbare Schwierigkeiten entgegenstehen, was häufig in kleineren Krankenhäusern aufgrund der fehlenden Mitarbeiterressourcen der Fall ist, sollte dieses Instrument durch eine intensivere Aufsicht ersetzt werden. Auch auf diesem Wege kann vermieden werden, dass bspw. ein Arzt eigenmächtig, ohne Absprache oder Zustimmung anderer Abteilungen oder Mitarbeiter weitreichende Beschaffungsentscheidungen trifft.

Grundsatz: Zugangsberechtigungen

Auch Zugangsberechtigungen sind ein wirksames Kontrollinstrument zur Korruptionsprävention, sofern die Verantwortlichkeiten durch korrekte und umfangreiche Stellenbeschreibungen klar geregelt sind, so dass Entscheidungsspielräume eindeutig definiert sind. Werden die Zugriffsrechte laufend aktualisiert, können „Überberechtigungen" (z. B. wegen eines Chefarztwechsels), die die Korruptionsgefahr erheblich erhöhen, vermieden werden.

Grundsatz: Vollständige Dokumentation

9   Ein weiterer Grundsatz des IKS ist der der vollständigen Dokumentation. Weil Täter oft Bereiche mit einer mangelnden Dokumentation für korrupte Handlungen wählen, das sie dort leichter Spuren verschleiern können, unterstützen lückenlose Aufzeichnungspflichten die Verhinderung von dolosen Handlungen. Im Krankenhaus sollte bspw. bei Auftragsvergaben darauf geachtet werden, dass die Angebote der verschiedenen Lieferanten auf Basis vorab festgelegter Leistungskriterien verglichen und die Gründe für die Entscheidung dokumentiert werden.

Grundsatz: Personalrotation

10 Bei der Personalrotation handelt es sich um ein wichtiges Präventionsinstrument, vor allem in korruptionsgefährdeten Tätigkeitsfeldern, wie dem Einkauf. Dies liegt an der Tatsache, dass die langjährige Bekleidung der gleichen Position die Gefahr des Ausnutzens von erkannten Schwächen im System erhöht. Allerdings sind auch deren Umsetzung im Krankenhaus Grenzen gesetzt. Gründe dafür liegen zum einen wiederum in der Größe des Krankenhauses und zum anderen in der Tatsache, dass der Austausch von Ärzten aufgrund ihres Fachwissens, insbesondere bei Spezialisten, u. U. mit Qualitätsverlusten in der Patientenversorgung einhergeht. Aus diesem Grund ist die Personalrotation im Bereich der Ärzteschaft nicht als standardmäßige Korruptionspräventionsmaßnahme zu empfehlen, sondern sollte eher bei konkreten Verdachtsmomenten vorgenommen werden.

Grundsatz: Effektive Dienst- und Fachaufsicht

11 Eine effektive Dienst- und Fachaufsicht und die damit Hand in Hand gehende Notwendigkeit von transparenten Regeln und Abläufen, zielführende Kontrollen zur Korruptionsvermeidung. Antikorruptions-Richtlinien, die konkrete Alltagssituation im Krankenhaus aufgreifen und bspw. standardisierte Genehmigungsformulare enthalten, macht Korruptionsprävention für alle Mitarbeiter verständlich, leichter umsetzbar und unterstreicht deren Bedeutung. Eindeutig definierte Prozesse verringern Entscheidungsspielräume, was zu einer Reduktion von Kompetenzkonflikten zwischen Medizinern und der Krankenhausverwaltung führt.

Grundsatz: Pre-Employment-Screening

12 Das Instrument des „Pre-Employment-Screening", das einen Beitrag dazu leisten kann, potenziell riskante Bewerber abzulehnen, sollte zumindest in besonders korruptionsgefährdeten Arbeitsbereichen standardmäßig zur Personalauswahl genutzt werden. Auch wenn in kleineren Krankenhäusern einige Maßnahmen, wie das umfangreiche Einholen von Auskünften, nicht für jede Neueinstellung eines Arztes machbar bzw. sinnvoll ist, sollten andere Vorkehrungen, wie das Überprüfen der Echtheit von Zeugnissen oder das Ansprechen des Ethik-Kodexes des Krankenhauses im Vorstellungsgespräch, routinemäßig getroffen werden. Solche Maßnahmen sind sehr gut umsetzbar und tragen in erheblichem Maß zur Korruptionsprävention bei.

Grundsatz: Whistleblowing-System

Zur Erhöhung der Aufdeckungswahrscheinlichkeit von Korruption ist zudem die Einrichtung eines Whistleblowing-Systems fundamental. Hierbei handelt es sich um ein System, durch das ein Hinweisgeber Missstände bekannt machen kann, die er in einem Tätigkeitsfeld bemerkt hat. Um unternehmensinternes Wissen über korrupte Handlungen verwerten zu können, sollten durch die Schaffung von Möglichkeiten vertraulicher Anzeigen Meldewege vereinfacht werden. Wird ein solches Whistleblowing-System so ausgestaltet, dass für Mitarbeiter ein Anreiz zur Hinweisgebung besteht, stellt es ein sehr wirksames Instrument zur Korruptionsprävention dar und kann ohne großen Aufwand in jedem Krankenhaus eingesetzt werden. Je nach Art und Größe ist in kleineren Krankenhäusern die Einrichtung einer internen oder externen Stelle eines Ombudsmannes sinnvoller, wohingegen sich in größeren Krankenhäusern zudem eine Whistleblower-Hotline oder ein Online-Tool (ähnlich einem CIRS-Meldesystem) anbieten.

Grundsatz: Unternehmenskultur

Neben diesen eher an strukturellen Korruptionsursachen und der Dimension „Gelegenheit" ansetzenden Instrumenten spielt die Schaffung einer **Unternehmenskultur** eine wesentliche Rolle bei der Verhinderung der Dimensionen „innere Rechtfertigung" und „Anreiz/Motivation".

2 Dimension: Innere Rechtfertigung

Organisatorische Rahmenbedingungen und offizielle Anreizsysteme setzen, die dazu führen können, dass Fehler bzw. nicht Compliance gerechte Verhaltensformen automatisch entschuldbar sind, weil sie ursächlich immer einer nicht änderbaren Systembedingung zugerechnet werden können. Die Zahlung von Kopfprämien an Zuweiser wird damit begründet, dass es „alle so machen" und dass mit dieser Zahlung keinerlei Qualitätsprobleme einhergehen. Die kostenlose Überlassung von medizinischen Geräten vom Krankenhaus an den Vertragsarzt wird argumentiert mit der Verbesserung der Behandlungsqualität im Netzverbund.

Die Dimension der Rechtfertigung wird teilweise durch subjektive Komponenten, wie z. B. Charakter und Wertvorstellung des Tätertyps beeinflusst, hängt zudem auch von den kulturellen Rahmenbedingungen im Unternehmen ab. Der Täter versucht seine Handlungen rational zu rechtfertigen, um das Auseinanderfallen zwischen „ehrbarem Bürger" in der Selbstwahrnehmung und einem „Kriminellen" in der Fremdwahrnehmung zu reduzieren.

Häufige Umstrukturierungen und Personalabbau führen zu Anonymität und einer sinkenden Loyalität sowie Identifikation mit dem Arbeitgeber. Fehlende Wertschätzung und Anerkennung der Arbeit geht mit Frustration und beruflicher Enttäuschung einher. Besonders negativ wirkt sich aus, wenn Unternehmenswerte nicht gelebt werden, bzw. das Management nicht als gutes Vorbild vorangeht. Die Unternehmenskultur als beeinflussbarer Faktor sollte daher so ausgestaltet sein, dass Mitarbeitern die Rechtfertigung erschwert wird. Wichtig ist, dass durch Vorleben der Führung sowie durch eigene partizipative Organisationsgestaltung dem Faktor „Transparenz" ein hoher Gestaltungswert beigemessen wird: Transparenz über Ziele, Aufgaben, Arbeitsergebnisse, Bestechungsversuche Dritter, Verbesserungsvorschläge, Umgang mit Fehlern und Reaktion über abweichende Meinungen.

3 Dimension: Anreiz/Motivation bzw. Druck/Motiv

18 Die Komponente „Anreiz/Motivation" bzw. deren Ursachen liegen zum Teil in der Privatsphäre des Täters begründet. Im Wesentlichen wird dieser dritte Faktor stark durch die Rahmenbedingungen im Unternehmen bestimmt und hier insbesondere wenn über die Führung Druck erzeugt wird, bestimmte Handlungen zu vollziehen oder implizite Anreize geschaffen werden, die Fraud-Verhalten „begründbar" machen. Sieht sich ein Mitarbeiter z. B. einem Druck durch Zielvorgaben ausgesetzt oder entstehen Interessenkonflikte aufgrund eines ergebnisorientierten Vergütungs- bzw. Sanktionssystems, so hat das Unternehmen nicht zieladäquate Anreizstrukturen und verleitet Mitarbeiter zu „Fraud". Die Schaffung eines positiven Arbeitsklimas sowie die Etablierung von Ethik-Richtlinien tragen zur Unterstützung der Wertekultur bei. Entsprechende Schulungen, die diese kommunizieren und somit Mitarbeiter für Korruption sensibilisieren, sollten daher Teil des Präventionssystems im Krankenhaus sein. Eine gelebte Unternehmenskultur, in der die Geschäftsführung mit gutem Beispiel vorangeht und klare Signale setzt, sollte die Grundlage eines jeden Korruptionspräventionssystems sein. Denn nur auf diesem Fundament können Kontrollmaßnahmen und z. B. das bereits genannte Whistleblowing-System ihre Wirksamkeit vollständig entfalten.

19 Druck durch Vorgesetzte (z. B. Geschäftsführer), die vom Arzt verlangen, Patienten grundsätzlich nicht unterhalb der Grenzverweildauer zu entlassen und diese Anweisungen mit einem Anreiz-/Sanktionssystem verbinden (Wettbewerb der Stationen um die geringste Zahl von Unterlieger-Patienten), sorgen offiziell für ein Motiv für Non-Compliance-Verhalten. Vor diesem Hintergrund ist z. B. zu empfehlen, Zielvorgaben nicht an ökonomischen Größen (z. B. Steigerung der Fallzahlen) zu orientieren, sondern an Leistungskriterien der medizinischen Qualität (z. B. Reduktion von Infektionsraten) oder der Patientenorientierung (z. B. Anzahl Beschwerden pro 100 Patienten).

20 Klassisches Beispiel für das Fraud-Triangel-Model ist das Titanic-Desaster:
- Der „Lookout" kümmerte sich nicht darum, die Eisberge rechtzeitig auszuspähen, weil ihm vorher nicht gezeigt wurde, wo die Ferngläser deponiert waren. (Er hätte auch nachfragen können.)

- Der Bordfunker schloss sich unerreichbar für Dritte in seiner Funkkabine ein, um die Telegrammliste von Lady Astor mit höchster Priorität ungestört bearbeiten zu können.
- Der Kapitän wurde vom Reeder unter Druck gesetzt, das „Blaue Band der Meere" für die schnellste Atlantiküberquerung anlässlich einer Jungfernfahrt zu erreichen.

Dieser Mix aus Druck/ Motiv (Blaues Band), Rechtfertigungsmöglichkeit (Lady Astor`s Aufträge) und Gelegenheit (nicht erfolgte Einweisung in die Aufgabe als Lookout als „offizielle" Entschuldigung für sträfliche Untätigkeit) führte zum Titanic-Desaster.

Offenbar sind Führungsorganisation und strategische/operative Prioritäten des Managements bei der Schwerpunktsetzung der Aufgaben wichtige Rahmenbedingungen für das Funktionieren von Compliance-Konzepten. Gesetzliche Regelungen fordern dem Management die Verpflichtung zur Etablierung eines Compliance-Konzeptes und damit die Etablierung Compliance unterstützender Formen der Aufbau-, Ablauf- und Entscheidungsorganisation ab.

Die Haftungsnorm des § 93 Abs. 2 AktG nimmt Vorstände gegenüber der Gesellschaft für schuldhaft entstandene Schäden in die Pflicht, was faktisch gem. § 116 AktG auch für Aufsichtsratsmitglieder gilt. Die Unterlassung der Einrichtung einer Compliance-Organisation kann sogar zur fristlosen Kündigung des Geschäftsführers führen (OLG Jena).

Typische Risikofelder eines Krankenhauses sind

- Hygiene, Infektiologie (Dokumentation und Bewertung nosokomialer Infektionen und Erreger mit spezifischen Resistenzen gem. § 23 IfSG);
- Medizintechnik, Medikalprodukte, Wiederaufbereitung, Reparatur, Sterilisation (siehe MPG)
- Einkauf und Logistik, Ausschreibungen, Vertragswesen
- Datenschutz
- Arzneimittelsicherheit
- Abrechnung, Codierung, MDK-Erlöskontrolle (Medical Controlling)

Ein Compliance-System hat die Aufgabe, Informationsasymmetrien im System zu mindern bzw. zu verhindern, indem Transparenz über Art und Wirkungen individuellen Entscheidungsverhaltens hergestellt wird (siehe Abb. 1). Diese Funktion haben einerseits MDK-Prüfverfahren, durch die das Informationsgefälle zwischen dem behandelnden Arzt/Krankenhaus und dem zur Zahlung verpflichteten Kostenträger reduziert werden soll. Durch Transparenz über Leistungs- und Kostenstrukturen einerseits sowie die jederzeitige Möglichkeit zur Überprüfung des klinischen Leistungsgeschehens durch den MDK andererseits, wird ein nicht vertragskonformes/ nicht gesetzkonformes Verhalten „nach Vertragsabschluss" erheblich eingeschränkt (Vermeidung von „Moral Hazard Effekten" = auf einseitigen Vorteil gerichtetes nicht vertragskonformes Verhalten in dem Bewusstsein, dass dies verborgen bleibt i. S. einer „Hidden Agenda").

26 Andererseits übernehmen Patientenvertreter und Sozialgerichte (manchmal auch Gesetzgeber und Politik) die Funktion, Informations- und Machtgefälle zwischen Patienten und Kostenträgern zu verringern. So sieht das Patientenrechtegesetz (siehe § 13 Abs. 3a SGB V) eine Stärkung der Rechte des Patienten gegenüber Kostenträgern vor.

27 Informationsgefälle zwischen Patienten und Ärzten werden sehr wirkungsvoll über die Etablierung von Zweitmeinungsverfahren abgebaut.

Prinzipal-Agenten-Struktur

Im Gesundheitswesen trifft man auf eine dreifache Prinzipal-Agenten Struktur.

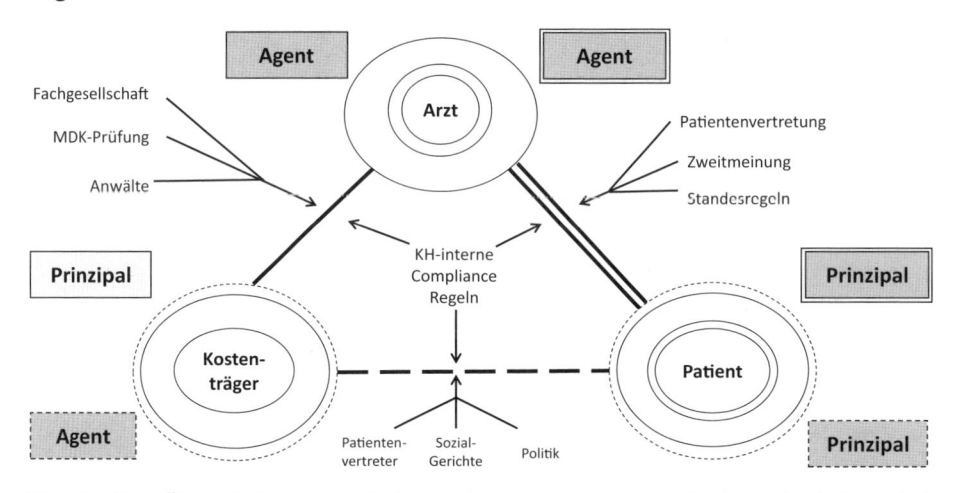

Abb. 2: Die Überwindung von Informationsasymmetrien reduziert die Gelegenheit zu „Moral Hazard"-Verhalten

Quelle: Eigene Darstellung.

28 Die Elemente eines Compliance-Systems sind Grundsätze, Handlungsmaxime, Regeln, Organisationsformen, Verfahrensweisen und Instrumente. Hier einige Beispiele:

- Ethische Handlungsmaxime (z. B. Primum Nihil Nocere) gelten für behandelnde Ärzte, Einkäufer, Controller und letztlich jeden Mitarbeiter gleichermaßen. Der Einkäufer, der das billigste Produkt beschafft und die Funktionalitäts- und Handlungsrisiken ignoriert, verstößt gegen diesen Grundsatz ebenso wie Mitarbeiter, die einen Kollegen mobben.
- Regeln sind die Voraussetzung für ein funktionierendes Sozialsystem. Regeln müssen konsensbasiert und transparent sein, und sie müssen zweckgerichtetes Verhalten belohnen sowie zweckstörendes Verhalten bestrafen. Es sind Regeln zu institutionalisieren, die Steuerungsimpulse (i. S. des Auslösens zweckgerechten Verhaltens) erzeugen und automatisch zu einer nachhaltigen Stabilisierung des Systems beitragen (= verhaltenssteuernde Regeln).

Regeln sollten dem Einzelnen die Konsequenzen seines eigenen Tuns oder Unterlassens vor Augen halten und es muss klar ersichtlich sein, welche persönlichen Konsequenzen mit diesem Tun oder Unterlassen verbunden sind. Regeln umfassen folgende Elemente:

- Wer setzt die Regeln fest und über welches Verfahren.
- Nach welchen Kriterien werden die Regeln bestimmt.
- Wie und in welchen Zeitabständen werden Regeln überprüft.
- Was ist regelhaft zu tun.
- Was ist regelhaft zu unterlassen.
- Welche Sanktionen drohen bei Regelverstoß.

- Normen geben als generelle Handlungsempfehlungen Orientierung für Verhalten im Ausnahmefall, wenn ein akutes Problem eine sofortige Entscheidung verlangt, die aus Zeitmangel nicht an die nächst höhere Führungsebene zurückdelegiert werden kann (z. B. die Entscheidungsregel „…im Zweifel für den Patienten…").
- Das Führungskonzept der Delegation und Partizipation sowie das Organisationsprinzip der Delegation fallabschließender Verantwortung sorgen für eine schnittstellenarme und damit einfacher zu koordinierende und zu kontrollierende Ablauforganisation, die keiner Koordinationsbürokratie bedarf (Prinzip der autonomen Selbststeuerung) und weniger Fehleranfällig ist.
- Die Organisation nach dem Center-Prinzip[2] ermöglicht einerseits eine konsequente Kunden- (Patienten-/Angehörigen-) Orientierung und wirkt andererseits motivierend durch die Möglichkeit, Ergebnisse durch eigene Entscheidungen zu beeinflussen (= Einheit von Aufgabe, Kompetenz und Verantwortung als ethisch wirksames, organisatorisches Gestaltungsprinzip).

---

2 Vgl. von Eiff: Cost Center Management. Controlling von Leistungs-, Informations-, und Entscheidungsprozessen nach dem Cost Center- Prinzip. In: Schulte (Hrsg.): Effektives Kostenmanagement. Methoden und Implementierung. 1992, S. 31-59.

- Das Vier-Augen-Prinzip stellt sicher, dass Entscheidungen überprüfbar und sachlich fundierter werden.
- Die Verwendung des Ausschlussprinzip (z. B.: kein Patient wird aus ertragsgründen stationär aufgenommen bzw. über die UGV hinaus behandelt, wenn es dafür keine medizinische Begründung gibt) erleichtert die Entscheidungsfindung im Klinikalltag.

30 Im Krankenhausbetrieb gibt es Arbeits- und Entscheidungsfelder, die

- in besonderem Maß anfällig sind für Non-Compliance-Verhalten bzw.
- in denen bei Vorliegen einer Compliance-Verletzung der Patient in besonderer Weise gefährdet wird.

31 Besondere Compliance-Bereiche in diesem Verständnis sind (u. a.):

- Arzneimitteltherapie und Arzneimittellogistik
- Betäubungsmittel
- Einkauf und Investitionsmanagement
- Medizin-Controlling (Verweildauermanagement, Up-Coding, …)
- Hygienemanagement
- Presse-, Öffentlichkeitsarbeit und Marketing
- Patienten-Management
- Einweisermanagement
- Kooperationen, Fusionen, Übernahmen.

Beispiel: Gefährdungsbereich Einkauf
Der Bereich Einkauf und Logistik (– Beschaffungsmanagement) ist in besonderer Weise der Gefahr von Compliance-Verletzungen ausgesetzt, durch die gegen medizin-ethische Grundregeln verstoßen wird und die zu Patientengefährdungen, aber auch finanziellen Risiken für das Krankenhaus führen können. So z. B.:
- Einkauf billiger Medikalprodukte, die im klinischen Betrieb Funktionsrisiken aufweisen. Dieses Einkäuferverhalten kann motiviert sein durch persönliche Vorteilnahme bei Auftragsvergabe an einen bestimmten Lieferanten. Dieses Verhalten ist andererseits dann zu erwarten, wenn Zielvereinbarungen über Einsparpotenziale geschlossen werden, deren Erreichung mit Bonuszahlungen verbunden ist.
- Aus Kostengründen wird verzichtet auf die Umsetzung von RKI-Anforderungen, was z. B. im Hygienebereich zu Patientengefährdungen führt.

Als Instrument zur transparenten Erfassung und Bewertung des Gefährdungsbereichs Einkauf hat sich der „Risiko-Atlas: Einkauf" bewährt (siehe Abbildung 2). Dieser ist eine strukturierte Bestandsaufnahme potenzieller Gefährdungen des Medizinbetriebs bzw. der Unternehmensposition durch Fehler im Einkauf.

Risikoatlas Einkauf

Der Risikoatlas ist eine strukturierte Bestandsaufnahme potenzieller Gefährdungen des Medizinbetriebs bzw. der Unternehmensposition durch Fehler im Einkauf.

Interne Risiken	Risiko Bereiche	Externe Risiken
• Lernkurveneffekte • Korruption • Handhabung • Design • Hygiene • Poka Yoke	Klinische Risiken	• Gesetzliche Änderungen • Anforderungen RKI • Qualitätsschwankungen • Anforderungen Berufs-Verbände
• Outsourcing • Rating-Status • Kostenstruktur • Insourcing • Korruption	Ökonomische Risiken	• M+A von Wettbewerbern • Währungsrisiken • Rohstoffpreise / Energie • Lieferanteninsolvenz • Verletzlichkeit der Lieferkette
• Fehlender strat. Einkauf • Mangelnde Teilplanungen • Mangelnde Berücksichtigung von Planungsinterdependenzen • Globale Beschaffungsstrategie • Wiederaufbereitung / Reparatur	Strategische Risiken	• Innovative Prozeduren • Naturkatastrophen • Innovative Produkte • Innovative Organisationsformen

Abb. 3: Der Risiko-Atlas macht Risiken transparent und erschwert dadurch unethisches Verhalten.

Quelle: Eigene Darstellung.

4 Fazit

Aufgrund der besonderen Gefährdungspotenziale im Gesundheitswesen, ist Korruptionsprävention eine elementare Führungsaufgabe. Wertschöpfungs- und Kooperationsbeziehungen zwischen Krankenhäusern und Industrie sind notwendig, um Innovationen zu entwickeln sowie Change Management-Prozesse bei der Umstellung auf neue Technologien reibungslos zu gestalten. Je tiefgreifender eine Reorganisation als Folge der Beschaffung einer innovativen Technologie und je intensiver die Integration eines Lieferanten in die internen operativen Prozesse, desto klarer muss darauf geachtet werden, dass alle Beschaffungsentscheidungen nach transparenten Kriterien erfolgen. Compliance-Regeln sollen sicherstellen, dass jegliche Aktionen mit Zuwendungscharakter an dritte Personen unterbleiben, die möglicherweise Einfluss auf Beschaffungsentscheidungen nehmen. Der Adressatenkreis von Compliance-Regeln ist weit gefasst, da das Buying Center Krankenhaus aus einer Mehrzahl von Personen unterschiedlicher Funktion und verschiedenartiger Rollen (Initiator, Ratgeber, Begutachter, Entscheider, Anwender, …) besteht.

33 In der Praxis ist festzustellen, dass diese Compliance-Regeln auch Aktivitätsbereiche betreffen, die bislang als Marketingmaßnahme i. S. des Customer Relationship verstanden wurden. Dies betrifft z. B. Schulungs- und Weiterbildungsmaßnahmen, die vom Hersteller finanziert werden, Honorarzahlungen und Spesenübernahme für Vorträge auf Kongressen oder die kostenlose Überlassung von Eintrittskarten für die Medica.

34 Das Korruptionsphänomen ist aber nicht auf den Einkaufsbereich beschränkt, wenn man unter Korruption jedes ethisch verwerfliche Fehlverhalten subsummiert, das gegen die medizin-ethischen Grundregeln (primum nihil nocere; Gerechtigkeit; Fürsorge/Wohlbefinden; Autonomie) verstößt.

35 Ein wesentlicher Bereich, der der Prävention vor korruptiven Fehlverhalten bedarf, ist der Bereich der Hygienesicherheit.

Literatur

Cressey, D.R.: Other People's Money: A Study in the Social Psychology Embezzlement. Michigan 1953.
von Eiff, W.: Cost Center Management. Controlling von Leistungs-, Informations-, und Entscheidungsprozessen nach dem Cost Center- Prinzip. In: Schulte, C. (Hrsg.): Effektives Kostenmanagement. Methoden und Implementierung. Stuttgart 1992, S. 31-60.

Beitrag 5.3

Möglichkeiten und Grenzen der Berücksichtigung ethischer Leitlinien in der Pharmaindustrie

Marcus Oehlrich

		Rn.
1	Einleitung	1 – 7
2	Anspruchsgruppen und Zielkonflikte	8 – 18
3	Die Regelung des Marketings für verschreibungspflichtige Arzneimittel	19 – 42
3.1	Problemstellung	19 – 22
3.2	Gesetzliche Lösungsansätze	23 – 35
3.3	Freiwillige Selbstkontrolle	36 – 42
4	Zusammenfassung	43 – 48

Literatur

Schlagwortübersicht

	Rn.		Rn.
Arzneimittelversorgung	1 – 4, 19, 35	Korruptionsbekämpfung	45, 47
embryonale Stammzellen	5	Marketing	7, 20, 22 f., 37 f.
ethische Leitlinien	7	Off-Label Use	6
europäischer Pharma-Verband EFPIA	38	Pharmaindustrie	7 f., 43
Forschungsmethoden	5	Pharmaproduktion	3
Forschungsschwerpunkte	5	pharmazeutische Industrie	1, 19
Genforschung	5	Preisdiskriminierung	6
internationaler Pharma-Verband IFPMA	38	Shareholder Value-Ansatz	9 f., 12, 15 – 18
Kannibalisierungseffekte	6	Stakeholder	8, 15 f., 18
		Werbung für Arzneimittel	26

1 Einleitung

1 Die Arzneimittelversorgung – und damit auch die pharmazeutische Industrie – steht spätestens seit den 1990er Jahren im Mittelpunkt der gesundheitspolitischen Diskussion in Deutschland. Kaum eine der vielen Gesundheitsreformen der vergangenen Jahrzehnte ist ohne Wirkungen auf die Arzneimittelversorgung geblieben; immer mehr war sie Ziel auf die Senkung der Arzneimittelkosten gerichteter Gesetzgebungsmaßnahmen. Tiefgreifende Einschnitte haben sich insbesondere durch das GKV-Modernisierungsgesetz (GKV-GMG), das GKV-Wettbewerbsstärkungsgesetz (GKV-WSG), das Vertragsarztrechtsänderungsgesetz (VÄndG) sowie das Gesetz zur Weiterentwicklung der Organisationsstrukturen der Gesetzlichen Krankenversicherung (GKV-OrgWG) ergeben. Die aktuelle politische Diskussion im ersten Jahr der Regierungskoalition unter Merkel/Westerwelle war dabei durch den Streit um den Gesundheitsfonds sowie die Leitung des Instituts für Qualität und Wirtschaftlichkeit im Gesundheitswesen (IQWiG) geprägt.

2 Die Arzneimittelversorgung machte im Jahr 2008 mit 29,2 Mrd. EUR ein Viertel der Ausgaben im System der gesetzlichen Krankenversicherung aus und lag damit noch vor der ambulanten ärztlichen Versorgung (Abb. 1). Daher werden Kosteneinsparungen in der Arzneimittelversorgung auch weiterhin eine bedeutende Rolle spielen, wenn es darum geht, die Ausgabenseite der GKV zu stabilisieren. Auch die neue Bundesregierung möchte die bestehenden Maßnahmen fortführen wie etwa die Kosten-Nutzen-Bewertung von Arzneimitteln durch das IQWiG gemäß § 35b Abs. 1 S. 1 SGB V. Dabei sollen Arzneimittel dahingehend überprüft werden, ob in ihrem Fall eine Kostenübernahme für die Solidargemeinschaft angemessen und zumutbar ist.[1]

---

1 Sodan: Das GKV-Wettbewerbsstärkungsgesetz. In: Neue Juristische Wochenschrift. 2007, S. 1315.

Einleitung

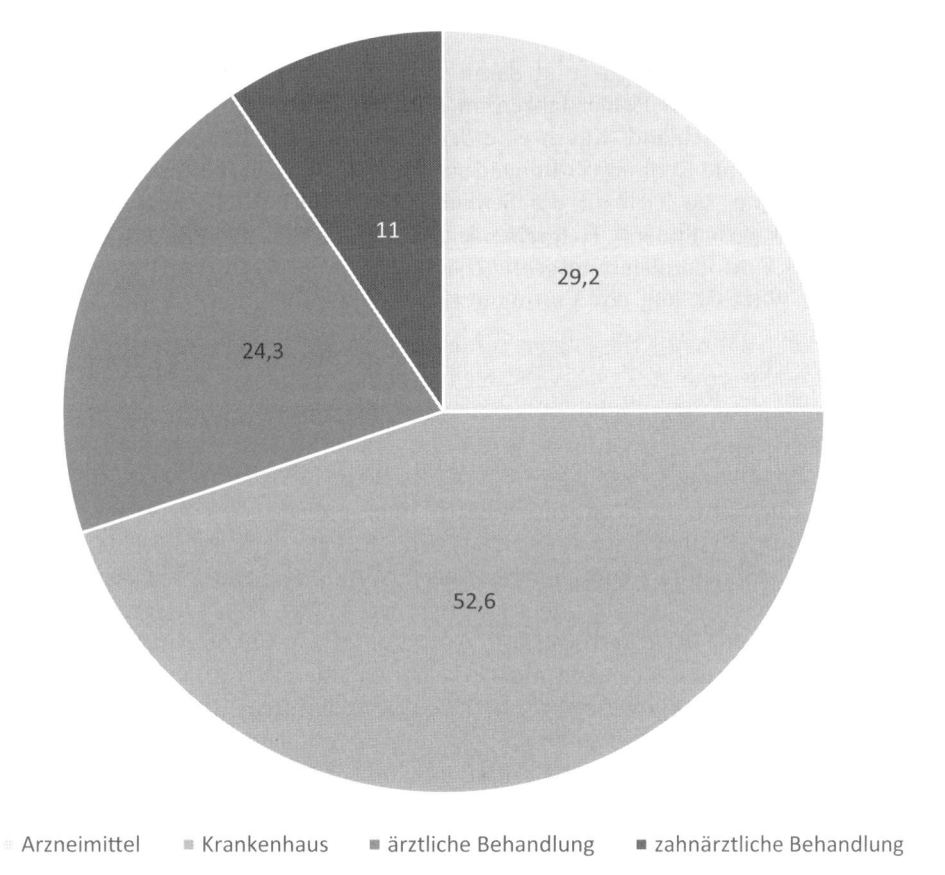

▫ Arzneimittel ▪ Krankenhaus ▪ ärztliche Behandlung ▪ zahnärztliche Behandlung

Abb. 1: GKV-Ausgaben im Jahr 2008 in Mrd. EUR
Quelle: Nach: Schwabe/Paffrath (Hrsg.): Arzneiverordnungs-Report 2009, Berlin 2009.

Es greift jedoch zu kurz, die Arzneimittelversorgung nur als einen Kostenfaktor in der Gesundheitsversorgung zu sehen. Vielmehr stellt sie auch einen bedeutenden Wirtschaftsfaktor dar. Die Solidargemeinschaft ist nicht nur Patient und Beitragszahler, sondern als Mitarbeiter, Aktionär oder Kapitalmarktakteur auch am wirtschaftlichen Erfolg der pharmazeutischen Industrie beteiligt. In Deutschland waren im Jahr 2006 113.000 Erwerbstätige direkt in der pharmazeutischen Industrie beschäftigt.[2] Hinzu kamen für jeden Arbeitsplatz in pharmazeutischen Unternehmen 1,63 Arbeitsplätze in anderen Branchen.[3] Die F&E-Ausgaben in Deutschland betrugen im Jahr 2006 3,4 Mrd. EUR. Mit der inländischen

3

---

2 Bräuninger u. a.: Politik-Check Pharmastandort Deutschland: Potenziale erkennen – Chancen nutzen. HWWI Policy Report Nr. 7. 2008.
3 Gaisser: Stärkung des Pharma-Innovationsstandortes Deutschland. 2005.

Pharmaproduktion im Wert von 23,7 Mrd. EUR wurde ein Handelsüberschuss erwirtschaftet, so dass sich Nettoexporte im Wert von 7,4 Mrd. USD ergaben.

4   Angesichts der dargestellten Bedeutung der Arzneimittelversorgung und der pharmazeutischen Industrie wird deutlich, dass sie zum Brennpunkt verschiedenster Zielkonflikte werden können, die, da sie grundlegende Fragen des Lebens berühren, immer auch eine ethische Komponente enthalten.[4] Solche ethischen Problemstellungen können sich über die gesamte Breite der pharmazeutischen Prozesskette von Grundlagenforschung, präklinischer und klinischer Entwicklung bis hin zur Vermarktung und Pharmakovigilanz ergeben.

5   Die *Forschung* wirft ethische Fragen auf in Hinblick auf Forschungsmethoden und Forschungsschwerpunkte. Die Wahl der Forschungsmethoden wie etwa die Genforschung umfasst bioethische Fragestellungen. Ist es etwa ethisch vertretbar, mit embryonalen Stammzellen zu forschen, wenn damit die Aussicht besteht, schwerwiegende Erkrankungen zu heilen? Ist es vertretbar, Körperteile und -substanzen tierischen Ursprungs genetisch zu verändern, damit diese menschliche Substanzen ersetzen können? Verstoßen Patente auf genetische Veranlagungen gegen die guten Sitten? Die Wahl der Forschungsschwerpunkte basiert auf marktlichen Erwägungen und erfolgt gerade nicht nach dem medizinischen Bedarf. Daher kann sich für die Unternehmen auch der Anreiz ergeben, Arzneimittel ohne therapeutischen Zusatznutzen (Me-too-Präparate) zu entwickeln oder Life-Style-Medikamente, die sich auf die Steigerung des Wohlbefindens beziehen, jedoch nicht der Prävention oder Behandlung von medizinisch relevanten Erkrankungen dienen. Im Gegensatz dazu sind seltene Erkrankungen (Orphan Diseases) oder Erkrankungen in Ländern der Dritten Welt wie etwa die Flussblindheit (Onchozerkose) zwar medizinisch sehr relevant, stellen aber für privatwirtschaftliche Pharmaunternehmen ohne zusätzliche staatliche Anreize kein finanziell interessantes Forschungsgebiet dar.

6   Auch die *Entwicklung* von Arzneimitteln ist mit vielfältigen ethischen Fragestellungen verbunden. Hierzu zählt der Off-Label Use von Arzneimitteln, d. h. der Einsatz außerhalb der zugelassenen Indikation, und der Umfang des Zulassungsantrags. Der pharmazeutische Unternehmer kann durch den Zulassungsantrag in Verbindung mit dem Patent steuern, in welcher Indikation sein Präparat eingesetzt wird. Dabei kann er den Zulassungsantrag auch bewusst zu eng fassen, um eine Preisdiskriminierung zu ermöglichen und Kannibalisierungseffekte mit anderen Präparaten zu verhindern. In der öffentlichen Diskussion wurde diese Problematik am Beispiel der Arzneimittel Avastin und Lucentis, die von Novartis bzw. Roche vertrieben werden, sehr kontrovers diskutiert. Die altersassoziierte Makuladegeneration (AMD) führt bei 14 bis 25 Prozent der 65- bis 74-Jährigen und 35 Prozent der über 74-Jährigen zu Schädigungen der Makula und gehört damit in den westlichen Industriestaaten zu den häufigsten Gründen für eine Erblindung.

---

4   Taupitz/Brewe: Biomedizin im Zeitalter der Globalisierung und Medizinische Versorgung in Zeiten knapper Kassen. 2001.

Die Zahl der AMD-Patienten in Deutschland wird auf ca. 4 Mio. geschätzt, davon treten über zehn Prozent in der feuchten Form auf. Beide Arzneimittelwirkstoffe sind sehr ähnliche Antikörper. Während jedoch Avastin nur eine Zulassung für die Onkologie hat und pro Einheit ca. 50 EUR kostet, ist Lucentis für die Behandlung der AMD zugelassen und kostet ca. 1300 EUR pro Behandlung. Zumindest nach einem ärztlichen Case-Report vor Zulassung von Lucentis wirkt auch Avastin bei AMD.[5] Allerdings ist der Einsatz von Avastin seit der Verfügbarkeit von Lucentis außerhalb der Zulassung (off-label) nicht mehr vertretbar. Ärzte, die dennoch Avastin bei AMD einsetzen, können Zulassung und Versicherungsschutz verlieren. Der Vorwurf gegenüber den Avastin-Hersteller Roche lautet, dass dieser kein Interesse daran habe, eine Zulassung bei AMD für Avastin zu beantragen, weil er eine 30 %-ige Kapitalbeteiligung am Lucentis-Hersteller Roche halte.

Die *Vermarktung* von Arzneimitteln ist der Bereich, der immer wieder für Schlagzeilen, Diskussion und Gesetzesänderungen sorgt. Anders als bei Konsumgütern handelt es sich bei Arzneimitteln um lebensnotwendige Güter, die in der Regel nicht substituiert werden können. Zudem besteht eine Informationsasymmetrie dergestalt, dass der verschreibende Arzt und noch weniger der Patient über die notwendigen Informationen bezüglich Wirksamkeit, Nebenwirkungen und Qualität des Präparats verfügen. Insofern spielen Preispolitik und Marketing bzw. Vertriebsaktivitäten eine ethisch brisante Rolle. Daher soll dieser Bereich im Folgenden exemplarisch als Diskussionsgrundlage dienen, welche Möglichkeiten und Grenzen der Berücksichtigung ethischer Leitlinien in der Pharmaindustrie bestehen.

7

2   Anspruchsgruppen und Zielkonflikte

Entscheidungen in der Pharmaindustrie lassen sich anhand zweier Ansätze untersuchen: des Shareholder Value-Ansatzes und des Stakeholder Value-Ansatzes. Der Unterschied zwischen beiden liegt in der Rangfolge, die den einzelnen Anspruchsgruppen des Unternehmens, den Stakeholdern, jeweils zugemessen wird. Unter Anspruchsgruppen versteht man alle Personen, die ein Interesse an der wirtschaftlichen Entwicklung eines Unternehmens haben. Dies können beispielsweise sein: die Anteilseigner, die Mitarbeiter, die Kunden, die Lieferanten und die Gesellschaft an sich. Zwischen den Interessen der Anspruchsgruppen herrschen in vielen Fällen Zielkonflikte, d. h. eine Anspruchsgruppe kann nur zulasten einer anderen besser gestellt werden. Typisches Beispiel ist etwa eine Lohnerhöhung, die die Mitarbeiter besser stellt, jedoch *ceteris paribus* für die Anteilseigner des Unternehmens den Überschuss mindert.

8

Der maßgeblich von Rappaport geprägte Shareholder Value-Ansatz stellt die Interessen der Anteilseigner (Shareholder) in den Mittelpunkt und erhebt die Forderung

9

---

5   Michels/Rosenfeld/Puliafito u. a.: Systemic bevacizumab (Avastin) therapy for neovascular age-related macular degeneration twelve-week results of an uncontrolled open-label clinical study. In: Ophthalmology. 112/2005.

nach einer Maximierung ihrer Interessen unter der Nebenbedingung, dass nur die vertraglich definierten Interessen anderer Anspruchsgruppen erfüllt werden. Diese Forderung des Shareholder Value-Ansatzes ist gleichbedeutend mit einer Maximierung des Marktwerts des Eigenkapitals. Zu unterscheiden ist daher zwischen dem Shareholder Value als Zielgröße und dem Shareholder Value-Ansatz, der neben der Forderung der Verwendung dieser Zielgröße ein erweitertes Theoriegerüst zur Verfügung stellt.

10 Der *Shareholder Value-Ansatz* hat zum Ziel, den Wert des Unternehmens langfristig und nachhaltig zu steigern, um so die langfristige Existenz des Unternehmens sicherzustellen. Dabei ermöglicht er es, strategische Entscheidungen, Entscheidungen bezüglich der Kapitalverwendung und die Leistungen des Managements zu beurteilen. Der Ansatz zeichnet sich insbesondere durch ein System von Werttreibern aus, welche die Prozesse der Schaffung des Shareholder Values abbilden und die Steuerung der Wertschaffung ermöglichen.[6]

11 Die Wurzeln des Shareholder Value-Ansatzes sind vor allem in den folgenden Entwicklungen begründet: In den 1970er Jahren waren Misserfolge bei Akquisitionen fremder Unternehmen im Zuge einer zunehmenden Diversifikation in den USA Anlass für die Suche nach einer operationalen finanziellen Zielsetzung zur Prüfung der Eignung von Übernahmekandidaten. In den 1980er Jahren knüpfte an die wiederholte Feststellung divergierender Interessen zwischen Anteilseignern und Management eine Kritik der Anteilseigner an der Ausschüttungspolitik an.[7] Danach sollten zahlungswirksame Gewinne nur dann thesauriert (d. h. einbehalten) werden, wenn bei vergleichbarem Risiko die (erwartete) Rendite einer unternehmensinternen Investition höher sei als die einer Wiederanlage auf der Ebene der Anteilseigner. Nur so könne der Marktwert des Eigenkapitals gesteigert werden. Aktueller Anlass für die zunehmende Ausrichtung am Shareholder Value war außerdem die Unzulänglichkeit traditioneller Gewinngrößen, die Leistungen des Managements zu beurteilen und das Kapital bestmöglich zu investieren.

12 Trotz der weiten Verbreitung des Shareholder Value-Ansatzes in der Praxis wurde seit jeher die ihm zugrunde liegende alleinige Orientierung an den Interessen der Anteilseigner (shareholder) unter Vernachlässigung anderer Stakeholder als zu einseitig kritisiert, so dass der *Stakeholder Value-Ansatz* als vorzugswürdig angesehen wurde. Denn dieser geht davon aus, dass es für ein dauerhaftes und sinnvolles Überleben der Unternehmen nicht genüge, die Ziele und Bedürfnisse nur einer Anspruchsgruppe (der Anteilseigner) zu maximieren. Denn auch Mitarbeiter, Lieferanten, Kunden und Behörden trügen entscheidend zum Erfolg des Unternehmens bei. In diesem Zusammenhang wird der Shareholder Value-Ansatz vor allem in Kontinentaleuropa kontrovers diskutiert. Der Stakeholder Value-Ansatz fordert

---

6 Koller/Goedhart/Wessels: Valuation: measuring and managing the value of companies. 2005.
7 Jensen: Agency Costs of Free Cash Flow, Corporate Finance, and Takeovers. In: American Economic Review. 76/2/1986.

daher, das Zielsystem des Unternehmens um die Interessen aller Anspruchsgruppen (Stakeholder) zu erweitern.

Unter den Anspruchsgruppen werden hierbei gemäß Freeman[8] alle Individuen verstanden, die einen materiellen und immateriellen Anspruch am Unternehmen haben und seine Existenz beeinflussen. Der Stakeholder Value-Ansatz fordert als oberstes Ziel nicht einen Zielmonismus, sondern einen Zielpluralismus. Es solle für alle Anspruchsgruppen ein maximaler Nutzen resultieren. Der Stakeholder Ansatz verfolgt dabei als Zielfunktion dagegen lediglich die Satisfizierung der Ansprüche anderer Stakeholder. 13

Der Stakeholder Value-Ansatz wird gemeinhin als ethisch überlegen angesehen, da er keine egoistische Zielverfolgung einer Gruppe darstelle. Jedoch vermag diese verkürzte Begründung nicht zu überzeugen; vielmehr sind auch die Annahmen der beiden Ansätze eingehender zu prüfen. 14

Betrachtet man die Annahmen des Shareholder Value-Ansatzes, so fällt auf, dass die Stakeholder lediglich explizite, d. h. vertraglich fixierte Ansprüche gegenüber dem Unternehmen besitzen. Im Gegensatz dazu haben die Anteilseigner lediglich einen Residualanspruch nach Abzug der vertraglich fixierten Ansprüche. Die Ansprüche der Stakeholder werden demnach bevorzugt berücksichtigt, solange keine Insolvenz eintritt. Es besteht also Zielkongruenz, da beide Parteien an einer langfristigen Existenz des Unternehmens interessiert sind. Bleibt man zunächst bei der Betrachtung lediglich expliziter Ansprüche, so bedeutet das, dass die Orientierung am Shareholder Value-Ansatz als Maximierungskalkül zur optimalen Unternehmenspolitik führt: Das Unternehmen berücksichtigt in der Planung die „Interessen" der Stakeholder, indem die erwarteten künftigen Marktbedingungen auf den Beschaffungs- und Absatzmärkten zugrunde gelegt werden. Es prognostiziert also die von den Stakeholdern auf eigenen Kalkülen basierenden Marktpreise der Inputfaktoren. Aufgrund der Koordination des Marktes wird das Unternehmen nur solche Stakeholder in seine Kalküle mit einbeziehen, bei denen es davon ausgehen kann, dass sie mit ihm kooperieren werden. Demgegenüber wird ein Stakeholder nicht mit einem Unternehmen kooperieren, wenn er sich durch dieses benachteiligt fühlt. Dies ist vor allem dann der Fall, wenn der Stakeholder eine Ressource besitzt, die für das Unternehmen nicht ohne hohe Kosten substituierbar ist. Die Vertreter des Stakeholder Value-Ansatzes würden also verlangen, dass die Unternehmen beispielsweise den Lieferanten mehr als den Marktpreis zahlen und/oder von den Kunden weniger als den Marktpreis verlangen. Daraus resultiert jedoch die Verfolgung eines suboptimalen Plans und es stellt sich dann die Frage, welchen der suboptimalen Pläne das Unternehmen verfolgen soll. Diese Problematik resultiert aus der Tatsache, dass es sich hierbei um zum Teil divergierende Interessen handelt (Zielkonflikt). 15

---

8 Freeman: Strategic Management: A Stakeholder Approach. 1984.

16 Demgegenüber lässt sich der Vorwurf des Interessenmonismus beim Shareholder Value-Ansatz jedoch entkräften, wenn man zusätzlich berücksichtigt, dass die Stakeholder auch implizite (immaterielle) Ansprüche am Unternehmen haben. Diese sind beispielsweise für den Arbeitnehmer Arbeitsplatzsicherung, Weiterbildungsmöglichkeiten, soziale Leistungen oder für den Kunden Produktbetreuung. Diese sind auch im Falle eines „gesunden" Unternehmens unsicher und für die Stakeholder nicht diversifizierbar. Eine Minderung der Finanzkraft resultiere in einer Minderung der impliziten Ansprüche. Dies erschwere es dem Unternehmen, in Zukunft derartige implizite Ansprüche den Stakeholdern zu „verkaufen" und resultiere folglich langfristig in einer Unternehmenswertminderung. Es wird geschlussfolgert, dass die impliziten Ansprüche als Nebenbedingung im Maximierungskalkül auch im Interesse der Shareholder zu berücksichtigen seien. Es sei jedoch erwähnt, dass die impliziten Ansprüche in Deutschland bereits in Form der Forderung nach Kapitalerhaltung, d. h. durch die Beschränkung des ausschüttbaren Gewinns berücksichtigt werden.

17 Ein weiterer Kritikpunkt gegenüber dem Shareholder Value-Ansatz ist das Treffen von kurzfristigen Entscheidungen. So würden Entlassungswellen mit Berufung auf den Shareholder Value-Ansatz begründet. Diesem Vorwurf ist zunächst entgegenzusetzen, dass der Shareholder Value-Ansatz vom Konzept her die *langfristige* Steigerung des Unternehmenswertes zum Ziel hat. Ein Grund für seine Entwicklung war ja die Ablehnung kurzfristiger Kennzahlen wie etwa des Earnings per Share, an deren Stelle der auf die Zukunft bezogene Cash Flow treten soll. Betrachtet man das Beispiel von Massenentlassungen, so können diese aus zwei Motiven resultieren: Entweder wurde in der Vergangenheit versäumt, eine derartige Konsolidierung durchzuführen, dann hat die Fokussierung auf den Shareholder Value die Möglichkeit geboten, diese Ineffizienzen aufzudecken und ist damit positiv zu bewerten, oder das Management hatte sich mit dieser Maßnahme erhofft, kurzfristig den Unternehmenswert zu steigern. Wenn letzteres der Fall ist, so sind die Anreizsysteme für das Management zu überdenken. Der Vorwurf richtet sich dann aber nicht gegen den Shareholder Value-Ansatz per se, sondern gegen seine falsche Implementierung in der Unternehmenspolitik.

18 Abschließend sei erwähnt, dass der oftmals behauptete Unterschied zwischen Shareholder Value- und Stakeholder Value-Ansatz nicht so ausgeprägt ist wie dargestellt. Dies wird vor allem dann deutlich, wenn man berücksichtigt, dass ein hoher Shareholder Value nur erzielbar ist, wenn ein Unternehmen mit motivierten Mitarbeitern arbeitet und eine gute Beziehung zu den übrigen Stakeholdern pflegt und es auf eine langfristig orientierte Strategie ausgerichtet ist. Denn die damit erwirtschafteten Gewinne sorgen nicht nur für die Finanzierung notwendiger Investitionen, sondern auch für die Sicherung von Arbeitsplätzen. Dies ist nur möglich, wenn der Shareholder Value-Ansatz integriert wird in eine umfassende wertorientierte Unternehmensführung.

3 Die Regelung des Marketings für verschreibungspflichtige Arzneimittel

3.1 Problemstellung

Seit mehr als einem Jahrzehnt ist das Ansehen der pharmazeutischen Industrie und insbesondere des Pharmamarketings in der Öffentlichkeit gering. Dies kann mit mehreren Faktoren zusammenhängen. Zunächst einmal sieht sich die Solidargemeinschaft stetig wachsenden Gesundheitsausgaben gegenüber. Gleichzeitig stellt die pharmazeutische Industrie eine der ertragsstärksten Branchen dar. Nicht zuletzt aus dieser Gegenüberstellung ergibt sich für die Gesundheitspolitik und die Krankenkassen fast automatisch die Notwendigkeit, das Bild des Kostentreibers Arzneimittelversorgung mit einer unethischen Preispolitik zu verknüpfen, um eine Rechtfertigung für Einsparungsbemühungen in diesem Bereich zu finden.

Kritiker bringen darüber hinaus vor, dass die Aufwendungen für Marketing die F&E-Aufwendungen übersteigen und somit weniger der therapeutische Nutzen des Arzneimittels als vielmehr seine Vermarktung im Vordergrund stünde (Abb. 2). In einer marktwirtschaftlich organisierten Gesundheitsversorgung ist jedoch Marketing ein elementarer Bestandteil des Erfolgs eines Unternehmens. Insofern ist im Folgenden zu untersuchen, ob an das Pharmamarketing andere ethische Ansprüche zu stellen sind als in anderen Branchen.

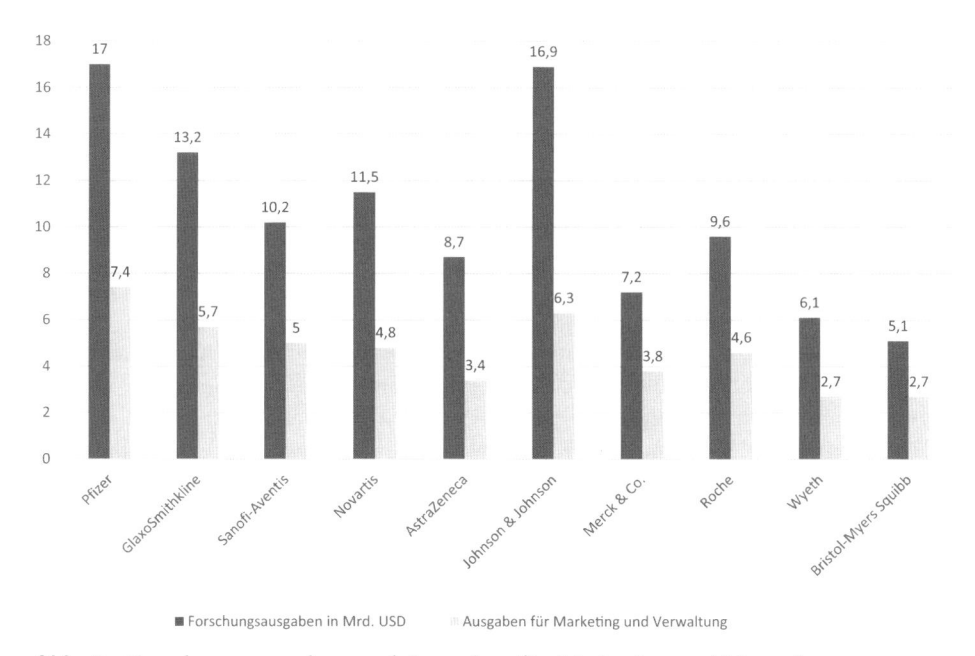

Abb. 2: Forschungsausgaben und Ausgaben für Marketing und Verwaltung
Quelle: Handelsblatt vom 2.5.2006.

21 Arzneimittel werden als ethisch sensibel angesehen, da sie Produkte zur Erhaltung oder Wiederherstellung des höchsten Guts des Menschen, der Gesundheit, sind. Der Patient sieht in einem Arzneimittel ein Produkt, zu dem er Vertrauen fassen muss und das sich auf den ersten Blick einer Bewertung nach dem Preis-Leistungs-Verhältnis verschließt. Nicht zuletzt wegen des Missbrauchs- und Nebenwirkungspotenzials, das einem Arzneimittel innewohnt, hat der Gesetzgeber das Zulassungsverfahren, die Verschreibungspflicht, die Kontrolle des Vertriebskanals und das Stufenplanverfahren im Arzneimittelgesetz festgelegt. Zudem besteht zumindest in Deutschland noch der sozialrechtliche Anspruch aller Menschen auf eine notwendige und zweckmäßige Behandlung mit Arzneimitteln. Arzneimittel für medizinisch relevante Erkrankungen sollen daher nicht zum Konsumartikel verkommen, der aufgrund des Preises nur einer Minderheit zur Verfügung steht.

22 Wenn man also nach ethischem Verhalten im Pharmamarketing fragt, so steht dabei die Integrität des pharmazeutischen Unternehmens im Vordergrund. Dem Pharmamarketing wird aus diesem Grund ein großes Misstrauen entgegengebracht, was sich insbesondere auf die Zusammenarbeit zwischen Ärzten und Industrie erstreckt. Die größte Befürchtung ist daher, dass ein Patient mit einem nicht wirksamen bzw. schädlichen Arzneimittel behandelt wird, weil der Hersteller auf unethische Methoden im Wettbewerb zurückgegriffen hat. In der Regel entscheidet der Patient nicht selbst über die Auswahl der Medikation (Verschreibungspflicht), vielmehr ist dies die Aufgabe des Arztes. Unethisches Marketing- und Vertriebsmaßnahmen können nun darin bestehen, dass der verschreibende Arzt getäuscht oder ihm ein Vorteil gewährt wird, um eine sachlich nicht gerechtfertigte Verschreibung zu veranlassen. Beides steht daher im Mittelpunkt der gesetzlichen Lösungsansätze.

3.2 Gesetzliche Lösungsansätze

23 Marketing und Vertrieb von Arzneimitteln sind rechtlich besonders reglementiert: durch das Heilmittelwerbegesetz (HWG), das allgemeine Strafrecht §§ 331-334 StGB sowie die Musterberufsordnung §§ 32, 33 MBOÄ.

24 Das Heilmittelwerbegesetz regelt neben dem Gesetz gegen den unlauteren Wettbewerb (UWG) und den Berufsordnungen den rechtlichen Rahmen für Werbung im deutschen Gesundheitswesen. Pharmaunternehmen haben grundsätzlich zwei Möglichkeiten, für sich und ihre Produkte zu werben: Entweder sie wenden sich direkt an die Patienten oder sie wenden sich an die sogenannten „Fachkreise".

25 Die *Werbung gegenüber dem Patienten* ist in Europa anders als in den USA nur sehr eingeschränkt zulässig. Gemäß § 3 HWG ist irreführende Werbung generell untersagt. Im Weiteren ist zu differenzieren:

26 Die Werbung für *verschreibungspflichtige Arzneimittel* ist gemäß § 10 Abs. 1 HWG nur in den Fachkreisen erlaubt. Für Arzneimittel gegen bestimmte Krankheiten darf – unabhängig von der Verschreibungspflichtigkeit – überhaupt nicht außerhalb der

Fachkreise geworben werden[9]. Dieses Verbot wird auch umfassend verstanden, da – so die These – eine Trennung zwischen einseitiger Anpreisung und sachbezogener „Information" kaum möglich ist. § 10 HWG soll den Patienten also vor sämtlichen Kommunikationsversuchen der Pharmaunternehmen schützen. Dies kollidiert jedoch mit dem Bild vom „mündigen Patienten", der selbst „Manager" seiner eigenen Gesundheit ist.[10] Dies erfordert jedoch eine ausreichende Information. Daher will die EU-Kommission unter strengen Voraussetzungen (sachliche Informationen; nur über „gesundheitsbezogene" Medien; insbesondere keine Fernseh- oder Rundfunkwerbung) nunmehr auch im Bereich der verschreibungspflichtigen Arzneimittel eine direkte Kommunikation zwischen Pharmaunternehmen und Patienten zulassen.

Die Werbung für *nichtverschreibungspflichtige Arzneimittel* ist außerhalb der Fachkreise hingegen grundsätzlich zulässig. Allerdings gelten auch hier vielfältige Restriktionen zum Schutz der Patienten: Gemäß § 11 HWG sind bestimmte Arten der Werbung unzulässig. Zulässig ist nur eine neutrale und sachliche Information, insbesondere darf die Werbung nicht die Gefahr des Medikamentenmissbrauchs erzeugen. Auch ist eine Werbung mit Gutachten oder wissenschaftlichen Veröffentlichungen untersagt.[11] Zudem muss die Werbung bestimmte Pflichtangaben nach § 4 HWG (etwas gelockert für freiverkäufliche Arzneimittel im Sinne des § 44 AMG) enthalten. Ausgenommen hiervon ist nur die sogenannte Erinnerungswerbung im Sinne des § 4 Abs. 6 HWG: Hier wird ohne weitere medizinisch-relevante Angaben allgemein für den Hersteller oder mit der Bezeichnung des Arzneimittels geworben. **27**

Auch der Bewerbung von Arzneimitteln *gegenüber den Fachkreisen* sind Grenzen gesetzt. Werbung, die sich an die Fachkreise nach § 2 HWG richtet, ist grundsätzlich zulässig. Allerdings gelten auch hier einige Einschränkungen: Eine irreführende Werbung ist unzulässig.[12] Ebenso ist die verfälschende oder irreführende Werbung mit wissenschaftlichen Veröffentlichungen untersagt,[13] d. h. es muss für die Fachkreise nachprüfbar sein, wie verlässlich die entsprechende Studie ist. Auch sind gewisse Mindestangaben vorgeschrieben.[14] **28**

Gemäß § 7 HWG sind *Werbegaben* nur beschränkt zulässig. Tendenziell dürfen nur geringfügige oder handelsübliche Zuwendungen erfolgen.[15] Werbegaben für Angehörige der Heilberufe sind zudem nur zulässig, wenn sie zur Verwendung in der Praxis bestimmt sind.[16] Das Verbot des § 7 HWG wendet sich auch an die **29**

---

9   Vgl. § 12 HWG und § 10 II HWG.
10 Buchner: Der mündige Patient im Heilmittelwerberecht. In: Medizinrecht. 28/2010.
11 Vgl. § 11 Abs. 1 Nr. 1 HWG.
12 § 3 HWG.
13 § 6 HWG.
14 § 4 HWG.
15 § 7 Abs. 1 Satz 1 HWG.
16 § 7 Abs. 1 Satz 2 HWG.

Angehörigen der Fachkreise, d. h. auch diese begehen ggf. eine Ordnungswidrigkeit,[17] wenn sie eine unzulässige Werbegabe annehmen.

30 Die Möglichkeiten, in den Fachkreisen durch die *Finanzierung von wissenschaftlichen Fortbildungsveranstaltungen* auf sich aufmerksam zu machen, werden zwar nicht durch § 7 Abs. 1 HWG, aber durch § 7 Abs. 2 HWG begrenzt: Erlaubt sind nur solche Zuwendungen, die einen „vertretbaren Rahmen" nicht überschreiten, in Bezug auf den wissenschaftlichen Zweck der Veranstaltung von nur untergeordneter Bedeutung sind und sich nicht auf Nichtfachkreisangehörige erstrecken.

31 Das *allgemeine Strafrecht* hat über die §§ 331 ff. StGB weitreichende Konsequenzen für die Marketingmaßnahmen der Pharmaunternehmen gegenüber Klinikärzten in öffentlichen Krankenhäusern; auf Ärzte in privaten Kliniken ist hingegen § 299 StGB anwendbar. Diese machen sich gem. § 331 StGB strafbar, wenn sie sich für die Dienstausübung einen Vorteil (dies ist jede unentgeltliche, materielle oder immaterielle Leistung) für sich oder einen Dritten (also auch die Klinik oder einen Förderverein) versprechen oder gewähren lassen. Ausgenommen sind nur geringfügige sozialadäquate Zuwendungen.

32 Im Übrigen ist nur eine Rechtfertigung über eine Zustimmung des Dienstherrn möglich[18] – aber auch eine solche darf nicht erteilt werden, wenn der Anschein der Käuflichkeit von Amtshandlungen entsteht. Spiegelbildlich macht sich der Gewährende oder Versprechende gem. § 333 StGB wegen Vorteilsgewährung strafbar. Soweit ein Bezug zu einer konkreten Diensthandlung gegeben ist, droht eine Strafbarkeit gem. § 332 StGB wegen Bestechlichkeit bzw. gem. § 334 StGB wegen Bestechung. Von den §§ 331 ff. StGB nicht erfasst sind niedergelassene (Vertrags-)Ärzte und Apotheker.[19]

33 Die *Berufsordnungen* der Landesärztekammern regeln als Standesrecht das Verhalten des Arztes bei der Berufsausübung, wobei sich das Recht mit der medizinischen Ethik in einer Wechselbeziehung befindet.[20] Infolge zahlreicher Skandale hat der Deutsche Ärztetag, der eine für die Landesärztekammern nicht bindende Musterberufsordnung beschließt, im Zuge einer Novellierung der Berufsordnung die Zusammenarbeit von Ärzten und Industrie neu geregelt. Vor dem Hintergrund der Notwendigkeit einer Zusammenarbeit mit Industrieunternehmen sollte die Unabhängigkeit des Arztes gesichert werden. Dies erfolgte durch die Vorgaben, dass Finanzflüsse transparent sein müssen, Beschaffungsentscheidung und Zuwendungsempfang voneinander zu trennen sind, Leistung und Gegenleistung äquivalent sein müssen sowie die Zusammenarbeit im Berufsrecht dokumentiert ist.

---

17 § 15 Abs. 1 Nr. 4a HWG.
18 § 331 Abs. 3 StGB.
19 Klötzer: Ist der niedergelassene Vertragsarzt tatsächlich tauglicher Täter der §§ 299, 331 StGB? In: Neue Zeitschrift für Strafrecht, 28/2008.
20 Deutsch/Spickhoff: Medizinrecht: Arztrecht, Arzneimittelrecht, Medizinprodukterecht und Transfusionsrecht. 2003, S. 7.

§ 32 MBO-Ä (Annahme von Geschenken und anderen Vorteilen) erklärt die Annahme von Geschenken und anderen Vorteilen als berufswidrig, sofern dadurch der Eindruck erweckt wird, dass der Arzt sich in seiner ärztlichen Entscheidung beeinflussen lässt. Für den vorliegenden Beitrag zentral ist § 33 MBO-Ä (Ärzteschaft und Industrie), der auf dem Grundsatz der Äquivalenz basiert, dass sich Leistung und Gegenleistung einander entsprechen müssen. Insbesondere sind Verträge, durch die „wertlose" Leistungen honoriert werden, unzulässig, da diese eine Beeinflussung des Arztes darstellen und die Unabhängigkeit seiner ärztlichen Entscheidung in Frage stellen könnten. Die Annahme von Werbegaben ist verboten, es sei denn diese haben nur einen geringfügigen Wert. Damit diese Vorschrift nicht ins Leere läuft, müssen Verträge über eine Zusammenarbeit schriftlich abgeschlossen werden; sie sind der zuständigen Ärztekammer vorzulegen, sofern diese es verlangt. Damit ist insbesondere eine Teilnahme an klinischen Studien, Anwendungsbeobachtungen oder sonstigen Leistungen nur unter bestimmten Voraussetzungen zulässig. 34

Zuletzt werden in § 35 MBO-Ä Fortbildungsveranstaltungen und Sponsoring berufsrechtlich geregelt. Arzneimittelhersteller und Ärzteschaft haben ein gemeinsames Interesse an einer Fortbildung der Ärzte im Bereich der Arzneimittelversorgung. Zwar stellt eine kostenlose Weiterbildung durch das pharmazeutische Unternehmen einen geldwerten Vorteil dar. Dieser ist jedoch angemessen und nicht berufswidrig, wenn die Teilnahme an wissenschaftlichen Fortbildungsveranstaltungen im Mittelpunkt steht. Unzulässig sind jedoch „Fortbildungsveranstaltungen", die vornehmlich einen touristischen Charakter haben oder Zuschüsse für Begleitpersonen und Einladungen zu Rahmenprogrammen beinhalten. Gerade diese Regelung der MBO-Ä hat sich jedoch nur als bedingt praxistauglich erwiesen, da eine Entscheidung über die Zulässigkeit nur im Einzelfall möglich ist. 35

3.3 Freiwillige Selbstkontrolle

Um einen unbedenklichen, ethisch einwandfreien Informationsfluss von Herstellern über die Fachkreise an Patienten zu gewährleisten, bedarf es einer Überwachungs- und Kontrollinstanz, die unlautere und beeinflussende Mechanismen unterbindet. Diese Aufgabe übernimmt seit 2004 der Freiwillige Selbstkontrolle für die Arzneimittelindustrie e. V. (FSA), der auf Initiative von 40 Mitgliedsunternehmen des Verbandes Forschender Arzneimittelhersteller (VFA) gegründet wurde. Heute gehören dem FSA rund 100 Unternehmen an, die sich dem Ethikkodex unterworfen haben; er repräsentiert damit rund 70 Prozent des Pharmaumsatzes in Deutschland. 36

Die dennoch aufgetretenen Verstöße gegen ethische Grundsätze konnten durch den FSA verringert werden. Als „ethische Spielregel" hat der FSA einen strengen Verhaltenskodex für ein transparentes Pharma-Marketing beschlossen, den „FSA-Kodex zur Zusammenarbeit der pharmazeutischen Industrie mit Ärzten, Apothekern und anderen medizinischen Fachkreisen". Dieses Regelwerk trägt dem Ruf nach mehr Transparenz Rechnung und geht in Teilen über bestehende gesetzliche Regelungen 37 wie das Heilmittelwerbegesetz (HWG) hinaus. So haften die Unternehmen für das Fehlverhalten ihrer Mitarbeiter und bei schweren Verstößen können gegen Unternehmen Strafen bis zu 250.000 EUR oder gar öffentliche Rügen verhängt werden.[21]

38 Der internationale Pharma-Verband IFPMA bzw. der europäische Pharma-Verband EFPIA haben eigene Kodizes ausgegeben, die von den nationalen Verbänden umgesetzt werden. Insofern besitzen die FSA-Kodizes zwar nur national Geltung, dienen jedoch der Umsetzung der internationalen bzw. Europäischen Kodizes der EFPIA bzw. der IFPMA.[22]

39 Der Kodex findet Anwendung auf produktbezogene Werbung für Arzneimittel im Sinne des § 2 des Arzneimittelgesetzes (AMG), wenn es sich um verschreibungspflichtige Humanarzneimittel[23] handelt.

40 Der 3. Abschnitt des FSA-Kodex umfasst die Regelungen zur Werbung. § 7 Irreführungsverbot setzt fest, dass eine Irreführung dann vorliegt, wenn Arzneimitteln eine therapeutische Wirksamkeit, Wirkungen oder eine Verwendbarkeit nachgesagt wird, die sie nicht haben, oder ein Wirkversprechen gegeben wird. Auch unwahre Angaben über die Zusammensetzung oder Beschaffenheit von Arzneien zählen als Irreführung. Werbung muss hinreichend wissenschaftlich abgesichert sein und darf den Angaben in der Fachinformation nicht widersprechen. Dies bezieht sich auf Aussagen zu Eigenschaften ebenso wie zu Nebenwirkungen. Fachkreise müssen in angemessenem Umfang Zugang zu den wissenschaftlichen Belegen haben.

41 Der 4. Abschnitt regelt die Zusammenarbeit mit Angehörigen der Fachkreise. Vor dem Hintergrund öffentlichkeitswirksamer Versuche der Beeinflussung von Angehörigen der Fachkreise kommt der Bewirtung (§ 22) eine besondere Rolle zu. Nach dem Kodex ist eine Bewirtung nur im Rahmen von internen Fortbildungsveranstaltungen sowie Arbeitsessen und in einem angemessenen und sozialadäquaten Umfang zulässig. Der Anlass eines Arbeitsessens ist zu dokumentieren. Eine Bewirtung von Begleitpersonen ist unzulässig. Der Begriff „angemessen" wird dabei durch verbindliche Leitlinien geregelt, die der Vorstand des Vereins nach § 6 Abs. 2 erlässt.

42 Im Gegensatz zu den gesetzlichen Maßnahmen zeigt die freiwillige Selbstkontrolle Wirkung. Demnach hat sich auch die Auslastung von Kongresshotels seit Inkrafttreten des Kodex deutlich verändert. Während vor Einführung des Kodex Freizeitprogramme sowie private Begleitpersonen üblich waren, ist dies mit Umsetzung des Kodex obsolet. Für viele traditionelle Tagungshotels führt das Verbot, Fortbildungen in Luxushotels abzuhalten, quasi zu einem vollständigen Ausfall von Buchungen aus der pharmazeutischen Industrie. Problematisch ist hierbei, dass die Rege-

---

21 § 24 FSA-Verfahrensordnung.
22 EFPIA: Code of Practice on the promotion of prescription-only medicines to, and interactions with, healthcare professionals. 2007; EFPIA: Code of Practice on relationships between the pharmaceutical industry and patient organizations. 2007; IFPMA: IFPMA Code Of Pharmaceutical Marketing Practices 2007.
23 § 48 AMG.

lungen des Kodex wiederum zu Ausweichreaktionen der Hotels geführt haben, die zum Teil einen Stern zurückgeben oder auch als Vier-Sterne-Hotel einen ausgezeichneten Service und allen Komfort für die Veranstaltungen bieten. Allerdings sind die Verschiebungen in der Hotellerie bei weitem nicht so schwerwiegend, wie anfangs angenommen. Zudem sind die von den Hotelketten vorgenommenen Reaktionen zum Teil sinnlos, da der FSA-Kodex bei seiner Beurteilung nicht nur die Sternekategorie berücksichtigt. Vielmehr geht es darum, dass es sich um ein reines Business-Hotel handelt und die Hotelqualität in einem angemessenen Verhältnis zum Veranstaltungszweck steht. Nach Angaben des FSA sind daher auch 60 Prozent der Beanstandungen mit dem Tagungsort verbunden, der etwa in einer touristisch interessanten Region gelegen ist. Dabei kann gegen die vom Kodex geforderte Selbstverpflichtungserklärung auch dadurch verstoßen werden, dass die Einladung für die Fortbildungsveranstaltung etwa einen Hinweis auf einen nahegelegenen Freizeit-Park enthält und in der Zeitplanung der Fortbildungsveranstaltung größere Pausen vorsieht.

4 Zusammenfassung

Der medizinische Fortschritt basiert auf medizinischer Forschung und der lebenslangen, berufsbegleitenden Fortbildung der Ärzte. Angesichts der Kostenproblematik im Gesundheitswesen wird es jedoch immer schwieriger, die finanziellen Mittel für Forschung und die Fortbildung bereitzustellen. So ist das Einwerben von Drittmitteln fast schon eine Dienstpflicht des Hochschullehrers und stellt daher eine unabdingbare Voraussetzung für wissenschaftliche Forschung dar. Ähnlich ist es im Bereich der niedergelassenen Ärzte. Wenn allerdings diese Drittmittel, wie zu erwarten ist, nicht ohne Eigeninteresse zur Verfügung gestellt werden, dann steht immer der Verdacht einer unzulässigen Beeinflussung von Angehörigen der Fachkreise im Raum. Jedoch würde das grundsätzliche Infragestellen der gebräuchlichen Kooperations- und Unterstützungsformen der Pharmaindustrie den Wirtschafts- und Forschungsstandort Deutschland und damit auch die Versorgungsqualität der Patienten nachhaltig schwächen. Die Zusammenarbeit von Industrie und Ärzten stellt daher einen elementaren Bestandteil eines privatwirtschaftlich organisierten Gesundheitswesens dar und ist grundsätzlich zu begrüßen. Sie ist sowohl im Sinne des Shareholder Value-Ansatzes als auch des Stakeholder Value-Ansatzes positiv zu beurteilen, da sie im Interesse aller Stakeholder ist.

43

Das Heilmittelwerberecht hindert zwar nicht alle Marketingmaßnahmen der Pharmaunternehmen, die sich direkt an die Patienten richten, schränkt sie aber weitestgehend im Patienteninteresse ein. Auch der Werbung in Fachkreisen werden durch das Heilmittelwerberecht und das Strafrecht Grenzen gesetzt. Während eine sachliche Information grundsätzlich zulässig ist, ist bei anderen Marketingmaßnahmen besonders auf die Vorgaben des § 7 HWG und der §§ 299, 331 ff. StGB zu achten. Es ist insbesondere auf die Transparenz und Angemessenheit von Zuwendungen zu achten.

44

45 Eine wirksame Korruptionsbekämpfung scheiterte weniger im Hinblick auf eine unzureichende Rechtslage. Vielmehr haben sich die einzelnen Beteiligten nicht an die geltenden Regeln halten und Verstöße wurden zu selten aufgedeckt. Ziel muss es also sein, den vorhandenen rechtlichen Rahmen so einzusetzen, dass künftige Verstöße von vornherein vermieden werden. Im Rahmen der Gesundheitsreform wurden daher bei den Krankenkassen Stellen geschaffen mit der Aufgabe, mögliches Fehlverhalten im Gesundheitswesen zu bekämpfen. Zudem wurden die nach dem Heilmittelwerbegesetz zu verhängenden Bußgelder erhöht.

46 Trotz dieser Verschärfung kann ein Unternehmen jedoch einen Anreiz haben, diese Zusammenarbeit zu missbrauchen, wenn ethisches Verhalten den Unternehmenswert senken würde. Da die Unternehmen wissen, dass der Aufbau der eigenen Reputation nur langfristig und unter Inkaufnahme hoher Investitionen möglich war, wird die Organisation nicht von sich aus unethisches Verhalten wählen. Vielmehr werden einzelne Organisationsmitglieder ihren privaten Nutzen maximieren. Zu denken ist etwa an einen Produktverantwortlichen, der die Information erhält, dass sein Produkt unbekannte Nebenwirkungen zeigt. In diesem Fall kann es für ihn vorteilhaft sein, dieses Wissen zu verschweigen, weil er ansonsten auf den umsatzabhängigen Teil seiner Vergütung verzichten müsste. In seinem eigennutzenmaximierenden Kalkül werden die gesetzlichen Regelungen nur einen geringen Einfluss auf seine Entscheidung haben. Zum einen ist die Wahrscheinlichkeit, dass es zu einer Sanktion kommt, vergleichsweise gering. Zum anderen leiden gerade die strafrechtlichen Sanktionen unter einer zu hohen Verfahrensdauer.

47 Im Zentrum der Korruptionsbekämpfung muss daher eine freiwillige Selbstkontrolle der Unternehmen stehen, wie sie der vom Verband Forschender Arzneimittelhersteller (VFA) gegründete Verein zur Freiwilligen Selbstkontrolle für die Arzneimittelindustrie leistet. Die freiwillige Selbstkontrolle der Unternehmen macht weitergehende gesetzliche Regelung überflüssig, da dem Verein ein Instrumentarium wirksamer Sanktionen zur Verfügung steht, mit denen er gegen Verstöße seiner Mitgliedsunternehmen vorgehen kann. Die freiwilligen Vereinbarungen haben sich daher auch als wirksame Ergänzung der staatlichen Sanktionen erwiesen. Eine freiwillige Selbstkontrolle wirkt jedoch nur, wenn sich möglichst viele Unternehmen dem Sanktionsmechanismus unterwerfen.

48 Die freiwillige Selbstkontrolle kann die Arbeit staatliche Strafverfolgungsbehörden nicht ersetzen, aber sinnvoll ergänzen. Denn eine wirksame freiwillige Vereinbarung kann der Behördenpraxis bei der Ermittlung und Verfolgung von Verstößen als Grundlage dienen. Schließlich kennen die Mitgliedsunternehmen ihre Branche und die Gepflogenheiten besser und können auf aktuelle Ausweichmaßnahmen wie etwa eine auf dem Papier vorgenommen Herabsetzung der Hotelkategorie schneller und angemessener reagieren.

Literatur

Bräuninger, M./Straubhaar, T./Fitzner, V./Teichmann, G.A.: Politik-Check Pharmastandort Deutschland: Potenziale erkennen – Chancen nutzen. HWWI Policy Report Nr. 7, Hamburg 2008.

Buchner, B.: Der mündige Patient im Heilmittelwerberecht. In: Medizinrecht, 28/2010, S. 1-6.

Deutsch, E./Spickhoff, A.: Medizinrecht: Arztrecht, Arzneimittelrecht, Medizinprodukterecht und Transfusionsrecht. 5. Aufl. Berlin 2003.

EURpean Federation of Pharmaceutical Industries and Associations (EFPIA): Code of Practice on the promotion of prescription-only medicines to, and interactions with, healthcare professionals. Brüssel 2007.

EURpean Federation of Pharmaceutical Industries and Associations (EFPIA): Code of Practice on relationships between the pharmaceutical industry and patient organizations. Brüssel 2007.

Freeman, R.E.: Strategic Management: A Stakeholder Approach. Boston 1984.

Gaisser, S. (Hrsg.): Stärkung des Pharma-Innovationsstandortes Deutschland. Stuttgart 2005.

Gesetz zur Änderung des Vertragsarztrechts und anderer Gesetze (Vertragsarztrechtsänderungsgesetz) v. 22. Dezember 2006, BGBl I, 3439.

Gesetz zur Modernisierung der gesetzlichen Krankenversicherung (GKV-Modernisierungsgesetz) v. 14. November 2003, BGBl. I, 2190.

Gesetz zur Stärkung des Wettbewerbs in der gesetzlichen Krankenversicherung (GKV-Wettbewerbsstärkungsgesetz v. 26. 3. 2007, BGBl. I 2007, 378.

Gesetz zur Weiterentwicklung der Organisationsstrukturen der Gesetzlichen Krankenversicherung v. 15. Dezember 2008, BGBl. I, 2426.

Heilig, C.: Pharmaunternehmen im Spannungsfeld von Shareholdern und Stakeholdern. In: Böckmann, Roman (Hrsg.): Gesundheitsversorgung zwischen Solidarität und Wettbewerb. Wiesbaden 2009, S. 159-173.

International Federation of Pharmaceutical Manufacturers & Associations (IFPMA): IFPMA Code Of Pharmaceutical Marketing Practices. 2006 Revision. Genf 2007.

Jensen, M.C.: Agency Costs of Free Cash Flow, Corporate Finance, and Takeovers. In: American Economic Review. Vol. 76 2/1986, S. 323-329.

Klötzer, A.: Ist der niedergelassene Vertragsarzt tatsächlich tauglicher Täter der §§ 299, 331 StGB? In: Neue Zeitschrift für Strafrecht, 28/2008, S. 12-16.

Koller, T./Goedhart, M./Wessels, D.: Valuation: measuring and managing the value of companies. 4. Auflage. Hoboken, N.J. 2005.

Michels, S./Rosenfeld, P.J./Puliafito, C.A. u. a.: Systemic bevacizumab (Avastin) therapy for neovascular age-related macular degeneration twelve-week results of an uncontrolled open-label clinical study. In: Ophthalmology. 112/2005, S. 1035-1047.

Sodan, H.: Das GKV-Wettbewerbsstärkungsgesetz. In: Neue Juristische Wochenschrift. 2007 S. 1313-1320.

Taupitz, J/Brewe, M. (Hrsg.): Biomedizin im Zeitalter der Globalisierung und Medizinische Versorgung in Zeiten knapper Kassen. Heidelberg 2001.

Beitrag 5.4

Beschaffungsmanagement und ethisches Handeln: Patientenorientierung und Nachhaltigkeit im Krankenhaus-Einkauf

Wilfried von Eiff

		Rn.
1	Problemstellung: Rationierung durch Einkauf?............	1
2	Warum Ganzheitliches Beschaffungsmanagement?.........	2 – 5
3	Entscheidungskriterien eines ganzheitlichen Beschaffungsmanagements...............................	6, 7
4	Ethisches Beschaffungsprinzip: Nachhaltigkeit und Verschwendungsvermeidung...........................	8 – 19
5	Ethisches Beschaffungsprinzip: Patientennutzen...........	20 – 27
6	Bewertung von Beschaffungsalternativen.................	28 – 30
7	Fazit..	31

Literatur

Schlagwortübersicht

	Rn.		Rn.
Beschaffungskriterien	7	Primum nihil nocere	16, 20, 26
Beschaffungsmanagement	1 – 3, 20	Rationierungseffekte	9
Beschaffungsprozessen	7, 27	Reparaturquote	9 – 12
Ersatzkauf	10	Risikogewichtete Prozessanalyse	28, 30 f.
Kostendruck	8	Supply Chain Management	5
Multi-Patient-Use-Produkte	9	Total Costs of Ownership	1
nachhaltiger Einkauf	8, 31	Wiederaufbereitung	13, 15 – 18, 28
Nachhaltigkeit	8		

1 Problemstellung: Rationierung durch Einkauf?

1   Das Beschaffungsmanagement in Krankenhäusern hat die Aufgabe, alle für die Sicherstellung des Klinikbetriebs erforderlichen Güter und Dienstleistungen bedarfsgerecht (Qualität, Menge, Zeitpunkt) und wirtschaftlich (niedrige Total Costs of Ownership) zur Verfügung zu stellen. Einkauf und Logistik als Funktionen des Beschaffungsmanagements sind damit an der Schnittstelle zwischen Medizin und Ökonomie tätig und stehen im Entscheidungsspagat zwischen bezahlbarer Qualität (z. B. von Medikalprodukten) und Inkaufnahme von Patientenrisiken als Konsequenz des Einsatzes von Billigprodukten. In dieser Entscheidungssituation nimmt das Beschaffungsmanagement direkten Einfluss auf Art und Ausmaß der Rationierung im Patientenversorgungsprozess, indem preiswerte, aber mit Handhabungsrisiken verbundene Medizinprodukte mit Priorität eingekauft werden, mit dem Argument, ohne diese Beschaffungspolitik den Klinikbetrieb auf Dauer nicht aufrecht erhalten zu können. Insofern ist gerade im Bereich von Beschaffungsentscheidungen die Orientierung an medizin-ethischen Prinzipien ebenso wichtig wie die Berücksichtigung von ökonomischen Entscheidungskriterien. Der Ansatz des „Ganzheitlichen Beschaffungsmanagements" soll dazu beitragen, die Anforderungen von Medizin und Ökonomie zu harmonisieren.[1]

2 Warum Ganzheitliches Beschaffungsmanagement?

2   Einkauf und Logistik im Krankenhaus stehen im Wandel vom produktbezogenen, preisorientierten Einkauf hin zu einem ganzheitlichen, prozessorientierten Beschaffungsmanagement.

3   Ganzheitliches Beschaffungsmanagement (GBM) berücksichtigt alle relevanten Einflussfaktoren einer Beschaffungsentscheidung und ist unmittelbar aus der Krankenhaus-Strategie abgeleitet (siehe Abbildung 1).

4   GBM erzeugt Beiträge zu

- Patienten Outcome und medizinischer Qualität,
- Risikovermeidung im Patientenversorgungsprozess sowie
- Reduktion von Funktions-, Betriebsbereitschafts-, Prozess- und Lebenszykluskosten.

5   GBM heißt, den Beschaffungsprozess von der Bedarfsplanung über die Beeinflussung des Verbrauchsverhaltens der Nutzer und die Identifikation der geeigneten Finanzierungsform bis zur Produktentsorgung aktiv zu gestalten. GBM heißt auch, alle Einkaufs- und Logistikaufgaben durch den Ansatz des Supply Chain Management (SCM) zu verbinden. SCM integriert Lieferant, Logistik-

---

[1] Vgl. hierzu von Eiff: Ganzheitliches Beschaffungsmanagement: Nachhaltigkeit und Ethik im Krankenhaus-Einkauf. 2013.

dienstleister und Anwender als Ressource zur Verbesserung von medizinischer Qualität, Patientenwohlbefinden und zur Senkung von Kosten.

Beschaffungsmanagement

BM ist eine an den Anforderungen des medizinischen Kerngeschäfts orientierte wertanalytische Aufgabenstellung.

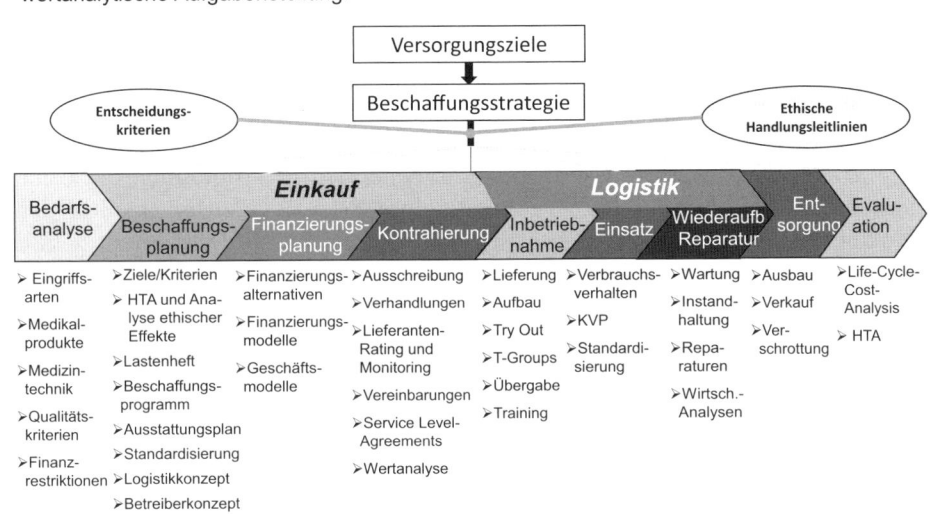

Abb. 1: Beschaffungsmanagement ist prozessorientiert
Quelle: Eigene Darstellung.

3 Entscheidungskriterien eines ganzheitlichen Beschaffungsmanagements

Medizinprodukte haben den Charakter eines Investitionsgutes: über Design, Funktionalität, Benutzeroberfläche, Handhabbarkeit und Verfügbarkeit nehmen sie Einfluss auf Prozesseffizienz, Betriebsbereitschaftskosten und Folgekosten, die insbesondere für Maßnahmen anfallen, die die Prozesseffizienz garantieren.

Gerade die Berücksichtigung von Lernkurveneffekten bei innovativen Technologien (z. B. daVinci-OP-System für Prostatektomien; Einsatz spezieller Führungsdrähte in der Kardiologie) und das Vermeiden von Widerständen gegen ablauforganisatorische Veränderungen oder die ungewollte Handhabung innovativer Produkte via Change Management gewinnen als Bewertungskriterien in Beschaffungsprozessen ebenso an Bedeutung wie die Orientierung von Einkaufsentscheidungen an ethischen Handlungskriterien. Eine Übersicht der wichtigsten Beschaffungskriterien ist in Abbildung 2 zusammengestellt.

Ganzheitliche Beschaffung

Das Preis-Leistungs-Kosten-Verhältnis bestimmt die Vorzugswürdigkeit einer Investitions-(Beschaffungs-)alternative

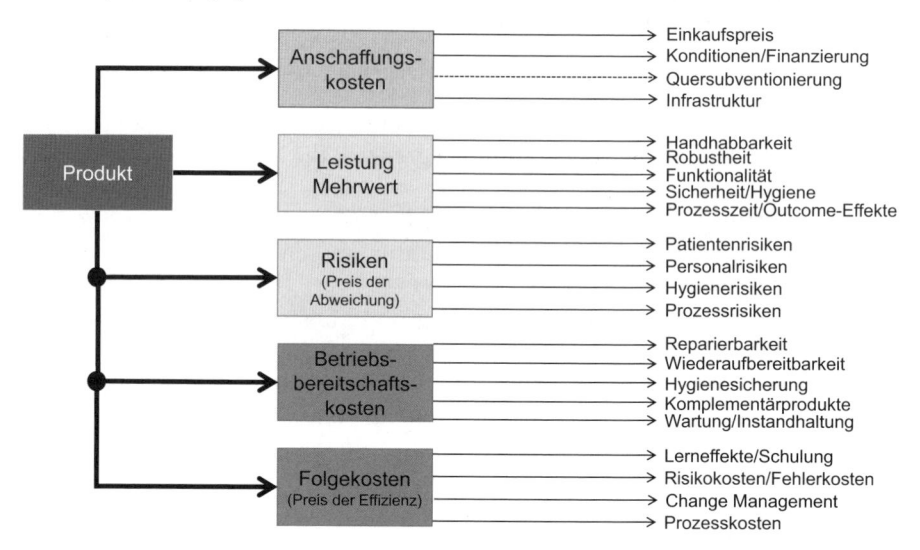

```
Produkt ──┬──► Anschaffungs-      ──► Einkaufspreis
          │    kosten              ──► Konditionen/Finanzierung
          │                        ──► Quersubventionierung
          │                        ──► Infrastruktur
          │
          ├──► Leistung            ──► Handhabbarkeit
          │    Mehrwert            ──► Robustheit
          │                        ──► Funktionalität
          │                        ──► Sicherheit/Hygiene
          │                        ──► Prozesszeit/Outcome-Effekte
          │
          ├──► Risiken             ──► Patientenrisiken
          │    (Preis der          ──► Personalrisiken
          │    Abweichung)         ──► Hygienerisiken
          │                        ──► Prozessrisiken
          │
          ├──► Betriebs-           ──► Reparierbarkeit
          │    bereitschafts-      ──► Wiederaufbereitbarkeit
          │    kosten              ──► Hygienesicherung
          │                        ──► Komplementärprodukte
          │                        ──► Wartung/Instandhaltung
          │
          └──► Folgekosten         ──► Lerneffekte/Schulung
               (Preis der Effizienz)──► Risikokosten/Fehlerkosten
                                   ──► Change Management
                                   ──► Prozesskosten
```

Abb. 2: Die wichtigsten Entscheidungskriterien einer ganzheitlichen Beschaffung
Quelle: Eigene Darstellung.

4 Ethisches Beschaffungsprinzip: Nachhaltigkeit und Verschwendungsvermeidung

8   Angesichts wachsenden Kostendrucks und zunehmenden Umweltbewusstseins, gewinnt Nachhaltigkeit als Handlungsmaxime und Selektionskriterium beim Einkauf von Medizintechnik und Medikalprodukten an Bedeutung. Nachhaltiger Einkauf zielt auf Ressourcenschonung, die über den ökonomischen Ansatz des Verschwendungsmanagements sichergestellt wird.[2]

9   Eine Möglichkeit Kosten im Medizinbetrieb zu reduzieren und gleichzeitig Rationierungseffekte zu mindern, kann darin gesehen werden, den Lebenszyklus von sterilisierbaren (mehrfach verwendbaren) OP-Produkten (sog. Multi-Patient-Use-Produkte) durch Erhöhung der Reparaturquote Kosten senkend zu verlängern. Die Reparaturquote bezeichnet den bewerteten Anteil an reparierten Geräten/Instrumenten im Verhältnis zu der Gesamtanzahl/dem Gesamtwert der zur Reparatur gegebenen Instrumente (zuzüglich der direkten Ersatzbeschaffungen ohne Reparaturversuch).

---

2   Vgl. hierzu: von Eiff: Wirtschaftlichkeit und Nachhaltigkeit: Wie sieht's aus? 2012.

Ethisches Beschaffungsprinzip: Nachhaltigkeit und Verschwendungsvermeidung

Die Reparaturquote zeigt, inwieweit durch nicht notwendigen Ersatzkauf Ressourcen verschwendet werden. 10

Je niedriger die Reparaturquote, desto höher die Quote für Reparatur-Austausch und Reparatur-Ersatz und desto höher die Instrumentenkosten je Eingriff. 11

Die Reparaturquote wird durch folgendes Kriterien-Setting beeinflusst: 12

- Verkaufs-/Reparatur-Strategie des Herstellers: dieser kann Reparaturen ausschließen, die Zahl der Reparaturen begrenzen, die Wertgrenze der Reparaturkosten limitieren.
- Lebenszyklusphase eines Produkts: Auslauf-/Alt-Modelle werden durch Neuprodukte ersetzt und von einer Reparatur ausgenommen, obwohl sie noch reparierbar wären.
- Reparaturfähigkeit eines Produkts aufgrund konstruktiver und materialbezogener Robustheitsmerkmale.
- Objektive Möglichkeit, die Reparatur mit einer Produktveredelung zu kombinieren, so dass der Gebrauchswert gesteigert und der Reparaturzyklus kostensenkend verlängert wird.
- Produkte im Krankenhaus-Portfolio, für die es national keinen Hersteller/Serviceanbieter gibt (Konkurs des Herstellers, Rückzug vom deutschen Markt, Produkte aus Übersee).
- Krankenhaus-Beschaffungsstrategie: Isoliertes Reparaturmanagement vs. integrierte Kauf-/Reparaturstrategie (= Betrachtung als Investitionsentscheidung).

Die ökonomischen Vorteile einer Reparatur sind an Bipolaren Scheren, Sägeblättern, Ultraschallschereneinsätzen, OP-Meißel, aber auch an Siebe Containern nachweisbar. 13

- Kalkulation: Bipolare Schere
  Eine Bipolare Schere hat einen Beschaffungspreis von 420,- bis 480,- EUR und kann, je nach Handhabung, zwischen 20 und 40 Wiederaufbereitungszyklen durchlaufen. Aus Sicht des Herstellers gelten diese Produkte oft als nicht oder nur sehr begrenzt aufbereitbar. Spezialisierte Reparaturdienstleister reparieren diese Scheren für ca. 90 EUR und ermöglichen damit, dass das Produkt statt für nur einen Nutzungszyklus in fünf Nutzungszyklen eingesetzt werden kann. Die Kosteneinsparungen je Prozedur (siehe Abbildung 3) betragen über 50 %. Verbindet man mit der Reparatur eine funktionsverbessernde Neubeschichtung, erhöhen sich die Reparaturkosten auf ca. 140,- EUR; die Zahl der Nutzungszyklen wird erhöht.
- Lebenszyklusverlängerung durch Reparatur
  Sägeblätter für Bohrmaschinen werden i. d. R. vom Hersteller (ohne Reparaturoption) zum Neupreis zwischen 40 und 45 EUR angeboten. In Abhängigkeit vom Modell ist ein Nachschleifen zwischen 2 und 10 Mal technisch ohne Funktionseinschränkung oder Sicherheitsrisiken möglich. Die Reparaturkosten

werden mit 12 EUR kalkuliert. Die Anzahl der Nutzungen ist u. a. abhängig von der Behandlung durch den Nutzer. Bis zu 55 bis 60 % der Nutzungskosten sind reduzierbar.

Bipolare Schere

Eine kombinierte Kauf-Reparatur-Strategie reduziert die Kosten je Einsatz um über 50%

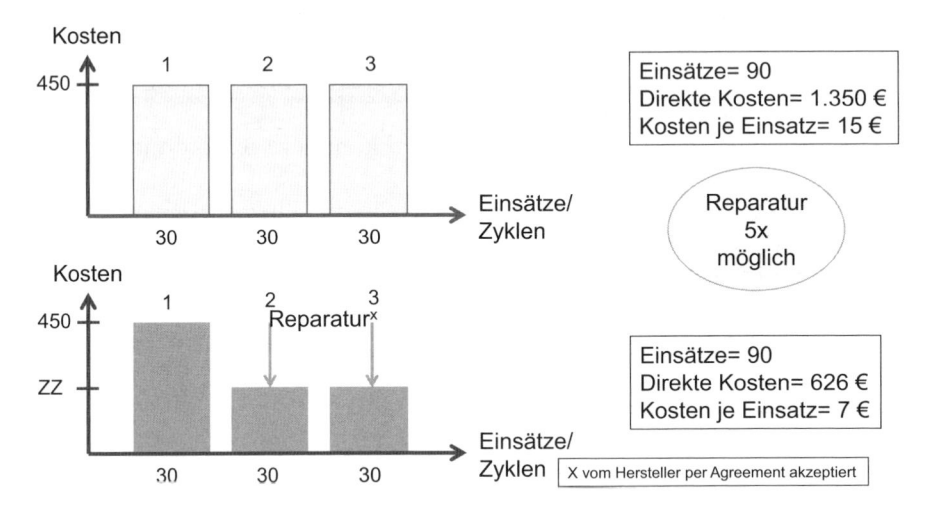

```
Kosten
450      1    2    3           Einsätze= 90
                               Direkte Kosten= 1.350 €
                               Kosten je Einsatz= 15 €
         30   30   30   Einsätze/
                        Zyklen
                               Reparatur
Kosten                         5x
                               möglich
         1    2    3
450         Reparatur^x
                               Einsätze= 90
ZZ                             Direkte Kosten= 626 €
                               Kosten je Einsatz= 7 €
         30   30   30   Einsätze/
                        Zyklen   X vom Hersteller per Agreement akzeptiert
```

Abb. 3: Funktionsverbessernde Reparaturen erhöhen die Zahl der Wiederaufbereitungszyklen

Quelle: Eigene Darstellung.

- Wiederaufbereitung
  Die Wiederaufbereitung von Einwegprodukten ist in Wissenschaft, Praxis, Politik und Gesundheitswirtschaft nicht unumstritten, da es viele Einmalprodukte gibt, die wegen ihrer Konstruktion, ihres medizinischen Zwecks, des verwendeten Materials und der eingeschränkten Reinigungsfähigkeit nicht für eine hygienisch einwandfreie und die Funktionalität des Produktes nicht beeinträchtigende Aufbereitung geeignet sind. Deshalb sind nur solche Produkte einer Kosten-Nutzen-Analyse zu unterziehen, die
  - konstruktiv geeignet sind,
  - und für die ein validiertes Wiederaufbereitungsverfahren existiert bzw. entwickelt werden kann.

14 Qualität und Verfügbarkeit medizinischer Leistungen hängen wesentlich davon ab, inwieweit sie finanzierbar sind. Je geringer die Kosten einer medizinischen Prozedur, desto größer ist die Wahrscheinlichkeit ihrer Anwendung. Die man-

gelnde Finanzierbarkeit einer Prozedur führt zu einem beschränkten Zugang für betroffene Patienten. Ethische Konflikte sind hier die Folge.

Die Wiederaufbereitung von Einwegmedikalprodukten wirft damit grundlegende Ethische Fragen auf (Abbildung 4). 15

Ethik der Wiederaufbereitung

Die Wiederaufbereitung von selektierten Einwegprodukten nach validierten Verfahren verbessert die Kosten- und Investitionssituation im Krankenhaus und trägt zur Vermeidung von Rationierung und Priorisierung im Medizinbetrieb bei.

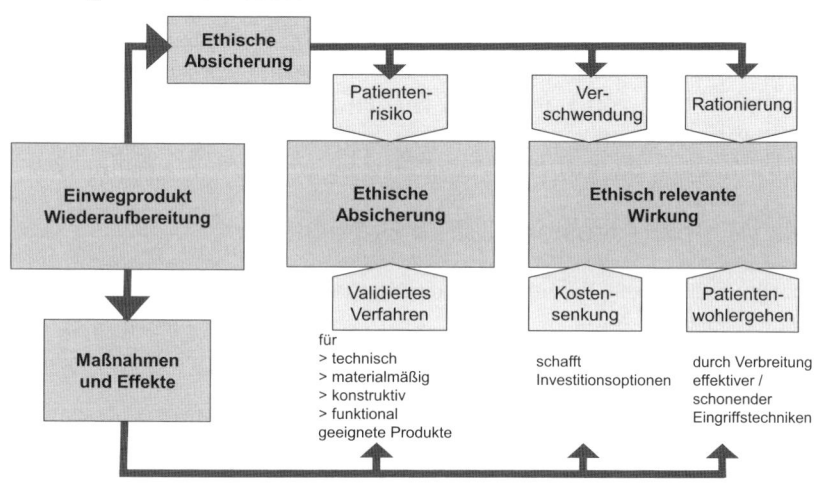

Abb. 4: Die Wiederaufbereitung von selektierten Einwegprodukten nach validierten Verfahren verbessert die Kosten- und Investitionssituation im Haus und trägt zur Vermeidung von Rationierung und Priorisierung im Betrieb bei.

Quelle: Eigene Darstellung.

Die Gegner der Wiederaufbereitung folgen der Argumentation, dass eine Wiederaufbereitung von Einwegprodukten dem Charakter von Einwegprodukten widerspricht. Diese seien bewusst auf den einmaligen Gebrauch hin konstruiert und gebaut, im Patienten vor speziellen Gebrauchsrisiken zu schützen. Die Wiederaufbereitung erzeuge vermeidbare Patientenrisiken, da durch die Resterilisierung die Gebrauchsfähigkeit beeinträchtigt und das Material angegriffen werden könnten oder Kontaminationen (z. B. mit Blut, Eiweiß) nicht eliminierbar wären. Damit würde ein Verstoß gegen das Prinzip des „Primum nihil nocere" vorliegen. Aus Sicht der Befürworter lassen sich zwei Argumentationslinien aufbauen. Ohne Wiederaufbereitung selektierter Einwegprodukte würden patientenschonende und die Patientensicherheit erhöhende Prozeduren in geringerem Umfang durchgeführt, als dies sinnvoll (im Sinne des Patientennutzens) und möglich wäre (US-Katheter Soundstar). 16

17 Durch die Wiederaufbereitung sinken die Betriebskosten je Prozedur. Die eingesparten Kosten stehen als Investitionsmittel für Qualitätsverbesserungen zur Verfügung. Die selektive Wiederaufbereitung trägt dazu bei, Rationierung und Priorisierung im Medizinbetrieb zu reduzieren.

18 Ethische Probleme treten insbesondere dann auf, wenn eine Klinik eine dominante Kostensenkungsstrategie verfolgt und aus diesem Grund auf Einwegprodukte ausweicht, die zwar billig sind, aber nicht die funktionale Qualität von Sicherheitsprodukten aufweisen, oder eine Wiederaufbereitung von Einwegprodukten in der eigenen Zentralen Sterilgutversorgungs-Abteilung (ZSVA) ohne validiertes Verfahren durchführt.

19 Fasst man alle diese Überlegungen zusammen, so ist es empfehlenswert, die Beschaffungsentscheidung über ein Medizinprodukt auf der Basis einer Lebenszyklusbetrachtung von Kosten und Nutzen zu treffen (siehe Abbildung 5). Die Charakterisierung eines ganzheitlichen Beschaffungsmanagements auch unter Berücksichtigung ökologischer Aspekte ist in Abbildung 6 zusammengestellt.

Preis vs. Produktkosten-Nutzen-Betrachtung

Produktverlässlichkeit, Produktsicherheit und Recyclierfähigkeit bestimmen Produktkosten und Nutzen.

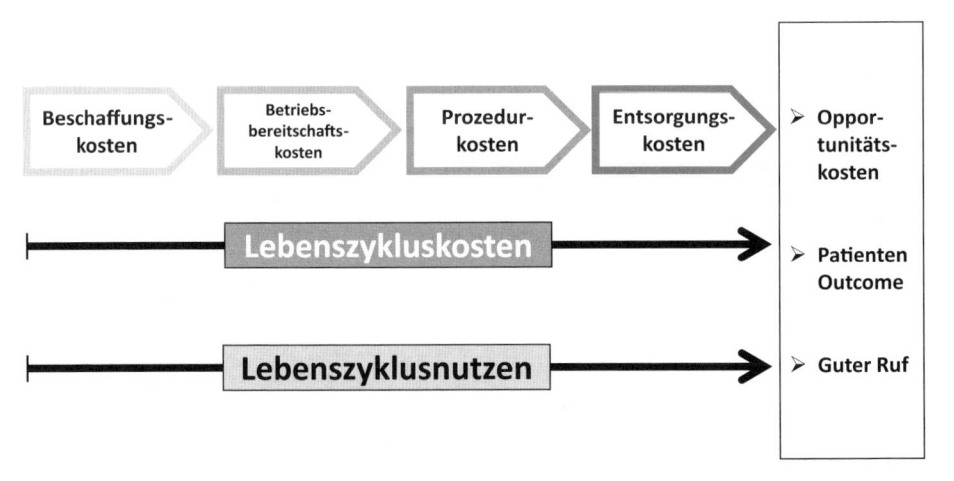

Abb. 5: Struktur des Lebenszykluskonzepts
Quelle: Eigene Darstellung.

Nachhaltigkeit im und durch Einkauf

Der Einkauf ist ein Instrument auf dem Weg zum „grünen" Krankenhaus

Produktsuche	Produktauswahl und Produktverwendung			Produktentsorgung
Ressourcen-schonung	Patienten-orientierung	Prozess-optimierung	Verschwen-dungs-management	Umwelt-entlastung
Markt und Lieferanten-Management	Investitions- und Einsatz-Controlling Lebenszykluskosten-Ansatz			Entsorgungs-logistik
• Markterschließung • Lieferantenauwahl • Geschäfts-modelle/ Vertrags-gestaltung • L-Rating/ L-Monitoring • L-Entwicklung • Logistikkanal-gestaltung	• Med. Qualität • Patienten-Outcome • Wiederauf-bereitbarkeit • Reparatur-fähigkeit • Recylcebarkeit • Lebenszyklus-kosten	• Prozesszeit • Verweildauer • Prozesskosten • Risiko • Handhabung	• Wiederaufbereitung • Reparatur • Standardisierung • Wertschöpfung	• Recycling • Entsorgung • Burden of Disease

> Nachhaltigkeit ist eine ethische Dimension und damit eine Handlungsmöglichkeit im Entscheidungsprozess des Beschaffungsmanagements

Abb. 6: Nachhaltigkeit ist eine ethische Entscheidungsdimension
Quelle: Eigene Darstellung.

5 Ethisches Beschaffungsprinzip: Patientennutzen

Ganzheitliches Beschaffungsmanagement ist am Patientennutzen orientiert und ist auf die Erfüllung berechtigter Patienteninteressen (schmerzfreie, risikoarme, angstfreie Prozeduren) gerichtet. Nach den ethischen Prinzipien des „Primum nihil nocere" und des „Patientenwohlergehens" bedeutet dies die Beschaffung von Medikalprodukten, die solche Prozeduren ermöglichen bzw. dem Patienten Folgeeingriffe zu ersparen 20

Die Durchführung einer Transapikalen Klappen-Intervention (DRG F98Z) kann auf Basis einer Klappe erfolgen, die gegenüber einem Konkurrenzmodell preisgünstiger ist, aber den Nachteil einer vergleichsweise hohen Schrittmacherinzidenz (3:1) aufweist. Bei Verwendung der billigeren (aber unter dem Gesichtspunkt der therapeutischen Lebenszykluskosten als geringwertiger einzustufenden) Klappe spart das Krankenhaus je Eingriff. Gleichzeitig muss sich der Patient mit einer dreifach höheren Wahrscheinlichkeit einer weiteren Operation (Schrittmacher) unterziehen, wodurch Umsatz generiert wird. 21

Ein weiteres Beispiel bezieht sich auf die Qualität und Haltbarkeit von Schrittmachersystemen. Preiswerte Schrittmachersysteme (Differenzkosten zu haltbaren Systemen ca. 1200 bis 1800 EUR) machen nach 5-6 Jahren eine Replantation des 22

Implantats nötig. Betrachtet man einen Behandlungszyklus von 18-20 Jahren, so ist die Verwendung preisgünstiger Systeme mit drei Eingriffen verbunden, während das teure Produkt nur zwei Eingriffe erforderlich macht. Unabhängig von der Belastung für den Patienten wird das auf billige Produkte setzende Krankenhaus zweifach belohnt: mit niedrigeren Kosten je Prozedur und mit der Möglichkeit für drei statt für zwei Eingriffe Umsatz zu generieren.

23 Aus diesen Beispielen wird deutlich, dass ethisch motivierte Entscheidungsoptionen im Einkauf durch gesetzliche und vertragliche Strukturen im Bereich der Leistungsabrechnung kontraproduktiv beeinflusst werden.

24 Bisher wird ein Krankenhaus, das hochwertige Medikalprodukte einsetzt, nicht für diesen Aufwand belohnt, sondern im Gegenteil kostenmäßig und umsatzmäßig benachteiligt. Dieses negative Anreizsystem provoziert Moral Hazard-Effekte (allg. = nicht vertragskonformes Verhalten nach Vertragsabschluss durch einseitige Ausnutzung von Informationsasymmetrien). Ein Moral Hazard-Verhalten wird in diesem System gleich zweifach „belohnt": erreicht werden unmittelbare Kostensenkungseffekte und die Möglichkeit zur Generierung von Umsatz.

25 Auch bei nicht-invasiven bzw. nicht unmittelbar prozedurbezogenen Medizinprodukten lassen sich die Auswirkungen der Berücksichtigung ethischer Handlungsleitlinien auf den Beschaffungsprozess demonstrieren.

26 Die Beschaffung eines Krankenhausbettes für Normal- und Intensivstationen kann an den ökonomischen Kriterien Preis, Robustheit und Reparierbarkeit, Konditionen bei Folgekäufen, Ersatzteilkosten, etc. orientiert werden.

- Die Berücksichtigung des ethischen Prinzips „Primum nihil nocere" würde die Hygienesicherheit und Wiederaufbereitbarkeit als wichtiges Entscheidungskriterium verlangen.
- Das ethische Prinzip der „Patientenautonomie" würde fordern, ein Bett zu beschaffen, das der Patient selbst verstellen kann und eine mechanische Aufstehhilfe vorhält.
- Orientiert am Prinzip „Wohlergehen" wäre das Bett mit einer Waagefunktion auszustatten, um eine zeitnahe Effektivitätskontrolle der Nahrungsaufnahme des Patienten zu sichern.

27 Auch das ethische Prinzip der Wahrung der „Würde des Patienten" wirkt sich in Investitions- und Beschaffungsprozessen aus, wenn es als Entscheidungskriterium zur Produktauswahl herangezogen wird.

6 Bewertung von Beschaffungsalternativen

28 Der Anwendung klassischer betriebswirtschaftlicher Bewertungsinstrumente (Kostenvergleichsrechnung, Kosten-Nutzen-Analyse, Discounted Cash Flow, ...) sind

im klinischen Bereich Grenzen gesetzt. Dagegen werden Besonderheiten des Medizinbetriebs über den Lebenszykluskostenansatz sowie die Risikogewichtete Prozessanalyse (RPA) adäquat berücksichtigt.

- Kalkulationsansatz: Lebenszykluskosten
  Ein Produktlebenszyklus im medizin-ökonomischen Sinn bezeichnet die Anzahl sachgerechten, risikolosen und handhabungsgerechten Nutzungen eines Medikalprodukts unter Berücksichtigung von Produktfunktionalität und Produktrobustheit, Wiederaufbereitung, Reparatur und Veredelung sowie Entsorgung und Recycling. Lebenszykluskosten sind diejenigen bewerteten, zielbezogenen Ressourcenverbräuche, die zur geregelten Wiederherstellung der Produkteinsatzbereitschaft erforderlich sind.

Diese Lebenszykluskosten sind der Anzahl der komplikationslos durchgeführten Eingriffe gegenüber zustellen.

Das Lebenszykluskostenkonzept basiert auf vier Überlegungen:

- Erstens ist davon auszugehen, dass die Produktkosten in der Beschaffungsphase (Einkaufspreis) direkt von der Funktionalität der prozeduralen eingriffsbezogenen Handhabbarkeit und der Robustheit (Reparatur-, Verschleißanfälligkeit) abhängen. Diese Produktqualität bestimmt die Länge des Produktlebenszyklus sowie die später anfallenden Kosten für Reparatur.
- Zweitens wird deutlich, dass die im Verlauf eines Lebenszyklus anfallenden Kosten zur Herstellung der Einsatzfähigkeit nach Abschluss der Beschaffung nur noch begrenzt beeinflussbar sind bzw. durch die eingekaufte Produktbeschaffenheit vor dem ersten Gebrauch determiniert werden
- Drittens begreift das Konzept der Lebenszykluskosten jede Produktbeschaffung als Investition, deren Vorteilhaftigkeit nicht nur in Preis-, sondern auch in Nutzen- und Risikodimensionen beurteilt wird.
- Viertens zielt der Lebenszykluskosten-Ansatz darauf ab, die fatale Trennung zwischen preisorientierter Beschaffungsverantwortung des Einkäufers und gebrauchsorientierter Einsatzverantwortung des Nutzers (Arzt) zu überwinden. Eine Trennung dieser Verantwortungsbereiche hat regelmäßig zur Konsequenz, dass preiswerte Produkte eingekauft werden, die aber Gebrauchsnachteile für den Operateur aufweisen und/oder sich nicht oder nur begrenzt Wiederaufbereiten bzw. reparieren lassen.

- Risikogewichtete Prozessanalyse (RPA)
  Die RPA vergleicht die Investitionskosten alternativer Settings (z. B. Einsatz eines daVinci-Roboters im Vergleich zur offen-chirurgischen Prostatektomie) mit den jeweiligen Auswirkungen bzgl. medizinischer Qualität (z. B. R0/R1 – Raten), dem Patientenwohlbefinden (z. B. Inkontinenzrate), dem Patientenri-

siko (z. B. Impotenzwahrscheinlichkeit) und den Prozesskosten (z. B. bewertete Prozesszeit, Ressourcenbindung). Insofern ist bei jeder Entscheidung über eine Investition zu prüfen, welche ethischen Implikationen mit ihr verbunden sind (siehe Abbildung 5).

Spannungsfeld Medizinökonomie und Ethik

Ökonomische Entscheidungen stehen unter der unabdingbar zu erfüllenden Bedingung einer angemessenen Medizin.

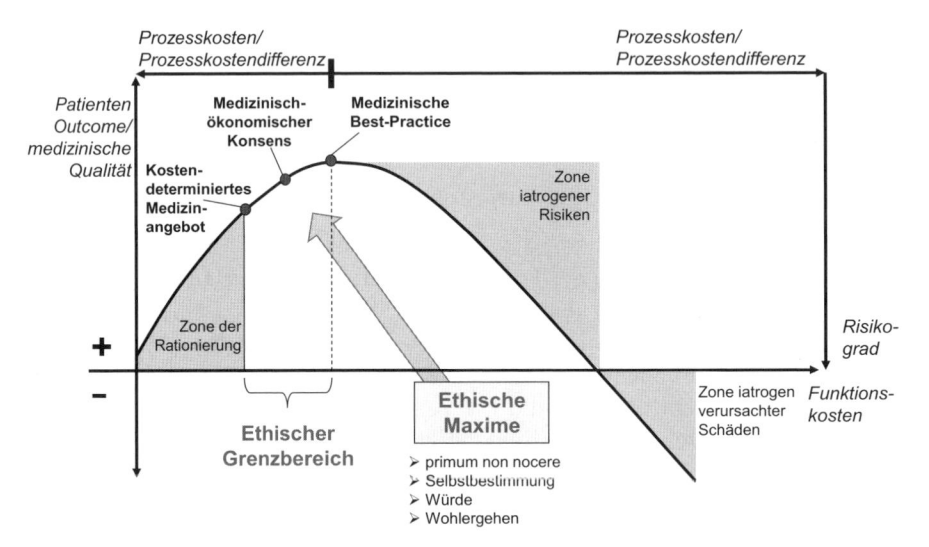

Abb. 7: Spannungsfeld Medizinökonomie und Ethik
Quelle: Eigene Darstellung.

7 Fazit

31 Der Einkauf ist gefordert, diese ethischen Orientierungen und Ziele umzusetzen, indem er bei Produkt- und Technikauswahl auf die Auswirkungen bzgl. Patienten Outcome, Prozessoptimierung, Handhabung, Sicherheit und Marketing-Effekte achtet (siehe Abbildung 8). Nachhaltiger Einkauf ist an den Lebenszykluskosten orientiert und bewertet Einkaufsalternativen nach dem Konzept der „Risikogewichteten Prozessanalyse".

Ethik im Einkauf

Ethisch orientiertes Beschaffungsmanagement hat Patient,
Mitarbeiter und Umwelt im Fokus

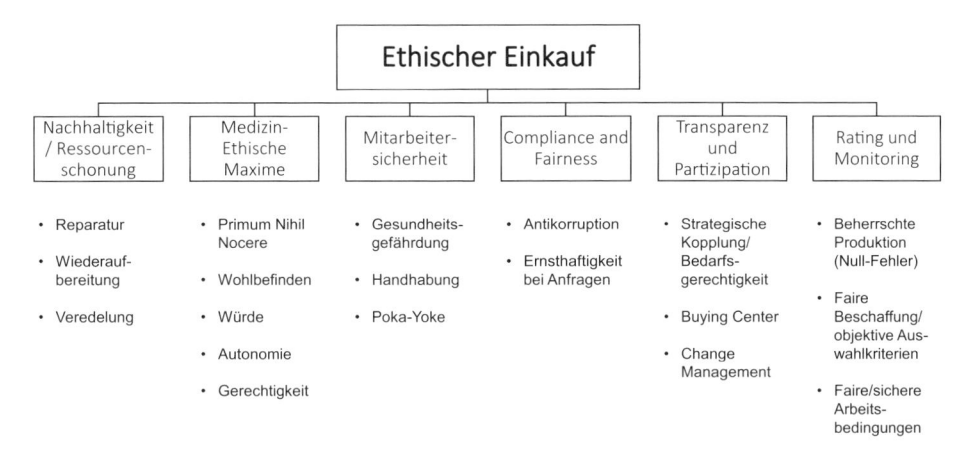

Ethischer Einkauf

- **Nachhaltigkeit / Ressourcenschonung**
  - Reparatur
  - Wiederaufbereitung
  - Veredelung

- **Medizin-Ethische Maxime**
  - Primum Nihil Nocere
  - Wohlbefinden
  - Würde
  - Autonomie
  - Gerechtigkeit

- **Mitarbeitersicherheit**
  - Gesundheitsgefährdung
  - Handhabung
  - Poka-Yoke

- **Compliance and Fairness**
  - Antikorruption
  - Ernsthaftigkeit bei Anfragen

- **Transparenz und Partizipation**
  - Strategische Kopplung/ Bedarfsgerechtigkeit
  - Buying Center
  - Change Management

- **Rating und Monitoring**
  - Beherrschte Produktion (Null-Fehler)
  - Faire Beschaffung/ objektive Auswahlkriterien
  - Faire/sichere Arbeitsbedingungen

Abb. 8: Handlungsbereiche eines ethisch orientierten, ganzheitlichen Beschaffungsmanagements
Quelle: Eigene Darstellung.

Literatur

von Eiff, W.: Ganzheitliches Beschaffungsmanagement: Nachhaltigkeit und Ethik im Krankenhaus-Einkauf, in: KU Gesundheitsmanagement, 82. Jahrgang, Heft 6/2013, S. 33-38

von Eiff, W.: Wirtschaftlichkeit und Nachhaltigkeit: Wie sieht's aus? in: MTD, 38. Jahrgang, Heft 05/2012, S. 74-76.

6. Rationierung und Priorisierung

Beitrag 6.1

Rationierung im klinischen Betrieb. Wahrnehmung von Klinikärzten und Praxisempfehlungen

Daniel Strech

		Rn.
1	**Einleitung: Ärztliche Rationierung**	1 – 11
1.1	Stand der qualitativen Forschung zum Umgang mit Mittelbegrenzung	7
1.2	Stand der *quantitativen* Forschung zum Umgang mit Mittelbegrenzung	8 – 11
2	**Auswirkungen der Mittelknappheit**	12 – 20
2.1	Methodik	13
2.2	Ergebnisse	14, 15
2.3	Absolute und relative Häufigkeit von Rationierungen	16 – 20
3	**Ein Rahmengerüst zur Ethikberatung bei Rationierungsfragen im Krankenhaus**	21 – 38
3.1	Bedarf an Ethikberatung bei Rationierungsfragen	22
3.2	Rahmengerüst zur Etablierung und Durchführung von Ethikberatung bei Rationierungsfragen	23, 24
3.3	1. Aufgabenbereich: Schulung	25, 26
3.4	2. Aufgabenbereich: Identifizierung der hausinternen Kernprobleme	27, 28
3.5	3. Aufgabenbereich: Entscheidungsunterstützung	29 – 34
3.6	4. Aufgabenbereich: Evaluation	35
3.7	Praktische Herausforderungen für das Rahmengerüst	36 – 38

Literatur

Schlagwortübersicht

	Rn.		Rn.
Arzt-Patient-Beziehung	7, 9, 19 f.	Problembewusstsein	24, 27 f.
Diagnosis Related Groups	2	Rationalisierung	3, 6, 26, 33, 37
Ethikberatung	11, 22 – 24, 26 f. 30 – 32, 35 – 37	Rationierung	3 – 10, 12 f., 15 – 17 19, 22 – 26, 33, 38
Gesetzliche Krankenversicherung	1	Ressourcenverbrauch	3
Gesundheitsausgaben	1 f.	Schulungen	25
Gesundheitsversorgung	1, 4	Versorgungsbereiche	7
Konkurrenzdruck	22	Zentrale Ethikkommission bei der Bundesärztekammer	6
Mittelknappheit	1, 7, 9, 11 – 13, 22 25, 27, 37		

1 Einleitung: Ärztliche Rationierung

Die deutsche Gesundheitspolitik hat in den letzten drei Jahrzehnten mit verschiedenen Maßnahmen versucht, den Ausgabenanstieg im Bereich der Gesetzlichen Krankenversicherungen (GKV) zu begrenzen, da steigende Beitragssätze die Lohnnebenkosten erhöhen und damit möglicherweise die Wettbewerbsfähigkeit der deutschen Wirtschaft schwächen. Eine dauerhafte Begrenzung der Gesundheitsausgaben konnte aber nicht erreicht werden. Aller Voraussicht nach wird sich die Mittelknappheit im Bereich der GKV durch medizinische Innovationen und vor allem auch durch den demografischen Wandel in Zukunft weiter verschärfen.[1]

Die bisherigen Kostendämpfungsmaßnahmen versuchten auf verschiedenen Ebenen und in verschiedenen Bereichen, die Kostenentwicklung im Gesundheitswesen einzudämmen. Mit dem Gesetz zur Reform der Gesetzlichen Krankenversicherung vom 22. Dezember 1991 beschloss der Bundestag die flächendeckende, stufenweise Einführung eines pauschalierten Vergütungssystems, Diagnosis Related Groups (DRGs), ab dem Jahr 2003. Die damit induzierte Verknappung der verfügbaren Mittel soll die Leistungserbringer im Krankenhaus zur Sparsamkeit anhalten und den weiteren Anstieg der Gesundheitsausgaben bremsen. Diese implizite Ausgabenbegrenzung übt einen Kostendruck auf die Mikroebene und damit auf die Ärzte aus, ohne weitere Vorgaben, wie die knappen finanziellen Ressourcen unter den Patienten bzw. Indikations- und Therapiebereichen verteilt werden sollen.[2]

Die Verteilungssteuerung setzt bei einer DRG-basierten Vergütung auf der Ebene von Behandlungsfällen an. Dabei sind die verfügbaren Ressourcen pro Fall nicht in einer »harten« Weise budgetiert, da die DRG-Entgelte zwar über einzelne Patienten abgerechnet werden, aber nicht fest an diese gebunden sind. Die Krankenhäuser können vielmehr einen internen Mittelausgleich zwischen Patienten mit einem hohen Ressourcenverbrauch und Patienten mit einem niedrigeren Ressourcenverbrauch vornehmen. Da die Gesamtmittel, die einem Krankenhaus zur Verfügung stehen, jedoch durch die abgerechneten DRGs definitiv begrenzt sind, entsteht ein Anreiz, den Ressourcenverbrauch pro Patient zu minimieren. Überdies ist es für das Krankenhaus finanziell attraktiv, vor allem Patienten in lukrativen Fallgruppen zu behandeln, bei denen die tatsächlichen Versorgungskosten unterhalb der diagnosebezogenen Vergütung liegen. Die Wirkung der Fallpauschalen ist dabei ambivalent, da die Ärzte unterschiedlich auf den Kostendruck reagieren können: Gewünscht sind *Rationalisierungen*, d. h. Erhöhungen der Versorgungseffizienz, wenn es die Ärzte schaffen, Patienten mit einer bestimmten Erkrankung mit geringerem diagnostischen und therapeutischen Aufwand in einer kürzeren Liegezeit bei gleich bleibender Versorgungsqualität zu behandeln. Weniger erwünscht und ethisch eher problematisch ist es hingegen, wenn Ärzte durch ein Absenken des Qualitätsniveaus oder durch das Vorenthalten nützlicher Maßnahmen, d. h. durch *Rationierungen*, auf den

---
1 Beske: Bedarfsgerechte Gesundheitsversorgung bei begrenzten Mitteln. 2010, S. 26-43.
2 Marckmann: Zwischen Skylla und Charybdis: Reformoptionen im Gesundheitswesen aus ethischer Perspektive. In: Gesundheitsökonomie und Qualitätsmanagement. 12/2007, S. 96-100.

Kostendruck reagieren. Da bei einem Fallpauschalen-System nicht explizit vorgegeben ist, welche Maßnahmen im Einzelfall durchgeführt werden sollen, handelt es sich um eine *implizite* Form der Rationierung. Vor Einführung war unklar, ob die Leistungserbringer allein mit Rationalisierungen oder auch mit Rationierungen auf die Anreize der Fallpauschalen-Vergütung reagieren.

4   Da in dieser Arbeit auf die Herausforderungen der ärztlichen Rationierung fokussiert wird, werden diejenigen Alternativstrategien im Umgang mit begrenzten finanziellen Ressourcen nicht eingehend erläutert, die vor allem Entscheidungen auf der Makroebene im Gesundheitssystem voraussetzen. Es soll aber nicht verschwiegen werden, dass neben Rationalisierung und Rationierung noch zwei weitere alternative Strategien existieren, um auf begrenzte Mittel in der Gesundheitsversorgung zu reagieren. So können Preise für medizinische Maßnahmen (wie z. B. Arzneimittel) direkt reguliert bzw. verhandelt werden. Zum einen können Höchstbeträge für Arzneimittel festgesetzt werden (siehe Arzneimittelmarktneuordnungsgesetz, AMNOG).

5   Neben der Reduktion der Ausgaben des Gesundheitswesens (durch Rationierung, Rationalisierung und Preisregulierung) besteht eine weitere Alternative darin, die im Gesundheitswesen verfügbaren finanziellen Mittel zu erhöhen. Diese auf den ersten Blick als sehr plausibel erscheinende Maßnahme brächte jedoch verschiedene Nachteile mit sich: Würden mehr Mittel in das Gesundheitssystem fließen, wären Einschränkungen in anderen sozialstaatlichen Bereichen wie z. B. Bildung, Arbeitslosenunterstützung oder Umweltschutz eine nicht unwahrscheinliche Folge. Die genannten sozialstaatlichen Bereiche haben aber eine hohe Relevanz für die Gesundheit der Bevölkerung.[3] Es ist davon auszugehen, dass vor allem vulnerable Gruppen wie Arbeitslose, Personen mit niedrigerem sozio-ökonomischen Status oder auch allein erziehende Eltern von der staatlichen Unterstützung in den Bereichen Wohnung, Bildung, Arbeit und Umwelt profitieren, insbesondere auch im Hinblick auf ihre Gesundheit (!).

6   Das Thema Rationierung wird zunehmend auch in der deutschen Ärzteschaft diskutiert. Die Zentrale Ethikkommission bei der Bundesärztekammer (ZEKO) plädierte in einem Positionspapier vom September 2007 für eine explizite Priorisierung im Gesundheitswesen.[4] Im Mai 2008 wies die Bundesärztekammer in ihrem Ulmer Papier öffentlichkeitswirksam darauf hin, dass Rationierung gegenwärtig stattfinde und durch Rationalisierungen allein nicht zu verhindern sei.[5] Dies wurde in einem Positionspapier der Ärzteschaft bestätigt.[6]

---

3   Siegrist/Marmot (Hrsg.): Soziale Ungleichheit und Gesundheit: Erklärungsansätze und gesundheitspolitische Folgerungen. 2008.
4   ZEKO: Priorisierung medizinischer Leistungen im System der Gesetzlichen Krankenversicherung. In: Deutsches Ärzteblatt. 104(40)/2007, S. 531-535.
5   BÄK: Ulmer Papier. Gesundheitspolitische Leitsätze der Ärzteschaft. Beschluss des 111. Deutscher Ärztetag 2008. Bundes. Bundesärztekammer (BÄK). 2008, S. 254-256.
6   Fuchs: Demografischer Wandel und Notwendigkeit der Priorisierung im Gesundheitswesen: Positionsbestimmung der Ärzteschaft. In: Bundesgesundheitsblatt Gesundheitsforschung Gesundheitsschutz. 53(5)/2010, S. 435-440.

1.1 Stand der qualitativen Forschung zum Umgang mit Mittelbegrenzung

In drei deutschen qualitativen Studien mit Klinikpersonal konnte gezeigt werden, dass sich die Mittelknappheit in der klinischen Tätigkeit bereits heute niederschlägt. In der Arbeit von Ellen Kuhlmann lag der Fokus auf der Kommunikation von ökonomischen Aspekten in der Arzt-Patienten-Beziehung.[7] Carlo Schultheiss untersuchte, welche Versorgungsbereiche heute möglicherweise der Rationierung unterliegen und welche Form eine etwaige Rationierung dort annimmt.[8] Die Studie von Petra Buhr und Sebastian Klinke beschäftigte sich mit den Folgen der Einführung des DRG Systems in deutschen Kliniken.[9] Alle Studien konnten zeigen, dass sich ökonomische Aspekte auf die Patientenversorgung und die Arbeitsbedingungen in der Klinik in unterschiedlicher Weise auswirken. Eine genaue Analyse der Begriffe Rationierung und Mittelknappheit und der jeweils zur Anwendung kommenden Priorisierungskriterien war jedoch nicht primäres Ziel dieser Arbeiten. Auch internationale qualitative Studien haben sich mit den Auswirkungen von Mittelknappheit auf die ärztliche Tätigkeit beschäftigt. Ian Rees Jones et al. fokussieren in Interviews mit englischen Ärzten ebenfalls auf die Arzt-Patienten-Beziehung und auf die Frage nach der Möglichkeit eines informed consent bei der Berücksichtigung von ökonomischen Aspekten.[10] In einer Studie mit norwegischen Ärzten konnten Benedicte Carlsen und Ole Frithjof Norheim die Verunsicherungen von Ärzten hinsichtlich ihres beruflichen Selbstverständnisses bei der Notwendigkeit von Leistungsbegrenzungen aufzeigen.[11] Weitere internationale qualitative Studien zu ähnlichen Fragestellungen sind.[12]

---

[7] Kuhlmann: Im Spannungsfeld zwischen Informed Consent und konfliktvermeidender Fehlinformation: Patientenaufklärung unter ökonomischen Zwängen. In: Ethik in der Medizin. 11/1999, S. 146-461.
[8] Schultheiss: Im Räderwerk impliziter Rationierung. In: psychoneuro. 30/2004, S. 221-226.
[9] Buhr/Klinke: Qualitative Folgen der DRG-Einführung für Arbeitsbedingungen und Versorgung im Krankenhaus unter Bedingungen fortgesetzter Budgetierung. Vol. 2007. Wissenschaftszentrum Berlin für Sozialforschung (WZB). 2006.
[10] Jones/Berney/Kelly u. a.: Is patient involvement possible when decisions involve scarce resources? In: Soc Sci Med. 59(1)/2004, S. 93-102.
[11] Carlsen/Norheim: „Saying no is no easy matter" a qualitative study of competing concerns in rationing decisions in general practice. In: BMC Health Serv Res. 5/2005, S. 70.
[12] Hurst/Hull/DuVal/Danis: Physicians' responses to resource constraints. In: Arch Intern Med. 165(6)/2005, S. 639-644; Reeleder/Martin/Keresztes/Singer: What do hospital decision-makers in Ontario, Canada, have to say about the fairness of priority setting in their institutions? BMC Health Serv Res. 5(1)/2005, S. 8; Stronks/Strijbis/Wendte/Gunning-Schepers: Who should decide? In: BMJ. 315(7100)/1997, S. 92-96; Ayres: Rationing health care: Views from general practice. In: Soc Sci Med. 42/1996, S. 1021-1025.

1.2 Stand der *quantitativen* Forschung zum Umgang mit Mittelbegrenzung

8   Weltweit, wenn auch in geringer Anzahl, konnten Umfragestudien unter Ärzten nachweisen, dass Rationierungsentscheidungen durch individuelle Ärzte im ambulanten wie stationären Bereich bereits heute stattfinden.[13] Aus Deutschland liegen zwei quantitative, in ihrer Repräsentativität allerdings deutlich eingeschränkte Umfragestudien unter Ärzten vor.[14] In der Umfrage von Axel Kern et al. unter Lesern des Deutschen Ärzteblatts gaben 73 % der Befragten an, es finde heute schon eine Rationierung von Gesundheitsleistungen statt. In der Studie von Joachim Boldt und Thilo Schöllhorn antworteten 67 % der befragten Leiter von Intensivstationen, dass Rationierungen bereits stattfinden. In einer von Samia Hurst et al. durchgeführten länderübergreifenden Umfrage unter Ärzten in Italien, Großbritannien, Norwegen und der Schweiz wurde die noch aussagekräftigere individuelle Häufigkeit von Rationierungsmaßnahmen untersucht.[15] Dort berichteten 56 % der Ärzte, dass sie Maßnahmen rationieren müssten, jedoch gaben nur etwa 15 % an, dass dies täglich oder wöchentlich geschehe. Demnach wäre Rationierung gegenwärtig ein *inter*individuell weit verbreitetes Phänomen, welches aber *intra*individuell (noch) eher selten vorkommt.

9   Auf die eigene qualitative Primärstudie soll an dieser Stelle nicht weiter eingegangen werden.[16] Eine repräsentative quantitative Umfrage unter Assistenzärzten und leitenden Ärzten, welche zudem die individuellen Häufigkeiten von Rationierungsmaßnahmen untersucht, lag bis dato (2008) für den deutschen Kontext noch nicht vor. Die eigene quantitative Studie verfolgte das übergreifende Ziel, die ärztliche Rationierung in Deutschland in zwei ausgewählten Praxisbereichen, der Kardiologie und der Intensivmedizin genauer zu untersuchen.[17] Beide Bereiche stellen besonders interessante Studienobjekte für Rationierungsentscheidungen dar, da sie eine hohe

---

13 Ward/Teno/Curtis/Rubenfeld/Levy: Perceptions of cost constraints, resource limitations, and rationing in United States intensive care units. In: Crit Care Med. 36(2)/2008, S. 471-476; Hurst/Slowther/Forde u. a.: Prevalence and Determinants of Physician Bedside Rationing: Data from Europe. In: J Gen Intern Med. 21(11)/2006, S. 1138-1143.
14 Kern/Beske/Lescow: Leistungseinschränkung oder Rationierung im Gesundheitswesen? In: Deutsches Ärzteblatt. 96(3)/1999, S. A113-A117; Boldt/Schöllhorn: Rationierung ist längst Realität. Deutsches Ärzteblatt. 105(19)/2008, S. A995-A997.
15 Hurst/Hull/DuVal/Danis: Physicians' responses to resource constraints. In: Arch Intern Med. 165(6)/2005, S. 639-644.
16 Strech/Börchers/Freyer u. a.: Ärztliches Handeln bei Mittelknappheit. Ergebnisse einer qualitativen Interviewstudie. In: Ethik in der Medizin. 20(2)/2008, S. 94-109; Strech/Freyer/Börchers u. a.: Herausforderungen expliziter Leistungsbegrenzungen durch kostensensible Leitlinien. In: Gesundheitsökonomie und Qualitätsmanagement. 14/2009, S. 38-43; Huster/Strech/Marckmann u. a.: Implizite Rationierung als Rechtsproblem. In: Medizinrecht. 25(12)/2007, S. 703-706.
17 Strech/Danis/Lob/Marckmann: Ausmaß und Auswirkungen von Rationierung in deutschen Krankenhäusern. In: Dtsch Med Wochenschr. 134(24)/2009, S. 1261-1266; Strech/Marckmann: Wird in deutschen Kliniken rationiert oder nicht? In: Dtsch Med Wochenschr. 135 (30)/2010, S. 1498-1502.

Einleitung: Ärztliche Rationierung

Krankheitslast und viele kostspielige Interventionen mit fraglichem Grenznutzen aufweisen, wodurch sich – so die initiale Hypothese – Fragen der Leistungsbegrenzung eher stellen. Neben der Untersuchung der Häufigkeit von ärztlicher Rationierung in Deutschland, zielte die Studie auf die Darstellung von Einflussfaktoren in Rationierungsentscheidungen, wie z. B. die Abhängigkeit der Rationierungshäufigkeit vom Fachbereich, vom Arztstatus (leitende Ärzte vs. nicht leitende Ärzte) und vom Krankenhausträger. Darüber wurde untersucht, wie sich die gegenwärtige, vor allem von impliziter Rationierung gekennzeichnete Situation auf die Arbeitszufriedenheit der Ärzte und die Arzt-Patienten-Beziehung auswirkt und wie Ärzte verschiedenen Strategien zum Umgang mit der Mittelknappheit gegenüberstehen.

Die qualitative und quantitative Primärstudie wurde im Rahmen des vom BMBF finanzierten Forschungsverbundes „Allokation" durchgeführt (Koordination: Prof. Dr. Georg Marckmann, München). Entsprechend des Schwerpunktthemas dieses Projektes wurden die Ergebnisse hinsichtlich ihrer Bedeutung für ein neues Modell sogenannter „kostensensibler Leitlinien" ausgewertet und in weiteren Studien spezifiziert.[18] Kostensensible Leitlinien stellen eine Möglichkeit dar, um die Entscheidungsfindung im Rahmen der ärztlichen Rationierung zu unterstützen bzw. zu entlasten.

Eine alternative oder auch ergänzende Unterstützung besteht in der auf Rationierungsfragen spezifizierten klinischen Ethikberatung.[19] Neben der empirisch-deskriptiven Forschung zum qualitativen und quantitativen Status quo von ethischen Entscheidungskonflikten bei Leistungsbegrenzungen durch Ärzte[20] haben nur wenig Arbeiten Empfehlungen auf wissenschaftlicher Grundlage erarbeitet, wie Ärzte und Patienten mit diesen Konflikten in einer ethisch vertretbaren Weise umgehen können.[21] Nur eine Arbeit beschäftigte sich bislang mit der Frage, welche Rolle die Ethikberatung auf Krankenhausebene bei Allokationsfragen spielen könnte bzw. sollte.[22] Ziel der eigenen Arbeit war es, in einem Rahmengerüst zur Implementierung

---

18   Marckmann (Hrsg.): Kostensensible Leitlinien. 2011.
19   Hurst/Reiter-Theil/Slowther u. a.: Should ethics consultants help clinicians face scarcity in their practice? In: J Med Ethics. 34(4)/2008, S. 241-246.
20   Jones/Berney/Kelly u. a.: Is patient involvement possible when decisions involve scarce resources? In: Soc Sci Med. 59(1)/2004, S. 93-102; Carlsen/Norheim: „Saying no is no easy matter" a qualitative study of competing concerns in rationing decisions in general practice. In: BMC Health Serv Res. 5/2005, S. 70; Strech/Börchers/Freyer u. a.: Ärztliches Handeln bei Mittelknappheit. In: Ethik in der Medizin. 20(2)/2008, S. 94-109; Klinke/Kühn: Auswirkungen des DRG-Entgeltsystems auf Arbeitsbedingungen von Krankenhausärzten und die Versorgungsqualität in deutschen Krankenhäusern 2006. 2006; Strech/Synofzik/Marckmann: How physicians allocate scarce resources at the bedside: a systematic review of qualitative studies. In: J Med Philos. 33(1)/2008, S. 80-99.
21   Hurst/Danis: A framework for rationing by clinical judgment. In: Kennedy Inst Ethics J. 17(3)/2007, S. 247-266; Pearson, S.D.: Caring and cost: the challenge for physician advocacy. In: Ann Intern Med. 133(2)/2000, S. 148-153; Ruhnau, C.: Ethische Orientierung für ärztliches Rationieren beim einzelnen Patienten. 2008.
22   Hurst/Reiter-Theil/Slowther u. a.: Should ethics consultants help clinicians face scarcity in their practice? In: J Med Ethics. 34(4)/2008, S. 241-246.

von Ethikberatung bei Rationierungsfragen zu verdeutlichen, welche besonderen Herausforderungen eine Ethikberatung bei diesen Fragen zu berücksichtigen hat und wie diesen Herausforderungen mit konkreten Schritten begegnet werden kann. Ein besonders relevanter Hintergrund für den Fokus auf die *Herausforderungen* entsprechender Ethikberatung besteht in der Gefahr, dass Ethikberatung bei Rationierungsfragen durch ökonomische Interessen instrumentalisiert und in diesem Falle dem nicht unplausiblen Vorwurf ausgesetzt werden könnte, sie diene als „Schmiermittel der Kommerzialisierung".[23]

2 Auswirkungen der Mittelknappheit

12 Die im Folgenden präsentierten Ergebnisse basieren auf einer quantitativen postalischen Umfragestudie unter Klinikärzten aus den Bereichen Intensivmedizin und Kardiologie zum Thema "Umgang mit Mittelknappheit und ärztlicher Rationierung".

2.1 Methodik

13 *Fragebogenentwicklung*: Die Entwicklung des Fragebogens beruht auf (i) den Ergebnissen vorangegangener qualitativer Interviews in der Kardiologie und Intensivmedizin,[24] (ii) den Ergebnissen zweier systematischer Übersichtsarbeit zu internationalen Studien mit ähnlicher Fragestellung[25], sowie (iii) auf Panel-Diskussionen im BMBF-Forschungsverbund „Allokation". Eine erste Version des Fragebogens wurde in kognitiven Interviews mit Klinikärzten unter Anwendung der „thinking aloud" und „probing" Technik sowie in einem Pretest evaluiert und modifiziert.[26] Um Interpretationsschwierigkeiten durch unterschiedliche Begriffsverwendungen zu reduzieren, wurde im Fragebogen nicht nach der Häufigkeit von Rationierung,

---

23 Kühn: Der Ethikbetrieb in der Medizin. In: Hagemann/Simon (Hrsg.): Pharmazie im Gesundheitswesen heute. 2005, S. 11-31.
24 Strech/Börchers/Freyer u. a.: Ärztliches Handeln bei Mittelknappheit. In: Ethik in der Medizin. 20(2)/2008, S. 94-109; Strech/Freyer/Börchers u. a.: Herausforderungen expliziter Leistungsbegrenzungen durch kostensensible Leitlinien. In: Gesundheitsökonomie und Qualitätsmanagement. 14/2009, S. 38-43; Huster/Strech/Marckmann u. a.: Implizite Rationierung als Rechtsproblem. In: Medizinrecht. 25(12)/2007, S. 703-706.
25 Strech/Synofzik/Marckmann: How physicians allocate scarce resources at the bedside: a systematic review of qualitative studies. In: J Med Philos. 33(1)/2008, S. 80-99; Strech/Persad/Marckmann/Danis: Are physicians willing to ration health care? Conflicting findings in a systematic review of survey research. In: Health Policy. 90(2-3)/2009, S. 113-124.
26 Strech/Marckmann: Wird in deutschen Kliniken rationiert oder nicht? In: Dtsch Med Wochenschr. 135(30)/2010, S. 1498-1502; Prüfer/Rexroth: Kognitive Interviews. In: Zentrum für Umfragen, Methoden und Analysen (ZUMA)(Hrsg.): How-to-Reihe. Nr. 15. Mannheim 2005. Online: http://nbn-resolving.de/urn:nbn:de:0168-ssoar-201470 [abgerufen am: 27.3.2014].

sondern nach der Häufigkeit des Vorenthaltens einer medizinisch nützlichen Leistung aus Kostengründen gefragt. Hierzu wurden fünf- bis sechsstufige Likert-Skalen verwendet. Aus Praktikabilitätsgründen wurden die Studienteilnehmer nicht aufgefordert, ihre Häufigkeitsangaben durch konkrete Beispiele zu erläutern. Sie mussten ebenfalls nicht angeben, mit welcher Evidenz sie die jeweiligen Maßnahmen für welchen Patienten als nützlich angesehen haben. Die Ergebnisse zur Häufigkeit von ärztlicher Rationierung sind deshalb als eine subjektive Einschätzung der Ärzte zu interpretieren. Einschätzungen zu den Auswirkungen von Rationierungen auf Ärzte und Patienten sowie zu Alternativen im Umgang mit Mittelknappheit wurden mit vierstufigen Likert-Skalen erfasst. *Studiendesign & Sample*: In einem ersten Schritt wurde eine bundesweite, disproportional geschichtete Zufallsstichprobe von Kliniken aus dem Krankenhausverzeichnis des Statistischen Bundesamtes gezogen.[27] Schichtungsmerkmale waren a) Kliniken mit internistischen Betten (zur Identifizierung von kardiologischen Abteilungen) und Kliniken mit internistischen und chirurgischen Betten (zur Identifizierung von intensivmedizinischen Abteilungen) und b) Träger des Krankenhauses (öffentlich, freigemeinnützig, privat). Es erfolgten zwei Versendeaktionen unter Berücksichtigung der Rücklaufergebnisse. *Auswertung*: Alle statistischen Berechnungen wurden mit SPSS Version 16 durchgeführt. Neben deskriptiven Daten wurde eine binär logistische Regression berechnet, um den Einfluss der Prädiktorvariablen „Art der Abteilung", „Arztfunktion" und „Trägerschaft" auf die als binäres Kriterium erfasste Häufigkeit von Rationierungen (häufig vs. selten/nie) abzuschätzen. Nach Ausschluss nicht vollständig ausgefüllter Fragebögen gingen 490 der 507 Fragebögen in diese Berechnung ein.

2.2 Ergebnisse

Von 152 angeschriebenen Kliniken nahmen 95 an der Studie teil. Insgesamt wurden 1137 Fragebögen verteilt. Hiervon wurden 507 Fragebögen beantwortet (Rücklaufrate: 45 %).

Über zwei Drittel der befragten Ärzte (68 %) bestätigten, dass aufgrund der begrenzt verfügbaren Finanzmittel bei GKV-Versicherten nicht mehr alle medizinisch nützlichen Leistungen erbracht werden könnten. Die überwiegende Mehrheit der Ärzte (82 %) berichtete überdies, der zunehmende Kostendruck beeinträchtige ihre Arbeitszufriedenheit; 78 % gaben an, das Vertrauen der Patienten in ihre Ärzte sei durch die Diskussionen über Kostendämpfung und Rationierung gesunken. Nach wie vor sehen sich aber die meisten der befragten Ärzte (83 %) verpflichtet, allen Patienten unabhängig von den entstehenden Kosten stets die bestmögliche Diagnostik und Therapie anzubieten.

---

27 Statistisches Bundesamt: Krankenhausverzeichnis. Statistische Ämter des Bundes und der Länder. Stand 31.12.2005. Wiesbaden 2007.

2.3 Absolute und relative Häufigkeit von Rationierungen

16 Zur Vermeidung von Interpretationsschwierigkeiten durch unterschiedliche Verwendungen des Begriffs „Rationierung", fragten wir direkt nach dem zugrunde liegenden Sachverhalt: „Wie häufig haben Sie in den letzten 6 Monaten eine für den Patienten nützliche Maßnahme aus Kostengründen nicht durchgeführt bzw. durch eine preiswertere und zugleich weniger effektive Leistung ersetzt?"

17 Die repräsentative Befragung von 507 Krankenhausärzten in Kardiologie und Intensivmedizin bestätigt einmal mehr die hohe Prävalenz von (zumindest subjektiv erlebter) Rationierung im deutschen Gesundheitswesen: Über drei Viertel der befragten Ärzte bestätigten, bereits heute rationieren zu müssen. Einen eher überraschenden Befund ergibt hingegen die erstmals in Deutschland durchgeführte differenzierte Analyse der Häufigkeit von Rationierung: Nur 13 % der Studienteilnehmer gaben an, häufig, d. h. mehr als einmal pro Woche, nützliche Maßnahmen aus Kostengründen vorenthalten zu müssen. Bei der Rationierung handelt es sich in deutschen Krankenhäusern zwar um ein weit verbreitetes, aber offenbar (noch) nicht sehr häufiges Phänomen. Wie oft Ärzte rationieren, hängt dabei auch vom Fachbereich ab: Kardiologen rationierten häufiger als Intensivmediziner, was darauf hinweisen könnte, dass Ärzte in lebensbedrohlichen Situationen besonders zurückhaltend mit Rationierungen sind.

18 Die Ärzte zeigten eine hohe Bereitschaft zur Rationalisierung: Die meisten würden auf eine kostengünstigere, vergleichbar effektive Maßnahme ausweichen, auch gegen die ausdrücklichen Wünsche des Patienten. Allerdings sieht die Mehrheit der befragten Ärzte keine Einsparmöglichkeiten mehr durch eigenes wirtschaftlicheres Handeln, wobei Ergebnisse der Versorgungsforschung insbesondere für die Kardiologie auf Überversorgung und einen unangemessenen Einsatz kostenintensiver Maßnahmen hinweisen.[28]

19 Knapp über die Hälfte der Studienteilnehmer vertrat die Auffassung, Ärzte sollten jeweils im Einzelfall Verantwortung für Rationierungen übernehmen und entscheiden, welcher Patient welche Leistungen erhält, wenn nicht mehr alle nützlichen Leistungen finanziert werden können. Dass gleichzeitig drei Viertel der Befragten einer oberhalb der individuellen Arzt-Patient-Beziehung geregelten Rationierung zustimmten, unterstreicht die ambivalente Einstellung gegenüber ärztlicher Rationierung, wie sie auch in der qualitativen Forschung dargestellt werden konnte. Verständlicherweise möchten sich die befragten Ärzte einen möglichst großen Entscheidungsspielraum erhalten. Dies ist aber nur möglich, wenn sie selbst Verantwortung für die Zuteilung knapper Ressourcen übernehmen und Rationierungs-

---

28 Dissmann/de Ridder: The soft science of German cardiology. In: Lancet. 359(9322)/2002, S. 2027-2029; Fischer/Avorn: Economic implications of evidence-based prescribing for hypertension: can better care cost less? In: Jama. 291(15)/2004, S. 1850-1856.

entscheidungen „am Krankenbett" treffen. Dann müssten Ärzte aber eine Aufgabe übernehmen, für die sie keine spezifische Ausbildung besitzen und die sie in Konflikt mit ihrer traditionellen Rolle als Anwalt ihres Patienten bringen kann.

Die Ergebnisse dieser Studie zeigen, dass Ärzte es nicht grundsätzlich ablehnen, Rationierungsentscheidungen zu übernehmen. Allerdings äußern die befragten Ärzte auch klar das Bedürfnis nach einer Regelung „oberhalb" der individuellen Arzt-Patient-Beziehung. Dies zeigt den Bedarf an der Entwicklung von expliziten und transparenten Standards der Leistungsbegrenzung. Da es jedoch nicht möglich ist, die gesamte Versorgung mit entsprechenden Standards abzudecken, werden sich ärztliche Rationierungsentscheidungen auch in Zukunft nicht vermeiden lassen. Zur Unterstützung dieser verbleibenden ärztlichen Entscheidungen wäre eine Beratungsform sinnvoll, welche in Struktur und fachlicher Kompetenz auf die ethischen Probleme der Verteilung knapper Mittel ausgerichtet ist

3 Ein Rahmengerüst zur Ethikberatung bei Rationierungsfragen im Krankenhaus

Auf der Basis der empirischen und konzeptionellen Vorarbeiten wurde ein normatives Rahmengerüst entwickelt, welches im Folgenden vorgestellt und diskutiert wird.

3.1 Bedarf an Ethikberatung bei Rationierungsfragen

Die vorgestellten Ergebnisse zur Prävalenz und zu den Herausforderungen von ärztlicher Rationierung zeigen einen zumindest indirekten Bedarf an Ethikberatung zu Rationierungsfragen im Krankenhaus. Für die Möglichkeiten der Ethikberatung dürfte z. B. interessant sein, dass sich Ärzte offenbar nicht nur bei klinischen Entscheidungen, sondern auch bei der Allokation knapper Gesundheitsressourcen vor allem an den Besonderheiten des Einzelfalls, wie patienten-, maßnahmen- und kontextbezogenen Faktoren orientieren.[29] Die medizinische Bedürftigkeit des einzelnen Patienten und der individuell zu erwartende Nutzen der verfügbaren diagnostischen und therapeutischen Maßnahmen kann dadurch prinzipiell besser berücksichtigt werden. Allerdings besteht durch dieses individuelle Vorgehen zugleich die Gefahr, dass knappe medizinische Ressourcen nach inkonsistenten und häufig ethisch schlecht begründeten Kriterien verteilt werden. So spielen u. a. auch nicht patientenbezogene Faktoren wie die finanzielle Gesamtsituation der Klinik, der Konkurrenzdruck oder die erschwerte Kooperation zwischen den Kliniken eine wesentliche Rolle bei knappheitsbedingten Allokati-

---

29 Strech/Synofzik/Marckmann: How physicians allocate scarce resources at the bedside: a systematic review of qualitative studies. In: J Med Philos. 33(1)/2008, S. 80-99.

onsentscheidungen.[30] In mehreren Ärzteinterviews wurde angemerkt, dass in der Praxis insbesondere bei den Patienten vorzugsweise eingespart werden könnte, die nur wenig bis gar nicht über vorenthaltene Maßnahmen informiert sind bzw. von denen weniger Gefahr für Regressansprüche oder haftungsrechtliche Konsequenzen ausgeht.[31] Ein Teilnehmer der in[32] berücksichtigten Studie von Lee Berney u. a. brachte diese Problematik auf den Punkt: „those that shout the loudest get the most".[33] Weiterhin wurde in den deutschen Tiefeninterviews[34] deutlich, dass auch ethisch eher begründbare Zuteilungskriterien wie der medizinische Nutzen oder die Kosteneffektivität von den befragten Ärzten sehr unterschiedlich interpretiert werden und damit in der Praxis möglicherweise ebenfalls zu inkonsistenten Allokationsentscheidungen führen können. Ein weiterer indirekter Hinweis auf den Bedarf an Ethikberatung bei Rationierungsfragen ergibt sich dadurch, dass die Mittelknappheit und die dadurch hervorgerufenen Verteilungsprobleme zu Gewissenskonflikten, emotionalem Stress und Gefühlen der Überforderung bei Ärzten führen können.[35]

3.2 Rahmengerüst zur Etablierung und Durchführung von Ethikberatung bei Rationierungsfragen

23 Auf der Grundlage der dargestellten sozialempirischen Ergebnisse sowie unter Berücksichtigung der internationalen ethisch-argumentativen Literatur zu Konzepten einer gerechten Rationierung[36] wurde ein Rahmengerüst zur Etablierung und Durchführung von Ethikberatung bei Rationierungsfragen entwickelt.[37] Dieses Konzept wurde mit internationalen Kollegen und Kolleginnen diskutiert und

---

30 Strech/Börchers/Freyer u. a.: Ärztliches Handeln bei Mittelknappheit. Ergebnisse einer qualitativen Interviewstudie. In: Ethik in der Medizin. 20(2)/2008, S. 94-109; Strech/Synofzik/Marckmann: How physicians allocate scarce resources at the bedside: a systematic review of qualitative studies. In: J Med Philos. 33(1)/2008, S. 80-99.
31 Strech/Börchers/Freyer u. a.: Ärztliches Handeln bei Mittelknappheit. Ergebnisse einer qualitativen Interviewstudie. In: Ethik in der Medizin. 20(2)/2008, S. 94-109; Strech/Synofzik/Marckmann: How physicians allocate scarce resources at the bedside: a systematic review of qualitative studies. In: J Med Philos. 33(1)/2008, S. 80-99.
32 Strech/Synofzik/Marckmann: How physicians allocate scarce resources at the bedside: a systematic review of qualitative studies. In: J Med Philos. 33(1)/2008, S. 80-99.
33 Berney/Kelly/Doyal u. a.: Ethical principles and the rationing of health care: a qualitative study in general practice. In: Br J Gen Pract. 55(517)/2005, S. 624.
34 Strech/Freyer/Börchers u. a.: Herausforderungen expliziter Leistungsbegrenzungen durch kostensensible Leitlinien. In: Gesundheitsökonomie und Qualitätsmanagement. 14/2009, S. 38-43.
35 Strech/Börchers/Freyer u. a.: Ärztliches Handeln bei Mittelknappheit. In: Ethik in der Medizin. 20(2)/2008, S. 94-109; Strech/Synofzik/Marckmann: How physicians allocate scarce resources at the bedside: a systematic review of qualitative studies. In: J Med Philos. 33(1)/2008, S. 80-99.
36 Daniels: Just health: meeting health needs fairly. 2008; Emanuel: Justice and managed care. In: Hastings Cent Rep. 30(3)/2000, S. 8-16.
37 Strech: Klinische Ethikberatung bei Rationierungsfragen im Krankenhaus. In: Vollmann/Schildmann/Simon (Hrsg.): Klinische Ethik. 2009, S. 87-106.

in der Folge um einige inhaltliche und prozedurale Aspekte erweitert, ohne dabei das Kerngerüst ändern zu müssen.

Dieses Rahmengerüst unterscheidet vier aufeinander aufbauende Aufgabenbereiche einer Ethikberatung bei Rationierungsfragen: 1) Schulung, 2) Identifizierung der hausinternen Kernprobleme, 3) Entscheidungsunterstützung und 4) Evaluation. Entsprechend seines Aufbaus verfolgt dieses Rahmengerüst theoretische und praktische Ziele: (i) Theoretisch-wissenschaftliche Ziele sind die Konkretisierung des Aufgabenspektrums und Schaffung einer begründeten Ausgangsbasis für eine anwendungsorientierte Weiterentwicklung; (ii) praktisch-beratende Ziele sind die Beförderung von Problembewusstsein und -verständnis, die Beförderung von Rationalisierung vor Rationierung, eine Stärkung von Konsistenz in der interindividuellen und intraindividuellen Entscheidungsfindung, die Beförderung von expliziter Reflexion und Begründung berücksichtigter Priorisierungskriterien, die interne (und möglichst auch externe) Transparenz der Entscheidungsprozesse und -ergebnisse und die Prävention einer Instrumentalisierung entsprechender Beratungsstrukturen. Nicht alle Aufgabenbereiche können gleichermaßen helfen, jedes einzelne beschriebene Ziel zu erreichen. Tabelle 1 zeigt, inwiefern die verschiedenen Aufgabenbereiche diese Ziele mehr oder weniger direkt erreichen können (Tabelle 1).

Tab. 1: Aufgabenbereiche von Ethikberatung bei Rationierungsfragen und deren Bedeutung für materiale und prozedurale Bedingungen einer gerechten Allokation

Quelle: Eigene Darstellung

Aufgabenbereiche	Materiale und prozedurale Bedingungen einer gerechten Allokation						Prävention von Instrumentalisierung
	Problembewusstsein	Rationalisierung vor Rationierung	Konsistenz	Reflektierte (begründete) Priorisierungs-Kriterien	Explizitheit & Transparenz		
					Intern	Extern	
1. Schulung	+	+	+	+	Ø	Ø	+
2. Interne Kernprobleme	+	+	Ø	Ø	+	Ø	+
3. Entscheidungsunterstützung	+	+	+	+	+	Ø	(+/-)
4. Evaluation	+	(+)	(+)	(+)	+	(+)	+

„+" = befördernd, „(+)" = unklar, aber eher befördernd, „Ø" = kein direkter Einfluss, „(+/-)" = unklar, Beförderung wie auch Hemmung möglich

3.3   1. Aufgabenbereich: Schulung

25 Die Vermittlung von praxisrelevantem Wissen zum Problembereich Mittelknappheit und ärztliches Handeln ist eine Grundvoraussetzung für die Ermöglichung gerechter Allokationen per se und für eine rationale und zielführende Implementierung von Beratungsstrukturen zu dieser Thematik. Als Ziele entsprechender Schulungen sind zu nennen: die Förderung des Bewusstseins für die mit der Mittelknappheit verbundenen Probleme in der klinischen Praxis auf der einen Seite und die Befähigung zur kritisch-konstruktiven Auseinandersetzung mit diesen Problemen auf der anderen Seite. Relevante Schulungsinhalte sind in[38] ausführlicher beschrieben. Sie sollten u. a. A) die *Gründe* für die Mittelknappheit auf Makroebene des Gesundheitswesens vermitteln, B) die Themen *Arztethos* und *Patientenvertrauen* in Beziehung setzen zu den praktischen Anforderungen im Rahmen von Allokation und Rationierung, C) auf die klare Bevorzugung von *Rationalisierung vor Rationierung* verweisen, wie aber auch auf die in der Praxis unvermeidlichen Grauzonen zwischen diesen beiden Phänomenen. D) Der Inhalt und die praktische Relevanz der ethischen Prinzipien *Gerechtigkeit* und *Kosteneffektivität* sollten vermittelt werden, so wie die Tatsache, dass alternative Ansätze zu beiden Prinzipien zu unterschiedlichen Ergebnissen in Rationierungsentscheidungen kommen können. E) Aufgrund der in den sozialempirischen Studien aufgezeigten Unterschiede in den ärztlichen Präferenzen für verschiedene *Priorisierungskriterien* sollten Schulungsangebote dieses Thema aufgreifen. Das Nutzenausmaß einer zur Disposition stehenden Maßnahme,[39] der Schweregrad der Erkrankung und die Tatsache, ob eine alternative Maßnahme vorhanden ist oder nicht,[40] können ethisch gut begründet werden und sollten somit eine zentrale Rolle bei der ethischen Abwägung zu Rationierungsentscheidungen spielen.

26 Hier konnte nur eine erste Orientierung für Schulungsinhalte bei Rationierungsfragen aufgezeigt werden. Eine gute, auf die Teilnehmer zugeschnittene Schulung verfolgt von der Idee her neben der Förderung des Problembewusstseins auch einen (wenn wahrscheinlich auch eher geringen) positiven Effekt für die Konsistenz und Reflektiertheit von Rationierungsfragen, selbst ohne weitere Unterstützung durch die Ethikberatung. Ein zunehmendes Bewusstsein für Problembereiche im Kontext der Allokation knapper Mittel könnte zudem (wiederum in eher geringem Ausmaß) ein verstärktes Bemühen um Rationalisierungen vor Rationierung im Klinikbetrieb bewirken (s. Tabelle 1).

---

38 Strech/Hurst/Danis: The role of ethics committees and ethics consultation in allocation decisions: a 4-stage process. In: Med Care. 48(9)/2010, S. 821-826.
39 Schöne-Seifert/Buyx: Marginale Wirksamkeit medizinischer Maßnahmen: ein faires Rationierungskriterium? In: Schöne-Seifert/Buyx/Ach (Hrsg.): Gerecht behandelt? 2006, S. 215-34.
40 Marckmann: Prioritäten im Gesundheitswesen: Zwischen Gerechtigkeit und gutem Leben. In: Brand/Engelhardt/Simon u. a. (Hrsg.): Individuelle Gesundheit versus Public Health? 2002, S. 178-189.

3.4 2. Aufgabenbereich: Identifizierung der hausinternen Kernprobleme

Während die Schulungsaufgaben der ersten Ebene primär das allgemeine Problembewusstsein und -verständnis für den Umgang mit Mittelknappheit befördern sollen, bedarf es auf der zweiten Ebene einer gezielten Stärkung von Bewusstsein und Verständnis der entsprechenden hausinternen Kernprobleme. Für die konkrete Umsetzung würde es sich anbieten, eine Umfrage unter dem Klinikpersonal (möglichst nicht beschränkt auf ärztliche Mitarbeiter) durchzuführen, um im ersten Schritt qualitativ zu ermitteln, welche Konflikte im Umgang mit Mittelknappheit bei welchen Berufsgruppen vorliegen und zu welchen praktischen Konsequenzen dies (nach Aussage der Umfrageteilnehmer) führt. Ziel ist zum einen die Erfassung des Spektrums von hausinternen Problembereichen und zum anderen eine erste Orientierung bezüglich der Verteilung von mit Ressourcenknappheit assoziierten Problemen über die einzelnen Abteilungen hinweg. Auch sollte erfasst werden, welche Einstellungen und Erwartungen die Klinikmitarbeiter an Ethikberatung für entsprechend hausinterne Probleme haben.

Die gesammelten Beispiele können als Ausgangsbasis dienen für eine weitergehende Problemanalyse. Dazu gehört u. a. das Identifizieren von problemrelevanten Kontextvariablen (eingespielte Abläufe, Absprachen, Leitlinien, u. a.), die bei der Entwicklung von Lösungsansätzen und Beratungsstrukturen berücksichtigt werden müssten. Neben dem Ziel, ein hausinternes Problembewusstsein zu schaffen, kann eine solche Umfrage die kritische Reflexion zur hausinternen Ressourcenallokation erhöhen und damit potentiell helfen, weitere Rationalisierungsreserven auszuschöpfen (s. Tabelle 1).

3.5 3. Aufgabenbereich: Entscheidungsunterstützung

Diese möglichen positiven Auswirkungen der ersten beiden Aufgabenbereiche sollten zum einen angemessen evaluiert und zum anderen in konkreten Situationen direkt befördert werden. Vor der übergreifenden, systematischen Evaluation soll zunächst als zentraler dritter Aufgabenbereich skizziert werden, welche Besonderheiten sich für die ethische Fallbesprechung bei Rationierungsfragen ergeben.

Die Funktionsweise von Ethikberatung bei individuellen Allokationsfragen weist zunächst viele Parallelen zu den klassischen Schritten und Funktionsweisen von Ethikberatung bzw. ethischer Falldiskussion auf.[41] Trotzdem sind von den Ethikberatenden weitergehende Kompetenzen zu erwarten, die bislang wenig diskutiert

---

41 Neitzke: Aufgaben und Modell von Ethikberatung. In: Dörries/Neitzke/Simon u. a. (Hrsg.): Klinische Ethikberatung. 2008, S. 58-74; Vollmann: Methoden der ethischen Falldiskussion. In: Dörries/Neitzke/Simon u. a. (Hrsg.): Klinische Ethikberatung. 2008, S. 87-101; Steinkamp/Gordijn: Ethik in der Klinik und Pflegeeinrichtung. 2005.

werden. Schon bei der grundlegenden Aufgabe, dem möglichst objektiven Zusammentragen von entscheidungsrelevanten Informationen wäre zu fragen, inwieweit durch die Ethikberatenden explizit auf Daten zur Kosteneffektivität der zur Frage stehenden Maßnahme verwiesen werden soll. Durch die Relevanz von möglichst validen Kosteneffektivitätsdaten als notwendige (wenn auch nicht hinreichende) Information bei Allokationsfragen, wäre dieser Kompetenzbereich evtl. vermehrt auch bei Ethikberatern zu schulen.[42]

31 Weiterhin unterstützt Ethikberatung die Benennung zentraler Entscheidungskonflikte und ethischer Fragestellungen. Während bei den klassischen Anfragen an Ethikberatung in der Regel Konflikte zwischen den medizinethischen Prinzipien Respekt der Patientenautonomie, Wohltuns-Gebot und Nicht-Schadens-Gebot entstehen,[43] werden diese Konflikte im Falle von Allokationsfragen noch weiter verkompliziert durch die explizite Berücksichtigung von Fragen der Gerechtigkeit. Für die Ethikberatung ist dabei relevant, dass bei Rationierungsfragen nicht allein verschiedene Gerechtigkeitstheorien und deren zugrunde liegenden Prinzipien im Konflikt stehen, sondern dass durch das Vorenthalten einer vom Patienten gewünschten medizinischen Maßnahme mit individuellem Netto-Zusatznutzen unweigerlich die anderen drei genannten medizinethischen Prinzipien verletzt werden. Gerechtfertigt ist diese Prinzipienverletzung zunächst nur vor dem Hintergrund einer real existenten Ressourcenknappheit, welche eine ideale Patientenbehandlung praktisch unmöglich macht.

32 Bei der Diskussion der ethischen Fragen in einer Allokationssituation wird es auch darum gehen, die Entscheidungstransparenz und die Kommunikation im Team zu fördern. Bereits diese Funktion von Ethikberatung könnte die psychische Belastung bei Rationierungsaufgaben mindern. Es muss allerdings angemerkt werden, dass bislang jedwede Erfahrungsberichte fehlen, welche diese hier antizipierte Entlastungsfunktion bestätigen oder widerlegen lassen. Um der ernst zu nehmenden Befürchtung entgegenzutreten, klinische Ethikberatung bei Allokationsfragen könne als „Schmiermittel der Kommerzialisierung" instrumentalisiert werden,[44] muss sichergestellt werden, dass neben einer psychischen Entlastung auch substanzielle ethische Argumente in individuellen Fallbesprechungen berücksichtigt werden. Zur Aufgabe von Ethikberatung muss es deshalb ebenfalls gehören, ethisch gut begründbare Allokationskriterien (z. B. Schweregrad der Erkrankung, marginaler Netto-Zusatznutzen) explizit in die Diskussion und Entscheidungsfindung mit einzubringen und entsprechend die Verwendung ethisch problematischer Allokationskriterien

---

42 Hurst/Danis: A framework for rationing by clinical judgment. In: Kennedy Inst Ethics J. 17 (3)/2007, S. 247-266.
43 Marckmann: Prinzipienorientierte Medizinethik im Praxistest. In: Rauprich/Steger (Hrsg.): Prinzipienethik in der Biomedizin. Moralphilosophie und medizinische Praxis. 2005, S. 389-415.
44 Kühn: Der Ethikbetrieb in der Medizin. Korrektur oder Schmiermittel der Kommerzialisierung? In: Hagemann/Simon (Hrsg.): Pharmazie im Gesundheitswesen heute. 2005, S. 11-31.

(z. B. Patientenalter ohne Prognosebezug, Informationsgrad des Patienten, sozioökonomischer Status) im Rahmen der Fallbesprechung herauszuarbeiten.

Auch das gemeinsame Erarbeiten von Entscheidungs- bzw. Handlungsalternativen für die Ausgangsfrage stellt eine wichtige Funktion von ethischen Falldiskussionen bei Rationierungsfragen dar. Bereits im Prozess der Zusammenführung und Interpretation fallspezifischer Informationen, spätestens aber bei der Falldiskussion wird stets zu prüfen sein, ob eine Rationierung tatsächlich die einzige bzw. die beste Lösung für den individuellen Fall darstellt oder ob nicht doch weitere Rationalisierungen wirksam werden können.

Die in Tabelle 1 genannten materialen und prozeduralen Bedingungen einer gerechten Allokation werden durch den hier skizzierten dritten Aufgabenbereich der „Entscheidungsunterstützung" prinzipiell befördert. Ob diese Beförderung in der Praxis aber auch greift, ist gegenwärtig noch unklar. Wichtig ist es deshalb, diese Fragestellung im Rahmen einer Evaluation erster Praxiserfahrungen explizit mit zu berücksichtigen.

3.6   4. Aufgabenbereich: Evaluation

Wie bereits geschrieben, sollte während bzw. nach der Implementierung von Ethikberatung bei Rationierungsfragen konkret begründet werden, inwieweit die praktische Umsetzung für den entsprechenden Kontext angemessen oder nicht angemessen war. Die (wenn möglich wissenschaftlich begleitete) Evaluation als vierter Aufgabenbereich kann wichtige Begründungen in beide Richtungen liefern. Für sich genommen nicht ausreichend aber nichtsdestotrotz angezeigt ist die subjektive Evaluation der Zufriedenheit mit dem Beratungsangebot bei den beratenen Personengruppen. Für eine Evaluation aus objektiver Perspektive (Ergebnis- und Prozessevaluation) kommen z. B. eine ausführliche Dokumentation der Beratungsprozesse und der mit diesen verbundenen Entscheidungen in Frage. Eine entsprechende Dokumentation müsste verschiedene Prozesselemente umfassen: (i) die Ausgangsfrage(n) selbst sowie die Prozesse, die zur Festlegung dieser Frage führten, (ii) die berücksichtigten Informationen und deren Auswertung/Interpretation (eine Informationsinterpretation umfasst u. a. die Frage, ob die Informationen zur Beantwortung der Ausgangsfrage ausreichend valide, übertragbar und relevant sind), (iii) die berücksichtigten Prinzipien, insbesondere deren kontextrelevante Spezifizierung und begründete Abwägung, (iv) die letztlich getroffene Entscheidung mit Abbildung der in ihr enthaltenen Kompromisse (u. a. durch Dokumentation der Kritikpunkte an der Entscheidung). Eine entsprechende Dokumentation ermöglicht die Prozessevaluation, welche z. B. untersucht, wie mit konfligierenden Informationen, Positionen und Argumenten umgegangen wurde. Die Ergebnisevaluation umfasst u. a. den Vergleich ähnlich gelagerter Fälle und somit die Überprüfung von Entscheidungskonsistenz.

3.7 Praktische Herausforderungen für das Rahmengerüst

36 Zugegebenermaßen sind alle vier hier vorgestellten Aufgabenbereiche in ihrer inhaltlichen Ausgestaltung sehr anspruchsvoll. Inwieweit sich eine umfassende Schulung, eine ausreichend valide und verwertbare Mitarbeiterumfrage, eine rationale Einzelfallanalyse und die auf ausführlicher Dokumentation beruhende Prozess- und Ergebnisevaluation in der Praxis durchsetzen lassen, lässt sich im Vorfeld nur schwer abschätzen. Ohne die ausdrückliche Unterstützung durch die Klinikleitung auf der einen und das ärztlich-pflegerische Personal auf der anderen Seite wird es sicher nicht funktionieren. Bei aller Ambitioniertheit wurde dennoch versucht, ein im Prinzip realisierbares Rahmengerüst vorzustellen. Eine weiter vereinfachte, in ihren Ansprüchen reduzierte Empfehlung zur Implementierung von Strukturen einer Ethikberatung zu Rationierungsfragen erscheint mir für orientierende Empfehlungen zu diesem bislang wenig untersuchten Problembereich nicht angemessen.

37 Bereits in dieser Form wurden verschiedene konzeptionelle Herausforderungen und damit verbundene offene Fragen einer Ethikberatung bei Rationierungsfragen nicht weiter thematisiert. So wird in zukünftigen Beiträgen unter anderem zu untersuchen sein, wie mit dem Problem umzugehen ist, dass individuelle Ethikberater kaum abschätzen können, inwieweit die vorhandene Mittelknappheit im System, in der entsprechenden Klinik bzw. in dem entsprechenden Fall unvermeidbar bzw. mit guten Gründen zu legitimieren ist. Sind weitere Rationalisierungen in der klinischen Versorgung, in der Verwaltung etc. möglich oder nicht? Aufgrund fehlender objektiver Orientierungspunkte wie z. B. empirische Daten, sind diese Meinungsverschiedenheiten nur schwer zu einem Konsens zu bringen. Ebenfalls hängt es zu einem großen Teil von empirischen Daten ab, ob sich Konflikte zur Frage des Nutzenausmaßes der möglicherweise zu rationierenden Maßnahme lösen lassen. Kliniker variieren häufig in ihrer Einschätzung dazu, ob eine Maßnahme einen mehr oder weniger klinisch relevanten Nettonutzen hat oder nicht.[45] Hier sind potenzielle Nutzeneffekte gegen potenzielle Schadenseffekte abzuwägen, in ihrer Evidenzstärke zu interpretieren und in der individuellen Situation zu reflektieren.[46] Ein Dissens in diesen Fragen kann eine Beratung zu Rationierungsfragen stark überlagern.

38 Ein letztes, aber gewohnheitsgemäß nicht weniger bedeutsames Problem ergibt sich durch die deutsche Rechtslage. Jede Form der externen Transparenz zu Rationierungsentscheidungen steht in Deutschland gegenwärtig vor schwierigen straf- und haftungsrechtlichen Herausforderungen. Das Wirtschaftlichkeitsgebot im SGB V scheint nach bisheriger rechtlicher Interpretation keine Rationierung von Leistungen mit Zusatznutzen für den Patienten zu legitimieren. Dies gilt insbesondere für Ärzte oder Klinikmanagement, die für solche Aufgaben unzureichend demokratisch legi-

---

45 Strech/Marckmann: Wird in deutschen Kliniken rationiert oder nicht? In: Dtsch Med Wochenschr. 135(30)/2010, S. 1498-1502.
46 Strech/Tilburt: Value judgments in the analysis and synthesis of evidence. In: J Clin Epidemiol. 61(6)/2008, S. 521-524.

timiert sind. Damit verbunden ist die Frage, welche Formen und welcher Umfang von Transparenz und Kommunikation mit dem Patienten zu Rationierungsentscheidungen möglich sind.

Literatur

Ayres, P.: Rationing health care: Views from general practice. In: Soc Sci Med. 42/1996, S. 1021-1025.
BÄK: Ulmer Papier. Gesundheitspolitische Leitsätze der Ärzteschaft. Beschluss des 111. Deutscher Ärztetag 2008. Bundes. Bundesärztekammer (BÄK). Berlin 2008.
Berney, L./Kelly, M./Doyal, L. u. a.: Ethical principles and the rationing of health care: a qualitative study in general practice. In: Br J Gen Pract. 55(517)/2005, S. 620-625.
Beske, F.: Bedarfsgerechte Gesundheitsversorgung bei begrenzten Mitteln. Situationsanalyse, internationaler Vergleich, Handlungsoptionen. Schriftenreihe Institut für Gesundheits-System-Forschung, Kiel, Bd. 116. Kiel 2010.
Boldt, J./Schöllhorn, T.: Rationierung ist längst Realität. Ergebnisse einer Fragebogenaktion auf deutschen Intensivstationen. In: Deutsches Ärzteblatt. 105(19)/2008, S. A995-A997.
Buhr, P./Klinke, S.: Qualitative Folgen der DRG-Einführung für Arbeitsbedingungen und Versorgung im Krankenhaus unter Bedingungen fortgesetzter Budgetierung. Vol. 2007. Wissenschaftszentrum Berlin für Sozialforschung (WZB). Berlin 2006.
Carlsen, B./Norheim, O.F.: „Saying no is no easy matter" a qualitative study of competing concerns in rationing decisions in general practice. In: BMC Health Serv Res. 5/2005, S. 70.
Daniels, N.: Just health: meeting health needs fairly. New York 2008.
Dissmann, W./de Ridder, M.: The soft science of German cardiology. In: Lancet. 359(9322)/2002, S. 2027-2029.
Emanuel, E.J.: Justice and managed care. Four principles for the just allocation of health care resources. In: Hastings Cent Rep. 30(3)/2000, S. 8-16.
Fischer, M.A./Avorn, J.: Economic implications of evidence-based prescribing for hypertension: can better care cost less? In: Jama. 291(15)/2004, S. 1850-1856.
Fuchs, C.: Demografischer Wandel und Notwendigkeit der Priorisierung im Gesundheitswesen: Positionsbestimmung der Arzteschaft. In: Bundesgesundheitsblatt Gesundheitsforschung Gesundheitsschutz. 53(5)/2010, S. 435-440.
Gerhardus, A./Breckenkamp, J./Razum, O. u. a. (Hrsg.): Evidence-based Public Health. Bern 2010.
Hurst, S.A./Danis, M.: A framework for rationing by clinical judgment. In: Kennedy Inst Ethics J. 17(3)/2007, S. 247-266.
Hurst, S.A./Hull, S.C./DuVal, G./Danis, M.: Physicians' responses to resource constraints. In: Arch Intern Med. 165(6)/2005, S. 639-644.
Hurst, S.A./Reiter-Theil, S./Slowther, A.M. u. a.: Should ethics consultants help clinicians face scarcity in their practice? In: J Med Ethics. 34(4)/2008, S. 241-246.
Hurst, S.A./Slowther, A.M./Forde, R. u. a.: Prevalence and Determinants of Physician Bedside Rationing: Data from Europe. In: J Gen Intern Med. 21(11)/2006, S. 1138-1143.
Huster, S./Strech, D./Marckmann, G. u. a.: Implizite Rationierung als Rechtsproblem. Ergebnisse einer qualitativen Interviewstudie zur Situation in deutschen Krankenhäusern. In: Medizinrecht. 25(12)/2007, S. 703-706.
IQWiG: Methodik für die Bewertung von Verhältnissen zwischen Nutzen und Kosten im System der deutschen gesetzlichen Krankenversicherung. Version 1.0. Institut für Qualität und Wirtschaftlichkeit im Gesundheitswesen (IQWiG). Köln 2008.
Jones, I.R./Berney, L./Kelly, M. u. a.: Is patient involvement possible when decisions involve scarce resources? A qualitative study of decision-making in primary care. In: Soc Sci Med. 59(1)/2004, S. 93-102.
Kern, A.O./Beske, F./Lescow, H.: Leistungseinschränkung oder Rationierung im Gesundheitswesen? In: Deutsches Ärzteblatt. 96(3)/1999, S. A113-A117.

Klinke, S./Kühn, H.: Auswirkungen des DRG-Entgeltsystems auf Arbeitsbedingungen von Krankenhausärzten und die Versorgungsqualität in deutschen Krankenhäusern 2006. Wissenschaftszentrum Berlin für Sozialforschung (WZB) Berlin 2006.
Kuhlmann, E.: Im Spannungsfeld zwischen Informed Consent und konfliktvermeidender Fehlinformation: Patientenaufklärung unter ökonomischen Zwängen. Ergebnisse einer empirischen Studie. In: Ethik in der Medizin. 11/1999, S. 146-161.
Kühn, H.: Der Ethikbetrieb in der Medizin. Korrektur oder Schmiermittel der Kommerzialisierung? In: Hagemann, U./Simon, I. (Hrsg.): Pharmazie im Gesundheitswesen heute. Reihe Berichte und Dokumente zur Zeitgeschichte der Medizin. Berlin 2005, S. 11-31.
Marckmann, G.(Hrsg.): Kostensensible Leitlinien. Ein Instrument zur expliziten Leistungssteuerung im Gesundheitswesen. Berlin 2011.
Marckmann, G.: Prinzipienorientierte Medizinethik im Praxistest. In: Rauprich, O./Steger, F. (Hrsg.): Prinzipienethik in der Biomedizin. Moralphilosophie und medizinische Praxis. Frankfurt, New York 2005, S. 389-415.
Marckmann, G.: Prioritäten im Gesundheitswesen: Zwischen Gerechtigkeit und gutem Leben. In: Brand, A./Engelhardt, D./Simon, A. u. a. (Hrsg.): Individuelle Gesundheit versus Public Health? Münster 2002, S. 178-189.
Marckmann, G.: Zwischen Skylla und Charybdis: Reformoptionen im Gesundheitswesen aus ethischer Perspektive. In: Gesundheitsökonomie und Qualitätsmanagement. 12/2007, S. 96-100.
Neitzke, G.: Aufgaben und Modell von Ethikberatung. In: Dörries, A./Neitzke, G./Simon, A. u. a. (Hrsg.): Klinische Ethikberatung. Ein Praxisbuch. Stuttgart 2008, S. 58-74.
Pearson, S.D.: Caring and cost: the challenge for physician advocacy. In: Ann Intern Med. 133(2)/2000, S. 148-153.
Prüfer, P./Rexroth, M.: Kognitive Interviews. In: Zentrum für Umfragen, Methoden und Analysen (ZUMA)(Hrsg.): How-to-Reihe. Nr. 15. Mannheim 2005. Online: http://nbn-resolving.de/urn:nbn:de:0168-ssoar-201470
Reeleder, D./Martin, D.K./Keresztes, C./Singer, P.A.: What do hospital decision-makers in Ontario, Canada, have to say about the fairness of priority setting in their institutions? In: BMC Health Serv Res. 5(1)/2005, S. 8.
Ruhnau, C.: Ethische Orientierung für ärztliches Rationieren beim einzelnen Patienten. Der aktuelle Stand einer noch ganz jungen Debatte. Medizinethische Materialien. Vol. 179. Bochum 2008.
Schöne-Seifert, B./Buyx, A.: Marginale Wirksamkeit medizinischer Maßnahmen: ein faires Rationierungskriterium? In: Schöne-Seifert, B./Buyx, A./Ach, J. (Hrsg.): Gerecht behandelt? Rationierung und Priorisierung im Gesundheitswesen. Paderborn 2006, S. 215-234.
Schultheiss, C.: Im Räderwerk impliziter Rationierung. Auswirkungen der Kostendämpfung im deutschen Gesundheitswesen. Teil I: Rationierung in verschiedenen Leistungsbereichen. psychoneuro. 30/2004, S. 221-226.
Siegrist, J./Marmot, M. (Hrsg.): Soziale Ungleichheit und Gesundheit: Erklärungsansätze und gesundheitspolitische Folgerungen. Bern 2008.
Statistisches Bundesamt: Krankenhausverzeichnis. Statistische Ämter des Bundes und der Länder. Stand 31.12.2005. Wiesbaden 2007.
Steinkamp, N./Gordijn, B.: Ethik in der Klinik und Pflegeeinrichtung. Ein Arbeitsbuch. Köln, Neuwied 2005.
Strech, D./Börchers, K./Freyer, D. u. a.: Ärztliches Handeln bei Mittelknappheit. Ergebnisse einer qualitativen Interviewstudie. In: Ethik in der Medizin. 20(2)/2008, S. 94-109.
Strech, D./Danis, M./Lob, M./Marckmann, G.: Ausmaß und Auswirkungen von Rationierung in deutschen Krankenhausern. Ärztliche Einschätzungen aus einer repräsentativen Umfrage. In: Dtsch Med Wochenschr. 134(24)/2009, S. 1261-1266.
Strech, D./Freyer, D./Börchers, K. u. a.: Herausforderungen expliziter Leistungsbegrenzungen durch kostensensible Leitlinien. Ergebnisse einer qualitativen Interviewstudie mit leitenden Klinikärzten. In: Gesundheitsökonomie und Qualitätsmanagement. 14/2009, S. 38-43.
Strech, D./Hurst, S./Danis, M.: The role of ethics committees and ethics consultation in allocation decisions: a 4-stage process. In: Med Care. 48(9)/2010, S. 821-826.

Strech, D./Marckmann, G.: Wird in deutschen Kliniken rationiert oder nicht? Wie genau wir es wissen und warum es nicht die wichtigste Frage sein sollte. In: Dtsch Med Wochenschr. 135 (30)/2010, S. 1498-1502.

Strech, D./Persad, G./Marckmann, G./Danis, M.: Are physicians willing to ration health care? Conflicting findings in a systematic review of survey research. In: Health Policy. 90(2-3)/2009, S. 113-124.

Strech, D./Synofzik, M./Marckmann, G.: How physicians allocate scarce resources at the bedside: a systematic review of qualitative studies. In: J Med Philos. 33(1)/2008, S. 80-99.

Strech, D./Tilburt, J.: Value judgments in the analysis and synthesis of evidence. In: J Clin Epidemiol. 61(6)/2008, S. 521-524.

Strech, D.: Klinische Ethikberatung bei Rationierungsfragen im Krankenhaus. In: Vollmann, J./ Schildmann, J./Simon, A. (Hrsg.): Klinische Ethik. Frankfurt/Main. 2009, S. 87-106.

Stronks, K./Strijbis, A.M./Wendte, J.F./Gunning-Schepers, L.J.: Who should decide? Qualitative analysis of panel data from public, patients, healthcare professionals, and insurers on priorities in health care. In: BMJ. 315(7100)/1997, S. 92-6.

Vollmann, J.: Methoden der ethischen Falldiskussion. In: Dörries, A./Neitzke, G./Simon, A. u. a. (Hrsg.): Klinische Ethikberatung. Ein Praxisbuch. Stuttgart 2008, S. 87-101.

Ward, N.S./Teno, J.M./Curtis, J.R./Rubenfeld, G.D./Levy, M.M.: Perceptions of cost constraints, resource limitations, and rationing in United States intensive care units: results of a national survey. In: Crit Care Med. 36(2)/2008, S. 471-476.

Waters, E.: Evidence for public health decision-making: towards reliable synthesis. In: Bull World Health Organ. 87(3)/2009: S. 164.

ZEKO: Priorisierung medizinischer Leistungen im System der Gesetzlichen Krankenversicherung (GKV). Zentrale Kommission zur Wahrung ethischer Grundsätze in der Medizin und ihren Grenzgebieten (Zentrale Ethikkommission) bei der Bundesärztekammer. In: Deutsches Ärzteblatt. 104(40)/2007, S. A2750-2754.

Beitrag 6.2

Priorisierung im Medizinbetrieb: Konzeptansätze und nordeuropäische Erfahrungen[1]

Uwe K. Preusker

		Rn.
1	**Begriffsklärung Priorisierung, Rationalisierung und Rationierung**	4 – 7
2	**Priorisierung in Nordeuropa**	8 – 11
3	**Kurzüberblick: Gesundheitssysteme in Nordeuropa – gemeinsame Grundlage, aber vier Ausprägungen**	12 – 26
3.1	Finanzierung	12 – 15
3.2	Versicherungspflicht, Leistungskatalog, Sicherstellung der Versorgung und Budget-Steuerung	16 – 24
3.3	Gliederung der Versorgung	25, 26
4	**Priorisierung: Historischer Überblick**	27 – 36
5	**Priorisierung in Nordeuropa heute – Beispiele**	37 – 58
5.1	PrioriteringsCentrum Linköping	37, 38
5.2	Priorisierung im Alltag – die Nationalen Richtlinien von Socialstyrelsen	39 – 42
5.3	Die Östergötland-Stoppliste von 2003	43 – 50
5.4	Entscheidungshilfen für die klinische Priorisierung – Beispiel gynäkologische Krebserkrankungen	51, 52
5.5	Festlegung einheitlicher Kriterien für den Zugang zu nicht-akuten Behandlungen in Finnland seit 2005	53 – 58

Literatur

---

[1] Der Beitrag basiert auf einem Vortrag im Rahmen der Veranstaltung „Ethik und Ökonomie in der Medizin" am 16.12.2010 in Münster sowie dem Buchbeitrag Preusker: Priorisierung in der Praxis: Wo steht Nordeuropa? In: Lohmann/Preusker (Hrsg.): Priorisierung statt Rationierung: Zukunftssicherung im Gesundheitssystem. 2010.

Schlagwortübersicht

	Rn.		Rn.
Allokationsentscheidungen	8	Primärarzt-System	26
Aufgabenteilung	25	Prinzip der Kosteneffektivität	42
Behandlungsgarantien	9	Priorisierung	2
Budgets	24	Priorisierungsordnung	30
Diskurs	8	PrioriteringsCentrum	27
Finnland	8	Rationalisierung	4
Gesundheitssteuer	15	Rationierung	2
Grundprinzipien der Priorisierung	29	Ressourcen	3
Grundsätze der Priorisierung	8	Schweden	8
Health Technology Assessment	17	Selbstbeteiligung	19
horizontale Priorisierung	9	Sicherstellungsauftrag	20
implizite Priorisierung	9	steuerfinanzierte Gesundheitssysteme	12
Leistungsbegrenzung im Gesundheitswesen	4	Steuerungsinstrument	19
Leistungskatalog	17	Versicherungspflicht	16
nationale Richtlinien	39	versteckte Rationierung	3
nordeuropäische Staaten	3	vertikale oder klinische Priorisierung	9
Norwegen	8	Wahlfreiheit	22
offene Priorisierung	3	Wartelisten	9
öffentlicher Diskurs	28	Wohnsitzprinzip	16

Ethik und Ökonomie werden in der gesundheitlichen Versorgung häufig als unvereinbare Gegensätze wahrgenommen, die vor allem die Beschäftigten im Gesundheitssystem immer wieder in problematische Entscheidungssituation zwischen ethischem und ökonomischem Handeln zwingen. Gleichzeitig ist klar, dass Ethik und Ökonomie dauerhaft Leitgedanken für die gesundheitliche Versorgung sein werden. Es ist deshalb erforderlich, hierfür konkrete Handlungsanweisungen zu entwickeln, die den Ausgleich zwischen Ethik und Ökonomie ermöglichen.

Die deutsche Diskussion zu dieser Frage wird vor allem durch das Gegensatz-Paar Rationierung – Priorisierung beherrscht. Dabei wird unterstellt, dass Priorisierung nichts anderes ist als versteckte Rationierung. Als Ausweg wird vielfach auf Rationalisierung verwiesen, mit der man dauerhaft Rationierung verhindern könne. Außerdem wird über immer neue Kostendämpfungsmaßnahmen und Reformen der Versorgungsstrukturen versucht, eine Balance zwischen den Einnahmen und Ausgaben der Krankenversicherung herzustellen. Im Versorgungsalltag gibt es jedoch auch in Deutschland in der gesundheitlichen Versorgung immer wieder Rationierungsentscheidungen, die allerdings nur versteckt auftauchen (implizite Rationierung) und sich meist auf der individuellen Patient-Arzt-Ebene abspielen. So betont der Aachener Medizinethiker Groß, dass Rationierung längst alltägliche Praxis im deutschen Gesundheitssystem sei.[2]

Die Diskussion über mögliche Alternativen zur versteckten Rationierung bei gleichzeitiger öffentlicher Versicherung, dass die Patienten im Krankheitsfall alles Erforderliche erhalten würden, wird in Deutschland bisher überwiegend als wissenschaftlicher Diskurs geführt. Ansätze wie in Großbritannien, wo das NICE (National Institute for Health and Clinical Excellence) anhand von Kosten-Nutzen-Analysen darüber entscheidet, ob zum Beispiel neue Medikamente oder Behandlungsmethoden in die allgemeine gesundheitliche Versorgung eingeführt werden dürfen, werden dabei bisher nicht als gangbarer Weg angesehen. Die nordeuropäischen Staaten haben hier den Weg gewählt, durch eine offene Priorisierung von Gesundheitsleistungen nach gesellschaftlich-politisch festgelegten Kriterien unter Berücksichtigung ethischer Grundregeln gesellschaftliche Akzeptanz für Versorgungsentscheidungen zu schaffen, mit denen versucht wird, die knappen Ressourcen möglichst gerecht zu verteilen.

1 Begriffsklärung Priorisierung, Rationalisierung und Rationierung

Wegen der sehr unterschiedlich interpretierten Bedeutung von Rationierung, Rationalisierung und Priorisierung ist es sinnvoll, zunächst die drei Begriffe zu definieren.

---

2 Groß: Priorisierung statt Rationierung: Zukunftssicherung für das Gesundheitssystem? In: Lohmann/Preusker (Hrsg.): Priorisierung statt Rationierung: Zukunftssicherung für das Gesundheitssystem. 2010, S. 76.

Als Basis hierfür bietet sich eine Ausarbeitung der Wissenschaftlichen Dienste des Deutschen Bundestages zur „Leistungsbegrenzung im Gesundheitswesen"[3] an, in der eine solche Begriffsdefinition vorgenommen wird.

5   Rationalisierung wird dort wie folgt definiert: „Rationalisierung ist vorrangig geboten, wenn es um den Umgang mit begrenzten Ressourcen geht. Das Ausschöpfen von Wirtschaftlichkeitsreserven und die Erhöhung der Effizienz der medizinischen Versorgung durch Qualitätskontrollen und Wettbewerbssteigerungen können zu Einsparungen führen, ohne dass den Patienten Notwendiges oder Nützliches vorenthalten werden muss."[4]

6   Rationierung definiert diese Veröffentlichung wie folgt: „Rationierung ist (...) gegeben, wenn aus medizinischer Sicht notwendige oder zweckmäßige medizinische Maßnahmen aus finanziellen Gründen offen oder verborgen vorenthalten werden."[5]

7   Zur Begriffsbestimmung der Priorisierung heißt es schließlich: „Die von Wissenschaft und Ärzteschaft gewünschte Priorisierung bezeichnet die ausdrückliche Feststellung einer Vorrangigkeit bestimmter Indikationen, Patientengruppen oder Verfahren vor anderen. Sie folgt der Logik, dass die vorhandenen Mittel bei wachsendem Bedarf auf das Wesentliche, eben auf das als prioritär Festgestellte, konzentriert werden müssen. (...) Mögliche Kriterien für eine Priorisierung sind (1.) medizinische Bedürftigkeit: Schweregrad und Gefährlichkeit der Erkrankung sowie Dringlichkeit des Eingreifens, (2.) erwarteter medizinischer Nutzen, (3.) Kosteneffektivität."[6]

2   Priorisierung in Nordeuropa

8   Priorisierung ist in den nordeuropäischen Gesundheitssystemen ein seit langem genutzter Ansatz, um die knappen für das Gesundheitswesen zu Verfügung stehenden Ressourcen möglichst gerecht zu verteilen. Bereits in der Mitte der 90er Jahre haben sich in Norwegen, Schweden und Finnland die Parlamente mit der Frage der Priorisierung von Gesundheitsleistungen auseinandergesetzt und nach einem breiten politischen Diskurs Leitlinien verabschiedet, die heute vielfach Basis für konkrete Allokationsentscheidungen in diesen Gesundheitssystemen sind. Aktuell wird in allen drei Staaten als Folge des gesellschaftlichen Wandels erneut über Priorisierungsfragen diskutiert. So hat Norwegen im Jahr 2007 einen „Nationalen Rat für Qualität und Priorisierung im Gesundheitssystem" eingesetzt, der eine beratende Funktion im Hinblick auf die einheitliche Anwendung von Priorisierungsentscheidungen im gesamten norwegischen Gesundheitswesen hat.[7] In Schweden hat der dortige Gesundheitsminister Göran Hägglund im Vorfeld des

---

3   Wissenschaftliche Dienste des Deutschen Bundestages Nr. 88/09 vom 29. Oktober 2009.
4   Wissenschaftliche Dienste des Deutschen Bundestages Nr. 88/09 vom 29. Oktober 2009, S. 1.
5   Wissenschaftliche Dienste des Deutschen Bundestages Nr. 88/09 vom 29. Oktober 2009, S. 1.
6   Wissenschaftliche Dienste des Deutschen Bundestages Nr. 88/09 vom 29. Oktober 2009, S. 1 f.
7   Pressemeldung des norwegischen Gesundheitsministeriums vom 09.04.2007.

5. Nationalen Priorisierungskongresses im Herbst 2009 angekündigt, die bereits 1995 vom schwedischen Reichstag beschlossenen Grundsätze zur Priorisierung einer Überprüfung und Weiterentwicklung unterziehen zu wollen.[8] Die aktuelle Entwicklung in Finnland ist durch die seit 2005 eingeführte Steuerung des Zugangs zur Versorgung bei nicht-akuten Erkrankungen anhand von breit akzeptierten medizinischen Kriterien gekennzeichnet.

Priorisierung ist heute in den Gesundheitssystemen Nordeuropas alltägliche Normalität. Über einen langen Zeitraum hinweg geschah dies im Wesentlichen durch das Aufstellen und die Weiterführung von Wartelisten, deren Bedeutung als konkretes Priorisierungsinstrument jedoch in den letzten Jahren insbesondere durch die Einführung von zeitlichen Behandlungsgarantien deutlich abgenommen hat. Das Prinzip der Priorisierung hat – jewils nach breiter gesellschaftlicher Diskussion – in allen nordeuropäischen Staaten Eingang in die gesetzlichen Bestimmungen für die Gesundheitssysteme gefunden. Dabei wird zwischen horizontaler Priorisierung auf der politischen Ebene und vertikaler oder klinischer Priorisierung auf der Ebene der Versorgung des einzelnen Patienten unterschieden. Damit soll unter anderem implizite Priorisierung im Arzt-Patienten-Verhältnis verhindert werden. Mittlerweile existieren für die vertikale Priorisierung konkrete Hilfsmittel, zum Teil in Form von Fragebögen mit entsprechenden Bewertungsskalen wie in Schweden oder in Form allgemein gültiger Leitlinien für die Einordnung von Patienten nach dem Schweregrad ihrer nicht-akuten Erkrankungen wie in Finnland. 9

Die in Finnland im Jahr 2005 veröffentlichten und seither jährlich aktualisierten einheitlichen Kriterien für den Zugang zu nicht-akuter medizinischer Versorgung für ursprünglich insgesamt 193 Erkrankungen stellt wohl derzeit nicht nur in Nordeuropa das bisher am weitesten entwickelte Modell der Regulierung des Zugangs zu elektiven Maßnahmen in der gesundheitlichen Versorgung auf der Basis von im Konsens der jeweiligen medizinischen Fachgebiete erarbeiteten medizinischen Kriterien dar. Das Instrumentarium wird ständig weiterentwickelt. Ziel ist es, hierdurch für die Behandlung von insgesamt 80 Prozent aller nicht dringlichen Erkrankungen entsprechende Kriterien zu formulieren und als Konsens der verschiedenen beteiligten Organisationen und Gruppen zu verabschieden.[9] 10

Nachfolgend wird sowohl die gesellschaftlich-politische Entstehung, Einordnung und Entwicklung der Priorisierung in den Staaten Nordeuropas als auch die konkrete Vorgehensweise bei der Priorisierung beschrieben. Zum Verständnis der Ressourcen-Verteilung ist jedoch zunächst eine kurze Einführung in die grundlegende Gestaltung der nordeuropäischen Gesundheitssysteme sinnvoll. 11

---
8   Minister öppnar för ny prioriteringsutredning Dagens Medicin vom 15.6.2009.
9   Yhtenäiset kiireettömän hoidon perusteet 2010. Online: http://www.stm.fi/julkaisut/nayta/_julkaisu/1396269 [abgerufen am: 15.3.2014].

3 Kurzüberblick: Gesundheitssysteme in Nordeuropa – gemeinsame Grundlage, aber vier Ausprägungen

3.1 Finanzierung

12 Bei den nordeuropäischen Gesundheitssystemen (Dänemark, Norwegen, Schweden, Finnland) handelt es sich im Grundsatz um steuerfinanzierte Gesundheitssysteme. In eingeschränktem Maße werden zusätzlich auch vom Arbeitseinkommen abhängige Beiträge erhoben, die allerdings in der Gesamtfinanzierung lediglich einen geringen Prozentsatz ausmachen. So zahlen etwa in Finnland die Arbeitnehmer 2,16 % ihres zu versteuernden Einkommens als Beitrag für die Krankenversicherung, und die Arbeitgeber zahlen 2,14 % der Lohnsumme für die Finanzierung der Krankenversicherung.

13 Die Ausgaben für die Gesundheit werden dabei überwiegend durch solche Steuern finanziert, die von den jeweils für das Gesundheitswesen zuständigen lokalen oder regionalen Gebietskörperschaften erhoben werden, meist proportionale Einkommensteuern, um deren Höhe ein intensiver Wettstreit zwischen den Gebietskörperschaften besteht. Hohe proportionale Einkommensteuern, entstehend aus hohen Ausgaben für Gesundheit, die meist einen großen, wenn nicht den größten Teil der Gesamtausgaben dieser Gebietskörperschaften ausmachen, stellen einen massiven Standortnachteil für die jeweilige Gebietskörperschaft dar.

14 Zusätzlich zur Finanzierung aus solchen eigenen Steuern gibt es in allen Ländern gesamtstaatliche Zuschüsse aus Steuermitteln. Diese Zuschüsse werden vom Zentralstaat an die unmittelbar für das Gesundheitswesen zuständigen Gebietskörperschaften gezahlt. In Finnland wird auf diese Weise knapp ein Drittel der gesamten Ausgaben der für die gesundheitliche Versorgung zuständigen Kommunen durch staatliche Zuschüsse gedeckt. Darüber hinaus werden bestimmte Ausgaben direkt auf der gesamtstaatlichen Ebene finanziert und verwaltet, so etwa in Finnland die staatlichen Zuschüsse für Arzneimittel, die von der staatlichen Rentenversicherungsanstalt (Kansaneläkelaitos – KELA) ausgezahlt werden. In Norwegen werden heute die Ausgaben für die ambulante und stationäre fachärztliche Versorgung an Krankenhäusern direkt aus gesamtstaatlichen Mitteln finanziert.

15 Innerhalb Nordeuropas stellt Dänemark bei der Finanzierung der Gesundheitskosten seit der Gebietsreform von 2007 eine Ausnahme dar: Dänemark hat parallel zur Gebietsreform, durch die die bis dahin 14 Ämter (Kreise) und 271 Kommunen des Landes in nur noch fünf Regionen und 98 Kommunen aufgegangen sind, eine achtprozentige nationale Gesundheitssteuer auf Einkommen eingeführt. Aus dem Aufkommen dieser Gesundheitssteuer erhalten die für die Sicherstellung und Erbringung von Gesundheitsleistungen zuständigen fünf Regionen entsprechende Zuweisungen. Sie machen rund 80 Prozent der Gesamtgesundheitskosten der Regionen aus. Die übrigen 20 Prozent werden von den Kommunen aufgebracht, die das Recht zur Erhebung einer eigenen Einkommensteuer haben.

3.2 Versicherungspflicht, Leistungskatalog, Sicherstellung der Versorgung und Budget-Steuerung

Die Versicherungspflicht in den nordeuropäischen Ländern beruht auf dem Wohnsitzprinzip. Sie umfasst damit jeden im Lande gemeldeten Einwohner. Damit ist in Nordeuropa grundsätzlich jede im Lande gemeldete Person unabhängig von ihrer Nationalität, einer Berufstätigkeit oder ihrem Einkommen krankenversichert. Der Versicherungstatbestand ist damit anders als in Deutschland nicht auf Beschäftigung (Versicherte) oder der Familienzugehörigkeit zur Familie eines Versicherten (mitversicherte Familienangehörige) aufgebaut, sondern, wie bereits erwähnt, auf dem Wohnsitz-Prinzip. Dieses Prinzip gilt als Grundlage für die Kranken- und Rentenversicherung in allen nordeuropäischen Ländern. Ein Beschäftigungsverhältnis oder eine selbständige Tätigkeit ist nur teilweise ein ergänzendes Merkmal zur Beitragserhebung bzw. zur Gewährung von bestimmten Geldleistungen.

Der Leistungskatalog wird in allen nordeuropäischen Gesundheitssystemen traditionell möglichst schlank gehalten. Dies bedeutet unter anderem, dass grundsätzlich Leistungen, die den „besonderen Therapierichtungen" zugeordnet werden, bzw. Leistungen, die nicht ausreichend evidenzbasiert sind, nicht aufgenommen werden. Beispiele hierfür sind etwa Kuren, Naturheilkunde sowie homöopathische Arzneimittel. Einen weiteren Ansatz zur Begrenzung des Leistungskataloges stellt die intensive Nutzung von Health Technology Assessment (HTA) dar. HTA besitzt in den nordischen Ländern eine lange Tradition; so ist das schwedische HTA-Institut nach Kanada das am längsten existierende HTA-Institut weltweit.

Darüber hinaus gibt es die Ausgrenzung von ganzen Leistungsbereichen: So sind zum Beispiel Zahnbehandlung und Zahnersatz in Norwegen für Erwachsene traditionell nicht Bestandteil des Leistungskataloges. In Dänemark erstattet die Krankenversicherung bei Bürgern über 18 Jahren nur einen kleinen Teil – im Durchschnitt 22 Prozent – der zahnärztlichen Behandlungskosten. In Finnland wurden Berufs- und Verkehrsunfälle 2005 aus dem Leistungskatalog des öffentlichen Gesundheitssystems für alle Bürger ausgeschlossen; sie müssen seit der Neuregelung durch die vom Arbeitgeber abzuschließende Berufsunfallversicherung bzw. die Kfz-Haftpflichtversicherung finanziert werden.

Ein weiterer Grundsatz der Rahmenregelungen zur Inanspruchnahme von Versorgungsleistungen in Nordeuropa betrifft den Einsatz von Selbstbeteiligungen als Steuerungsinstrument. Die grundlegende Überlegung lautet hierbei: Neben der allgemeinen Finanzierung überwiegend durch Steuermittel muss der Einzelne bei der Inanspruchnahme von Gesundheitsleistungen zuzahlen, um unnötige Inanspruchnahme zu begrenzen bzw. zu vermeiden. Eine Ausnahme bildet hierbei allerdings das dänische Gesundheitssystem, in dem für die meisten Versicherten weder für die ambulante ärztliche noch die stationäre Versorgung Zuzahlungen erhoben werden. Für die zahnärztliche Versorgung wird in Dänemark dagegen eine sehr hohe Zuzahlung von im Durchschnitt 78 Prozent verlangt. In den nordeuropäischen Staaten ist Zuzahlung jedoch generell mit einem Sozialschutz versehen, der einerseits die Zuzahlung im Gesundheitssystem auf Höchstsummen begrenzt, andererseits jedoch für die Beträge unterhalb dieser Höchstsummen Bedürftige auf das Sozial- bzw. Steuersystem verweist.

20 Der Sicherstellungsauftrag für die gesundheitliche Versorgung der Bevölkerung liegt in allen nordeuropäischen Ländern bei Gebietskörperschaften (Kommunen oder Kommunalzusammenschlüsse, Regionen bzw. Provinziallandtage), die unterhalb der gesamtstaatlichen Ebene angesiedelt sind. In Schweden ist dabei im Laufe der vergangenen 15 Jahre die Zuständigkeit der Kommunen im Gesundheits- und Sozialbereich so stark angestiegen, dass sich die zunächst allein für die gesundheitliche Versorgung zuständigen Provinziallandtage (schwedisch: *landsting*) und die Kommunen immer mehr angenähert haben. Vor wenigen Jahren haben sich die beiden Interessenverbände der Kommunen und der Provinziallandtage zu einem gemeinsamen Interessenverband unter dem Namen „Sveriges Kommuner och Landsting" zusammengeschlossen, der unter anderem auch Arbeitgeber- und Tarifpartner-Aufgaben für den Großteil der im Gesundheitswesen und im öffentlichen Dienst insgesamt beschäftigten Arbeitnehmer übernimmt.

21 In allen Fällen handelt es sich dabei in Nordeuropa um Gebietskörperschaften mit demokratisch auf Zeit gewählten Parlamenten und Führungsgremien und damit auch mit einer entsprechenden demokratischen Kontrolle und Legitimation. Der Versorgungsauftrag ist entsprechend dieser Grundkonstruktion ebenfalls grundsätzlich auf die Wohnbevölkerung der jeweiligen Gebietskörperschaft beschränkt. Dieser Grundsatz verändert sich allerdings mit dem zunehmenden Wahlrecht der Bevölkerung, Gesundheitsleistungen auch außerhalb ihres Regionalbereiches in Anspruch zu nehmen (Details siehe weiter unten). Traditionell bedeutete die Zuständigkeit für die medizinische Versorgung der Wohnbevölkerung auch die Zuständigkeit für die tatsächliche Leistungserbringung. Sie fand viele Jahrzehnte lang fast ausschließlich in eigenen Einrichtungen – Gesundheitszentren und Krankenhäusern – statt. Eine Ausnahme bildet hier die primärärztliche Versorgung in Dänemark, die traditionell durch in eigener Praxis niedergelassene Hausärzte erfolgt. Mittlerweile sind die meisten Gesundheitseinrichtungen in Nordeuropa rechtlich verselbständigt worden, vergleichbar dem Eigenbetrieb einer deutschen Kommune oder der formalen Privatisierung durch Gründung einer GmbH oder AG, die jedoch zu 100 Prozent in öffentlicher Trägerschaft bleibt. Mit diesen Maßnahmen werden auch die Management-Funktionen der Gesundheitseinrichtungen einerseits und die Erfüllung der Finanzierungs-Funktion andererseits strikt voneinander getrennt. Die für die Finanzierung des Gesundheitswesens zuständigen Organe der Gebietskörperschaften verhandeln in diesem Modell mit dem Management der Gesundheitseinrichtungen über Mengen und Preise für eine Zeitperiode und schließen dann entsprechende Verträge ab. Zunehmend wird in Schweden vor allem der Betrieb ambulanter Versorgungseinrichtungen, der sogenannten Gesundheitszentren, in die Verantwortung der dort Tätigen (vor allem Ärzte, Zahnärzte, Krankenpflegepersonal) gegeben und damit faktisch privatisiert.

Mit dem Prinzip der Sicherstellung und dem Grundsatz, dass die Gesundheitseinrichtungen im Eigentum der Gebietskörperschaften stehen, eng verbunden war lange Zeit die Beschränkung der Wahlfreiheit: Der Bürger konnte im Prinzip um medizinische Behandlung nur in den Einrichtungen der eigenen, für die gesundheitliche Versorgung zuständigen Gebietskörperschaft nachsuchen. Dieses Grundprinzip des Zusammenfallens von Versorgungsauftrag und Leistungserbringung wird jedoch seit nunmehr gut 15 Jahren zunehmend in Frage gestellt. Immer häufiger werden Leistungen gebietsüberschreitend ausgeschrieben, wobei auch private Leistungserbringer zugelassen werden. Dennoch ist deren Anteil auch heute noch als relativ gering anzusetzen. Auch die Wahlfreiheit ist mittlerweile deutlich verbessert worden, vor allem durch sogenannte Behandlungsgarantien, die durch jüngere Reformmaßnahmen in allen nordeuropäischen Gesundheitssystemen eingeführt wurden. Teil dieser Behandlungsgarantien ist auch, dass bei Überschreiten der garantierten höchsten Wartezeit auf eine Behandlung das Recht entsteht, diese Behandlung außerhalb des eigenen Wohnbezirks in anderen öffentlichen oder auch in privaten Gesundheitseinrichtungen in Anspruch zu nehmen. Zum Teil ist damit auch das Recht verbunden, sich im Ausland behandeln zu lassen. In Norwegen, Schweden und Dänemark ist mittlerweile auch das Recht verankert, sich grundsätzlich außerhalb des Gebietes der eigenen Gebietskörperschaft behandeln zu lassen; in Finnland wurde diese Wahlmöglichkeit 2013 eingeführt. In der Realität wird von diesem landesweiten Wahlrecht bisher aber wenig Gebrauch gemacht.

Eine Ausnahme vom Prinzip der Sicherstellung durch lokale oder regionale Gebietskörperschaften bildet die Krankenhausversorgung in Norwegen: Hier hat das norwegische Parlament, der Storting, den Sicherstellungsauftrag für die Krankenhausversorgung per Beschluss mit dem Jahresbeginn 2002 an sich gezogen. Seither verantwortet die gesamtstaatliche Ebene die Krankenhausversorgung. Im Zuge dieser Maßnahme sind die Krankenhäuser, die sich bis dahin überwiegend in der Trägerschaft von Großkommunen (Fylkekommunen) befanden, in die Trägerschaft des Gesamtstaates übernommen worden. Dies ist gleichzeitig ein Beispiel für die Nutzung der Rechtsform der Aktiengesellschaft für Betrieb und Trägerschaft von Gesundheitseinrichtungen in Nordeuropa. Denn heute gehören alle in öffentlicher Hand befindlichen Krankenhäuser des Landes zu fünf regionalen Aktiengesellschaften, die vollständig in der Eigentümerschaft des norwegischen Staates stehen.

Alle nordeuropäischen Systeme bauen auf Budgets zur Steuerung der Gesundheitsausgaben auf. Allerdings sind dies – mit Ausnahme des Krankenhaus-Budgets in Norwegen – weit überwiegend Budgets auf der Ebene der jeweiligen Gebietskörperschaften, nicht aber Globalbudgets für das Gesundheitswesen. Gesamtstaatliche Globalbudgets wären mit dem Prinzip der dezentralen Zuständigkeit und Verantwortung für die Sicherstellung der gesundheitlichen Versorgung nicht vereinbar. Zunehmend ergänzt wird das Budget-System durch eine Politik des „goldenen Zügels", d. h. durch Finanzierungsmittel der Zentralstaaten, deren Gewährung an die Erfüllung bestimmter Auflagen gebunden wird. Ziel dieser Politik ist es vor allem, bestimmte gesundheitliche Ziele, etwa die Verringerung der Wartezeiten für medizinische Behandlung, zu erreichen. Diese Politik wird vor allem in Dänemark und Schweden, teilweise auch in Norwegen eingesetzt.

3.3 Gliederung der Versorgung

25 Eine weitere Gemeinsamkeit der nordeuropäischen Systeme und zugleich ein Unterschied zu Deutschland ist die Gliederung der Versorgung in ambulante Primärversorgung einerseits sowie fachärztliche ambulante und stationäre Versorgung andererseits, wobei diese vielfach durch die gleichen Ärzte erfolgt, überwiegend an Kliniken. Damit wird die deutsche Besonderheit der doppelten Vorhaltung einer spezialärztlichen ambulanten und stationären Versorgungsstruktur sowie möglicher Versorgungsbrüche zwischen ambulanter und stationärer Versorgung weitgehend vermieden. Damit einher geht eine andere Aufgabenteilung zwischen den Gesundheitsberufen, insbesondere zwischen dem ärztlichen und pflegerischen Berufsstand: Pflegekräfte haben – aufbauend auf einer Ausbildung auf Fachhochschul-Niveau – deutlich weiter gehende Kompetenzen und Befugnisse, die bis zur Verordnung bestimmter Arzneimittel durch entsprechend erfahrene und qualifizierte Pflegepersonen reichen. Ein weiteres Beispiel: Hausbesuche durch Ärzte sind in Nordeuropa weitgehend unüblich. Diese Aufgabe der häuslichen Betreuung wird über das System der Bezirkskrankenschwester von Pflegepersonen übernommen.

26 In allen vier nordeuropäischen Gesundheitssystemen existiert heute ein Haus- bzw. Primärarzt-System. Dabei gibt es allerdings erhebliche Variationen in der Tragweite und Konsequenz der verschiedenen Lösungen. Das stringenteste Primärarztsystem haben Dänemark, Norwegen (seit Anfang 2001) und Finnland, wo das Aufsuchen der fachärztlichen Ambulanz oder auch des niedergelassenen Facharztes, der im Auftrag der Gebietskörperschaft Patienten betreut, bis auf akute Ausnahmefälle nur mit Überweisung eines Primärarztes möglich ist. In Finnland gibt es allerdings die Möglichkeit, privat tätige Fachärzte zu konsultieren. In diesem Fall wird ein Teil der Behandlungskosten von der staatlichen Sozialversicherungsanstalt KELA erstattet. In Schweden dagegen können fachärztliche Ambulanzen auch direkt aufgesucht werden – das Hausarztsystem ist hier als Angebot ausgestaltet; die Steuerung geschieht vor allem über entsprechend ausgestaltete Selbstbeteiligungs-Regelungen.

4 Priorisierung: Historischer Überblick

27 Eine öffentlich geführte Diskussion über die Notwendigkeit von Prioritätensetzung im Gesundheitswesen gibt es in Nordeuropa bereits seit Mitte der achtziger Jahre. Dabei wird die gesellschaftliche und politische Diskussion in Nordeuropa unter dem Leitbegriff der „Priorisierung" oder Festlegung von Prioritäten mit einer den festgelegten Prioritäten entsprechenden Ressourcenverteilung auf der politischen wie der individuellen Ebene geführt. Priorisierung, so definiert Peter

Garphenby[10] in der Schriftenreihe des „PrioriteringsCentrum", beinhaltet dabei „bewusste Wahl, bei der erwogene Alternativen nach bewusst gewählten Kriterien in eine Rangordnung gesetzt werden". Rationierung bedeutet nach seiner Definition dagegen, dass „ein Versorgungsbedarf nicht optimal erfüllt" wird. Allerdings fügt Garphenby hinzu, dass aus Priorisierungsmaßnahmen eine Rationierung entstehen könne, insbesondere in Form der zeitlichen Rationierung durch Bildung von Wartelisten.[11] Diese Priorisierung mit der Folge der zeitlichen Rationierung, also dem Zuweisen eines einzelnen Patienten auf eine Warteliste, ist lange Zeit für die Realität der Priorisierung in Nordeuropa die weitaus am häufigsten anzutreffende Form gewesen.

Der wohl zentrale Unterschied in der Diskussion über Priorisierung in Skandinavien und über Rationierung in Deutschland ist, dass die Diskussion in Nordeuropa als öffentlicher Diskurs mit der Überzeugung geführt wird, dass Priorisierung unausweichlich ist. Angesichts dieser Ausgangs-These will man aber den als unausweichlich anerkannten Priorisierungsprozess so gerecht wie möglich und nach öffentlich festgelegten Kriterien ablaufen lassen. Allerdings muss darauf verwiesen werden, dass in der internationalen Diskussion um Rationierungsentscheidungen im Gesundheitswesen auch Prioritätensetzungen zum Teil als Rationierung interpretiert wird.[12]

In Schweden begann die intensivere Beschäftigung mit Priorisierungs- und Rationierungsfragen im Gesundheitswesen im Jahr 1992 mit der Einsetzung einer parlamentarischen Priorisierungskommission (Prioriteringsutredningen), der Repräsentanten der fünf größten Parteien des schwedischen Reichstages angehörten. Die Arbeit dieses Ausschusses mündete schließlich 1997 in einem Beschluss des schwedischen Reichstages, in dem die drei Grundprinzipien der Priorisierung festgelegt wurden: das Prinzip der Menschenwürde, das Bedarfs- beziehungsweise Solidaritätsprinzip sowie das Prinzip der Kosteneffektivität.

Zur Konkretisierung der drei ethischen Grundprinzipien und der darauf aufbauenden Gesetzesergänzungen verabschiedete der schwedische Reichstag auch eine Priorisierungsordnung,[13] die bis heute die Grundlage für die konkrete Priorisierungsarbeit der verschiedenen Ebenen, Gremien und auch im konkreten Einzelfall ist. Diese Ordnung umfasst insgesamt folgende vier Gruppen:

- Priorisierungsgruppe 1:
    - Versorgung lebensbedrohlicher akuter Krankheiten
    - Versorgung solcher Krankenheiten, die ohne Behandlung zu dauerhafter Invalidisierung oder zu vorzeitigem Tod führen

---

10 Garphenby: Prioriteringsprocessen. Del I: övergripande strategier. 2003, S. 4 f.
11 Garphenby: Prioriteringsprocessen. Del I: övergripande strategier. 2003, S. 4 f.
12 Ausführlich in: Preusker: Rationierung im internationalen Vergleich – Skandinavien. In: Arbeit und Sozialpolitik. 1/2-2001, S. 45 ff., sowie Preusker: Offene Priorisierung in Nordeuropa – der Weg zu gerechter Rationierung? In: G+G Wissenschaft. 2/2004, S. 16 ff.
13 Sveriges Riksdag: proposition 1996/97:60. „Prioriteringar inom hälso- och sjukvården". Übersetzung durch den Autor.

- Versorgung schwerer chronischer Krankheiten
- Palliative (lindernde) Versorgung und Versorgung in der Endphase des Lebens
- Versorgung von Menschen mit herabgesetzter Autonomie

• Priorisierungsgruppe 2:
  - Prävention
  - Rehabilitation

• Priorisierungsgruppe 3:
  - Versorgung weniger schwerer akuter und chronischer Erkrankungen

• Priorisierungsgruppe 4:
  - Versorgung aus anderen Gründen als Krankheit oder Verletzung

31 Dabei hat die Versorgung der ersten Gruppe die höchste Priorität, innerhalb dieser Gruppe dagegen hat nach dem Reichstagsbeschluss lediglich die Versorgung lebensbedrohlicher akuter Erkrankungen Vorrang; die übrigen Teilgruppen dieser Gruppe dagegen haben untereinander gleichen Rang. Die zweite und dritte Priorisierungsgruppe sollen in abnehmender Reihenfolge öffentlich finanzierte Ressourcen zur Verfügung gestellt bekommen. Die vierte Priorisierungsgruppe dagegen wurde vom Reichstag als eine Gruppe qualifiziert, für deren Leistungen normalerweise keine öffentlichen Gelder zur Verfügung gestellt werden sollen, sondern deren Leistungen von den Personen, die diese Leistungen in Anspruch nehmen, selbst bezahlt werden müssen.

32 Aufbauend auf dieser rechtlichen und ethischen Basis wird seither in vielen Provinziallandtagen und Regionen Schwedens intensiv an der konkreten Umsetzung in Empfehlungen, Richtlinien und Vorschriften zur Priorisierung gearbeitet. Die beiden wohl auch über die Grenzen Schwedens hinaus bekanntesten Beispiele hierfür sind einmal das sogenannte Blekinge-Modell, zum anderen die Priorisierungsrichtlinien des Provinziallandtages Västerbottens Län.

33 Die Richtlinien zur Priorisierung des Provinziallandtages Västerbottens Län[14] wurden über mehrere Jahre hinweg von der hauptamtlichen Leitung des Provinziallandtages und der Leitungsgruppe für die Gesundheits- und Krankenversorgung in Zusammenarbeit mit einzelnen, in Priorisierungsfragen besonders erfahrenen Vertretern des Gesundheitswesens im Provinziallandtag erarbeitet und im Februar 2003 von der politischen Leitung des Provinziallandtages verabschiedet. Die Richtlinie soll offene Priorisierung innerhalb der Einrichtungen der Gesundheits- und Krankenversorgung sicherstellen und sowohl den politischen Beschlussgremien wie dem einzelnen Mitarbeiter des Gesundheitswesens klare Rahmenvorgaben für solche Beschlüsse an die Hand geben. Darüber hinaus soll sie sicherstellen, dass alle Priorisierungsbeschlüsse überprüfbar sind. Im Hinblick auf die Bürger des Provinziallandtages heißt es dort weiter: „Mit offenen Priorisierungsbeschlüssen, die

---

14 Waldau: Så arbetar vi med prioriteringar. Riktlinjer för hälso- och sjukvården. 2002, S. 4.

überprüfbar sind, wird der Bevölkerung die Möglichkeit gegeben, zu beurteilen, ob die Gesundheits- und Krankenversorgung den ethischen Prinzipien folgt und ob Versorgung zu gleichen Bedingungen im Provinziallandtag gegeben wird."[15].

Als Basis der Priorisierung im Provinziallandtag werden die vom schwedischen Reichstag verabschiedete gesetzliche Leitlinie sowie die Priorisierungsordnung mit den vier Priorisierungsgruppen (s. o.) herangezogen. Konkret wird darüber hinaus als spezifisches Ziel der Priorisierungsarbeit in Västerbottens Län festgeschrieben:

- Gute Versorgung für die drei letzten Gruppen innerhalb der Priorisierungsgruppe 1 (schwer chronisch Kranke, Menschen mit herabgesetzter Autonomie, Versorgung in der letzten Phase des Lebens) zu schaffen
- zu effektivisieren
- ein funktionierendes und ethisch gutzuheißendes Rationierungssystem zu schaffen.[16]

Im Folgenden beschreibt die Richtlinie zunächst die rechtliche Ausgangssituation sowie grundlegende Begriffe. Anschließend werden konkrete Analysewerkzeuge für Priorisierungsbeschlüsse beschrieben sowie eine Sammlung von Beispielen für konkrete Priorisierung auf den verschiedenen Ebenen des Gesundheitswesens vorgestellt.

Im Blekingemodell[17] werden – ebenfalls auf der vom schwedischen Reichstag beschlossenen gesetzlichen Grundlage und der Priorisierungsordnung aufbauend – folgende Richtlinie für Priorisierungen in der Gesundheits- und Krankenversorgung festgeschrieben:

- Bevor priorisiert werden kann, muss eine medizinische Beurteilung stattfinden. Jeder Mensch, der vermutet, eine Krankheit oder Verletzung zu haben, soll das Recht haben, eine medizinische Beurteilung zu erhalten.
- Auf dieser Grundlage soll dann die vierstufige Priorisierungsordnung, wie sie der Reichstag beschlossen hat, Anwendung finden.
- Insgesamt werden drei Ebenen der auf diesen Grundlagen aufbauenden Priorisierung festgelegt:
  - Priorisierung auf klinischem Niveau, also in der Krankenversorgung selbst
  - Priorisierung auf administrativem oder Verwaltungs-Niveau,
  - Priorisierung auf politischem Niveau, also bei der Beschlussfassung über die Verteilung der zur Verfügung stehenden Mittel für die verschiedenen Teilbereiche des Gesundheitswesens im Provinziallandtag.

---

15 Waldau: Så arbetar vi med prioriteringar. Riktlinjer för hälso- och sjukvården. 2002, S. 5.
16 Waldau: Så arbetar vi med prioriteringar. Riktlinjer för hälso- och sjukvården. 2002, S. 11.
17 Förtroendenämden Landstinget Blekinge, o. J.

5 Priorisierung in Nordeuropa heute – Beispiele

5.1 PrioriteringsCentrum Linköping

37 Wie intensiv der Gedanke der Unausweichlichkeit von Priorisierungen im Gesundheitswesen in den nordeuropäischen Gesellschaften verankert ist, macht exemplarisch das schwedische „PrioriteringsCentrum"[18] deutlich. Dabei handelt es sich um eine Einrichtung, die seit Anfang 2001 existiert und gemeinsam vom schwedischen Staat, den Provinziallandtagen und den Kommunen finanziert wird. Konkrete Aufgaben des in Linköping an der dortigen Universität angesiedelten „Priorierings-Centrum" sind:

- eine Referenzdatenbasis zu Priorisierungs-Themen aufzubauen
- Übersichten über Material zur Priorisierung zu schaffen
- aktuelle Projekte zur Priorisierung in Schweden zu dokumentieren
- Grundlegende Entwicklungsarbeit für Priorisierung im Gesundheitswesen zu betreiben
- Forschungs- und Entwicklungsarbeit zur Priorisierung im Gesundheitswesen zu initiieren und zu unterstützen sowie
- Informationen über die Aktivitäten des Zentrums in schriftlicher und elektronischer Form sowohl für die Bürger wie für Fachkreise anzubieten.

38 Der Grundansatz der Notwendigkeit der Priorisierung geht dabei einher mit der Überzeugung, dass jede Art von Priorisierung offen und auf einer für die Gesellschaft und den Einzelnen nachvollziehbaren Grundlage zu erfolgen hat. Die Einrichtung eines eigenen Zentrums für Priorisierungsfragen dokumentiert dies nachdrücklich.

5.2 Priorisierung im Alltag – die Nationalen Richtlinien von Socialstyrelsen

39 Die vom schwedischen Reichstag aufgestellten zentralen Prinzipien für die Priorisierung in der Gesundheitsversorgung werden im Versorgungsalltag insbesondere in den nationalen Richtlinien der schwedischen Nationalen Behörde für Gesundheit und Wohlfahrt (Socialstyrelsen) spürbar. Socialstyrelsen hat seit 2004 verschiedene Richtlinien für die Priorisierung in bestimmten Bereichen der Gesundheitsversorgung erlassen. Dazu gehören insbesondere die Richtlinien[19] für

- Zahnversorgung
- Lungenkrebs
- Schizofrenie

---

18 PrioriteringsCentrum. Online: http://www.imh.liu.se/halso-och-sjukvardsanalys/prioriteringscentrum [abgerufen am: 14.3.2014].
19 Socialstyrelsen. Online: http://www.socialstyrelsen.se/riktlinjer/nationellariktlinjer [abgerufen am: 27.7.2011].

- Demens
- Depression und Angst
- Diabetes
- Schlaganfall
- Kardiologie
- Brust-, Kolorektal- und Prostatakrebs
- Missbrauchserkrankungen
- Palliativversorgung

Weitere Richtlinien sind in Vorbereitung beziehungsweise befinden sich im Anhörungsverfahren. Dazu gehört etwa eine Richtlinien zur Schizophrenie.

Diese Richtlinien stellen gemäß den Aussagen von Socialstyrelsen eine Unterstützung und Anleitung für die im Gesundheitswesen Tätigen bei der Priorisierung von Maßnahmen innerhalb des jeweiligen fachlichen Bereiches der Richtlinie dar. Sie sollen eine Anleitung geben, für welche Behandlungen und Methoden die Einrichtungen des Gesundheitssystems ihre Ressourcen einsetzen sollten. Dafür werden die verschiedenen Maßnahmen und Methoden in eine Rangordnung gebracht.[20]

2007 hat das schwedische Priorisierungszentrum (siehe oben unter 4.1) im Auftrag von Socialstyrelsen eine Bestandsaufnahme und Bewertung der Priorisierungsarbeit in Schweden veröffentlicht. Die englischsprachige Version des Rapports wurde im Jahr 2008 veröffentlicht.[21] Das Ergebnis der wissenschaftlichen Überprüfung zeigt, dass Schweden mit den Aktivitäten im Bereich der Priorisierung trotz langjähriger intensiver Beschäftigung mit dem Thema noch nicht durchgehend erfolgreich ist. Insbesondere das Ziel einer offenen Priorisierung auf der Ebene der politischen Entscheidungsträger (horizontale Priorisierung) sei noch lange nicht erreicht, heißt es in der zusammenfassenden Bewertung des Berichtes[22] durch Socialstyrelsen. Stattdessen würden Ressourcen nach wie vor überwiegend nach historischen Mustern verteilt. Als Konsequenz schlägt Socialstyrelsen eine grundlegende Revision des Beschlusses zur Priorisierung des schwedischen Reichstages von 1995 vor. Dabei sollen unter anderem Indikatoren entwickelt werden, mit denen regelmäßig nachverfolgt werden kann, ob und wie in der Realität Priorisierung erfolgt. Außerdem soll das Prinzip der Kosteneffektivität deutlicher und schärfer ausformuliert und die Grenzen für öffentlich finanzierte Gesundheitsversorgung klarer gezogen werden. Wie im Eingang zu diesem Artikel bereits betont, hat der schwedische Gesundheitsminister diese Anregung aufgegriffen.

---

20 Socialstyrelsen. Online: http://www.socialstyrelsen.se/riktlinjer/nationellariktlinjer [abgerufen am: 15.3.2014].
21 National Center for Priority Setting in Health Care, Resolving Health Care's Difficult Choices. 2007.
22 Socialstyrelsen, Prioriteringar i hälso- och sjukvården, Stockholm 2007, S. 18 f.

5.3 Die Östergötland-Stoppliste von 2003

43 Im Herbst 2003 erhielt die öffentliche Diskussion über Priorisierung in Schweden einen intensiven Anstoß. Seinerzeit beschloss nämlich das Parlament des Provinziallandtages Östergötland eine konkrete Priorisierungsliste[23], die ab Anfang 2004 jährliche Einsparungen von insgesamt 37 Millionen schwedischen Kronen (SEK; ca. 4 Mill. Euro) erbringen sollte. Die Liste enthielt eine Reihe von Erkrankungen, deren Behandlung bis dahin aus öffentlichen Mitteln in Östergötland bezahlt wurde. Ab Anfang 2004 mussten die Bürger Östergötlands diese Behandlungen bis zur Ablösung der dortigen Provinziallandtags-Regierung drei Jahre später und der nachfolgenden Änderung der Politik auf diesem Gebiet aus der eigenen Tasche bezahlen.

44 Zu den auf der damaligen so genannten Stoppliste aufgeführten Erkrankungen zählten unter anderem:

- Zweiter Hörapparat
- Behandlung des leichten Schnarchens
- Krampfadern als kosmetisches Problem
- Chronische Rückenschmerzen
- Atembeschwerden aufgrund schiefer Nasenscheidewand
- Sterilisation des Mannes
- Sterilisation der Frau ohne medizinische Indikation
- Kaiserschnitt ohne offenbare psychische oder medizinische Indikation
- Fruchtwasseruntersuchung bei nicht-medizinischen Indikationen
- Operation gutartiger Tumore
- Leichte Prostatabeschwerden
- Kopfläuse
- Blasenkatharr bei Kindern
- Kniebeschwerden bei älteren Patienten, Arthroskopie
- Anale Erkrankungen
- Chirurgische Versorgung von Magen-Darm-Erkrankungen bei multimorbiden älteren Patienten.

45 Diese konkrete Priorisierungsliste führte in Schweden zu einer neuen und breiten öffentlichen Diskussion über die Zulässigkeit und Notwendigkeit sowie vor allem über die konkrete Ausprägung von Priorisierungen. So äußerte sich der damalige schwedische Sozialminister Lars Engqvist in mehreren Zeitungs- und Zeitschrifteninterviews dahingehend, dass die vom schwedischen Reichstag aufgestellten Priorisierungsgrundsätze nicht in im Vorweg festgelegten Listen die Versorgung von ganzen Patientengruppen mit bestimmten Erkrankungen vollständig ausschließen dürfe. Vielmehr könne eine solche Liste lediglich eine Empfehlung darstellen, die jeweils im Einzelfall zwischen Arzt und Patient individuell untersucht und entschieden werden müsse.[24]

---
23 Landstinget i Östergötland. Presseerklärung vom 29.10.2003.
24 Vgl. z. B. Landstingsvärlden36/3, S. 7.

Eine Gruppe von sechs Reichstagsabgeordneten der Sozialistischen Partei wiederum vertrat die Meinung, dass die vom Reichstag aufgestellte Priorisierungsordnung mit ihren vier Gruppen nicht bedeute, dass die Versorgung ganzer Krankheitsgruppen aus der öffentlichen Versorgung und Finanzierung herausgenommen werden dürfte. Vielmehr interpretierten die Reichstagsabgeordneten die Ordnung so, dass den vier Priorisierungsgruppen Ressourcen so zugewiesen werden sollten, dass die Gruppe I die meisten, die Gruppe IV dagegen die geringsten Ressourcen erhält – nicht aber keine Ressourcen.[25]

Andererseits ergab eine Umfrage der schwedischen Tageszeitung „Svenska Dagbladet", dass vier weitere Provinziallandtage sich seinerzeit bereits in konkreten Vorbereitungen für ähnliche Ausschlusslisten befanden, vier weitere schlossen nicht aus, dass sie in der Zukunft ähnliche Priorisierungslisten aufstellen würden.[26]

In einem weiteren Debatten-Artikel[27] begrüßten Anfang 2004 Kerstin Wigzell, die damalige Generaldirektorin der schwedischen Aufsichtsbehörde für das Gesundheitswesen „Socialsyrelsen", und ihr damaliger Stellvertreter Kjell Asplund die neuerliche Debatte über Priorisierungen und sprachen sich ausdrücklich für offene Priorisierung im Gesundheitswesen aus. Sie warnten in dem Beitrag davor, dass alle bisherigen Ansätze eher ängstliche Priorisierungsversuche gewesen seien, weil sie normalerweise lediglich marginale Einsparungen in Randbereichen der gesundheitlichen Versorgung betroffen hätten. Im Dilemma zwischen individuell empfundenen Versorgungsbedarf und niedriger Priorisierung durch die medizinische Profession oder durch politischen Beschluss regten Wigzell und Asplund an, solche Angebote nicht völlig aus dem Versorgungsprogramm des öffentlichen und öffentlich finanzierten Gesundheitswesens herauszunehmen, sondern mit abnehmendem Grad an Priorisierung die Selbstbeteiligung bei solchen Maßnahmen anzuheben. Die am niedrigsten priorisierten Maßnahmen sollten demnach eine Selbstbeteiligung von 100 Prozent zugemessen bekommen.

In der neuerlichen Debatte über Priorisierung in Schweden gab es jedoch auch Stimmen, die die Östergötland-Stopplisten als Anzeichen einer tiefen Krise des gesundheitlichen Versorgungssystems interpretierten und darin nicht eine Lösung für Probleme der medizinischen Versorgung sahen. Politisch festgesetzte Priorisierungslisten würden eine Menge neuer Probleme mit sich bringen und seien ein allzu leichter Ausweg aus der erforderlichen Diskussion, wie die gesundheitliche Versorgung optimal organisiert werden müsse.[28]

Die konkreten Priorisierungsbeschlüsse in Östergötland wurden während der Jahre 2003 bis 2007 vom Priorisierungszentrum wissenschaftlich begleitet und ausgewer-

---
25 Vgl. hierzu Landstingsvärlden 37/3, S. 5.
26 Svenska Dagbladet. 3.11.2003.
27 Landstingsvärlden 3/3, S. 20 f.
28 Landstingsvärlden 36/3, S. 20.

tet.²⁹ Die konkreten Inhalte wurden von Jahr zu Jahr verändert und der aktuellen Diskussion und der medizinischen Entwicklung angepasst. Nach dem Mehrheitswechsel im Parlament des Provinziallandtages wurde der Priorisierungsprozess so umgestellt, dass es anstelle von Ausgrenzungsbeschlüssen zu bestimmten Leistungen einen grundsätzlichen Beschluss darüber gab, in welchen in einer Priorisierungs-Rangordnung aufgeführten Bereichen der Gesundheitsversorgung im Jahr 2007 konkret mehr Ressourcen eingesetzt werden sollten. Wie viele Ressourcen dann jeweils zusätzlich genehmigt wurden, ergab sich aus nachfolgenden Budgetverhandlungen mit den einzelnen Gesundheitseinrichtungen.³⁰

5.4 Entscheidungshilfen für die klinische Priorisierung – Beispiel gynäkologische Krebserkrankungen

51 Trotz aller kontroversen öffentlichen Diskussion um das Ausmaß und die konkrete Ausprägung von Priorisierung hat es mittlerweile faktisch überall die Notwendigkeit konkreter vertikaler, also klinischer Priorisierung bei der Patientenbehandlung gegeben – ein Bereich, zu dem sich auch die nationalen Richtlinien von Socialstyrelsen konkret äußern³¹ (siehe oben). Diese Form der Priorisierung betrifft immer einzelne konkrete Patienten und besteht üblicherweise in der Zuweisung eines konkreten Platzes in einer bestehenden Warteliste oder aber in der Verweigerung einer Behandlung auf Kosten des öffentlichen Systems überhaupt. Um diese Form der Priorisierung rationaler zu gestalten, hat vor allem die ärztliche Profession in Schweden konkrete Hilfsmittel in Form von konkreten Fragelisten und Punktesystemen entwickelt, die als Unterstützung bei der Entscheidung über konkrete Priorisierungen herangezogen werden können. Typisch für diese Art von Hilfsmitteln ist, dass es immer letztlich den behandelnden Ärzten bzw. den medizinisch verantwortlichen Leitern von Gesundheitseinrichtungen vorbehalten bleibt zu entscheiden, ob und wie sie angewendet werden. Eine flächendeckende Vorschrift zur Anwendung gibt es nicht. Allerdings haben sich die nationalen Priorisierungsrichtlinien von Socialstyrelsen faktisch zu allgemein angewandten Leitlinien in der Behandlung der betreffenden Erkrankungen entwickelt.

52 Bei diesen konkreten Unterstützungssystemen für die klinische Priorisierung werden zu konkreten Erkrankungen beziehungsweise Diagnosen Priorisierungs-Fragebögen erstellt, deren Antworten jeweils mit einer Punktzahl bewertet werden. Ab

---

29 Vgl. hierzu: Prioriteringscentrum: Erfarenheter av öppna politiska prioriteringar – Uppföljning av prioriteringar i Östergötland efter fyra år. 2008.
30 Vgl. hierzu: Prioriteringscentrum: Erfarenheter av öppna politiska prioriteringar – Uppföljning av prioriteringar i Östergötland efter fyra år. 2008.
31 Ein konkretes Beispiel für solche nationalen Richtlinien stellt der Beitrag von Carlsson: Priorisierung in der Kardiologie – das schwedische Beispiel. In: Lohmann /Preusker: Priorisierung statt Rationierung: Zukunftssicherung für das Gesundheitssystem. 2010, S. 55 ff. vor.

dem Erreichen einer bestimmten Punktzahl wird die in Frage stehende Therapie dann nicht mehr ausgeführt, wie etwa in dem nachstehenden Beispiel für einen Priorisierungsfragebogen (siehe Tabelle 1), der von Per Rosenberg an der Klinik für Gynäkologie in Linköping entwickelt und getestet wurde, bevor er in die tägliche Versorgung von Frauen mit gynäkologischen Krebserkrankungen Eingang gefunden hat. Im konkreten Fall haben Rosenberg und seine Kolleginnen und Kollegen in Linköping entschieden, dass bei einer Punktzahl >20 die jeweils in Frage stehende Therapie nicht mehr angewandt wird, sondern statt dessen lediglich Versorgung gemäß der Untergruppe 5 in Priorisierungsgruppe 1 (Palliative lindernde Versorgung und Versorgung in der Endphase des Lebens) angezeigt ist.

Tab. 1: Priorisierungsmuster für die Behandlung von gynäkologischen Krebserkrankungen

Quelle: Per Rosenberg: Prioritering högspecialiserad vård – en lägesrapport, 11.10.2000 (Übersetzung durch den Autor)

Lebensqualität	Punkte
Große Möglichkeit für eine Verbesserung durch die Behandlung (>30 %)	0
Große Möglichkeit, durch die Behandlung einer stark verschlechterten Lebensqualität vorzubeugen (>30 %)	4
Geringe Möglichkeit, durch die Behandlung einer stark verschlechterten Lebensqualität vorzubeugen (≤30 %)	10
Geringe Möglichkeit für eine Verbesserung durch die Behandlung (≤30 %)	10
Lebenszeitverlängerung	
≥50 % Chance für mehr als einjährige Lebenszeitverlängerung	0
≥50 % Chance für mehr als sechsmonatige Lebenszeitverlängerung	2
≥50 % Chance für mehr als dreimonatige Lebenszeitverlängerung	5
≥50 % Chance für mehr als einmonatige Lebenszeitverlängerung	10
<50 % Chance für mehr als einmonatige Lebenszeitverlängerung	12
Ist nicht zu beurteilen	10
Risiko für ernsthafte Komplikationen/Nebenwirkungen der Behandlung	
<5 % Risiko für Tod oder hochgradige und dauerhafte Behinderung	0
<10 % Risiko für Tod oder hochgradige und dauerhafte Behinderung	2
≥10 % Risiko für Tod oder hochgradige und dauerhafte Behinderung	10
≥30 % Risiko für Tod oder hochgradige und dauerhafte Behinderung	15

5.5 Festlegung einheitlicher Kriterien für den Zugang zu nicht-akuten Behandlungen in Finnland seit 2005

Wie bereits oben kurz angesprochen, existieren in Finnland seit dem Jahr 2005 allgemein gültige Leitlinien für die Einordnung von Patienten nach dem Schweregrad ihrer nicht-akuten Erkrankungen. Diese erstmalig 2010 aktualisierten und erweiterten einheitlichen Kriterien[32] für den Zugang zu nicht-akuter medizinischer Versorgung für ursprünglich insgesamt 193, aktuell (Frühjahr 2014) 253 Erkrankungen[33] wurden gleichzeitig mit dem Inkrafttreten einer echten Behandlungsgarantie erarbeitet und in Kraft gesetzt und stellen wohl derzeit nicht nur in Nordeuropa das bisher am weitesten entwickelte Modell der Regulierung des Zugangs zu gesundheitlicher Versorgung auf der Basis von im Konsens der jeweiligen medizinischen Fachgebiete erarbeiteten medizinischen Kriterien – also von Kriterien für die klinische Priorisierung – dar.

54 Ziel dieser Maßnahme ist die gerechte Zuordnung von Patienten mit gleicher Indikation nach gleichen Kriterien zu den zur Verfügung stehenden Behandlungsmöglichkeiten gemäß Schweregrad ihrer Erkrankung. Entwickelt wurden diese Kriterien von je einer landesweiten Arbeitsgruppe pro medizinischem Fachgebiet; die Nutzung wurde landesweit verpflichtend vereinbart. Abweichungen von den dort festgelegten Bewertungsschemata müssen vom Arzt gesondert begründet werden.

55 Die Vorgehensweise soll hier kurz am Beispiel Coxarthrose verdeutlicht werden. Für die Coxarthrose ist von der entsprechenden Arbeitsgruppe ein Bewertungsschema erarbeitet worden, bei dem maximal 100 Punkte zu vergeben sind. Eine operative Therapie wird dabei nur bei 50 und mehr Punkten als angezeigt erachtet; in den anderen Fällen wird konservative Behandlung vorgesehen. Die Punktvergabe erfolgt dabei in fünf Untergruppen.

Tab. 2: Priorisierungshilfe für Coxarthrose in Finnland

Quelle: Sosiaali- ja terveysministeriön selvityksiä 2010:31: Yhtenäiset kiireettömän hoidon perusteet 2010; Helsinki 2010 (Übersetzung durch den Autor)

- **Schmerzen**
  - Keine Schmerzen   0 Punkte
  - Leichte Schmerzen unter Belastung   10 Punkte
  - Mittelschwere Schmerzen   20 Punkte
    (Patient benötigt häufig schmerzlindernde Medikamente)
  - Schwere Schmerzen in Ruhe oder kräftige Schmerzen bei Bewegung   30 Punkte
- **Gehstrecke**
  - Über 1.000 Meter   0 Punkte
  - 100 bis 1.000 Meter   5 Punkte
  - Unter 100 Meter   10 Punkte
- **Andere funktionelle Einschränkungen (Aufstehen, Treppensteigen, Schuhanziehen, Fußpflege, Waschen etc.)**
  - Keine Einschränkungen   0 Punkte
  - Geringe Einschränkungen   5 Punkte
  - Mittelschwere Einschränkungen   15 Punkte
  - Gefährdung der täglichen Funktionen   30 Punkte

---

32 Sosiaali- ja terveysministeriön selvityksiä 2010:31: Yhtenäiset kiireettömän hoidon perusteet 2010. 2010
33 Online: http://www.terveysportti.fi/dtk/hpt/koti [abgerufen am: 15.3.2014].

- **Klinischer Befund**
  - Kein Befund   0 Punkte
  - Leichter Befund   5 Punkte
  - Gravierender Befund   10 Punkte
- **Eventuelle Krankheitsprogression gemäß Röntgenbefunden**
  - Keine Gefahr   0 Punkte
  - Mäßige Gefahr   10 Punkte
  - Deutliches Risiko   20 Punkte

In vergleichbarer beziehungsweise ähnlicher Weise wurden auch die übrigen 192 diagnostischen und therapeutischen Maßnahmen bewertet, wobei keineswegs in allen Fällen auch eine Punktbewertung vorgenommen wird. Anstelle der Punktbewertung gibt es dann eine detaillierte Beschreibung des Befundes, ab dem Diagnostik und/oder Therapie zu erfolgen haben.

Die bisherigen Erfahrungen zeigen positive Auswirkungen. Die Wartezeiten sind relativ schnell weitestgehend auf die vorgeschriebenen Fristen zurückgegangen; in den Überschreitungsfällen kommt es zur Vereinbarung über die Nutzung von zusätzlichen Kapazitäten in anderen Krankenhausbezirken oder von privaten Gesundheitsanbietern, insbesondere Privatkliniken. So gab es nach einer Mitteilung des finnischen National Institute for Health and Welfare (THL) Ende 2012 in Finnland insgesamt noch 5193 Patienten im Spezialgesundheitswesen, die länger als nach der Behandlungsgarantie vorgesehen auf eine Behandlung warteten, während diese Zahl zum Beispiel 2006 noch rund 12.000 betrug.[34] Diese Zahlen sind in der Zwischenzeit noch weiter gesunken. Auch gibt es in Finnland keine breite kritische Diskussion über die Priorisierung bei elektiven Eingriffen. Die jeweils angewendeten Kriterien sind im Internet für alle Bürger zugänglich[35] und werden regelmäßig überarbeitet. In gedruckter Form sind die neuesten Kriterien 2010 erschienen.[36]

Die erarbeiteten Schemata zur gleichmäßigen Beurteilung des Behandlungsbedarfs werden nach bisherigem Anschein nicht dazu missbraucht, systematisch Patienten von einer Behandlung auszuschließen, sondern führen zu erhöhter Vergleichbarkeit der Therapieschemata bei vergleichbaren Diagnosen. Für eine abschließende Beurteilung ist jedoch der Zeitraum, in dem das neue Schema bisher angewandt wurde, noch deutlich zu kurz.

---

34 Pirjo Häkkinen: Erikoissairaanhoidon hoitoonpääsy vuosina 2007-2012; National Institute for Health and Welfare 2013: http://www.thl.fi/fi_FI/web/fi/tilastot/tiedonkeruut/erikoissairaanhoidon_hoitoonpaasy [abgerufen am 15.3.2014].
35 Online: http://www.terveysportti.fi/dtk/hpt/koti [abgerufen am: 15.3.2014].
36 Sosiaali- ja terveysministeriön selvityksiä 2010:31, Yhtenäiset kiireettömän hoidon perusteet 2010. 2010.

Literatur

Carlsson, J.: Priorisierung in der Kardiologie – das schwedische Beispiel. In: Lohmann, Heinz/ Preusker, Uwe: Priorisierung statt Rationierung: Zukunftssicherung für das Gesundheitssystem. Heidelberg 2010, S. 55 ff..
Garphenby, P.: Prioriteringsprocessen Del I: övergripande strategier. Linköping 2003
Groß, D.: Priorisierung statt Rationierung: Zukunftssicherung für das Gesundheitssystem? In: Lohmann, H./Preusker, U.K. (Hrsg.): Priorisierung statt Rationierung: Zukunftssicherung für das Gesundheitssystem. Heidelberg 2010, S. 73 ff.
http://e.lio.se/prioriteringscentrum/
Landstinget i Östergötland: Presseerklärung vom 29.10.2003.
Landstingsvärlden 36/03.

7. Ethische Entscheidungen in der Forschung

Beitrag 7.1

Wenn Experimente empfohlen werden: beeinträchtigt der § 6(1) der Vereinbarung zur Kinderonkologie des Gemeinsamen Bundesausschusses die Patientenautonomie?

Joachim Boos

		Rn.
1	Einleitung	1
2	**Begriffe:**	2 – 13
2.1	Therapieoptimierungsstudien (TOS)	2
2.2	Der GBA und die Vereinbarung zur Kinderonkologie	3 – 7
2.3	Konzepte der Autonomie	8 – 13
3	**Autonomie in Therapieoptimierungsstudien**	14 – 23
3.1	Ärztliche Empfehlung und Autonomie	16
3.2	Einfluss der GBA-Richtlinie auf die autonome Wahl	17 – 23
4	**Konsequenzen**	24, 25

Literatur

Schlagwortübersicht

	Rn.		Rn.
Aufklärung	13	Institut für Qualität und Wirtschaftlichkeit im Gesundheitswesen	3
Aufklärungsprozeduren	25	Interessenkonflikt	12
Autonomie	25	Kinder	11, 14
Belastung	23	medizinischer Fortschritt	22
Einwilligung	11	Mitwirkungspflicht	22
Equipoise	22	Paternalismus	16
Gemeinsamer Bundesausschuss	1	Patientenautonomie	14, 24
individualnützig	17	Patienteninformation	21
informed consent	11		

Wenn Experimente empfohlen werden

	Rn.		Rn.
Randomisation	15, 22	Therapieoptimierungsstudien	1
solidarische Duldung	22	Widerspruchsregelung	22
Studiendesign	25		

1 Einleitung

Therapieoptimierungsstudien (TOS) stellen klinische Experimente an der Schnittstelle von Forschung und Krankenversorgung dar. Der Gemeinsame Bundesausschuss der Ärzte, Zahnärzte, Psychotherapeuten, Krankenhäuser und Krankenkassen (GBA) in Deutschland legt als oberstes Beschlussgremium der gemeinsamen Selbstverwaltung in Richtlinien den Katalog der erstattungsfähigen Leistungen der gesetzlichen Krankenversicherungen und erforderliche Maßnahmen der Qualitätssicherung fest. Die Richtlinie zur Kinderonkologie verpflichtet beteiligte Krankenhäuser, Patienten die Teilnahme an TOS zu empfehlen. Sie erweitert damit die methodisch-ethische Diskussion über TOS um eine neue Ebene mit subtilem Druck auf Ärzte und Patienten. Mögliche Auswirkungen auf die Autonomie der betroffenen Familien und denkbare Konsequenzen für die ethische Beratung von TOS werden diskutiert.

2 Begriffe

2.1 Therapieoptimierungsstudien (TOS)

TOS stellen seit den 70er Jahren ein zentrales Instrumentarium der onkologischen Versorgungsforschung dar.[1] Heute koordinieren TOS die Entwicklung komplexer Medikamentenkombinationen, die umfassende biomedizinische Begleitforschung zu Tumorbiologie und Therapie und andere Aspekte rund um die Versorgung krebskranker Kinder. Die Initiative zu überwiegend aus öffentlichen Mitteln finanzierten TOS geht von behandelnden Ärzten aus und die Ziele liegen in Therapieergebnis- und Qualitätsverbesserung. Über 90 % der Kinder werden in TOS behandelt, die methodisch in einem Spannungsfeld zwischen Forschung und Krankenversorgung liegen.[2] TOS binden krankheitsbezogene Grundlagenforschung ein und berühren arzneimittelrechtlich definierte Forschungsstandards.[3,4]

2.2 Der GBA und die Vereinbarung zur Kinderonkologie

Im korporatistischen Gesundheitswesen definiert der GBA Einzelheiten über Art und Umfang der durch die gesetzlichen Krankenkassen zu erbringenden Leistun-

---
1 Gökbuget/Hölzer: Bedeutung von Multicenterstudiengruppen für die klinische Forschung in der Hämatologie und Onkologie. In: Bundesgesundheitsblatt Gesundheitsforschung Gesundheitsschutz 52/2009, S. 417.
2 Boos: Therapieoptimierung aus Sicht der Kinderonkologie. In: Stoffregen (Hrsg.): Studienstandort Deutschland: Wie viel Therapieoptimierung macht Sinn? 2002, S. 39.
3 Boos: Anforderungen an die klinische Prüfung von Arzneimitteln am Menschen und an die nicht-kommerzielle Therapieforschung in der EU. In: Bundesgesundheitsblatt Gesundheitsforschung Gesundheitsschutz. 48/2005, S. 196.
4 Lehmann: Klinische Prüfungen an Kindern im Spannungsfeld zwischen wissenschaftlichen Anforderungen, der Sicherstellung der korrekten Behandlung und ethischen Aspekten. In: Bundesgesundheitsblatt Gesundheitsforschung Gesundheitsschutz. 52/2009, S. 410.

gen und Maßnahmen zur Qualitätssicherung. Er hat normative Kompetenz und empfiehlt entsprechend dem SGB V Leistungen, wenn sie zur Wiederherstellung oder Verbesserung der Gesundheit ausreichend, zweckmäßig, wirtschaftlich und notwendig sind und dem Stand der wissenschaftlichen Erkenntnisse entsprechen.[5] Dabei wird der GBA durch das Institut für Qualität und Wirtschaftlichkeit im Gesundheitswesen (IQWiG) unterstützt.

4   Am 16.5.2006 beschloss der GBA eine Vereinbarung zur Kinderonkologie und definierte damit die personelle, fachliche und infrastrukturelle Ausstattung versorgender Zentren.[6] Unter der Überschrift „Teilnahme an Maßnahmen zur Sicherung der Ergebnisqualität" wird in § 6(1) gefordert: „Wenn immer möglich, ist dem Patienten bzw. seinen Erziehungsberechtigten die Behandlung unter Teilnahme an einer Therapieoptimierungsstudie zu empfehlen, die auf Beschluss einer deutschen pädiatrisch-hämato-onkologischen Fachgesellschaft, die Mitglied in der Arbeitsgemeinschaft der wissenschaftlichen medizinischen Fachgesellschaften (AWMF) ist, unterstützt wird. Das Zentrum ist im Rahmen der Therapieoptimierungsstudien zur regelmäßigen Dokumentation und Berichterstattung der Diagnostik und Therapie an die Studienleitung angehalten."

5   Die Empfehlung und Dokumentation von Studien wird für Prüfaufträge der Medizinischen Dienste (MDK) spezifiziert: „Liegt der Anteil der eingeschlossenen Patienten in der zu prüfenden kinderonkologischen Abteilung unter 90 %, ist dies als auffällig zu vermerken."[7] Als Grundlage für die Überprüfung werden in 5.1 dieser MDK-Anleitung Einverständniserklärungen der Erziehungsberechtigten und ausgefüllte Melde- und Dokumentationsbögen der Studien herangezogen. Die Nicht-Behandlung im Rahmen einer Studie bedarf einer Einzelfallbegründung. Im Vertrauen auf die TOS nimmt der GBA die Prüfung der Erstattungsfähigkeit der Knochenmarktransplantation für Indikationen bei Kindern von der Prüfung durch das IQWiG aus.[8]

---

5   Nach: Fleischhauer: Aufbringung und Verteilung von Mitteln für das Gesundheitswesen – Regelungen und Probleme in Deutschland, Großbritannien und den USA. In: Ethik in den Biowissenschaften – Sachstandsberichte des DRZE Band 6. 2007, S. 24 u. S. 28 ff.
6   Gemeinsamer Bundesausschuss: Vereinbarung des Gemeinsamen Bundesausschusses über die Maßnahmen zur Qualitätssicherung für die stationäre Versorgung von Kindern und Jugendlichen mit hämato-onkologischen Krankheiten gemäß § 137 Abs. 1 Satz 3 Nr. 2 SGB V zugelassene Krankenhäuser vom 16.5.2006 in Kraft getreten am 1.1.2007 zuletzt geändert am 6.11.2013, in Kraft getreten am 1.1.2014 Online: http://www.g-ba.de/downloads/62-492-841/KiOn-RL_2013-11-06 [abgerufen am: 13.3.2014].
7   Heyll: Arbeitshilfe – Begutachtung von Struktur- und Prozessvariablen in hämato-onkologischen Kliniken gemäß § 7 Abs. 1-2 der Vereinbarung zur Kinderonkologie des Gemeinsamen Bundesausschusses vom 16.5.2006. In: Medizinischer Dienst des Spitzenverbandes Bund der Krankenkassen e. V. (MDS) (Hrsg.) Dok.-Nr. 06.18.01.05/Oktober 2008, (5.1) S. 12.
8   Gemeinsamer Bundesausschuss: Tragende Gründe des Gemeinsamen Bundesausschusses zu den Beschlüssen Einstellung der Beratungen gem. § 137c SGB V beim Bereich der hämatopoetischen Stammzelltransplantationen bei Kindern mit Ausnahme der Indikationen mit Beschlussvorbereitung (schwere aplastische Anämie und Weichteilsarkome) und Rücknahme der entsprechenden Aufträge an das IQWiG vom 13. März 2008. Online: www.g-ba.

Für die Vertreter der Kinderonkologie bedeutet diese Richtlinie die implizite Bescheinigung der Notwendigkeit der TOS im Sinne des SGB V und zumindest die Perspektive einer Übernahme von strukturellen Kosten auf der Ebene der versorgenden Zentren. Insofern die TOS nun sogar Prüfaufträge zur Zweckmäßigkeit und Wirtschaftlichkeit substituieren, wird in gewissem Maße sogar normative Kompetenz auf die TOS und die sie autorisierende Fachgesellschaft übertragen.

Für die Krankenkassen bedeutet die Richtlinie eine Möglichkeit, Zentren zu überprüfen und erheblich mehr Einblick in Studien und ihre Dokumentation zu bekommen. Aber was bedeutet die Vereinbarung für die autonome Entscheidung von Patienten?

2.3 Konzepte der Autonomie

Autonomie als Begriff der Psychologie etwa im Sinne der Ausprägung von Eigenständigkeit, Autonomie von Individuen, Gruppen oder Strukturen mit eigener Vorstellung der Selbststeuerung in soziologischen Debatten oder als Ausdruck relativer Unabhängigkeit etwa im politischen Umfeld – der Begriff der Autonomie wird in zahlreichen Kontexten verwendet. In Diskussionen über Autonomie in der klinischen Forschung schwingen dementsprechend vielfältige Konnotationen mit. Auch der philosophische Zugang zum Verständnis von Autonomie beruht auf unterschiedlichen Konzeptionen. In der deontologischen Tradition Kants wird Autonomie als unbedingter Wert verstanden, der auf der Grundlage der Vernunft ermöglicht, sich moralische Regeln, die als universelles Gesetz taugen, zu Eigen zu machen. „Das Prinzip der Autonomie ist also: nicht anders zu wählen, als so, dass die Maximen seiner Wahl in demselben Wollen zugleich als allgemeines Gesetz mit begriffen sein."[9] Ein anderer Zugang stützt sich auf liberale Ansätze zum Beispiel von J.S. Mill und I. Berlin. Autonomie erfordert darin das Recht, über seine eigenen Belange souverän zu entscheiden, eigenen Vorstellungen und Gesetzmäßigkeiten im Sinne individueller Rechte, Wahlfreiheit, Unabhängigkeit und ohne Fremdbeeinflussung zu folgen. In Zusammenhang mit biomedizinischer Forschung wird vor allem ein Abwehrrecht oder „negative liberty" hervorgehoben.[10]

Autonomie ist neben den Elementen der Schadensvermeidung, der Fürsorge und der Gerechtigkeit ein zentrales Prinzip des von Beauchamp und Childress entlang der Schnittmengen einer allgemein geteilten Moral entwickelten Ansatzes der biomedizinischen Ethik.[11]

---

de/downloads/40-268-576/2008-03-13-IQWiG-SZT-Kinder_rueck_TrG.pdf [abgerufen am: 10.12.2012].
9 Kant: Die Kritiken. 2008, S. 686.
10 Ausführlich in: Jennings: Autonomy. In: Steinbock (Hrsg.): The Oxford Handbook of Bioethics. 2007.
11 Beauchamp/Childress: Principles of biomedical ethics. 2009, S. 3.

10 Zur Verwirklichung dieses Prinzips bedarf es zweier Grundvoraussetzungen: Einerseits erfordert Autonomie die Freiheit von kontrollierenden Einflüssen und andererseits die Fähigkeit zu autonomen Entscheidungen und Handlungen. Entscheidungsfreiheit und Handlungsautonomie sind zwei Ebenen mit negativer und positiver Verpflichtung. Negativ müssen autonome Aktionen frei von äußeren Zwängen oder Überredung erfolgen, positiv muss die Befähigung zur autonomen Handlung im medizinischen Kontext erst durch geeignete Interaktionen hergestellt werden. Der Respekt vor Autonomie verpflichtet daher Ärzte, alle erforderlichen Informationen und Materialen für eine angemessene Entscheidung zur Verfügung zu stellen.[12] Auch der aktive Verzicht auf Information und eine persönliche Entscheidung kann Ausdruck von Autonomie sein, wenn er freiwillig und im Bewusstsein der Tragweite eben dieses Entschlusses erfolgt.

11 Das zentrale Instrument zur Sicherung der autonomen Willensbildung ist in der klinischen Medizin die freiwillige Einwilligung (engl. informed consent). Erfolgen Entscheidungen z. B. bei Kindern, Dementen oder Bewusstlosen in Vertretung, so müssen sie sich soweit wie möglich an den Werten und Wünschen der Betroffenen orientieren und zum frühestmöglichen Zeitpunkt durch diese autorisiert oder widerrufen werden können. Die Einwilligung erfordert faktische Informiertheit, die Fähigkeit inhaltlichen Verstehens, eine Entscheidungsbereitschaft, Verständnis der Tragweite und letztlich auch die Kraft für eine Entscheidung. Das geforderte Maß an Kompetenz steht dabei in Bezug zur Schwere und Komplexität der zu treffenden Entscheidung. Auch eine zeitliche Komponente ist relevant.[13] Intraindividuelle Entwicklungen von Verständnis und Einstellungen sind zu berücksichtigen. Autonomie kann vollständig, partiell oder passager eingeschränkt sein oder ganz fehlen. Bei Kindern ist zwar keine rechtswirksame Einwilligung, wohl aber eine ihren individuellen, entwicklungsabhängigen Fähigkeiten entsprechende Zustimmung (engl. Assent) einzuholen.

12 Die moralische Pflicht zur Offenlegung aller relevanten Fakten schließt persönliche Interessenkonflikte des Arztes und ihre Bedeutung für dessen Einstellung zur einzuwilligenden Frage selbstverständlich ein.[14]

13 Gerade die Forderung nach einer den individuellen Bedürfnissen gerecht werdenden Aufklärung als Voraussetzung für Einwilligung von Eltern und autonome Zustimmung von Kindern führt in der klinischen Praxis nicht selten zu Konflikten mit anderen Prinzipien wie Fürsorge und Schadensvermeidung. Autonomie muss immer im Kontext der anderen gleichermaßen relevanten ethischen Prinzipien gesehen werden. Menschliche Interaktion sowie gegenseitige Verantwortlichkeit sollten dabei nicht unterbewertet werden.[15]

---

12 Beauchamp/Childress: Principles of biomedical ethics. 2009, S. 103.
13 Monteverde: The importance of time in ethical decision making. In: Nursing Ethics. 16/ 2009, S. 613.
14 Beauchamp/Childress: Principles of biomedical ethics. 2009, S. 112.
15 Jennings: Autonomy. In: Steinbock (Hrsg.): The Oxford Handbook of Bioethics. 2007, S. 88.

3 Autonomie in Therapieoptimierungsstudien

In der Normalität der klinischen Versorgung erfolgt die Aufklärung in TOS in einer absoluten Ausnahmesituation der Familien. Die Diagnose einer bösartigen Erkrankung ist gerade gestellt, die Behandlung muss schnell beginnen. Informationen über Krankheit, Behandlung, zahlreiche Medikamente, die Umstellung des Lebensrhythmus, Schulverbot, Infektionsgefahren, diagnostische Verfahren, Bluttransfusionen u. v. a. sind den Familien bei gleichzeitiger unmittelbarer Todes- und Verlustangst nicht zu ersparen. Eines der ersten Gespräche nach Diagnosestellung umfasst dabei die Behandlungsoptionen und in aller Regel auch die Studienaufklärung. Die Gespräche mit den Kindern fügen eine weitere Dimension hinzu, und oft muss erst mit den Eltern Einigkeit über Form und Inhalt der den Kindern vermittelbaren Informationen hergestellt werden. Im Folgenden werden die gemeinsamen Entscheidungen von Eltern und Kindern als autonome Entscheidung der Familien unter „Patientenautonomie" zusammengefasst.

Oft sehen die aktiven Studien zwar für später liegende Studienentscheidungen auch eine Verschiebung spezifischer Einwilligungen vor, zum Teil muss aber schon zu Beginn über Randomisation, also zufällige Zuordnungen zu Therapiearmen gesprochen werden. Die Informationsmenge und die Bedrohlichkeit der Situation lassen eine latente Überforderungssituation unvermeidlich erscheinen.

3.1 Ärztliche Empfehlung und Autonomie

Die alles überlagernde Bedeutung der vielen krankheitsbezogenen Fragen lassen dabei die methodischen Aspekte der Verortung in Studien und die Vermittlung von Studienfragen in ihrer Bedeutung klar in den Hintergrund rücken. Die Not der Betroffenen und ihr Wunsch, das alles nicht verarbeiten und entscheiden zu müssen, vertrauen zu dürfen, verleitet ärztlicherseits zu paternalistischen Einstellungen. So schreibt z. B. Niethammer: „Viel wichtiger ist, dass er den Kranken mit schwerwiegenden Entscheidungen nicht alleine lässt, sondern ihn berät und ihm letztendlich die eigenen Vorstellungen von der bestmöglichen Therapieoption vermittelt. Das ist keine Rückkehr zum Paternalismus, denn auf diese Weise werden die Grundlagen für eine autonome Entscheidung geschaffen."[16] In der klassischen Aufklärungssituation kinderonkologischer Erstbehandlungen liegt die autonome Wahl oft eher in der Entscheidung, Vertrauen zu haben und auf detailliertes Verständnis der vielschichtigen Prozesse bis auf weiteres zu verzichten. Ob daher die von Niethammer geschilderte Strategie wirklich Autonomie respektiert oder nicht doch eher paternalistische Führung des Kranken bedeutet, wird auch u. a. von der tiefer gehenden Vermittlung erforderlicher Informationen und der Öffnung von Rücktrittsmöglichkeiten von der getroffenen Wahl abhängen. Schon der positiv besetzte,

---

16 Niethammer: Das sprachlose Kind – vom ehrlichen Umgang mit schwer kranken und sterbenden Kindern und Jugendlichen. 2008, S. 46.

moralisches Handeln implizierende Begriff der TOS erschwert eine kritische Distanz und eine Differenzierung zwischen Behandlungsangebot und Forschungsfrage.

3.2 Einfluss der GBA-Richtlinie auf die autonome Wahl

17 TOS können in ihrem Anspruch als Krankenversorgung und Humanexperiment in drei Kategorien gegliedert werden:
- 1. TOS haben über die Standardisierung und Qualitätssicherung von Verfahren und die Zentralisierung klinischer Erfahrung eine positive Funktion in der Versorgung, die direkt jedem Patienten zu Gute kommt.
- 2. TOS bieten häufig experimentelle, in der Regel potentiell individualnützige Studienarme zu therapeutischen Interventionen.
- 3. TOS stellen experimentelle, in der Regel nicht individualnützige Studienfragen.

18 Die normative Funktion des GBA und die explizite Forderung der Empfehlung einer Studienteilnahme differenziert in diesen Dimensionen nicht.

19 Aus der geschilderten Aufklärungssituation ergibt sich als weitere Prämisse, dass die Autonomie auf der Ebene der Freiwilligkeit z. B. durch unmittelbare Lebensgefahr und der Ebene der Kompetenz durch Überforderung, fehlende Zeit und die Informationsflut eingeschränkt ist.

20 Anforderungen an autonome Entscheidungen fordern zudem, dass die Aufklärung zur freiwilligen, informierten Einwilligung auch mögliche Interessenkonflikte der aufklärenden Personen und ihrer Institutionen einzuschließen hat.[17]

21 Da jedes Mehr an Information und besonders an Information aus einem Kontext, der den Aufzuklärenden in seiner Systematik vollständig fremd ist, die Problematik des wirklichen Verstehens als Voraussetzung für die Entfaltung von Autonomie verschärft, nimmt die Fähigkeit zur autonomen Wahl ab, sobald wirtschaftliche und wissenschaftliche Abhängigkeiten der versorgenden Kliniken in irgendeiner Form zusätzlicher Teil der Patienteninformation werden.

22 Die Benennung wirtschaftlicher Interessenkonflikte kann die situationsimmanente Angst der Familien verstärken und die therapeutische Beziehung belasten. Mit einer positiv klingenden Implementierung etwa als „Studienteilnahme von den Krankenkassen gefordert" bekäme die Aufklärung Aspekte der Überredung. Ob und vor allem wie über den sozialrechtlichen Hintergrund der Empfehlung einer Studie angemessen informiert werden soll, muss wohl im Kontext der Studie diskutiert werden und die o. g. drei Kategorien bieten Ansätze zur Differenzierung:
- Die o. g. erste Kategorie betrifft nicht experimentelle Therapieentscheidungen sondern mehr oder weniger ausschließlich Fragen des Informationsmanage-

---

[17] Sprecher: Medizinische Forschung mit Kindern und Jugendlichen nach schweizerischem, deutschem, europäischem und internationalem Recht. 2007, S. 226.

ments zu den seltenen Erkrankungen, zu Diagnose und Aspekten der Qualitätssicherung. Die Forderung der Krankenkassen, Beteiligung an diesen Registerstrukturen zu fordern, ist innerhalb ihres Auftrages plausibel und entspricht vergleichbaren Vorgängen im Infektionsschutz oder der Qualitätserfassung chirurgischer Verfahren. Es ist jedem Patienten unmittelbar klar, dass Kliniken ihre Finanzierung von Krankenkassen erhalten und insofern könnten entsprechend ausgewiesene Aspekte der TOS nicht unbedingt einen eigenständigen Aufklärungsaufwand bedingen. Bei klarer Eingrenzung dieser Kategorie ließe sich eine Argumentation für eine Mitwirkungspflicht mit einer Widerspruchsregelung oder einer solidarischen Duldung aufbauen.

- In Fragen der Kategorie 2 erfüllen TOS die Kriterien des systematischen Experiments. In diese Kategorie fallen in der Regel Randomisationen von bekannten gegen innovative Medikamente, von kurzer gegen lange Behandlungsdauer oder höherer gegen niedrigere Bestrahlungsdosis. Die Überlegenheit eines Zweiges ist gewünscht aber auch Unterlegenheit möglich. Derartige Studienhypothesen haben sich mehrfach als falsch herausgestellt. Auch wenn das Equipoise-Kriterium als ex ante anzunehmende Gleichwertigkeit der Alternativen zu fordern ist,[18,19] lässt sich jeder einzelne Patient auf ein Experiment ein. Da die Krankenkassen als Solidargemeinschaft mit den Versicherungsleistungen den medizinischen Fortschritt zu berücksichtigen, nicht jedoch zu entwickeln haben (SGB V § 2(1)),[20] kann nicht begründet werden, warum eine Teilnahme an einem ergebnisoffenen Experiment von ihnen empfohlen werden darf und warum die Ablehnung im Einzelfall begründet werden muss. In Fortsetzung des Qualitätssicherungsgedankens zu Kategorie 1 wäre die Wahl der bestverfügbaren Standardtherapie ausreichend.

Als Voraussetzung für künftige TOS ergibt sich daraus die Forderung, die etablierte Standardbehandlung im Studienprotokoll erkennbar gegen die experimentelle Therapie abzugrenzen. Die Einladung zu einem Experiment bedingt andere Kategorien von Abwehrrechten und höhere Anforderungen an Entscheidungsfähigkeit, Freiwilligkeit, Informationsstand als die Annahme eines etablierten Behandlungsvorschlages.

- Die dritte Kategorie der in TOS auftretenden experimentellen Ansätze umfasst wissenschaftliche Fragen mit unmittelbarem Bezug zur Erkrankung aber ohne direkten Nutzen für das Kind. Zu diesen nicht-individualnützigen Untersuchun-

---

18 Übersichten siehe: London: Clinical Equipoise: Foundational Requirement or fundamental error. In: Steinbock B. (Hrsg.): The Oxford Handbook of Bioethics. 2007.
19 Übersichten siehe: Hoffmann/Schöne-Seifert: Equipoise – Ein Kriterium für die ethische Zulässigkeit klinischer Studien? In: Boos/Merkel/Raspe/Schöne-Seifert (Hrsg.) Nutzen und Schaden aus klinischer Forschung am Menschen – Abwägung, Equipoise und normative Grundlagen. 2009.
20 Sozialgesetzbuch Fünftes Buch - Gesetzliche Krankenversicherung: In der Fassung des Gesetzes zur Sicherung der nachhaltigen Finanzierungsgrundlagen der gesetzlichen Rentenversicherung (RV-Nachhaltigkeitsgesetz) vom 21. Juli 2004 (BGBl. I S. 1791) Online www.sozialgesetzbuch.de [abgerufen am: 13.12.2012].

gen gehören z. B. Untersuchungen zur Biologie der Tumore. In der für kinderonkologische Erstaufklärung typischen Atmosphäre stehen Dinge, die nicht konkret die eigene Therapie betreffen, weit im Hintergrund und allein dadurch kann die Autonomie in Bezug auf diese in der Situation oft nicht aufzuschiebenden Entscheidungsinhalte als eingeschränkt gelten. Rückwirkend ließe sich bei Biopsie-Ergebnissen höchstens noch die Verwertung beeinflussen, nicht mehr die eingewilligte Probeentnahme zurücknehmen. Andererseits kann auch die klare Vorstellung von Prioritäten, also die Identifikation der nicht dem eigenen aber anderen Kindern nutzenden Frage als sekundär, Ausdruck eines bewussten, reflektierten und eben autonomen Willens sein. Untersuchungen, die zeigen, dass Kinder und Eltern in hohem Maße zu altruistischem Handeln motiviert sind,[21,22] entheben nicht von der Verpflichtung, eine autonome Entscheidung in jedem Einzelfall herbeizuführen, sie erlauben aber, allgemeine Missbrauchsvorbehalte zu relativieren. Eine in jedem Fall essentielle Voraussetzung der autonomen Entscheidung liegt in der ehrlichen, verständlichen und in den Erfahrungshorizont der Kinder und Familien einordnungsfähigen Information über zu erwartende Belastungen und ausreichende Bedenkzeiten zur Sicherstellung der Freiwilligkeit. Der Respekt vor der Autonomie der Familien in TOS vor allem unter den Vorzeichen einer verpflichtenden Empfehlung der Studienteilnahme fordert die eindeutige, getrennte Klarstellung derartiger Anteile und der sich daraus ergebenden Risiken und Belastungen sowie eine Abgrenzung zu Erwartungen der Kostenträger.

4 Konsequenzen

24 Die Richtlinie des GBA zur Kinderonkologie greift auf den ersten Blick lediglich derzeit gängige Rahmenbedingungen auf und verleiht ihnen ein höheres Maß an Verbindlichkeit. Durch die Verpflichtung der versorgenden Krankenhäuser, Studienkliniken zu werden, die Studienteilnahme in Zukunft zu empfehlen und sich in diesem Punkt auch evaluieren zu lassen, verändert sich aber auf subtile Art das Entscheidungsgefüge in kinderonkologischen Versorgungsstudien. Auch die Patientenautonomie ist davon auf verschiedenen Ebenen betroffen. Eine Wertung dieser ableitbaren Einflüsse kann nur im Kontext anderer ethischer Prinzipien erfolgen und wird hier nicht beansprucht.

25 Anpassungen im Studiendesign, ein erkennbares Angebot des therapeutischen Standards, eine klare Differenzierung der Informationen und der Aufklärungsprozeduren in Bezug auf Experimentalität und Nutzenkategorie sowie möglichst ein zeitliche Entkoppelung können auch unter den veränderten Bedingungen dem

---

21 Wendler/Jenkins: Children´s and their parent´s views on facing research risks for the benefit of others. In: Archives of Pediatric & Adolescent Medicine 162/2008, S. 9.
22 Sammons/Atkinson/Choonara/Stephenson: What motivates British parents to consent for research? In: Pediatrics 7/2007, S. 1-7.

Respekt vor der Autonomie Rechnung tragen und freiwillige, informierte Entscheidungen der Familien erleichtern. Ob und mit welchem Tenor über den ökonomischen Interessenkonflikt bei der gebotenen Koppelung von Forschung und Versorgung aufgeklärt werden soll, wird in der ethischen Beratung zu entsprechenden Studienprotokollen künftig thematisiert werden müssen.

Literatur

Beauchamp, T.L./Childress, J.F.: Principles of biomedical ethics. 6. Aufl. New York 2009.

Boos, J.: Therapieoptimierung aus Sicht der Kinderonkologie. In: *Stoffregen, C. (Hrsg.):* Studienstandort Deutschland: Wie viel Therapieoptimierung macht Sinn? Perspektiven in der Onkologie. 1. Aufl. München 2002, S. 39-56.

Boos, J: Anforderungen an die klinische Prüfung von Arzneimitteln am Menschen und an die nicht-kommerzielle Therapieforschung in der EU. In: Bundesgesundheitsblatt Gesundheitsforschung Gesundheitsschutz. 48/2005, S. 196-203.

Fleischhauer, K: Aufbringung und Verteilung von Mitteln für das Gesundheitswesen – Regelungen und Probleme in Deutschland, Großbritannien und den USA. In: Hornfelder, L./Lanzerath. D. (Hrsg): Ethik in den Biowissenschaften – Sachstandsberichte des DRZE. Band 6. Freiburg/München 2007.

Gemeinsamer Bundesausschuss: Vereinbarung des Gemeinsamen Bundesausschusses über die Maßnahmen zur Qualitätssicherung für die stationäre Versorgung von Kindern und Jugendlichen mit hämato-onkologischen Krankheiten gemäß § 137 Abs. 1 Satz 3 Nr. 2 SGB V zugelassene Krankenhäuser vom 16.5.2006 in Kraft getreten am 1.1.2007 zuletzt geändert am 6.11.2014, in Kraft getreten am 1.1.2014 Online: http://www.g-ba.de/downloads/62-492-841/KiOn-RL_2013-11-06.pdf [abgerufen am: 13.3.2014].

Gemeinsamer Bundesausschuss: Tragende Gründe des Gemeinsamen Bundesausschusses zu den Beschlüssen Einstellung der Beratungen gem. § 137c SGB V beim Bereich der hämatopoetischen Stammzelltransplantationen bei Kindern mit Ausnahme der Indikationen mit Beschlussvorbereitung (schwere aplastische Anämie und Weichteilsarkome) und Rücknahme der entsprechenden Aufträge an das IQWiG vom 13. März 2008 Online: www.g-ba.de/downloads/40-268-576/2008-03-13-IQWiG-SZT-Kinder_rueck_TrG.pdf [abgerufen am: 10.12.2012].

Gökbuget, N./Hölzer, D.: Bedeutung von Multicenterstudiengruppen für die klinische Forschung in der Hämatologie und Onkologie. In: Bundesgesundheitsblatt Gesundheitsforschung Gesundheitsschutz 52/2009, S. 417-424.

Heyll, A.: Arbeitshilfe – Begutachtung von Struktur- und Prozessvariablen in hämato-onkologischen Kliniken gemäß § 7Abs. 1-2 der Vereinbarung zur Kinderonkologie des Gemeinsamen Bundesausschusses vom 16.5.2006. Medizinischer Dienst des Spitzenverbandes Bund der Krankenkassen e. V. (MDS) (Hrsg.): Dok-Nr. 06.18.01.05/Oktober 2008.

Hoffmann, M./Schöne-Seifert, B.: Equipoise – Ein Kriterium für die ethische Zulässigkeit klinischer Studien? In: Boos J, Merkel R, Raspe H, Schöne-Seifert B. (Hrsg.): Nutzen und Schaden aus klinischer Forschung am Menschen – Abwägung, Equipoise und normative Grundlagen. 1. Aufl. Köln 2009.

Jennings, B: Autonomy. In: Steinbock B. (Hrsg.): The Oxford Handbook of Bioethics. Oxford 2007.

Jürgens, H.: Erfolge in der pädiatrischen Onkologie. Vortrag d. Festveranstaltung „25 Jahre Deutsche Leukämie-Forschungshilfe - 10 Jahre Deutsche Kinderkrebsstiftung" 5.11.2005. Bonn 2005.

Kant, I.: Die Kritiken. Lizenzausgabe Zweitausendeins. Frankfurt 2008.

Lehmann, B./Mentzer, D./Fischer, T./Mallinckrodt-Pape, K.: Klinische Prüfungen an Kindern im Spannungsfeld zwischen wissenschaftlichen Anforderungen, der Sicherstellung der korrekten Behandlung und ethischen Aspekten. In: Bundesgesundheitsblatt Gesundheitsforschung Gesundheitsschutz 52/2009, S. 410-416.

London, A.J.: Clinical Equipoise: Foundational Requirement or fundamental error. In: Steinbock B. (Hrsg.) The Oxford Handbook of Bioethics.1. Aufl. Oxford 2007.

Monteverde, S.: The importance of time in ethical decision making. In: Nursing Ethics 16/2009, S. 613-624.

Niethammer, D.: Das sprachlose Kind – vom ehrlichen Umgang mit schwer kranken und sterbenden Kindern und Jugendlichen. 1. Aufl. Stuttgart 2008.

Sammons, H.M./Atkinson, M./Choonara, I./Stephenson, T.: What motivates British parents to consent for research? A questionnaire study. In: Pediatrics 7/2007, S. 1-7.

Sozialgesetzbuch Fünftes Buch - Gesetzliche Krankenversicherung: In der Fassung des Gesetzes zur Sicherung der nachhaltigen Finanzierungsgrundlagen der gesetzlichen Rentenversicherung (RV-Nachhaltigkeitsgesetz) vom 21. Juli 2004 (BGBl. I S. 1791) Online: www.sozialgesetzbuch.de [abgerufen am: 13.12.2012].

Sprecher, F.: Medizinische Forschung mit Kindern und Jugendlichen nach schweizerischem, deutschem, europäischem und internationalem Recht. 1. Aufl. Berlin/Heidelberg/New York 2007.

Wendler, D./Jenkins, T.: Children´s and their parent´s views on facing research risks for the benefit of others. In: Archives of Pediatric & Adolescent Medicine. 162/2008, S. 9-14.

Beitrag 7.2

Wie nutzen Therapieoptimierungsstudien? Eine Analyse des Nutzenbegriffes im Kontext pädiatrischer Versorgungsforschung

Joachim Boos

		Rn.
1	Einführung	1 – 15
2	Zielsetzung	16 – 21
3	**Nutzendimensionen pädiatrischer Versorgungsforschung**	22 – 107
3.1	Pädiatrische Versorgungsforschung an Beispielen	22 – 32
3.2	Struktur und Taxonomie des Nutzenbegriffs	33 – 51
3.2.1	Nutzenebenen	35 – 37
3.2.2	Qualitative Dimension des Nutzens	38
3.2.3	Quantitative Dimension des Nutzens	39
3.2.4	Wahrscheinlichkeit des Nutzens	40, 41
3.2.5	Equipoise	42 – 46
3.2.6	Subjektivität des Nutzens	47
3.2.7	Quellen des Nutzens	48
3.2.8	Systematik der Nutzenanalyse	49 – 51
3.3	Nutzen in pädiatrischen Therapieoptimierungsstudien	52 – 107
3.3.1	Individueller Nutzen des Patienten/Eigennutzen	53 – 80
3.3.1.1	Eigennutzen aus nicht vergleichenden Fragestellungen/Beobachtungsstudien:	54 – 57
3.3.1.2	Eigennutzen aus vergleichenden, ggf. randomisierten Fragestellungen	58 – 70
3.3.1.3	Eigennutzen aus Diagnostik und Begleitforschung	71 – 77
3.3.1.4	Eigennutzen aus Studienstrukturen	78, 79
3.3.1.5	Eigennutzen aus Wissensgewinn	80
3.3.2	Gruppennutzen	81 – 92
3.3.3	Fremdnutzen	93 – 107
3.3.3.1	Zusammenfassung der Nutzenebenen	104 – 107

		Rn.
4	**Ärztliche Ethik versus Forschungsethik**	108 – 157
4.1	Problemebenen	108 – 114
4.2	Grundlagen der ärztlichen Ethik	115 – 117
4.3	Grundlagen der Forschungsethik	118 – 122
4.4	Synthese von forschungs- und arztethischen Normen	123 – 133
4.5	Normative Konflikte und Lösungsansätze	134 – 157
4.5.1	Minimales Risiko, Potentieller Nutzen und Equipoise	139 – 150
4.5.2	Versuch einer Synthese	151 – 157
5	**Zusammenfassung**	158 – 160

Literatur

Schlagwortübersicht

	Rn.		Rn.
Arzneimittelentwicklung	8	Kinder	8
Arzneimittelgesetz	10	Kinderkrankheiten	8
Assent	14	Kinderonkologie	148
Autonomie	14, 127	Knochenmarkpunktionen	74
Begleitforschung	57, 77	Knochenmarktransplantation	27, 98
Beneficence	17	Komponentenanalyse	49
Chemotherapie	27	Krankenversorgung	13, 57
Contergan	6	Krebserkrankungen	8
Deklaration von Helsinki	87, 131	Lebensqualität	77
Diagnostik	57	Leukämie	12, 52, 61, 73, 88
direkter Gruppennutzen	90	Negativnutzen	73
Eigennutzen	53	Netto-Nutzen	39, 154
Einwilligungsfähigkeit	17	Nicht-Schaden	14
Entscheidungsnotlage	1	Nichtunterlegenheit	60
Equipoise	44, 56, 64	Nonmaleficence	17
Equivalenzbedingung	57	Nutzen	17, 33
Erfahrung	5	Nutzenchancen	57
Ewing-Tumor	27, 52	Nutzendimensionen	156
Forschung mit Kindern	8	off-label	9
Forschungsfreiheit	118	pädiatrisch-onkologische Fachgesellschaft	12
Fremdnutzen	18	Pädiatrische Versorgungsforschung	26
Fremdnutzens	108	Persönlichkeitsrecht	53
Fürsorge	14, 117	PET-CT	71
Gerechtigkeit	14, 117, 128	Prinzipienethik	115
Grundlagenforschung	22	Prognosefaktor	73
Gruppennutzen	37	Prüfzentrumsverträg	114
Gruppenschaden	87	Qualitätssicherung	78
individueller Nutzen	18	Randomisation	61, 66, 113, 144
Informed Consent	14	Regress	96
Instrumentalisierung	109	Risk-Analysen	155
Instrumentalisierungverbot	125		

	Rn.
Säugling	76
Schadensdimensionen	155
Schadensebenen	98
Schadenspotential	6
Schadensrisiken	57
Studiencompliance	109
Therapiehandbuch	52

	Rn.
Therapieoptimierungsstudien	104
Therapieoptimierung	11
Transparenz	155
Versorgungsforschung	10, 23, 34, 96, 136, 146
Versorgungsstudien	148
Wissenschaftsfreiheit	120, 124

1 Einführung

1. Wenn Kinder schwer erkranken und sich in medizinische Versorgung begeben müssen, finden sich die Familien überrascht und weitgehend unvorbereitet in einer existentiell bedrohlichen Situation. Sie müssen nicht nur die Krankheit erleiden, erdulden und verstehen, sondern sich auch in ein medizinisches System einfügen und mitentscheiden. Persönliches Leid und Angst treffen auf Zusammenhänge hochkomplexer, moderner Medizin und führen für die Betroffenen in inhaltliche, emotionale und moralische Entscheidungsnotlagen.

2. Auch für die Mitarbeiter der Kliniken und Praxen, die Ärzte/innen[1] und Pflegenden und andere im medizinischen System Handelnde sind medizinische und moralische Fragen untrennbar verbunden.

3. Als sicher unstrittige Prämisse kann dabei gelten, dass schwer kranke Kinder von ihrer Behandlung profitieren und medizinische Maßnahmen ihnen nutzen sollen.

4. Wo aber entsteht das Wissen über die richtige Diagnostik und Therapie? Wie lassen sich medizinische Verfahren besonders auch für Kinder optimieren? Medizinische Experimente mit Kindern werden in der Bevölkerung wohl eher abgelehnt. Das Ziel, medizinische Behandlungsmöglichkeiten für Kinder zu verbessern und weiterzuentwickeln, wird aber intuitiv gut geheißen und die Teilhabe von Kindern am medizinischen Fortschritt wie selbstverständlich gefordert.

5. Die damit verbundene Erwartung in noch nicht geklärten medizinischen Fragen das erforderliche Wissen zu generieren, bedingt unmittelbar die Forderung, zunächst auf der Basis von Hypothesen zu handeln – und damit in Versorgungsfragen auch konkret zu behandeln. Wissenschaftliche Methodik dient dabei dem Ziel, den Weg von Wissensstand A zu Wissensstand B möglichst kurz zu halten und möglichst wenige Menschen in dem in Bezug auf Nutzen und Risiko unklaren, hypothesenbasierten Stadium zwischen A und B zu exponieren. Wissenschaftliches Arbeiten erlaubt die Systematisierung des Erfahrungsgewinns. Nicht die intuitive Aufarbeitung der Beobachtung von Einzelfällen und das Ableiten von Schlüssen auf der Basis von eventuell zufälligen positiven und negativen Einzelbeobachtungen durch einzelne Ärzte/innen sollen das Vorgehen bestimmen, sondern die systematisch und in der Regel prospektiv angelegte, vollständige Erfassung und unvoreingenommene Auswertung von Ergebnissen vieler repräsentativer Patienten und ihrer Ärzte/innen.

6. Für die Entwicklung von Arzneimitteln wurde dieser systematische Prozess der Wissensgenerierung den pharmazeutischen Unternehmen durch das Arzneimittelgesetz (AMG) als Voraussetzung für eine Zulassung zum Markt und damit zur Versorgung Kranker verbindlich auferlegt. Erst nach Beleg von Qualität, Sicherheit und Wirksamkeit in klinischen Prüfungen darf ein Medikament für die

---

1 Für Personengruppen werden aus Gründen der Lesbarkeit oft aber nicht immer beide Geschlechter parallel benannt. Sämtliche Bezeichnungen sind in jedem Fall geschlechtsneutral zu verstehen.

geprüften Indikationen und Patientengruppen verkauft werden. Nachdem die Contergan-Katastrophe unmissverständlich gezeigt hatte, dass ohne systematische, wissenschaftliche Beobachtung sogar dramatische Schadenspotentiale nur sehr verzögert identifiziert werden können, sollte durch das AMG der Verkehr mit Arzneimittel sicherer gemacht und staatlich kontrolliert werden.

Staatliche Regulierung und die in den letzten Jahrzehnten stetig zunehmenden Anforderungen an die wissenschaftliche Datenbasis haben einerseits zu einer Kontrolle des Arzneimittelmarktes geführt, andererseits aber die Kosten für die Entwicklung neuer Medikamente und damit auch deren Preise kontinuierlich steigen lassen. Ökonomische Rahmenbedingungen bestimmen heute die Entwicklung neuer Arzneimittel durch pharmazeutische Unternehmen ebenso wie die Finanzierung innovativer Therapien durch die Kostenträger des Gesundheitssystems und beeinflussen so vielfältig die therapeutischen Entscheidungen. 7

Unter ökonomischen Gesichtspunkten spielen Kinder im Gesundheitssystem keine prominente Rolle. Typische Kinderkrankheiten lassen sich durch Impfungen verhindern oder relativ einfach behandeln. Die üblichen Erkrankungen des älteren Menschen treffen Kinder nur äußerst selten. Bei schweren Krankheiten stellen Kinder nur einen kleinen Teil der Betroffenen. Den jährlich auftretenden ca. 300.000 Krebserkrankungen des Erwachsenenalters stehen z. B. in Deutschland ca. 2500 Erkrankungen bei Kindern unter 15 Jahren gegenüber. Die geringe wirtschaftliche Bedeutung von Kindern im Arzneimittelmarkt und die speziellen methodischen und auch ethischen Probleme der Forschung mit Kindern haben dazu beigetragen, dass Kinder nach Einführung der regulatorischen Anforderungen von der industriellen Arzneimittelentwicklung – mit Ausnahme der Impfstoffentwicklung – weitgehend ausgeschlossen wurden. 8

In der Konsequenz entstanden Defizite in der Entwicklung von Arzneimitteln und Therapieformen für Kinder und es fehlten sogar kindgerechte Darreichungsformen und kindbezogene Informationen zu zahlreichen für Erwachsene entwickelten Arzneimitteln. Andererseits wurden aber kontinuierlich neue Arzneimittel am Markt verfügbar und konnten außerhalb der offiziellen Zulassung auch für Kinder eingesetzt werden. Medizinische Hypothesen und die Forderung, Kinder am Fortschritt teilhaben zu lassen, führten damit automatisch zu einem ausgeprägten off-label-Einsatz, also einer Anwendung ohne oder außerhalb des zugelassenen Rahmens. Damit konnte zwar der Anspruch auf Teilhabe an modernen Entwicklungen der Arzneimitteltherapie z. T. erfüllt werden, der off-label Einsatz war aber auch mit höheren Risiken verbunden.[2] 9

Durch die gesetzlichen Regelungen des Arzneimittelgesetzes (AMG) werden pharmazeutische Unternehmen zu Klinischen Prüfungen ihrer Arzneimittel verpflichtet. 10

---
2 EMEA – European Medicines Agency: Evidence of harm from off-label or unlicensed medicines in children. EMEA/126327/2004. Online: http://www.ema.europa.eu/docs/en_GB/document_library/Other/2009/10/WC500004021.pdf [abgerufen am: 13.3.2014].

Dieser zulassungsorientierten, industriebetriebenen klinischen Forschung, die z. T. auch an gesunden erwachsenen Probanden erfolgen kann, stehen Studien gegenüber, die ihre Zielsetzung und Methodik nicht vorrangig aus regulatorischen Anforderungen ableiten, sondern patientenbezogene Fragen stellen, die sich aus komplexen Versorgungssituationen ergeben. Versorgungsforschung umfasst dabei Forschung zu Prävention, Diagnose, Therapie und Nachsorge und kann grundlagen- und krankheitsorientierte Forschung, klinisch-evaluative Untersuchungen und auch wissenschaftliche Arbeiten zur Struktur des Gesundheitssystems beinhalten und wird in all diesen Dimensionen auch gezielt vom BMBF gefördert.[3]

11   Gerade weil die industrielle Arzneimittelentwicklung Kinder in weiten Bereichen nicht ausreichend berücksichtigt hat, wurden wesentliche Fragen der Wirkung bei Erkrankungen des Kindesalters, der altersabhängigen Dosierung und auch der Kombination mit anderen Therapieverfahren bei Kindern in den Bereich der Versorgungsforschung verlagert. Besonders bei schweren und seltenen Krankheiten entstanden dadurch Studiengruppen, die sich innerhalb der Fachgesellschaften zu Netzwerken der Versorgungsforschung entwickelten. Hier sind beispielhaft die Therapieoptimierungs-Studiengruppen der pädiatrischen Onkologie zu nennen, die als Versorgungsstrukturen über 90 % der Kinder und Jugendlichen mit bösartigen Erkrankungen in ihren Studien behandeln.[4] Diese Therapieoptimierungsstudien (TOS) bestimmen die Versorgung und Entwicklung der pädiatrisch-onkologischen Behandlungen seit den 70er Jahren und haben neben der Erweiterung des Wissens auch eigenständige Versorgungsstrukturen entwickelt. Die kinderonkologischen TOS können als zentrales und repräsentatives Instrument der pädiatrischen Versorgungsforschung gelten und sollen daher exemplarisch im Mittelpunkt der weiteren Überlegungen stehen.

12   Da Kinder ganz andere bösartige Erkrankungen als Erwachsene bekommen und Krebs bei Kindern zum Glück selten vorkommt, blieben Kinder auch in der Entwicklung von Zytostatika weitgehend unberücksichtigt. Vor diesem Hintergrund entwickelten sich in der pädiatrisch-onkologischen Fachgesellschaft TOS als eigenständiges Instrument. Sie organisieren die wissenschaftlich begleiteten Behandlungen von Kindern in hochkomplexen Therapiekonzepten mit Bestrahlung, Operation und Kombinationen von sehr belastenden Krebsmitteln (Zytostatika). Abbildung 1 skizziert ein aktuelles Behandlungsprotokoll für Kinder mit Leukämie mit mehreren experimentellen Fragestellungen. Es verdeutlicht

---

3   BMBF – Bundesministerium für Bildung und Forschung: Versorgungsforschung – Ergebnisse der gemeinsamen Förderung durch das BMBF und die Spitzenverbände der gesetzlichen Krankenkassen (2002-2008) Online: http://www.bmbf.de/pub/versorgungsforschung.pdf [abgerufen am 24.8.2010].
4   Informationsportal zu Krebs- und Bluterkrankungen bei Kindern und Jugendlichen: www.kinderkrebsinfo.de [abgerufen am 1.2.2010].

schon optisch die Komplexität einer TOS.[5] Zwischen Diagnosezeitpunkt 0 und Therapieende nach 104 Wochen durchläuft ein Patient eine Vielzahl von Therapieeinheiten. Jeder Kasten repräsentiert einen Behandlungsteil mit mehreren kombinierten Medikamenten. Übereinander angeordnete Elemente bilden therapeutische Alternativen, deren Abfolge sich aus Merkmalen bei Diagnosestellung und z. T. therapieabhängigen Stratifikationsmerkmalen während der Behandlung ergibt. Mehrfach entscheidet auch eine Zufallsverteilung (Randomisation, R) darüber, welchem Therapiezweig der Patient zugeordnet wird. Ergänzend werden noch Begleitforschungsprojekte integriert und Qualitätssicherungsmaßnahmen auch für die Diagnostik der Erkrankungen definiert.

AIEOP-BFM ALL 2009

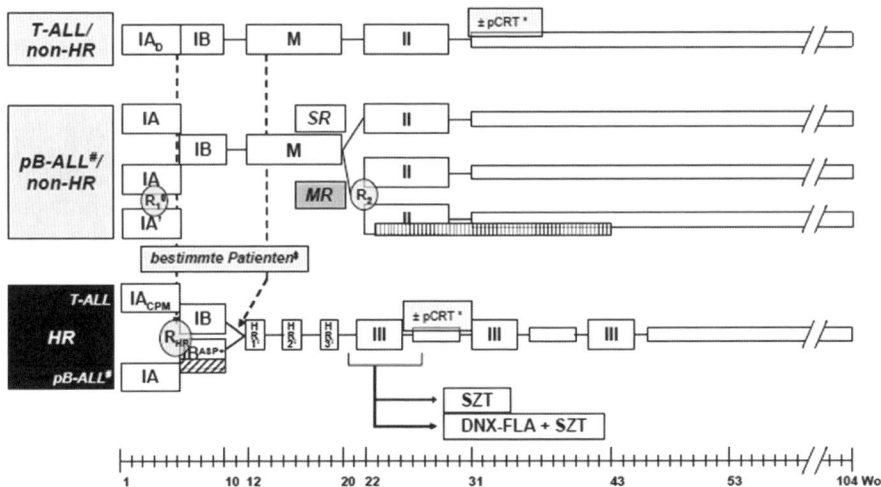

Abb. 1: Übersichtsdiagramm der aktuellen Therapiestudie zur Behandlung der akuten lymphatischen Leukämie des Kindesalters AIEOP-BFM-ALL 2000[6]

Derartige Konzepte kumulieren klinische Erfahrung, setzen Kinder aber auch experimentellen Fragestellungen aus. Die methodische und rechtliche Diskussion über TOS hat daher zwei Antipoden: einerseits werden sie, da sie arzneimittelbezogenes Wissen generieren sollen, von Ethikkommissionen und Behörden als „klinische Prüfungen" angesehen. Ihnen werden damit dieselben ethischen und formalen Grenzen gesetzt, wie den von der Industrie durchgeführten Studien. Andererseits werden sie von den handelnden Studiengruppen als außerhalb dieser Normen stehend verstanden und als patientenorientierter Teil der Krankenver-

---

5 AIEOP-BFM ALL: Internationales kooperatives Behandlungsprotokoll für Kinder und Jugendliche mit akuter lymphoblastischer Leukämie. Fassung für BFM-Teilnehmerkliniken in Deutschland: Protokollversion: 1.1.1 Datum: 15. April 2010. EudraCT Number AIEOP-BFM ALL 2009: 2007-004270-43.
6 Grafik freundlicherweise von Herrn Prof. M. Schrappe, Kiel zur Verfügung gestellt.

sorgung gerechtfertigt. Dieses Selbstverständnis ergibt sich vor allem aus den massiv gestiegenen und inzwischen im Schnitt bei 75 % liegenden, hohen Heilungsraten, die in den letzten 30 Jahren über das Instrument der TOS erzielt wurden und aus der Sicht der Studienverantwortlichen einen unverzichtbaren Nutzen der Studien für die betroffenen Kinder und Jugendlichen nahelegen.[7,8]

14 Die ethische Zulässigkeit medizinischer Forschung bei Kindern kann sich an den von Beauchamp und Childress diskutierten Prinzipien der Autonomie, der Fürsorge, des Nicht-Schadens und der Gerechtigkeit orientieren.[9] Die aktuelle ethische Debatte im Kontext der pädiatrischen Forschung adressiert vor allem die Frage der altersabhängigen, sich mit der Reifung von Kindern und Jugendlichen entwickelnden Autonomie und versucht praktische Konsequenzen für Informed Consent und Assent zu entwickeln. Das Recht, die Möglichkeiten und die Grenzen der selbstverantworteten, kompetenten, informierten Entscheidung für oder gegen eine Studienteilnahme und das ethische Prinzip der Autonomie lassen sich weitgehend synchron diskutieren und sollen hier nicht weiter ausgeführt werden.

15 In wie weit aber nutzt diese Forschung den teilnehmenden Kindern und Jugendlichen wirklich und wer außer den direkt betroffenen Patienten profitiert von pädiatrischer Versorgungsforschung?

2   Zielsetzung

16 Versorgungsforschung umfasst sowohl Forschung über die Versorgung als auch Forschung innerhalb der Versorgung. Die vorliegende Arbeit stellt gezielt und an konkreten Beispielen den zweiten Aspekt, die in Versorgung integrierte, zur Versorgung beitragend und die Versorgungsmaßnahmen weiterentwickelnde Forschung in den Mittelpunkt. Von dieser Ebene der Versorgungsforschung werden individuelle Patienten direkt betroffen und diese Ebene führt zu ethischen Grenzproblemen zwischen Forschung und Versorgung.

17 Neben der Einwilligungsfähigkeit, die als Eigenschaft von Patienten als moralische Objekte des Handelns anderer, für Forschung und für therapeutische Maßnahmen ähnliche Fragen aufwirft, wird der Nutzen eines wissenschaftlichen Experimentes als rechtfertigendes Moment in der ethischen Diskussion thematisiert. Nutzen findet sich in der prinzipienethischen Konzeption von Beauchamp und Childress nicht direkt wieder. Das Konstrukt des Nutzens berührt zwar auch Aspekte der Gerechtigkeit und der Autonomie, stellt aber in Bezug auf den Patienten als Objekt der Forschung vor allem eine Schnittmenge der Aspekte Fürsorge (Beneficence) und Nicht-Schaden (Nonmaleficence) dar. Anders als die Fürsorge, die

---

[7] Dirksen/Jürgens: Ewing 2008 – Eine Herausforderung für wissenschaftsinitiierte Studien unter den Bedingungen der EU-Direktive und AMG-Novelle. In: Forum. 25/2010, S. 30.
[8] Tallen/Henze/Creutzig/Dworzak/Klingebiel: Auswirkungen der EU-Direktive für klinische Studien auf Kinder und Jugendliche mit Krebserkrankungen in Europa. In: Forum. 25/2010, S. 42
[9] Beauchamp/Childress: Principles of biomedical ethics. 2009.

im medizinethischen Diskurs dem Patienten geschuldet ist, erlaubt der Begriff des Nutzens auch andere Benefiziare. Ärzte, Forscher, Unternehmen, Krankenhäuser – viele Menschen, Gruppen, juristische Personen und Institutionen können möglicherweise Nutzen von wissenschaftlicher Arbeit ableiten. Nutzen also Studien den Studienteilnehmern direkt und selbst oder werden Studienteilnehmer auch benutzt? Hat das Kind in einer Studie einen potentiellen individuellen Nutzen von der Behandlung, werden zumindest ähnlich betroffene Kinder in naher Zukunft profitieren oder wird eine Teilnahme an Forschung erwartet, die eher anderen nutzt? Medizinische Experimente in den Kategorien von individuellem Gruppen- und Fremdnutzen wird abnehmende Legitimität bzw. ein zunehmender Legitimationszwang zugesprochen. Das AMG zieht für Klinische Prüfungen mit Kindern eine Grenze und fordert einen direkten Nutzen für die Gruppe der Patienten, die an der gleichen Krankheit leiden. Es wird nicht näher spezifiziert, was mit direkt gemeint ist.[10]

Wie definiert sich aber der individuelle Nutzen einer Studienteilnahme für das Kind, wie lässt sich sinnvollerweise die Gruppe beschreiben und wer darf im Sinne eines Fremdnutzens profitieren? Diese und andere Fragen im Kontext von Nutzen in biomedizinischer Forschung mit Kindern erlangen neue Aktualität seit die EU-Kinderarzneimittelverordnung die Klinische Prüfung von Arzneimitteln auch bei Kindern von pharmazeutischen Unternehmen verbindlich fordert und durch wirtschaftliche Anreize unterstützt.[11]

Die besondere Dimension der Versorgungsforschung und der Therapieoptimierungsstudien bei lebensbedrohlichen Erkrankungen bleiben dabei aber bislang ein Randthema.

Es erschien daher wichtig und interessant, die vielschichtigen Aspekte des Nutzenbegriffs einmal gezielt unter den Rahmenbedingungen von TOS zu analysieren. Die einfache Sichtweise, nach der eine Überlebensrate am Ende einer Studie diese auch ethisch als individualnützig legitimiert, wirkt oberflächlich. Haben Kinder als Studienteilnehmer tatsächlich automatisch einen individuellen Nutzen aus Forschung und welche weiteren Nutznießer ziehen Gewinn daraus? Der Beitrag soll zunächst verschiedene Nutzenpotentiale aufzeigen und auch mögliche, daraus abgeleitete Interessenkonflikte hinterfragen. Der Transparenzgewinn in Bezug auf unterschiedliche Benefiziare und ihre Erwartungen an den Nutzen der Forschungsaktivität kann forschenden Ärzten und Ärztinnen die Reflektion der eigenen Rolle erleichtern und eine bessere Abwägung der ethischen Vertretbarkeit erlauben.

---

10 Gesetz über den Verkehr mit Arzneimitteln (AMG) zuletzt geändert durch Art. 1 der Verordnung vom 10.10.2013 (Bundesgesetzblatt 2013 I, 3813). Online: www.gesetze-im-internet.de/bundesrecht/amg_1976/gesamt.pdf [abgerufen am: 13.3.2014], § 41 (2)
11 Amtsblatt der Europäischen Union: Verordnung (EG) Nr. 1901/2006 des Europäischen Parlaments und des Rates vom 12.12.2006. Online: http://eur-lex.europa.eu/LexUriServ/LexUriServ.do?uri=CONSLEG:2006R1901:20070126:DE:PDF [abgerufen am: 13.3.2014].

21 Im Weiteren sollen die mit multiplen Nutzenerwartungen verbundenen ethischen Konflikte aus ärztlicher und wissenschaftlicher Tätigkeit in der Versorgungsforschung analysiert werden.

3 Nutzendimensionen pädiatrischer Versorgungsforschung
3.1 Pädiatrische Versorgungsforschung an Beispielen

22 Grundlagenforschung und krankheitsbezogene biomedizinische Forschung erweitern das biomedizinische Wissen und das Verständnis von Krankheiten kontinuierlich und öffnen neue Perspektiven für Prävention, Diagnose und Behandlung. Parallel entwickeln beispielsweise auch psychologische und sozialwissenschaftliche Forschungsarbeiten weiterführende Hypothesen zur Verbesserung der gesundheitlichen Lebensumstände.

23 Neue wissenschaftliche Erkenntnisse führen zur Verbesserung der medizinischen Versorgung. Bevor sie sich allerdings in der Routine etablieren, müssen sie sich im Kontext der normalen Gesundheitsversorgung beweisen. Erst die Richtigkeit der Annahmen und der Nachweis der positiven Effekte begründet die Übernahme in die Regelversorgung. „Die Frage, wie der Ergebnistransfer insbesondere auf der ‚letzten Meile' zur Versorgung des Patienten erfolgreich erreicht werden kann, ist hochrelevant und anspruchsvoll zugleich."[12] Versorgungsforschung leistet damit den Transfer von neuen wissenschaftlichen Erkenntnissen und Hypothesen in die komplexe Realität der Gesundheitsversorgung. Versorgungsforschung generiert Wissen in der ambulanten wie auch stationären Versorgung und schließt auch Schnittstellen zu Pflege, Gesundheitsmanagement, Gesundheitsökonomie u. a. Disziplinen ein.

24 In Abgrenzung zu Studien der pharmazeutischen Industrie, die primär die Entwicklung von Präparaten und die Vorbereitung der Vermarktung anstreben, werden derartige akademische, überwiegend in Universitätsklinika initiierten Studien auch als nicht-industrielle oder nicht-kommerzielle Studien klassifiziert, wobei fehlende wirtschaftliche Eigeninteressen der Handelnden angenommen werden. Gerade diese Form von Studien wird als für die Patienten sehr relevant angesehen[13] und intensiv politisch diskutiert.[14]

---

12 Sunder-Plaßmann, Leiter der Abteilung Versorgungskonzepte im Geschäftsbereich Verträge des BKK-Bundesverbandes. In: BMBF – Bundesministerium für Bildung und Forschung: Versorgungsforschung – Ergebnisse der gemeinsamen Förderung durch das BMBF und die Spitzenverbände der gesetzlichen Krankenkassen (2002-2008) Online: http://www.bmbf.de/pub/versorgungsforschung.pdf [abgerufen am: 24.8.2010], S. 5.
13 EU-Commission: Official Journal of the European Union Commission. Directive 2005/28/EC of 8 April 2005. L91/13. Online: http://ec.europa.eu/health/files/eudralex/vol-1/dir_2005_28/dir_2005_28_en.pdf [abgerufen am: 24.8.2010].
14 Deutscher Bundestag Drucksache 17/1929 vom 17.6.2010. Online: http://dip21.bundestag.de/dip21/btd/17/019/1701929.pdf [abgerufen am: 12.8.2010].

Die medizinische Versorgung von Kindern erfolgt durch Kinderärzte und entsprechende Fachgesellschaften in anderen Netzwerken und Strukturen als die von Erwachsenen. Im Bereich der experimentellen Forschung und speziell auch der Arzneimittelentwicklung kommt Kindern traditionell eine Sonderrolle zu. Als Folge der ethischen Grundregel, Forschung bei Kindern nur dann zu initiieren, wenn die Ergebnisse nicht durch Studien mit Erwachsenen zu erzielen sind, aber auch als Folge ökonomischer Rahmenbedingungen, erreichen wissenschaftliche Innovationspotentiale Kinder und Jugendliche in aller Regel mit zeitlicher Latenz zu Erwachsenen.

Pädiatrische Versorgungsforschung hat zum Ziel, Kindern und Jugendlichen möglichst zeitnah Zugang zu sinnvollen Innovationen zu ermöglichen, ohne dabei vermeidbare Risiken einzugehen. Bereits zu Beginn der 70er Jahre begannen die ersten multizentrischen TOS. Seltene lebensbedrohliche Erkrankungen und neu verfügbare hochgiftige Medikamente bildeten die Eckpfeiler medizinisch und ethisch sehr schwieriger Entscheidungen, die über Abstimmung zwischen den Fachleuten, gemeinsame strukturierte Überwachung der Behandlungen und eben multizentrischen Erfahrungsgewinn erst verantwortbar wurden. Die so gewonnenen Erfahrungen und neue wissenschaftliche Erkenntnisse oder verfügbare Präparate flossen dann in die jeweils nachfolgenden Therpiestudienprotokolle, zunächst als gut begründete Hypothesen, ein und wurden verifiziert oder verworfen. So prüft die o. g. ALL-Studie derzeit z. B. ob sich für definierte Patientengruppen auch mit geringeren Mengen der Substanzgruppe der Anthrazykline gleichbleibende Heilungsraten erzielen lassen (Abb. 1 R1: 2 oder 4 Gaben Daunorubicin) und ob eine deutliche Intensivierung des Präparates Asparaginase zur Verbesserung des Therapieergebnisses führt (R2).

In der Studie zur Behandlung des Ewing-Tumors bekommen alle Patienten zunächst eine Therapie mit 6 ca. einwöchigen stationären Chemotherapieblöcken, an die sich die operative Entfernung des Knochentumors anschließt. Erst nach Auswertung der bis dahin gewonnenen biologischen Erkenntnisse über den individuellen Tumor werden die Patienten Prognosegruppen zugeordnet. Dann wird in der Gruppe von Patienten mit der besten Prognose der zusätzliche Effekt, der bei Erwachsenen umfangreich eingesetzten Bisphosphonate und weiterhin der Einfluss des bisher nicht zugelassenen Fenretinide geprüft. In der mittleren Risikogruppe erfolgt der Vergleich einer längeren Standardtherapie mit etablierten Substanzkombinationen gegen eine Hochdosistherapie mit nachfolgender Stammzellrekonstitution (autologe Knochenmarktransplantation, der Patient bekommt seine eigenen, zuvor gewonnenen Knochenmarkstammzellen zurück) und in der Gruppe mit dem höchsten Risiko wird das relativ neue Medikament Treosulfan geprüft. In allen Gruppen werden Patienten in die Therapiezweige randomisiert, also den Behandlungsoptionen über zufällige Verteilung zugeordnet. Wie jede andere Forschung auch prüft damit die Versorgungsforschung in TOS eindeutig Hypothesen, verfolgt Ziele, muss Risikoabschätzungen vornehmen, Prioritäten setzen und arbeitet damit experimentell.

Wie nutzen Therapieoptimierungsstudien?

"Die Therapiepläne werden von der Gesellschaft für Pädiatrische Onkologie und Hämatologie entwickelt und regelmäßig dem aktuellen Stand der Wissenschaft angeglichen. Als Grundlage für die Anpassung und Neufassung der Pläne dienen neue wissenschaftliche Erkenntnisse über die Biologie der Erkrankungen und über die Wirkungsweise von Einzelkomponenten der Therapie. Einen weiteren Baustein zur Verbesserung der Therapiepläne liefern die Ergebnisse, die mit den vorhergehenden Protokollen erzielt worden sind. Die daraus resultierenden neuen Pläne zielen darauf ab, die bisher erreichten Ergebnisse zu verbessern: entweder im Hinblick auf die Heilungsrate und/oder auf die Verringerung von akuten oder späten unerwünschten Spätfolgen der Behandlung."[15]

28 Die pädiatrisch onkologische Fachgesellschaft beschreibt den Optimierungsprozess auf ihrer Internetseite eher als stetige Integration neuen Wissens und nicht als Prüfung neuer Hypothesen. Sie definiert die Studien vor allem über ihre primäre Intention der Verbesserung der Behandlung.

29 TOS koordinieren die Entwicklung komplexer Medikamentenkombinationen, die umfassende biomedizinische Begleitforschung zu Tumorbiologie und Therapie und andere Aspekte rund um die Versorgung krebskranker Kinder. TOS liegen damit methodisch und auch ethisch in einem Spannungsfeld zwischen Forschung und Krankenversorgung und berühren arzneimittelrechtlich definierte Forschungsstandards.[16,17,18]

30 Für die nachfolgende ethische Auseinandersetzung mit der Dimension des Nutzens gilt daher die Akzeptanz des experimentellen Charakters von systematischen, interventionellen klinischen Forschungsprojekten als Prämisse.

31 Eine weitere Prämisse besteht darin, dass TOS wesentliche Versorgungsfunktionen übernehmen. Nur deswegen dürfte der Gemeinsamen Bundesausschuss der Ärzte, Zahnärzte, Psychotherapeuten, Krankenhäuser und Krankenkassen (GBA), der als oberstes Beschlussgremium der gemeinsamen Selbstverwaltung den Katalog der erstattungsfähigen Leistungen der gesetzlichen Krankenver-

---

15 Informationen zum Studienportal der Gesellschaft f. pädiatrische Hämatologie und Onkologie. Die pädiatrisch onkologische Fachgesellschaft. Online: http://www.kinderkrebsinfo.de/e1676/e9032/e75656/index_ger.html [abgerufen am: 27.8.2010].
16 Boos: Anforderungen an die klinische Prüfung von Arzneimitteln am Menschen und an die nicht-kommerzielle Therapieforschung in der EU. In: Bundesgesundheitsbl Gesundheitsforsch Gesundheitsschutz 48/2005, S. 196.
17 Lehmann/Mentzer/Fischer/Mallinckrodt-Pape: Klinische Prüfungen an Kindern im Spannungsfeld zwischen wissenschaftlichen Anforderungen, der Sicherstellung der korrekten Behandlung und ethischen Aspekten. In: Bundesgesundheitsbl Gesundheitsforsch Gesundheitsschutz. 52/2009, S. 410.
18 Tallen/Henze/Creutzig/Dworzak/Klingebiel: Auswirkungen der EU-Direktive für klinische Studien auf Kinder und Jugendliche mit Krebserkrankungen in Europa. In: Forum. 25/2010, S. 42.

sicherungen festlegt, in seiner Richtlinie zur Kinderonkologie beteiligte Krankenhäuser verpflichten, Patienten die Teilnahme an TOS zu empfehlen und dies zur Voraussetzung der Kostenübernahme machen.[19]

Per Definition ist in der Versorgungsforschung das primäre Ziel des Forschungselementes die Beantwortung der wissenschaftlichen Fragestellung. Das primäre Ziel des Versorgungsanteils liegt in der optimalen medizinischen Behandlung der einbezogenen Patienten und das übergeordnete Ziel ist die Verbesserung der Behandlungsoptionen durch Evaluation.

3.2 Struktur und Taxonomie des Nutzenbegriffs

„Nutzen oder die Nützlichkeit einer Handlung wird subjektiv von einer Person für je sich selbst bewertet. In konsequentialistischen ethischen Theorien, insbesondere dem klassischen Utilitarismus wird der Nutzen einer Handlung gleichgesetzt mit der Tendenz, das subjektiv empfundene Glück der betroffenen Personen zu befördern. Der Begriff des Nutzenss ist also inhaltlich oder psychologisch so bestimmt, dass ihm ein handlungsleitendes Moment inhärent ist."[20]

In der Versorgungsforschung handeln Ärzte/Ärztinnen sowohl in medizinischer Verantwortung und auf der Basis eines Behandlungsvertrages, als auch in ihrer Rolle als unabhängige, ergebnisoffene Wissenschaftler. Ziele der Handlung finden sich in der Umsetzung der Ziele der Patienten, in der Gestaltung der eigenen beruflichen Lebenswirklichkeit, in der Erfüllung eines Arbeitsvertrages, in Verantwortung gegenüber einem Träger der Forschungsaktivitäten oder der patientenführenden Einrichtung. Handlungsleitende Momente sind in der Versorgungsforschung daher systemimmanent komplex und führen zu sehr vielschichtigen Möglichkeiten des Verständnisses von Nützlichkeit. Handlungen, die auf Nutzenerwartungen ausgerichtet sind, werden – soweit nicht vollständig altruistisch motiviert – auch von unterschiedlichen Interessen angetrieben. Eine Differenzierung des Nutzenbegriffs bildet daher mögliche Interessenkonflikte ab, macht moralische Konfliktfelder sichtbar.

3.2.1 Nutzenebenen

Im Gesundheitssystem wird der Begriff des Nutzens in vielschichtigen Kontexten verwendet. Auf der Makroebene müssen sich Aufwendungen für das Gesundheitssystem in Abwägungsprozessen gegen andere Verantwortungsbereiche des Staates

---

19 Gemeinsamer Bundesausschuss: Vereinbarung des Gemeinsamen Bundesausschusses über die Maßnahmen zur Qualitätssicherung für die stationäre Versorgung von Kindern und Jugendlichen mit hämato-onkologischen Krankheiten gemäß § 137 Abs. 1 Satz 3 Nr. 2 SGB V zugelassene Krankenhäuser vom 16.5.2006 in Kraft getreten am 1.1.2014 zuletzt geändert 6.12.2013, Online: http://www.g-ba.de/informationen/richtlinien/47/ [abgerufen am: 1.9.2009].
20 Prechtl/Burkard (Hrsg.): Metzler Lexikon Philosophie. 2008.

wie z. B. Bildung oder Verteidigung rechtfertigen und möglichst nutzenoptimiert erfolgen. Auf der Mesoebene stellt sich innerhalb des Gesundheitssystems die Frage nach der effektivsten Verteilung der Mittel für ambulante oder stationäre Bereiche, für Herz-Kreislauf oder Krebskrankheiten, für Behandlung oder Vorsorge. Erst auf der Mikroebene kommen die Interessen des einzelnen Patienten, sein persönlicher Eigennutzen zum Tragen, z. B. in der Frage, ob das teure Medikament A oder die beiden vergleichsweise günstigeren B und C für ihn innerhalb seines Budgets den größten Nutzen bringen. Herr Gesundheitsminister Rösler führte bei der Vorstellung der künftigen Rahmenbedingungen für die Arzneimittelfinanzierung aus: „Künftig müssen die Pharmaunternehmen mit eigenen Studien den Nutzen für alle neuen innovativen Arzneimittel nachweisen. Dies wird von GBA und IQWiG[21] geprüft. Damit haben die Krankenkassen eine solide Grundlage für Preisverhandlungen."[22] In diesem politischen Statement werden die genannten Ebenen verflochten. Die Industrie soll Nutzen beweisen, nicht nur die Wirkung der Medikamente. Sicher meint das auch Nutzen für den konkret betroffenen Patienten, offensichtlich aber in enger Anlehnung an die Nutzenaspekte der Meso- und Makroebene. Nutzen erwarten also Unternehmen, Krankenkassen, Kliniken als wirtschaftliche Unternehmen, Ärzte und Mitarbeiter und politisch Verantwortliche. Zu allererst erwartet aber der Patient, der sich im solidarischen Gesundheitswesen mit einem schweren gesundheitlichen Problem in Behandlung begibt, einen persönlichen, individuellen Nutzen. Darüber hinaus können alle möglichen Folgen für Studienteilnehmer, Forscher, andere Patienten, Auftraggeber oder die Gesellschaft allgemein entstehen und in die Nutzenanalyse eingehen.

36   Für die ethische Diskussion ist dabei die Relation zum in einer Studien behandelten Patienten, der ja im wissenschaftlichen Sinne dann ein gleichzeitig als Proband fungiert, von zentraler Bedeutung, Der individuelle Nutzen des Probanden aus therapeutischen Studien, der Probandennutzen oder Eigennutzen wird daher vom Fremdnutzen, also den vom Patienten/Probanden unabhängigen Nutzenebenen abgegrenzt. Neben der Unterscheidung von probanden/eigennütziger und fremdnütziger Forschung hat sich die Kategorie der gruppennützigen Forschung etabliert.[23]

37   Die ethische Debatte dreht sich dabei um die Frage, ob und wie die mit jeder Forschung verbundene Instrumentalisierung gerechtfertigt werden kann. Neben der Minimierung des Risikos kommt dabei der potentiellen solidarischen Anteilnahme am Nutzen eine Bedeutung zu. Über eine spezifische normative Bedeutung des Gruppennutzens besteht weitgehend Einigkeit. Zu diskutieren bleibt aber die Definition der Gruppe und ihre sinnvolle Begrenzung. Wenn das Arzneimittelgesetz für

---

21 Institut für Qualität und Wirtschaftlichkeit im Gesundheitswesen. www.iqwig.de.
22 Bundesministerium für Gesundheit: Gesundheitsminister Rösler legt Eckpunkte für neue Strukturen im Arzneimittelmarkt vor. Pressemitteilung Nr. 19, Berlin 26.3.2010.
23 S. hierzu Übersichten z. B. Maio: Forschung an Kindern ohne Individualnutzen: Ist sie ethisch zu rechtfertigen? In: Marckmann/Niethammer (Hrsg.): Ethische Aspekte der pädiatrischen Forschung. 2010, S. 51

klinische Prüfungen von Arzneimitteln an Kindern fordert, dass sie für die Gruppe der Patienten, die an der gleichen Krankheit leiden, von direktem Nutzen sein muss[24] und die aktuelle Version der Deklaration von Helsinki die Verbesserung der Gesundheit der Bevölkerungsgruppe, der die nicht-einwilligungsfähige Person zugehört, zur Voraussetzung macht,[25] so bleibt Raum für Konkretisierungen. Das Kriterium der gleichen Krankheit könnte dabei durch die Ein- und Ausschlusskriterien, das Maß der Direktheit durch die unmittelbare Verfügbarkeit des Fortschrittes für die Gruppe nach Ende der Studie definiert werden.[26]

3.2.2 Qualitative Dimension des Nutzens

Nutzen kann in Bezug auf die somatische Gesundheit erfahren werden, indem z. B. eine Krankheit geheilt wird. Dieser Nutzen vermittelt dem Patienten unmittelbaren Gewinn auf der Ebene der physischen oder psychischen Gesundheit. Nutzen kann auch eine emotionale Komponente aufweisen. Eine Aktion kann Zugewinn an Zufriedenheit herstellen, Glück auslösen auch ohne real physische oder psychische krankhafte Prozesse zu verändern. Solidarisches Handeln kann Zufriedenheit erzeugen und damit Präferenzen des Handelnden bedienen, ohne ihm in im engeren Sinne zu nutzen. Kinder können den Nutzen der Mitarbeit bei einer therapeutischen Maßnahme z. B. daraus ziehen, dass ihre Eltern sich diese gewünscht haben. Nutzen im Sinne eines Mehr an Zufriedenheit, eines Zuwachses an Wohlbefinden ist auch durch Handeln für andere denkbar, also z. B. durch in Kauf nehmen von Risiken oder Belastungen für Bedürftige oder Menschen in Not. Dies positive Erleben aus solidarischem Handeln ließe sich ggf. als moralischer Nutzen bezeichnen.[27] In diesen Konstellationen erfährt ein Patient Nutzen nur mittelbar. Nicht der eigene Schmerz wird gelindert sondern die eigene Zufriedenheit steigt durch einen Beitrag zum unmittelbaren Nutzen anderer. Von unmittelbarem Nutzen eines Kindes profitieren im Gegenzug unmittelbar immer auch andere: Eltern, Geschwister, die Behandelnden. Ob von unmittelbarem Nutzen für andere durch solidarisches Handeln oder über die sozialen Folgen auch mittelbar die Patienten profitieren, ist sowohl faktisch als auch in seiner Bedeutung für die Vertretbarkeit der Handlungen zu klären. Überwiegend wird diese Dimension aber nicht dem Eigennutzen im engeren Sinne zugerechnet.

38

---

24 Gesetz über den Verkehr mit Arzneimitteln (AMG) zuletzt geändert durch Art. 1 der Verordnung vom 10. Oktober 2013 (Bundesgesetzblatt 2013 I, 3813, (3578). Online: www.gesetze-im-internet.de/bundesrecht/amg_1976/gesamt.pdf [abgerufen am: 24.8.2010]. § 41 (2).
25 Weltärztebund (WMA) – Deklaration von Helsinki. Zuletzt revidiert im Oktober 2008. Online: http://www.aerzteblatt.de/v4/plus/down.asp?typ=PDF&id=5324 [abgerufen am: 28.8.2010], z. B. Punkt 27.
26 Hüppe/Raspe: Analyse und Abwägung von Nutzen und Schadenpotenzialen aus klinischer Forschung. In: Boos/Merkel/Raspe/Schöne-Seifert (Hrsg.): Nutzen und Schaden aus klinischer Forschung am Menschen – Abwägung, Equipoise und normative Grundlagen. 2009, S. 13
27 Heinrichs: Forschung mit Minderjährigen: Ethische Aspekte. In: Sturma/Lanzerath/Heinrichs (Hrsg.): Ethik in den Biowissenschaften – Sachstandsberichte des DRZE. Forschung mit Minderjährigen. 2010, Kap. 3.2.2. Moralischer Nutzen, S. 123.

3.2.3 Quantitative Dimension des Nutzens

39 Nutzen klingt grundsätzlich positiv. Jede in der Erwartung eines Nutzens durchgeführte Handlung beinhaltet aber auch ein Risiko, kann im ungünstigen Fall schädigen. Dem Nutzenbegriff steht der Schadensbegriff als Negativ-Nutzen daher komplementär gegenüber. Zusätzlich können vorhersehbare Belastungen mit dieser Handlung verbunden sein. Für ein Kind stellt eine Blutentnahme durch den Stich immer eine reale Belastung, in sehr geringem Maße auch ein Risiko, z. B. einer Infektion dar. Nutzen ist daher sinnvollerweise nicht als absolute, grundsätzlich positive Größe zu sehen, sondern ergibt sich als Bilanzierung der positiven und negativen Effekte. Die reine Aufstellung der Nutzenanteile kann daher eher als Brutto-Nutzen bezeichnet werden, während durch Verrechnung der negativen Effekte ein Netto-Nutzen im Sinne einer Nutzen-Schadens-Bilanz definiert werden kann.[28] Darin geht der Nutzen-Begriff über die Frage der Wirkung einer Maßnahme hinaus. Ein Medikament kann durchaus auf einen bestimmten Tumor wirken, gerade die Evaluation desselben als Maßnahme der Versorgungsforschung fragt aber neben Ausmaß und Wahrscheinlichkeit der Wirkung auch nach der Bilanz von positiven und negativen Folgen und bewertet im klinischen Netto-Nutzen die kausalen Folgen hinsichtlich ihrer Relevanz.

3.2.4 Wahrscheinlichkeit des Nutzens

40 In der klinischen Forschung stellt die positive Erwartung der zu untersuchenden Intervention immer zunächst nur eine Hypothese dar. Auch wird nicht jede sinnvolle Maßnahme bei jedem Patienten denselben Effekt aufweisen. Erwartete Folgen können ausbleiben oder nur schwach ausfallen. Damit kommt dem Nutzen – und natürlich auch dem Schaden – sowohl eine individuell variable quantitative Dimension als auch eine probabilistische Komponente zu. Der messbare Nutzen tritt in einer Stärke von Null bis x Einheiten und einer Wahrscheinlichkeit von Y % ein.

41 Hüppe und Raspe leiten daraus die Forderung ab, dem probabilistischen Begriff des Risiko oder Schadensrisiko genauso die Nutzenchance als ebenfalls probabilistischen Ausdruck entgegenzusetzen.[29] Die Deklaration von Helsinki des Weltärztebundes trägt dem Rechnung indem in der Regel von potentiellem oder erwartetem Nutzen oder begründeter Wahrscheinlichkeit für Nutzen gesprochen wird.[30]

---

28 Hoffmann: Begriffliche Definitionen und Klärungen: Zur Einführung. In: Boos/Merke/Raspe/Schöne-Seifert (Hrsg.): Nutzen und Schaden aus klinischer Forschung am Menschen – Abwägung, Equipoise und normative Grundlagen. 2009 S. 1.
29 Hüppe/Raspe: Analyse und Abwägung von Nutzen und Schadenpotenzialen aus klinischer Forschung. In: Boos/Merkel/Raspe/Schöne-Seifert (Hrsg.): Nutzen und Schaden aus klinischer Forschung am Menschen – Abwägung, Equipoise und normative Grundlagen. 2009, S. 13.
30 Weltärztebund (WMA) – Deklaration von Helsinki. In der Version Oktober 2008. Online: http://www.aerzteblatt.de/v4/plus/down.asp?typ=PDF&id=5324 [abgerufen am: 28.8.2010].

3.2.5 Equipoise

Wenn aus einer als wissenschaftliche Hypothese zu prüfenden Maßnahme in der Versorgungsforschung aber mit gewissen Wahrscheinlichkeit ein Nutzen für Patienten zu erwarten ist, so stellt sich die Frage, ob nicht diese Maßnahme schon aus arztethischer Sicht als bestmögliche Behandlung geschuldet ist. Zur Beschreibung und Lösung dieses moralischen Problems wurde das Equipoise-Kriterium eingeführt. Die Forderung nach Equipoise beinhaltet als externe Komponente die Orientierung an der bestmöglichen verfügbaren Behandlung und fordert eine echte Unentschiedenheit in Bezug auf die Überlegenheit der zu prüfenden Intervention. Der rein formale wissenschaftliche Nachweis einer in Fachkreisen längst als positiv bewerteten Maßnahme wäre auf der Basis des Equipoise-Kriteriums unzulässig. Die interne Komponente des Kriteriums betrifft dagegen die ex-ante Gleichwertigkeit aller Studienarme. Vergleichende Untersuchungen sind dementsprechend moralisch nur dann vertretbar, wenn auch in Bezug auf ihren Netto-Nutzen eine echte Unentschiedenheit des Forschers oder der Forscher besteht.[31]

42

Die Kontroverse über die Forderung nach Equipoise betrifft die pädiatrischen TOS auf mehreren Ebenen. Zunächst ist zu klären, ob es denn für Ärzte und Ärztinnen im real existierenden Gesundheitssystem geboten und auch möglich ist, die aus ihrer subjektiven Sicht bestmögliche Therapie für Patienten verfügbar zu machen. Alternativ schulden sie unabhängig von persönlichen Überzeugungen zumindest die allgemein anerkannten Standards. Damit verbunden ist auf der Basis aktueller Finanzierungssysteme die Frage, ob immer die bestmögliche Maßnahme oder wohlmöglich nur das medizinisch Notwendige und wirtschaftlich Vertretbare verordnet werden kann. Ist es also möglich, durch Versorgungsforschung Interventionen anzubieten, die ohne den wissenschaftlichen Rahmen für Patienten keinesfalls verfügbar wäre?

43

Weiterhin ist im Kontext der Equipoise-Debatte zu diskutieren, wer über dieses Kriterium urteilt. Einerseits kann die Forderung nach Unentschiedenheit über die Studienfrage als Urteil des ärztlich-wissenschaftlich handelnden Individuums verstanden werden,[32] andererseits könnte aber auch das Urteil der Scientific Community Grundlage der Entscheidung für Equipoise sein (Prinzip der kollektiven Legitimation).[33] Auch die Frage, ob das Equipoise-Kriterium nur für die therapeu-

44

---

31 Hoffmann/Schöne-Seifert: Equipoise – Ein Kriterium für die ethische Zulässigkeit klinischer Studien? In: Boos/Merkel/Raspe/Schöne-Seifert (Hrsg.): Nutzen und Schaden aus klinischer Forschung am Menschen – Abwägung, Equipoise und normative Grundlagen. 2009, S. 53.
32 Fried: Medical Experimentation Personal integrity and social policy. 1974, zitiert nach: Hoffmann/Schöne-Seifert: Equipoise – Ein Kriterium für die ethische Zulässigkeit klinischer Studien? 2009, S. 53-80.
33 Freedman: Equipoise and the ethics of clinical research. New England Journal of Medicine. 317/1987, S. 141.

tischen oder für alle, auch nicht-therapeutischen studienbezogenen Maßnahmen gelten soll, ist Teil der Debatte.[34,35]

45   Für den forschenden Arzt/die forschende Ärztin ergibt sich praktisch aus der Equipoise-Diskussion ein moralisches Problem, wenn er/sie eine von der überwiegenden, konsentierten Meinung der Gemeinschaft abweichende Überzeugung hat und damit ggf. aus wissenschaftlicher Disziplin gegen diese handeln muss, sich in Bezug auf die Fürsorge zum Patienten einer Mehrheitsmeinung zu beugen hat.

46   Für die forschende Gemeinschaft leitet sich aus der zu Grunde liegenden Forderung nach bestmöglicher Therapie in allen Studienzweigen ab, dass ein Vergleich gegen übliche Standards evtl. nicht möglich ist. In seiner Reinform geht das Equipoise-Kriterium von einer Versorgungssituation ohne Rationierungs- oder Priorisierungsansätze aus. Nicht zuletzt bleibt aber auch für das Equipoise-Kriterium noch im Einzelfall zu klären, welche Nutzenaspekte eigentlich subsummiert werden sollen und wie zwischen Hoffnung und der realistischen Erwartung in Bezug auf die Höherwertigkeit einer Innovation zu unterscheiden, wie also quantitativ und qualitativ die Unsicherheitsschwelle zu definieren ist.

3.2.6 Subjektivität des Nutzens

47   Die Nützlichkeit einer Handlung stellt zunächst eine subjektive Wahrnehmung und positive Bewertung dar. Im Rahmen von klinischer Forschung muss die Fragestellung so formuliert werden, dass Outcome-Parameter von außen beobachtbar sind. Nutzenkomponenten sollten daher objektivierbar sein. Das bedeutet nicht mehr automatisch, dass sie auch subjektiv vom Patienten als Nutzen wahrgenommen werden. Im Kontext klinischer Maßnahmen wird aber auch ein Nutzenbegriff verwendet, der als intersubjektiv bezeichnet werden kann. Der quantifizierbare Outcome-Parameter steht dann als Surrogat für Präferenzen des Patienten und es wird angenommen, dass seine Veränderung von Patienten positiv bewertet wird, einen Nutzen hat. Die Verkleinerung eines Tumors ist z. B. der messbare Parameter, der gegebenenfalls auch in eine Lebensverlängerung mündet. Es wird unterstellt, dass auch der Patient beide Phänomene subjektiv schätzt. Ein Zusammenhang zwischen Tumorverkleinerung und Lebensverlängerung oder -qualität ist kein Automatismus, die Freude über das Ansprechen des Tumors aber unabhängig davon regelmäßig erfahrbar. Wenn die aufkeimende Hoffnung subjektiv positiv erlebt wird, objektiv aber nicht zur Heilung oder Lebensverlängerung führt, entsteht z. B. eine Diskrepanz zwischen externer Netto-Nutzen-Analyse und subjektivem Erleben des Betroffenen.

---

34 Übersichten in: London: Clinical Equipoise: Foundational requirement or fundamental error? In: Steinbock B. (Hrsg.): The Oxford Handbook of Bioethics. 2007, S. 571.

35 Übersichten in: Hoffmann/Schöne-Seifert: Equipoise – Ein Kriterium für die ethische Zulässigkeit klinischer Studien? In: Boos/Merkel/Raspe/Schöne-Seifert (Hrsg.): Nutzen und Schaden aus klinischer Forschung am Menschen – Abwägung, Equipoise und normative Grundlagen. 2009, S. 53.

3.2.7 Quellen des Nutzens

Nutzen (und Schaden) wird in Therapiestudien in allererster Linie durch die zu prüfende therapeutische Intervention erwartet. Komplexe Studienprotokolle der Versorgungsforschung standardisieren aber auch nicht-therapeutische Prozeduren. Hierzu gehören diagnostische Maßnahmen ebenso wie rein studienbezogene Eingriffe, z. B. Biomaterialentnahmen. Therapeutische Interventionen beinhalten die therapeutischen Standards auf der einen und die innovativen zusätzlichen Maßnahmen auf der anderen Seite. Nicht-therapeutische Maßnahmen schließen in der Krankenversorgung gebotene Diagnoseverfahren ein, umfassen aber auch darüber hinausgehende zusätzliche und rein der Forschung geschuldete Verfahren. Für eine Netto-Nutzen-Analyse ergeben sich damit vier Felder: Therapeutische Verfahren aus Versorgung und Forschung und nicht-therapeutische Prozeduren der Versorgung und der Forschung.

3.2.8 Systematik der Nutzenanalyse

Vor allem im Kontext der Beratung und Genehmigung wissenschaftlicher Untersuchungen durch die Ethikkommissionen ergibt sich regelmäßig die Frage der Analyse und Bewertung von Nutzenchancen und Schadensrisiken. Unterschiedliche Vorschläge zu einer systematischen Vorgehensweise wurden entwickelt. Zunächst schlugen Freedman und Kollegen eine Differenzierung zwischen den therapeutischen Komponenten und den nicht-therapeutischen, rein wissenschaftlichen Komponenten vor,[36] die zu einem differenzierten Konzept der Komponentenanalyse weiterentwickelt wurde.[37] Klassifikationen des Risikos und Erfassung eines minimalen Risikos wollen vor allem das Nichtschadensprinzip stärker betonen. Beim Net-Risk-Ansatz wird das Schädigungspotential für jeden Studienteilnehmer analysiert und die Möglichkeiten der Minimierung hinterfragt. Erst dann werden positive Nutzenpotentiale gegenübergestellt.[38]

Eine Synthese und Weiterentwicklung beider Systeme stellt das Sieben-Schritte-Schema von Hüppe und Raspe dar, das aus der Arbeit der Lübecker Ethikkommission entstanden ist.[39] Im 1. Schritt erfolgt die Rezeption, die Auseinandersetzung mit dem Forschungsvorhaben und seiner inhaltlichen und formalen Bedingungen. Im 2. Schritt werden dann Nutzenchancen und Schadenrisiken in einer 3-Stufen-Taxonomie analysiert. Alle Risiken und Chancen aus therapeutischen und nicht-thera-

---

36 Freedman/Fuks/Weijer: Demarcating Research and Treatment: A systematic approach for the analysis of the Ethics of clinical research. In: Ethics and human research. 40/1992, S. 653.
37 Weijer/Miller.: When are research risks reasonable in relation to anticipated benefits? In: Nature Medicine. 10/2004, S. 570.
38 Wendler/Miller: Assessing research risks systematically: The net risk test. In: J Med Ethics. 33/2007, S. 481.
39 Hüppe/Raspe: Analyse und Abwägung von Nutzen und Schadenpotenzialen aus klinischer Forschung. In: Boos/Merkel/Raspe/Schöne-Seifert (Hrsg.): Nutzen und Schaden aus klinischer Forschung am Menschen – Abwägung, Equipoise und normative Grundlagen.2009, S. 13.

peutischen Prozeduren werden als Eigen-, Gruppen- und Fremdnutzen einem Rating von 0-3 unterzogen. Im 3. Schritt sollen gesetzliche Vorgaben geprüft werden. Weiterhin wird hinterfragt, ob alle Möglichkeiten der Risikominimierung umgesetzt wurden. Danach hinterfragt Schritt 4 externe und interne Equipoise-Aspekte für die therapeutischen Anteile. Schritt 5 wägt noch einmal gezielt Chancen und Risiken therapeutischer Prozesse und Schritt 6 die der nicht therapeutischen Studienprozeduren ab. Im letzten Schritt erfolgt dann die Bildung einer Gesamtbilanz.

51 Eine derartige systematische Analyse wird schon bei einer einzigen Studie aufwändig. Für multimodale Therapieoptimierungsstudie wie die genannten TOS zur Leukämie- oder Ewing-Tumorbehandlung kann das 7-Schritte-Schema extrem komplex werden. Trotzdem oder gerade deswegen bietet es aber erheblichen Transparenzgewinn und erleichtert Abwägungsprozesse. Für die generelle Frage der Nutzendimension pädiatrischer TOS oder Versorgungsforschung lässt sich das Schema nicht direkt anwenden, da jeder Schritt eine Konkretisierung der Fragestellung zur Grundlage hat. Nichtsdestotrotz geben Komponentenanalyse, Net-Risk-Analyse und die 7-Schritte-Analyse aber interessante Problemfelder für die Bewertung von TOS vor. Im Folgenden sollen daher an verschiedenen Beispielen typische und/oder ethisch problematische Aspekte der TOS diskutiert werden.

3.3 Nutzen in pädiatrischen Therapieoptimierungsstudien

52 Im Folgenden soll der Frage, wie und wem denn die TOS eigentlich nutzen, an Hand typischer Beispiele nachgegangen werden. Die in Abb. 1 skizzierte Leukämiestudie und die Therapiestudie des Ewing-Tumors werden dabei im Mittelpunkt stehen. Beide Studien repräsentieren das System der Versorgungsforschung in typischer Weise. Sie haben eine lange Tradition und schließen in Deutschland einen weit überwiegenden Teil der einschlägig erkrankten Kinder und Jugendlichen ein. Die Protokolle bilden zugleich eine Art Therapiehandbuch der adressierten Erkrankungen, indem sie für nahezu jede mögliche individuelle Erkrankungskonstellation ein wissenschaftlich fundiertes und eben innerhalb der Studie kontrolliertes Behandlungskonzept anbieten. Die Studie EWING 2008[40] repräsentiert dabei die Gruppe der soliden Tumore, die anders als die Leukämien zwingend auch eine Lokaltherapie z. B. durch operative Verfahren benötigen. Beide Studien begannen im Jahr 2010 mit der Patientenrekrutierung und werden nicht nur in Deutschland sondern darüber hinaus in vielen europäischen und außereuropäischen Ländern durchgeführt. Beide Studien stellen daher methodisch und wissenschaftlich den aktuellen Standard der pädiatrischen Versorgungsforschung dar.

---

40 Studienprotokoll Ewing: EudraCT number 2008-003658-13. Trial Code EWING2008. Version 1.5 v. 20.4.2009.

3.3.1 Individueller Nutzen des Patienten/Eigennutzen

Therapieoptimierungsstudien als typisches interventionelles Forschungsinstrument der pädiatrischen Versorgungsforschung bauen jeweils auf Erkenntnissen der Vorläuferstudien auf und versuchen zusätzlich aktuell gewonnenes Wissen zu integrieren. Die ärztliche Motivation liegt im Ziel, jedem Patienten die bestmögliche Behandlung anbieten zu können und die Konzepte gleichzeitig kontinuierlich weiter zu entwickeln. Als Eigennutzen gilt in der Regel der für den Studienteilnehmer selbst aus der zu prüfenden therapeutischen Maßnahme resultierende Nutzen. Aufwandsentschädigungen oder die Befriedigung altruistischer Bedürfnisse zählen üblicherweise nicht dazu.[41] Die Nationale Ethikkommission der Schweiz stellt für krebskranke Kinder sogar ein Forschungsinteresse über die persönliche Freiheit und führt für diese Ausnahme aus: „…Fälle, in denen kleine Kinder in einer Krebsbehandlung nur in einer Studie behandelt werden können und daher eine Behandlung zu ihrem eigenen Wohl durchgeführt wird, auch gegen ihren Willen im Spital zu sein…" Sie bewertet: „…die Wahrung des objektiven Kindswohls höher…. als die Wahrung seiner Persönlichkeitsrechte…".[42] Letztlich wird hier Forschungsinteresse und Eigeninteresse gleichgestellt und über das Persönlichkeitsrecht gesetzt – eine gewagte Argumentation, die aber eine umfassende Analyse theoretisch denkbarer Quellen des Eigennutzens einfordert.

3.3.1.1 Eigennutzen aus nicht vergleichenden Fragestellungen/Beobachtungsstudien:

Im einfachsten Fall entsteht in TOS ein Behandlungsvorschlag, der für alle Kinder und Jugendliche definiert wird, die die Einschlusskriterien erfüllen. Die Behandlungsergebnisse dieses in einem einarmigen Therapiezweig oder einer nicht-vergleichenden Studie geprüften Vorschlags können dann gegen die historische Kontrolle der Vorläuferstudien ausgewertet werden.

Ein Beispiel hierfür gibt AIEOP-BFM-Studie aus Abbildung 1, die insgesamt drei nicht-vergleichende Fragestellungen im Sinne einer Beobachtungsstudie mit historischer Kontrolle stellt. Die in der Abbildung in der obersten Zeile zu erkennende Gruppe der Patienten mit akuter T-Zellleukämie wird in einem auf bisherigen Erfahrungen gegründeten, standardisierten Therapieprotokoll behandelt, in dem lediglich die Indikation für die Schädelbestrahlung von weiteren, individuellen aber festgelegten biologischen Parametern abhängt. Dieser Behandlungszweig stellt die nach Meinung der Experten bestmögliche Therapie dar. Nicht-therapeutische Prozeduren bestehen in der zentralen Referenzdiagnostik. Belastungen und Risiken

---

41 Hoffmann/Schöne-Seifert: Potentiell eigennützige Forschung an Kindern: Kriterien ethischer Zulässigkeit. In: Marckmann/Niethammer (Hrsg.): Ethische Aspekte der pädiatrischen Forschung. 2010, S. 19.
42 NEK-CNE: Nationale Ethikkommission im Bereich Humanmedizin: Zur Forschung mit Kindern. Stellungnahmen Nr. 16/2009, Kap. 4.12 S. 31 Online: http://www.bag.admin.ch/nek-cne/04229/04232/index.html?lang=de [abgerufen am: 6.9.2010].

ergeben sich wenn überhaupt aus der zentralen Dokumentation und dem Verbleib des biologischen Materials in einer zentralen Tumorbank.

56 Die Studienteilnahme ist in derartigen Konstellationen offensichtlich mit dem individuellen Nutzen der nach Expertenmeinung effektivsten Behandlung verbunden. Die Behandlung wurde im genannten Beispiel gegenüber der Vorläuferstudie nur in zwei Punkten geändert: Einerseits wird in der Induktion Dexamethason an Stelle des Prednison verabreicht, andererseits wurden 8 Gaben der klassischen E.coli-Asparaginase durch zwei Infusionen der länger wirkenden, pegylierten Arzneiform ersetzt. Auf die damit theoretisch möglichen Ergebnisveränderungen bezieht sich die Studienfrage. Im Sinne des externen Equipoise-Kriteriums könnte also einerseits eine Gleichheitsvermutung begründet werden: Die Änderung ist so gering, dass mit hoher Sicherheit die Ergebnisse gleich sein werden. Es könnte aber auch eine echte Unsicherheit in Bezug auf das Ergebnis formuliert werden. Es ist völlig offen, ob sich die Änderungen als Verbesserung oder Verschlechterung niederschlagen, ob Heilungsraten steigen oder Nebenwirkungen zunehmen. Die Studie fragt an dieser Stelle, ob die guten Ergebnisse erhalten oder gar verbessert werden können. Es gehört zum Hintergrund des Studiendesigns die Information, dass in der Vorläuferstudie in einem Protokollteil eine Randomisation von Dexamethason gegen Prednison erfolgt war. Unter dem experimentellen Dexamethason wurde in der Gruppe der T-ALL ein überraschend positives Behandlungsergebnis beobachtet, während in anderen Therapiezweigen der Behandlungserfolg insgesamt nicht verbessert werden konnte und schwere Nebenwirkungen dokumentiert wurde. Der positive Beitrag zur Behandlung der T-ALL ist aber zunächst trotzdem eine Beobachtung, die des Beweises durch eine konfirmatorische Studie bedarf. Damit ist ggf. auch diese einarmige Studienkomponente experimenteller, als es den Anschein hat. Die Einarmigkeit gründet sich nämlich ggf. nicht zu allererst auf der klaren Erkenntnis, dass es sich bei der gewählten Behandlung um die bestmögliche handelt – sie ist vielmehr Ausdruck der so zu formulierenden begründeten Vermutung und der Tatsache, dass für eine zweiarmige Studie die Patientenzahlen nicht ausreichen.

57 Der Konsens der Fachkreise, die ja die Studie tragen und in über 70 Kliniken in Deutschland umsetzen, besteht aber darin, dass diese Patienten mit der Dexamethason-haltigen Behandlung am wahrscheinlichsten geheilt werden können. Es stellt sich damit die Frage, ob, wenn diese Behandlung auch ohne Studienteilnahme den Standard der Krankenversorgung darstellt, der individuelle Nutzen der Patienten nicht aus der innerhalb der Versorgung geschuldeten Leistungen abzuleiten ist und nicht aus der wissenschaftlichen Anlage des Behandlungsprotokolls und einer „experimentellen" Therapie. Die Studie definiert als Equivalenzbedingung zur vorigen Studie auch eine enge Grenze von 3 %. Die Tatsache, dass die angebotene Studienbehandlung auch den mehr oder weniger belegten Versorgungsstandard bildet und in engen Grenzen garantiert, erlaubt nicht mehr, aus dem erwarteten Therapieerfolg einen individuellen Forschungsnutzen abzuleiten. Dies schließt in Bezug auf die therapeutischen Interventionen dann auch alle Aspekte der Nutzen-

diskussion ein – Nutzenchancen ergeben sich ebenso wie Schadensrisiken aus medizinischen Standards, die auch sonst den Patienten zuteilwürden. Risiken, Belastungen oder auch Vorteile aus nicht-therapeutischen Prozessen der Diagnostik, Begleitforschung oder direkt der Studienstruktur müssen gesondert diskutiert und unabhängig bewertet werden.

3.3.1.2 Eigennutzen aus vergleichenden, ggf. randomisierten Fragestellungen

Das zentrale wissenschaftliche Instrument auch von Studien der Versorgungsforschung ist die Prüfung von Fragestellungen in vergleichenden Behandlungsarmen. Die Zuordnung der Patienten zu den Therapiezweigen erfolgt randomisiert, es entscheidet also der Zufall darüber, ob ein Kind in den einen oder anderen der zu vergleichenden Behandlungsarme kommt. 58

Die in Abbildung 1 dargestellte Leukämiestudie prüft in einer der biologischen Gruppen, ob es möglich ist, die guten Behandlungsergebnisse auch mit einer verringerten kumulativen Dosis des Medikaments Daunorubicin zu erzielen. Eine Hälfte der Patienten bekommt in der Anfangsbehandlung weiterhin wie bisher 4 Gaben, die andere nur 2 Gaben dieses nebenwirkungsreichen Medikaments, das vor allem wegen der lange nach Behandlungsende auftretenden Störungen der Herzfunktion als problematisch gilt. 59

Das Nutzenpotential für die Studienteilnehmer besteht also in geringerem Spätfolgenrisiko und weniger akuter Toxizität. Das Schadensrisiko liegt in der Möglichkeit, dass sich die Fachkreise doch geirrt haben und geringere Mengen des Medikaments die Wahrscheinlichkeit für ein Scheitern der Leukämiebehandlung erhöhen. Der experimentell-interventionelle Arm der Studie bekommt weniger Behandlungsintensität als der Arm mit der historisch gewachsenen Behandlung. Weder der künftige Rückfall noch das später auftretende Herzversagen ist vorhersehbar und auch Abbruchkriterien während der Studienlaufzeit können diese Risiken kaum minimieren. Wenn die Risikoabwägung durch die verantwortlichen Studieninitiatoren sachgerecht vorgenommen wurde, wird das Equipoise-Kriterium intern und extern erfüllt. Die statistische Planung der Studie prüft denn auch einseitig auf Nichtunterlegenheit der reduzierten Dosis mit einer engen Grenze von 4 % Unterschied. Niemand kann also sagen, welcher Therapiezweig letztlich der bessere ist. Die Chance auf die bessere Behandlung für das den Behandlungsmodalitäten zugeloste Kind liegen damit bei 50 %. Selbst wenn das Kind aber die etablierte Standardbehandlung bekäme, läge die Chance bei 50 %, dass diese die Beste ist. Auch in dieser Konstellation ist daher im strengen Sinne aus der Forschungsteilnahme und der wissenschaftlichen Intervention kein individueller therapeutischer Nutzen ableitbar. 60

Ähnlich verhält es sich bei der zweiten Randomisation der Leukämie-Studie. Auch der Vergleich der herkömmlichen Asparaginase-Therapie mit der auf 20 Wochen 61 verlängerten Exposition gegenüber diesem Medikament ist ergebnisoffen. Es gibt zwar Hinweise, dass hier mehr Medikament auch mehr hilft, im Kontext der vorliegenden, sehr komplexen Therapie ist das aber nicht belegt und bleibt Hypothese. Dieser Nutzenchance steht die möglicherweise erheblich höhere Nebenwirkungsrate durch Allergie, Blutzuckerentgleisungen oder Leberfunktionsstörungen als Schadenrisiko gegenüber. Die Studie befindet sich hier im Zustand der Equipoise und jeder Patient bekäme auch ohne Studienteilnahme eine Therapie, die mit genauso großer Sicherheit als eine bestmögliche zu bezeichnen wäre.

62 Eine erweiterte Annahme des individuellen Nutzens bietet eventuell ein Arm der Ewing-Studie, der neue Medikamente einführt. Diese Studie behandelt ja zunächst alle Patienten bis zur endgültigen operativen Entfernung des Tumors mit dem gleichen, über die letzten Jahrzehnte entwickelten Standard und verfolgt danach dann drei Studienfragen in vergleichender, randomisierter Prüfung. Für die Gruppe mit der besten Prognose, also Kinder und Jugendliche mit kleinem Tumor, gutem Ansprechen auf die initiale Behandlung, gute Operabilität bietet das Protokoll eine postoperative Therapie mit 8 Therapieeinheiten VAC/VAI (Vincristin, Acto-D,Cyclophosphamid o. Ifosfamid) an und definiert dieses damit als international anerkannten Standard. Randomisiert wird dann entweder zusätzliche Zoledronsäure, zusätzliches Fenretinide, zusätzlich die Kombination aus beidem oder keine zusätzliche Medikation. Auf Placebo in der Gruppe ohne ergänzende Medikation wird verzichtet.

63 Das Prüfpräparat Fenretinide ist als Medikament nirgendwo auf der Welt zugelassen und wird m. W. derzeit überwiegend in akademischen Gruppen und unter der Koordination des amerikanischen NCI entwickelt. Zum Zeitpunkt der Manuskripterstellung ist dieser Therapiezweig in der Ewing-Studie noch nicht eröffnet, da noch auf die Ergebnisse früherer, noch laufender klinischer Studien gewartet wird und die Verfügbarkeit des Prüfpräparates noch nicht abschließend geklärt ist.

64 Wenn aber dieser Therapiezweig eröffnet wird, wird das Präparat in präklinischen Untersuchungen als vielversprechend beim Ewing-Tumor identifiziert und in ersten klinischen Studien mit positiven Ergebnissen belegt worden sein. Für Patienten mit einem Ewing-Tumor wird dann die Teilnahme an der komplexen, für diese Fragestellung 4-armigen und randomisierten Studie die einzige Möglichkeit sein, mit diesem Präparat behandelt zu werden. Daraus könnte sich eine individuelle Nutzenchance ableiten, selbst wenn mögliche Schadensrisiken in Anrechnung gebracht werden. Die zusätzliche, nicht quantifizierbare Zunahme der Heilungschance ist nur über die Studienteilnahme möglich und stellt einen Nutzen aus Forschung dar. Rein theoretisch wäre es natürlich auch möglich, dass die Chancen durch das Präparat reduziert werden, dass höhere Toxizität die Therapiedurchführung behindert, dass eventuell körpereigene Abwehrprozesse eingeschränkt oder Tumorzellen direkt stimuliert werden. Die Studie erfüllt in dieser Frage das Equipoise-Kriterium, wenn direkter Eigennutzen mit potentiellem Eigenschaden durch das zusätzliche Präparat verrechnet wird. Dann ist in der

Summe unklar, ob ein zusätzlicher Netto-Nutzen für einzelne oder die Gesamtheit der Studienteilnehmer entsteht. Trotzdem bleibt die Studie der einzige Weg für Patienten, diesen theoretischen Nutzen zu realisieren. Dafür allerdings ist auch das Einverständnis in die Zufallsverteilung erforderlich, wodurch schon der Erhalt des Medikamentes zu einer Loschance wird.

Objektiv und aus externer Sicht kann daher bei Erfüllung des Equipoise-Kriterium ein Nutzen oder eine Netto-Nutzenchance nicht argumentiert werden – subjektiv kann aber ein Studienteilnehmer für sich eine Chance auf Nutzen in der zusätzlichen Therapie sehen, wenn er „nichts unversucht" lassen möchte. 65

Der Widerspruch zwischen der objektiven Sicht, die auf Basis des Equipoise-Kriteriums in der Regel keinen Netto-Nutzen aus der Teilnahme an vergleichenden Versorgungsstudien in Aussicht stellen kann und der subjektiven Hoffnung auf Vorteile aus Innovation führt zur Problematik der Wahlentscheidung. Aus wissenschaftlich-methodischer Sicht ist die Ermöglichung der freien Wahl durch Patienten unter Verzicht auf die Randomisation extrem kritisch und gefährdet das Ergebnis der Studie. Aus Sicht des Patienten und unter Versorgungsgesichtspunkten steht aber einer autonomen, aufgeklärten Entscheidung oft nichts im Weg. 66

Im Beispiel der reduzierten Daunorubicin-Behandlung ist auch eine individuelle Entscheidung durch den Patienten aus ärztlicher Sicht unstrittig möglich. Nach Aufklärung über Risiken und Nebenwirkungen des Daunorubicin kann ohne Probleme die Einwilligung auf eine bestimmte obere Dosis beschränkt werden. Die Anwendung des bisherigen Standards der Versorgung kann im Einzelfall natürlich durch den Patienten begrenzt und die volle Umsetzung eingeschränkt werden. 67

Wenn aber ein eindeutiger Standard z. B. der Asparaginase-Behandlung gegeben ist, stößt eine individuelle Forderung auf eine in dieser Studienfrage auf 20 Wochen verlängerte Behandlung auf Grenzen. Ohne wissenschaftliche Belege kann auch ein autonom handelnder Patient nicht ohne weiteres Ansprüche auf deutlich intensivierte und kostentreibende Behandlung geltend machen, nur weil dies wissenschaftlich als möglicherweise vorteilhaft diskutiert wird. 68

Das Fenretinide als experimentelle Substanz ist andererseits sicher außerhalb der Studie nicht verkehrsfähig und ohne Studienteilnahme für Patienten nicht erreichbar. 69

Die ex-ante-Definition einer Nutzenchance aus einer vergleichenden Studie hängt damit klar von der Definition des Equipoise-Kriteriums ab. Wird eine völlige Unsicherheit in Bezug auf das zu erwartende Ergebnis von der Gemeinschaft der handelnden Ärzte/Ärztinnen und Forscher erwartet, so ist potentieller Eigennutzen für die Studienteilnehmer pauschal nicht anzunehmen. Wird Equipoise als Kriterium des einzelnen Arztes oder der einzelnen Ärztin verstanden oder gar in der Wahrnehmung durch den Patienten gesehen, so kann durchaus eine Nutzenchance durch die zu untersuchende Maßnahme antizipiert werden. Allerdings wird diese dann durch die Randomisation eingeschränkt und ggf. dann auch 70 schon zunichte gemacht. In diesem Fall entsteht unmittelbar ein ethischer Konflikt zwischen eigentlichem Behandlungsvorschlag oder Behandlungswunsch und Studienentscheidung.

3.3.1.3 Eigennutzen aus Diagnostik und Begleitforschung

71 Auch diagnostische Verfahren müssen für Kinder stetig weiter entwickelt werden. Ein weiteres interessantes Beispiel trifft daher diesen Bereich. In der Studie Ewing 2008 wird der Wert der Positronen-Emissionstomographie und ihrer Kombination mit der Computertomographie (PET-CT) hinterfragt.[43] An mehreren Stellen des Protokolls wird ausgeführt, dass das PET-CT derzeit kein diagnostischer Standard ist und der Verzicht darauf keine Patientenrechte verletzt oder Behandlungschancen einschränkt. Die Untersuchung ist auch längst nicht in allen Teilnehmerkliniken verfügbar. Wenn verfügbar soll allerdings die Untersuchung im Rahmen der Studie auch durchgeführt werden. Obwohl monozentrische Daten offensichtlich eine Überlegenheit der Methode für die Resttumorerkennung nahegelegt haben, darf in der laufenden Studie eine Konsequenz nur gezogen werden, wenn auch andere Methoden wie Magnetresonanztomographien das Ergebnis bestätigen. Für die ethische Betrachtung bedeutet dies, dass eine strahlenbelastende Untersuchung mit positiven Vorerfahrungen evaluiert wird, ohne dass die Ergebnisse für den Patienten genutzt werden dürfen. Für den behandelnden Arzt bedeutet dies eventuell, dass er existierende Befunde aus dieser Untersuchung ignorieren muss. Entsteht dadurch ein individueller Nutzen, weil eben doch Informationen nicht ganz aus der Entscheidung über das klinische Procedere heraus gehalten werden können, diese eventuell Anlass zu absichernden Untersuchungen geben? Oder entsteht bei fehlender Evidenz eher ein individueller Schaden durch die zusätzliche Strahlenbelastung und eventuell überflüssige weitere Maßnahmen? Ist vor allem der eventuell potentiell kleine Zusatznutzen argumentativ einsetzbar, der ja auch nur in den Kliniken entsteht, die sowieso diese Methode schon einsetzen oder entsteht gerade hier ein Schaden, weil diese Kliniken trotz monozentrisch guter Erfahrungen nicht die möglichen klinischen und patientenbezogenen Schlüsse ziehen dürfen? Diese nicht therapeutische, auch nicht wirklich interventionelle Fragestellung bietet in Bezug auf das Equipoise-Kriterium klare Kriterien. Es herrscht in der Gruppe der Experten Unsicherheit über den Stellenwert. Der Zugang ist aber nur einem Teil der Teilnehmer offen. Die individuelle Nutzenchance bleibt im Studienprotokoll uneindeutig und ist vor allem bei Bilanzierung gegen individuelle Schadenpotentiale eher zu verneinen. Eine Belastung ergibt sich aber in jedem Fall und wird den Teilnehmern auch offengelegt, wie in der Aufklärung für 8-14-Jährige nachzulesen: „… wird dir über eine Vene ein schwach radioaktiv markiertes Mittel gegeben, das in Deinem Körper die Tumorzellen sichtbar macht…. Vor dem PET darf man mehrere Stunden nichts essen oder trinken. Lediglich Wasser trinken ist erlaubt."

---

43 Studienprotokoll Ewing: EudraCT number 2008-003658-13. Trial Code EWING2008. Version 1.5 v. 20.4.2009.

In der Realität ist schwer vorstellbar, dass Kinder, die schon Knochenszintigraphien, MRT, CT und Biopsien als diagnostische Verfahren mitmachen mussten, diese zusätzliche Belastung auf sich nehmen, ohne von einem zusätzlichen Eigennutzen durch ergänzende Informationen auszugehen. 72

In der Leukämiestudie wird im diagnostischen Bereich die Bestimmung der minimalen Resterkrankung (Minimal Residual Disease = MRD) weiterentwickelt. Hierbei handelt es sich um eine hochdifferenzierte molekularbiologische Methodik, die deutlich trennschärfer und sensitiver im Knochenmark leukämische Zellen detektieren kann. Während unter dem Mikroskop bei unter ca. 5 % der Zellen keine sichere Aussage mehr gemacht werden kann, identifiziert die MRD-Technik auch noch eine bösartige unter 1000 bis einer Million Knochenmarkzellen. Die aktuelle Studie vergleicht als untergeordnete Studienfrage und Begleituntersuchung nun unterschiedliche Bestimmungsverfahren und versucht, die Aussagekraft dieser Untersuchung als Prognosefaktor und zur Therapiesteuerung über statistische Verfahren weiterzuentwickeln. Für die Studienteilnehmer ergibt sich daraus aber kein Nutzen, da vor Auswertung der Studie nicht klar sein kann, welchen Stellenwert eventuell noch empfindlichere Aussagen haben werden. Da die derzeitige Behandlung diese MRD-Diagnostik auf dem gegebenen Standard schon routinemäßig durchführt und bei Patienten z. B. bei über MRD-Diagnostik nachweisbare, persistierender Leukämie an Tag 33 der Behandlung zu einer Anpassung der Behandlung führt, ergibt sich ein MRD-Vorteil schon als Element der Versorgungsroutine, nicht erst als mögliche Folge der experimentellen Fragen. Zusätzliche Belastungen und Risiken als Negativnutzen sind aber aus demselben Grund auch nicht in Anrechnung zu bringen. 73

Allerdings stehen die aktuell zu behandelnden Kinder damit auch in einer wissenschaftlichen Folge der MRD-Entwicklung. Kinder, die in den Jahren 1991-1995 diagnostiziert und in ausgewählten Kliniken in den damaligen I-BFM-Therapiestudien in Österreich, Italien, den Niederlanden und Deutschland behandelt wurden, erhielten bis zu 9 Knochenmarkpunktionen, von denen nur 2-3 damals auch für die mikroskopische Untersuchung und Therapiesteuerung erforderlich waren.[44] 74

Diese 240 Patienten nahmen je 6-7 zusätzliche Knochenmarkpunktionen aus wissenschaftlicher Indikation auf sich und trugen damit dazu bei, dass heutige Patienten besser und sachgerechter den unterschiedlich intensiven Therapiezweigen zugeordnet werden können. Sie hatten selbst aber keinen positiven Eigennutzen und unter Berücksichtigung von Angst, Schmerz, für die Punktion erforderlichen Injektionen, Schmerzmitteln etc. ein relevantes Maß an Belastung bzw. Schaden und damit voraussichtlich negativen Netto-Nutzen. Dies ist aber seinerzeit nicht unreflektiert geschehen, sondern wurde intensiv diskutiert und auch von beratenden Ethikkommissionen akzeptiert. 75

---

44 Van Dongen/Seriu/Panzer-Grümayer u. a.: Prognostic value of minimal residual disease in acute lymphoblastic leukaemia in childhood. In: Lancet. 352/1998, S. 1731.

76 Auch 10 Jahre danach hat sich die Wahrnehmung der Forschenden in diesem Sinne nicht wesentlich geändert: Die weltweit durchgeführte Studie zur Behandlung von Säuglingen mit Leukämie, Interfant-99 publizierte ihre MRD-Ergebnisse im Jahr 2009.[45] 99 Säuglinge (von 478 in der Studie) wurden dabei zusätzlichen Knochenmarkpunktionen unterzogen, wobei an den 7 verschiedenen Zeitpunkten aber nur zwischen 1 und 84 Kinder punktiert wurden. In der Publikation wird auf die Listung der Studie in der öffentlichen Studiendatenbank des US-National Institute of Health[46] und ein Ethikvotum sowie die Zustimmung der Eltern zur Studie verwiesen. Allerdings zeigt die genannte Datenbank, dass die Studie von der primären Intention her eine Therapiestudie zum Vergleich unterschiedlicher Behandlungskonzepte war. Die MRD-Validierung ist unter den primären Studienzielen nicht gelistet, stellt also ein nachgeordnetes Studienziel oder Begleitforschung dar. Auch in dieser Studie kann aus der MRD-Validierung kein individueller Nutzen für die teilnehmenden Säuglinge abgeleitet werden. Selbst wenn im Einzelfall ein positiver Befund doch zu therapeutischen Konsequenzen führt, also eventuell das Ausbleiben einer vollständigen Sanierung des Knochenmarks zu einer Transplantation geführt hätte, so liegt dem ja keine wissenschaftliche Evidenz zugrunde. Genauso gut wäre es denkbar, dass falsch-negative Befunde oder schwer interpretierbar positive Befunde zu falschen Schlüssen oder unbegründeter Sorge Anlass hätten geben können. Aus diesem Grund wird bei Diagnosestudien oft auch vereinbart, dass die Ergebnisse während der Studienlaufzeit nicht offengelegt werden. Damit ist dann ein Nutzen oder Schaden aus richtigen oder falschen, eventuell voreiligen Schlüssen auszuschließen. Erst am Ende der MRD-Studien ließ sich ja sagen, dass zwei Analysezeitpunkte mit besser Aussagekraft und höherer Wahrscheinlichkeit als bisher möglich, Rezidive und Therapieversagen vorher vermuten konnten. Erst dann kann der prädiktive Wert quantifiziert werden.

77 Als Beispiel für nicht-biomedizinische, psychosoziale und ggf. weniger belastende Begleitforschung kann die Untersuchung der Lebensqualität dienen. Lebensqualität wird auch in der Arzneimittelentwicklung als ein für die Patienten zentraler, wissenschaftlich aber schwer objektivierbarer Parameter zunehmend gefordert. In der Studie Ewing 2008 ist die Erfassung der Lebensqualität zu 4 repräsentativen Zeitpunkten vorgesehen. Die Patienten werden gebeten, entsprechend Fragebogen entsprechend einer Durchführungsanleitung sorgfältig auszufüllen. Die Generierung vertiefter Kenntnisse über die Lebensqualität der Patienten, die sich einer solch komplexen, belastenden multimodalen Behandlung in existentieller Notlage unterziehen müssen, ist für den einzelnen Patienten ebenfalls wieder ohne eigenen Nutzen. Die Teilnahme ist allerdings auch nicht mit somatischen Risiken verbunden. Sie belastet in jedem Fall durch das erforderliche Zeitkontingent. Ob und

---

45 Van der Velden/Corral/Valsecchi u. a.: Prognostic significance of minimal residual disease in infants with acute lymphoblastic leukemia treated within the Interfant-99 protocol. In: Leukemia. 23/2009, S. 1073.

46 www.clinicaltrials.gov: Studiennummer NCT 00015873. Online: http://www.clinicaltrials.gov/ct2/results?term=NCT+00015873&Search=Search [abgerufen am: 2.1.2010].

wie die Fragen auf Patienten wirken, ob dies eventuell negative, belastende Gedanken freisetzt, bleibt spekulativ – und böte in jedem Fall die Chance des Abbruchs. Unabhängig von der wissenschaftlichen Erkenntnis können aber auch individuell konstruktive Prozesse stimuliert werden, die ggf. Anlass zur Intensivierung der psychosozialen Betreuung dienen oder einen Wunsch nach weitergehenden ärztlichen Aufklärungen oder Gesprächen begründen. Unabhängig vom fehlenden Eigennutzen aus dem Forschungsergebnis kann das verwendete Instrumentarium dem Einzelnen positive Aspekte öffnen, die über die sonst zur derzeitigen Lebens- und Krankheitssituation angebotenen Kommunikationswege hinausgehen. Allerdings ist dieser Teil der Untersuchung nur im Rahmen der allgemeinen Studienteilnahme zugänglich – und die wiederum stellt primär die genannten therapeutischen Fragen. Kann also ggf. die Studienteilnahme generell als Vorteil gelten und mit Nutzen verbunden sein?

3.3.1.4 Eigennutzen aus Studienstrukturen

Oft wird in diesem Kontext der Gewinn durch studienbedingten Aufwand für Qualitätssicherung postuliert. Es ist richtig, dass die Netzwerkstrukturen z. B. der Referenzdiagnostik und auch der spezifischen, oft individuellen konsiliarischen Beratung erst durch die TOS aufgebaut wurden. Es kann aber andererseits ja nicht wirklich ernsthaft mit Entzug von Referenzmeinungen und Erfahrungsaustausch unter fachkompetenten Ärztinnen und Ärzten als Alternative gedroht werden, denn jeder behandelnde Arzt ist auch außerhalb der Studienkultur verpflichtet, seine Entscheidungen auf höchstmöglichem Niveau abzusichern. Qualitätssicherung, psychosoziale Betreuung, ausführliche Aufklärungsgespräche, Referenzdiagnostik, Zweitmeinungen zu Strahlentherapie, Chemotherapie oder operativem Vorgehen – auf all dies hat ein Kind oder ein Jugendlicher mit bösartiger Erkrankung auch schon auf der Basis der reinen Krankenversorgung einen Anspruch. Erst wenn eindeutig akzeptiert würde, dass Teile davon nicht im solidarischen System der Versorgung zu finanzieren und anzubieten wäre, erhielte die zusätzliche Studienstruktur hier Bedeutung. Protokolle der Versorgungsforschung sind in der Regel in Bezug auf individuelle Bedürfnisse der Patienten sehr differenziert. Altersabhängige Anpassungen der Medikation werden ebenso berücksichtigt, wie eventuell Empfehlungen für das Vorgehen bei eingeschränkter Organfunktion, Fehlen einer Niere o. ä. Auch zusätzliche Grunderkrankungen der von einer bösartigen Krankheit betroffenen Kinder, also eine zusätzlich vorliegende Mukoviszidose oder ein Anfallsleiden oder anderes werden von den Studienleitungen in der Regel innerhalb der Studien mit individuellen Empfehlungen und Anpassungen berücksichtigt. Entsprechende individuelle Behandlungsempfehlungen bedeuten für Studiengruppen viel Aufwand, stellen eine besondere Leistung dar. Rein wissenschaftliche und primär auf eine eingegrenzte Studienfrage eingegrenzte Studien ohne Versorgungsanspruch könnten sich dieser Fragen und auch der damit verbundenen Verantwortung durch engere Einschlusskriterien entledigen. Versorgungsforschung zeichnet sich gerade hier durch große Offenheit und durch das Bemühen aus, individuelle Problemlagen möglichst umfassend zu berücksichtigen. Daraus einen Vorteil im Sinne des Eigennutzens der Studienteilnahme abzuleiten, erscheint trotzdem irreführend. Der Preis für qualifizierte Beratung und Versorgungsstrukturen darf nicht die Teilnahme an einem Experiment sein. Diese Qualität gilt es auch als reine Versorgung zu sichern. Vor diesem Hintergrund ist die These berechtigt, dass über die Struktur immer wieder Forschungsressourcen für Krankenversorgung operationalisiert werden.

79 Dies schließt nicht aus, dass Familien aus der Studienteilnahme einen Eigennutzen subjektiv ableiten. Wenn die Aufklärung über die Erkrankungen und das therapeutische Procedere mit der Aufklärung über Studienteilnahme und Informationen über das wissenschaftliche Versorgungsnetz der Studienstrukturen eng verbunden ist, wenn Familien sich in dieser schweren Zeit an Therapieplänen mit Studienbezeichnungen orientieren, wenn Familien den Gedankenaustausch innerhalb der Studienstrukturen erleben, so kann dies durchaus Halt geben und ein Gefühl des gut Aufgehoben seins, also eine subjektive Nutzenwahrnehmung aus der Beteiligung an einer experimentellen Frage zur Folge haben. Es entstünde dann aber die Frage nach der Wirksamkeit der Aufklärung und Einwilligung.

3.3.1.5 Eigennutzen aus Wissensgewinn

80 Familien kranker Kinder ringen mit der Frage des Warum. Die Suche nach den Ursachen, nach einer Erklärung des Krankheitsgeschehens und auch das Bedürfnis, die Behandlungsnotwendigkeiten und -modalitäten zu verstehen, gehören zur unvermeidlichen Auseinandersetzung mit schweren Krankheiten. Nutznießer des Wissenszuwachses wären in Abhängigkeit vom Alter und Verständnis die Kinder, in der Regel auch die Angehörigen, besonders die Eltern. Für Kinder ließe sich dieser Nutzen natürlich vor allem bei chronischen Krankheiten auch für ihre eigene Zukunft postulieren. Sie selbst könnten eventuell später durch besseres Verständnis und über mehr Wissen über ihre die Kindheit belastende Erkrankung profitieren. Allein die Zunahme an Erklärungsmöglichkeiten, das Generieren von tieferen Einsichten und breiterem Verständnis von Krankheit und Behandlung werden aber aufgrund des nur mittelbaren zeitlichen Eintretens und des fehlenden Bezugs zum akuten Leiden an der Erkrankung überwiegend nicht als Eigennutzen gewertet. Wissensgewinn ist in allererster Linie Gewinn für die Gruppe der Patienten wobei auch der Einzelne in diesem Sinne Teil der Gruppe ist.

3.3.2 Gruppennutzen

81 Nutzen und Schaden treffen entweder den Patienten und Forschungsteilnehmer selbst oder andere, Fremde. Dem Eigennutzen ist daher generell der Fremdnutzen gegenüberzustellen. Allerdings hat sich normativ durchgesetzt, diese Dimension des Fremden noch einmal zu differenzieren. Wenn in Münster derzeit der Blutspendedienst auf Plakaten damit wirbt, dass die Spenden „direkt für Münster"

sind, appelliert das an spezifische Solidarität potentieller Blutspender mit Empfängern aus der Nähe. Blut wird nicht für anonymes Irgendwo gespendet sondern für das nahe Umfeld. Es sind mehrere Kriterien für diese intuitiv empfundene solidarische Nähe möglich, räumliche, ethnische, religiöse. In der Deklaration von Helsinki wird für Forschung mit nicht-einwilligungsfähigen Versuchspersonen gefordert, dass diese die Gesundheit der Bevölkerungsgruppe zu verbessern beabsichtigt, der die potentielle Versuchsperson angehört.[47] Diese Definition lässt noch relativ viel Spielraum für Interpretationen. Kind-sein könnten da eventuell ebenso zur Gruppenzugehörigkeit qualifizieren, wie Geschlecht oder Region. Für die Arzneimittelforschung hat sich nicht zuletzt durch die gesetzlichen Spezifikationen der EU-Direktive 2001/20/EC die Gruppe der Patienten[48] als entscheidendes Kriterium etabliert. Das deutsche Arzneimittelgesetz präzisiert für Forschung zu Arzneimitteln, dass sie für die Gruppe der Patienten, die an der gleichen Krankheit leiden, mit einem direkten Nutzen verbunden sein muss.[49]

Für die pädiatrische Versorgungsforschung an genannten Beispielen der onkologischen TOS wird dieses Kriterium unstrittig erfüllt. Die aus den Studien abgeleiteten Erkenntnisse stehen unmittelbar nach ihrer Generierung für alle weiteren Patienten zur Verfügung. Sollte die AIEOP-BFM-ALL-Studie zeigen, dass entweder 2 oder 4 Gaben Daunorubicin einen Vorteil und/oder weniger Schaden für Kinder mit akuter Leukämie bedeuten, kann dieses umgehend als Standard für alle künftigen Kinder definiert werden. Auch die Frage der Asparaginase-Behandlung führt unmittelbar Konsequenzen, sobald sie beantwortet sein wird. Selbstverständlich können bei diesen Fragestellungen lediglich die künftigen Patienten als Gruppe profitieren, die dem Einschlusskriterien entsprechende, relevante Merkmale zu der jeweiligen Fragestellung aufweisen. Wird also eine Studienfrage bei B-Zell-Vorläufer-Leukämien gestellt, kann die Antwort manchmal aber nicht immer auf Kinder mit B-Lymphom oder T-Zell-Leukämien und fast nie auf myeloische Leukämien übertragen werden. Das Gruppenkriterium muss hier also deutlich enger gefasst werden, als über eine pauschale Bezeichnung der Krankheit Leukämie. Andere Entitäten der bösartigen Erkrankungen profitieren manchmal indirekt. Für sie ergeben gewonnene Erkenntnisse eventuell Hinweise oder bilden die Grundlage für künftige Hypothesen und Verbesserungsvorschläge.

---

47 Weltärztebund (WMA) – Deklaration von Helsinki.zuletzt revidiert im Oktober 2008, Online: http://www.aerzteblatt.de/v4/plus/down.asp?typ=PDF&id=5324 [abgerufen am: 28.8.2010], z. B. Punkt 27.
48 EU-Commission: Directive 2001/20/EC Of the European Parliament and of the Council of 4 April 2001 on the approximation of the laws, regulations and administrative provisions of the Member States relating to the implementation of good clinical practice in the conduct of clinical trials on medicinal products for human use (Official Journal of the European Union L 121, 1/5/2001 p. 34-44. Online: http://eur-lex.europa.eu/LexUriServ/LexUriServ.do?uri= CELEX:32001L0020:EN:HTML [abgerufen am: 2.9.2010] EU-Commission 2001: § 4(2).
49 Gesetz über den Verkehr mit Arzneimitteln (AMG) zuletzt geändert durch Art. 1 der Verordnung vom 28. September 2009 (Bundesgesetzblatt 2009 I, 3172, (3578). Online: www.gesetze-im-internet.de/bundesrecht/amg_1976/gesamt.pdf [abgerufen am: 24.8.2010]. § 41 (2).

83 Auch in einem weiter gefassten Gruppenbegriff ist ein Nutzen aus Studien der Versorgungsforschung also möglich. Profitieren z. B. die Kinder und Jugendlichen der niedrigen Risikogruppe vom neuen Fenretinide, so wird zumindest wahrscheinlich, dass auch Patienten mit größeren Tumoren Vorteile aus einer Behandlung ziehen könnten. Erkenntnisse über altersabhängige Nebenwirkungen und die Optimierung einer Dosierung für Kinder können z. B. auch über die Krankheit hinaus für Kinder als Bevölkerungsgruppe generell nützlich sein.

84 Gruppennutzen entsteht also für Patienten mit derselben Krankheit und die betroffene Bevölkerungsgruppe im engen und weiteren Sinne. Selbstverständlich sind dieselben Gruppen damit auch von potentiellem Gruppenschaden betroffen. Zwar sollten die neuen Erkenntnisse die Gruppe eher vor Schaden bewahren. Wenn aber Studien wissenschaftlich oberflächlich durchgeführt und methodische Vorgaben von der Studiengruppe oder einzelnen teilnehmenden Ärzten unvollständig umgesetzt werden oder die Studienfrage fehlleitend waren, droht Schaden in Folge der dann ggf. unvollständigen, falschen oder irreführenden Ergebnisse. Nur wenn z. B. Nebenwirkungen eingesetzter Medikamente zeitnah und vollständig gemeldet und erfasst werden, kann eine korrekte Bewertung der Relation von Nutzenchance-Schadensrisiko erfolgen. Jedes Überschätzen der positiven Effekte und jedes Unterschätzen von Wahrscheinlichkeiten und Ausprägung von Schäden führt direkt zu letztlich falschen Entscheidungen für die Gruppe.

85 Das Kriterium der Direktheit kann einerseits in Bezug auf die gesundheitliche Störung und damit als Verstärkung des Kriteriums der gleichen Krankheit verstanden werden. Überwiegend wird ihm aber eine zusätzliche Unmittelbarkeit, ein enger zeitlicher Bezug zur Studie zugeordnet. Studienergebnisse sollen den teilnehmenden Patienten oder der Gruppe direkt, zeitnah nach Ende zur Verfügung stehen und nutzen. Für Studienteilnehmer in klassischen Studien kann das bedeuten, dass z. B. ein Kind in einer Studie mit einem Medikament gegen Krampfanfälle direkt nach Ende der Studie Zugang zum besseren Behandlungszweig und ggf. dem neuen Präparat bekommt, auch wenn es eventuell in der Studie dem weniger wirksamen Arm zugeordnet war. Auch Antibiotika könnten jedem Studienteilnehmer mit wiederkehrenden Infektionsrisiken bei einer späteren Episode selber noch nutzen und damit zur Eigennutzenchance beitragen. Bei bösartigen Erkrankungen ist die erste Behandlung die entscheidende und ein Rezidiv mit einem zweiten Versuch der Heilung unbedingt zu vermeiden. Direktheit der Ergebnisverwertung kann daher nicht ohne weiteres in die Rubrik des Eigennutzen verortet werden. Für die Gruppe allerdings sollten die Ergebnisse unmittelbar nach bekannt werden verfügbar sein.

86 Für Präparate wie das Fenretinide, die derzeit nicht von pharmazeutischen Unternehmen zur Zulassung vorbereitet werden, kann das eventuell problematisch werden. Immerhin ist die Perspektive bei überzeugenden Studienergebnissen realistisch, auch wenn keine Garantien gegeben werden können – die Handelnden der Versorgungsforschung können Zulassungen und Markteinführung nicht selbst betreiben.

Auch ist die Auswertung von komplexen Studien kein zeitloser Akt. Die Ergebnisse der Studie Ewing 1992, die z. B. Cyclophosphamid und Ifosfamid in der Standardrisikogruppe randomisiert geprüft hat, wurden erst im Jahr 2008 veröffentlicht[50] und die Randomisation in der nachfolgenden Studie Ewing 1999 weitergeführt. Deren Ergebnisse wiederum lagen bei Beginn der Studie Ewing 2008 nicht vor. Einerseits liegen derartigen Verzögerungen vermutlich Überlastungen der Studiengruppen zugrunde, andererseits benötigen gerade Tumorstudien für ihre Aussagekraft ja auch ausreichend lange Beobachtungszeiten. Nichtsdestotrotz ist auch in dieser Situation gewährleistet, dass Studiengruppen das ihnen schon verfügbare Wissen aus einer Studie in die Konzeption der nachfolgenden TOS einfließen lassen. Derartige Diskussionen erfolgen in den oft großen 10-20-köpfigen Studienkommissionen und beziehen auch die teilnehmenden Kliniken ein. Sie benötigen nicht die Publikationen als Grundlage. Diese sind aber Voraussetzung, damit die Gruppe der an der gleichen Krankheit leidenden auch in anderen Regionen profitieren kann. Die Deklaration von Helsinki fordert daher die Veröffentlichung sowohl positiver wie auch negativer Ergebnisse,[51] um maximalen Gruppennutzen und Vermeidung von Gruppenschaden zu sichern.

Für das Beispiel der Validierung der MRD-Diagnostik folgt der Gruppennutzen für künftige Patienten direkt nach Studienende. Die Bestimmung des MRD-Status am Ende der Induktionstherapie, also der initialen Behandlung der Leukämie, kann direkt nach Ende der ersten Studie genutzt werden, um künftig über die individuell erforderliche Therapieintensität zu entscheiden.

Bei gegebenem direktem Gruppennutzen stellt sich dann die Frage nach der Relation dieses Nutzens zu den individuellen Belastungen und Schadenspotentialen des primär einbezogenen Teilnehmerkollektivs und seiner diesbezüglichen Angemessenheit. Alle zitierten Beispiele beziehen sich aber auf von zahlreichen Ethikkommissionen geprüfte und befürwortete Untersuchungen.

Dem Vorhandensein funktionierender Studienstrukturen wird wie beschrieben oft ein Eigennutzen zugeschrieben, der sich aber bei genauer Betrachtung eher als Gruppennutzen einordnen lässt. Am deutlichsten lässt er sich aus der innerhalb einer Studie intensivierten Risikoüberwachung und der kontinuierlichen Nutzen-Risiko-Kontrolle ableiten. Die TOS-Studiengruppen haben über ihre Netzwerkstrukturen bei guter Mitarbeit der Studienkliniken einen Überblick über nahezu die gesamten Zwischenergebnisse im Rekrutierungsgebiet, also in der Regel zumindest in Deutschland und meistens auch in anderen europäischen Ländern. Da aber die kontinuierliche Risikobewertung auch Verpflichtung innerhalb der Versorgung ist, dürfte auch ein Patient, der in eine Studienteilnahme nicht einwilligt, nicht von

---

50 Paulussen/Craft/Lewis u. a.: European Intergroup Cooperative Ewing's Sarcoma Study-92. In: J Clin Oncol. 20/2008, S. 4385.
51 Weltärztebund (WMA) – Deklaration von Helsinki.zuletzt revidiert im Oktober 2008, Online: http://www.aerzteblatt.de/v4/plus/down.asp?typ=PDF&id=5324 Artikel 30 [abgerufen am: 28.8.2010].

bekannt werdenden Risikosignalen und Schutzmechanismen ausgeschlossen werden. Daher entsteht zwar aus der Existenz der TOS ein diesbezüglicher Eigennutzen, nicht aber aus der freiwilligen Studienteilnahme. Würde allerdings die Behandlung generell nicht in solchen Netzen stattfinden, wäre die Risikoüberwachung deutlich schlechter und die einzelne Klinik könnte nur aus den wenigen selbst behandelten Patienten einer Erkrankung lernen, nicht aus der systematischen Erfassung fast aller Behandlungsverläufe. Es entsteht schon während der Laufzeit der Studie ein sehr direkter Nutzen für jeden Patienten, auch wenn er außerhalb der Studie behandelt wird. Damit sind alle Kriterien des direkten Gruppennutzen erfüllt.

91 Jeder Patient, der potentiell Studienteilnehmer ist, hat daher in der pädiatrisch-onkologischen Versorgungsforschung einen eigenen Nutzen, der sich aus der Tradition und aus der aktuellen Existenz der TOS ergibt. Dieser Nutzen ist aber eine individuelle Teilmenge des Gruppennutzens. Für die TOS kann daher argumentiert werden, dass jeder Patient, dem eine Studienteilnahme angeboten wird, schon mit der Diagnosestellung Teil der profitierenden Gruppe wird. Potentiale des Gruppennutzen und des Gruppenschaden werden unmittelbar und ohne Einwilligung zur eigenen Studienteilnahme verfügbar. Auch ohne Einwilligung in die konkrete Studienteilnahme gehört jeder Patient, der an einer Erkrankung leidet, deren Versorgung über eine kontinuierliche Abfolge von TOS organisiert wird, zu den Benefiziaren im Rahmen des Gruppennutzens.

92 Im Sinne einer deontologischen Argumentation könnte der Patient, auch als Kind in einer solidarischen Verpflichtung den anderen Teilhabern der Gruppenmerkmale gegenüber gesehen werden. Individuell betroffene Kinder oder Jugendliche sind ja nicht die initialen Kristallisationspunkte einer Generierung von Wissen für Fremde oder eine nächste, direkt folgende Gruppe von gleichartig Erkrankten. Sie stehen zeitgleich als Profiteure der in den letzten Jahrzehnten rekrutierten Studienteilnehmer in deren Nachfolge. Sich dieser Kette nicht zu verschließen, mit eigenem Erleben zum für alle nutzbaren Erkenntnisgewinn beizutragen, scheint sicher auch den meisten Familien intuitiv plausibel. Ob dieses als Argument allerdings ausreichend trägt, hängt auch von der Experimentalität und der Abschätzbarkeit der Schadenspotentiale ab. Solange in randomisierten Studienzweigen aber das Equipoise-Kriterium gegeben ist, und einarmige Studienanteile auch die derzeitige Hypothese der bestmöglichen Behandlung darstellen, kann diesem individuell erlebten Gruppennutzen eine hohe normative Rechtfertigungspotenz für die Durchführung der TOS auch bei Kindern und Jugendlichen zukommen.

3.3.3 Fremdnutzen

93 Auch wenn Forschung den betroffenen Individuen unmittelbar nutzt oder für künftig Erkrankte Vorteile bringt, macht eine Analyse weiterer Benefiziare Sinn. Vor allem, wenn der Nutzen für Studienteilnehmer oder die Gruppe eventuell klein ist oder aufgrund relevanter Risiken ein Netto-Nutzen zwar möglich aber

ggf. nicht sehr wahrscheinlich ist, kann Nutzenerwartung durch andere in einer missbräuchlichen Instrumentalisierung der Studienteilnehmer münden.

Zu den sicher anteilnehmenden Menschen außerhalb der Gruppe der Erkrankten gehören zunächst alle nahestehenden Personen im sozialen Umfeld. Freunde und Familie wünschen sich die Überwindung der Erkrankung und profitieren von erfolgreicher Behandlung. Für die ethische Diskussion über die Vertretbarkeit von Forschung mit Kindern und Jugendlichen kommt dieser Dimension des Fremdnutzens aber überwiegend im Zusammenhang mit der Einwilligung eine Bedeutung zu. Dabei müssen eigene Interessen und Nutzenerwartungen der Familienangehörigen klar von denen des Kindes abgegrenzt werden, um eine Entscheidung im Sinne des Wohles des Kindes zu ermöglichen. 94

Mitarbeiter der Krankenhäuser beziehen Gehälter, die ihre Begründung in den Versorgungsleistungen finden. In der medizinischen Versorgungsforschung handeln in aller Regel Ärzte und Ärztinnen auch als Wissenschaftler. Über das tarifliche Gehalt hinaus und damit durch Forschung beeinflussbar können sie nur zum Teil profitieren. Abrechenbare Leistungen der Versorgung, die über Studien zum Standard erhoben werden, können nur im begrenzten Feld der Privatliquidation in eigene wirtschaftliche Vorteile umgesetzt werden und diese ist in aller Regel auf die Klinikleitungen beschränkt. Im Beispiel der zusätzlichen PET-CT-Untersuchung mögen also auch privat wirtschaftlich Vorteile für Verantwortliche generiert werden. Dieser Aspekt soll hier allerdings lediglich der Vollständigkeit halber gelistet werden, ein direkt entscheidungswirksam werdender Interessenkonflikt ist wohl eher unwahrscheinlich. Immerhin können Studien oder Teile davon über Fallpauschalen positiv oder negativ für Institutionen wirtschaftlich relevant werden. In der reinen pädiatrischen Versorgungsforschung stellt dieser Punkt bislang aber ein untergeordnetes Problem dar. Die heute umfassende Budgetverantwortlichkeit von Klinikleitungen erfordert aber sowohl die Ausgaben kritisch zu hinterfragen als auch die Einnahmeseite der Abteilung zu optimieren. Am Beispiel des PET-CT z. B. könnte das dazu führen, dass die innerhalb der Studie angeordneten Untersuchungen kompetitiv zu anderen Versorgungsleistungen werden, die aus demselben Budget finanziert werden müssen. Zumindest für die in teilnehmenden Kliniken medizinisch und wirtschaftlich verantwortlichen Chefärzte können Studien daher Nutzen und Schadendimensionen generieren. 95

Bei Versorgungsforschung im ambulanten Bereich, der hier wegen fehlender Relevanz für die Beispiele der kinderonkologischen Versorgungsforschung ausgegrenzt blieben, können handelnden Ärzt(inn)en durchaus auch persönliche Regresse drohen. 96

In Weiterführung dieses Gedankens können auch Kliniken und deren Verwaltung durch Studien profitieren oder geschädigt werden. Zunächst ist heute eine Abrechnung kinderonkologischer Versorgungsleistung nur noch dann möglich, wenn die Einrichtungen die Studienteilnahme zumindest empfehlen und eine überwiegende 97

Studienteilnahme der betroffenen Patienten auch erreichen[52]. Kliniken müssen also an einer Studienteilnahme interessiert sein, müssen aber auf der anderen Seite auch darauf achten, dass diese Teilnahme insgesamt wirtschaftlich bleibt.

98   Selbstverständlich gehören damit auch die Krankenkassen zu den möglichen Nutznießern sowohl in Bezug auf Nutzen wie auch auf Schadensebenen. Wenn Studien zeigen, dass sich Behandlungen kürzer, günstiger und mit deutlich geringeren gesundheitlichen Spätfolgen durchführen lassen, leitet sich daraus für die Krankenkassen und die Gesellschaft als Ganzes ein direkter wirtschaftlicher und sozialer Nutzen ab. Wenn Studien aber extrem aufwändige Methoden etablieren, z. B. umfassende Indikationen für Knochenmarktransplantationen entwickeln oder extrem teure, neue Medikamente einsetzen würden, könnte das die Bilanz auch der Kostenträger stark belasten. Netzwerkstrukturen, die über Forschungsmittel finanziert werden, belasten diese aber andererseits nicht, auch wenn sie zur Versorgung innerhalb und außerhalb der Studien beitragen.

99   Von Nutzenebenen sind damit auch Anbieter im Gesundheitswesen betroffen. Neue Indikationen für bekannte Arzneimittel oder die Zulassung von Arzneimitteln für Erkrankungen von Kindern sind für pharmazeutische Unternehmen zu allererst wirtschaftliche Nutzen/Schaden-Dimensionen, zumal sie hier durch die EU-Regulation 1091/2006 auch gesetzlich in der Pflicht stehen und ihre Arzneimittel auch für Kinder entwickeln müssen.[53]

100 Als Folge der biomedizinischen Forschungsanstrengungen und des diesbezüglichen politischen Willens werden Patente für Arzneimittel aber heute nicht nur von Unternehmen gehalten. Auch die deutschen Universitäten sind bemüht, ihre Erfindungen und Ideen patentieren zu lassen und können sich dafür auf etablierte Strukturen im Umfeld der Universität stützen. Es können auch Forscher selber Patente aus ihrer prä-klinischen Arbeit halten und damit nicht nur altruistisch-medizinische sondern konkret wirtschaftliche Hoffnungen verbinden. Medikamente wie Carboplatin oder Temozolamid haben ihren auch für Kinder bedeutsamen Weg aus Projekten der von UK-Cancer Research öffentlich geförderten Universitäten gefunden und akademische Forscher haben neben der positiven wissenschaftlichen Leistung auch wirtschaftlich profitiert.

---

52   Gemeinsamer Bundesausschuss: Vereinbarung des Gemeinsamen Bundesausschusses über die Maßnahmen zur Qualitätssicherung für die stationäre Versorgung von Kindern und Jugendlichen mit hämato-onkologischen Krankheiten gemäß § 137 Abs. 1 Satz 3 Nr. 2 SGB V zugelassene Krankenhäuser vom 16.5.2006 in Kraft getreten am 1.1.2007 zuletzt geändert 18.12.2008, in Kraft getreten am 1.1.2009 Online: http://www.g-ba.de/informationen/richtlinien/47/ [abgerufen am: 1.9.2009].

53   EU-Commission: Regulation (EC) No 1901/2006 of the European Parliament and of the Council of 12 December 2006 on medicinal products for paediatric use and amending Regulation (EEC) No 1768/92, Directive 2001/20/EC, Directive 2001/83/EC and Regulation (EC) No 726/2004 (Official Journal of the European Union L 378, 27/12/2006 p 1-19) Online: http://eur-lex.europa.eu/LexUriServ/LexUriServ.do?uri=CONSLEG:2006R1901:20070126:EN:PDF [abgerufen am: 3.9.2010].

Entwicklungen wir z. B. die MRD-Diagnostik führten zu umfangreichen, über die Krankenkassen zu finanzierenden Laborleistungen. Hierdurch könnten wissenschaftliche Arbeitsgruppen oder Unternehmensausgründungen relevante Finanzierungen ableiten.

101

Wissenschaftler selber profitieren von guten Studien und ihren Ergebnissen auch auf der Ebene der Profilierung und Karriereplanung. Die Leitung einer großen Studiengruppe ist natürlich eine herausragende, anstrengende Leistung, wird aber auch über Publikationen mit Impactfaktoren und wissenschaftlicher Anerkennung erheblich honoriert. Studienzentralen stellen zudem heute, verstärkt durch den genannten GBA-Beschluss, wissenschaftliche und politische Machtzentren einer Fachgesellschaft und Versorgungsszene dar und haben auch in der krankheitsbezogenen biomedizinischen Grundlagenforschung eine zentrale Position. Entsprechende Positionierung in einer wissenschaftlichen oder medizinischen Peer-Group kann einer der indirekten Vorteile aus Studienaktivität sein.

102

Nutzen aus Studien auch mit Kindern und auch in der Versorgung entsteht daher auf der Makro-, Meso- und Mirkoebene. Keiner dieser Aspekte des Fremdnutzens ist per se moralisch positiv oder negativ zu werten. Sie alle sind Ausfluss unserer politisch gestalteten, marktwirtschaftlich orientierten Versorgungs- und Forschungsstruktur. Allein diese wahrzunehmen, möglichst offenzulegen und gesellschaftlich zu kontrollieren ist ein Gebot, das auch in der Deklaration von Helsinki aufgenommen wurde: „…jede potentielle Versuchsperson angemessen über die Ziele, Methoden, Geldquellen, eventuelle Interessenkonflikte, institutionellen Verbindungen des Forschere…aufgeklärt werden".[54]

103

3.3.3.1 Zusammenfassung der Nutzenebenen

Die allgemeine Intuition, nach der Therapieoptimierungsstudien mit einem erheblichen direkten Nutzen für die in ihnen behandelten Kinder sind, hält einer genauen Überprüfung überwiegend nicht stand. Eigennutzen als gesundheits- oder krankheitsbezogener Vorteil aus der wissenschaftlich untersuchten Intervention und nicht als positive Wahrnehmung der Struktur oder der solidarischen Leistung entsteht allenfalls minimal. Entweder werden die nutzbringenden Interventionen im Rahmen der Krankenversorgung auch studienunabhängig geschuldet oder das Equipoise-Kriterium begrenzt die realistisch bilanzierte Nutzenerwartung stark.

104

Nutzen aus der Struktur der Studien lässt sich auch für die Teilnehmer selbst ableiten. Da bestmögliche, qualitätsgesicherte Versorgung und größtmögliche Sicherheit aber einen Anspruch darstellen, der unabhängig von der Bereitschaft zur Teilnahme an einem Experiment erfüllt werden muss, ist trägt dieser Aspekt des Eigennutzens kaum zur Rechtfertigung von Forschung mit Kindern bei.

105

---

54 Weltärztebund (WMA) – Deklaration von Helsinki. In der Version Oktober 2008, Artikel 24. Online: http://www.aerzteblatt.de/v4/plus/down.asp?typ=PDF&id=5324 [abgerufen am: 28.8.2010].

106 Nutzen für die Gruppe der Patienten entsteht auf vielfältige Weise und in vielfältiger Weise auch direkt. Von spezieller normativer Bedeutung scheint die Tatsache zu sein, dass Kinder und Jugendliche, denen eine Teilnahme an einer klassischen Studie der Versorgungsforschung angetragen wird, unabhängig von ihrer Entscheidung persönlich vom Gruppennutzen abgeschlossener und auch der noch laufenden Studie profitieren.

107 Weitere Ebenen des Fremdnutzens, also des Nutzens für andere als die an Versorgungsforschung teilnehmenden oder an der Krankheit leidende Patienten, sind vielfältig und betreffen soziale Nutzenebenen z. B. für die Familien, gesellschaftliche Ebenen z. B. in Bezug auf Krankenkassen, Arbeitsmarkt etc. und auch mögliche Nutzenaspekte für die als Forschungszentrum behandelnden Kliniken und die medizinisch und wissenschaftlich handelnden Ärzte.

4 Ärztliche Ethik versus Forschungsethik
4.1 Problemebenen

108 Aus der exemplarischen Nutzenanalyse ergeben sich einige ethische Problemebenen. Zunächst ist problematisch, wenn der Eigennutzen der Studienteilnahme als primär rechtfertigendes Element durch die versorgenden Ärzte und Ärztinnen überschätzt wird. Das kann sich möglicherweise auf die Objektivität der Studienaufklärung auswirken. Wenn pädiatrische Versorgungsforschung mit begrenztem Eigennutzen für die Studienteilnehmer auch mit vielfältigen Aspekten des Fremdnutzens für handelnde Personen und Institutionen verbunden ist, ergeben sich möglicherweise relevante, auch ökonomische Interessenskonflikte. Beide Probleme müssen zunächst einmal wahrgenommen und als solche zugestanden werden. Dann können sie z. B. in der Beratung durch die zuständigen Ethikkommissionen thematisiert und als Teil einer Komponentenanalyse hinterfragt werden. Bei angemessener Berücksichtigung in der Aufklärung leitet sich aber nicht zwingend ein ethischer Konflikt ab.

109 In eine ethische Konfliktsituation kommen Ärzte und Ärztinnen aber ganz sicher, wenn sie den persönlichen Überzeugungen, individuellen Erfahrungen oder lokalen Strukturen entgegenstehende Behandlung aus Studiendisziplin anbieten und umsetzen sollen. Der arztethischen Forderung der als bestmöglich geschuldeten Behandlung steht dabei die forschungsethische Forderung nach Studiencompliance entgegen. An der Schnittstelle von Forschung und Krankenversorgung besteht die Gefahr der illegitimen Instrumentalisierung. Ohne Instrumentalisierung ist Wissenschaft, Ableitung allgemeingültiger Aussagen vom Einzelnen, nicht denkbar. Eine reine Instrumentalisierung von Kindern für Forschung, die Zuweisung einer Rolle als Forschungsobjekt zum Nutzen dritter ist aus Sicht vieler Autoren, z. B.

Hans Jonas und Paul Ramsay nicht zu rechtfertigen.[55] Instrumentalisierung muss gerechtfertigt werden. In der Versorgungsforschung ist dafür zuallererst die informierte Einwilligung der Studienteilnehmer Voraussetzung, aber auch Nutzendimensionen und ein Recht auf Partizipation leisten einen Beitrag.

Weiterhin kann aber durchaus auch von einer Instrumentalisierung von Forschung gesprochen werden, wenn über Forschungsmittel finanzierte Strukturen für grundlegende Elemente der Krankenversorgung eingesetzt werden, ja ggf. sogar zur Voraussetzung für eine qualifizierte Versorgung werden und damit den genannten strukturellen Eigennutzen erst möglich machen. 110

Das Verhältnis zwischen arztethischen und forschungsethischen Ansprüchen ist also durchaus ambivalent. Wenn z. B. in einer als „Kooperatives Therapieoptimierungsprotokoll" bezeichneten Studie zur Behandlung von Hochrisiko-Patienten mit autologer dendritischer Zellvakzine, also einem über eigene Immunzellen und deren Aktivierung mit Tumormaterial im Reagenzglas hergestellten Impfstoffäquivalent, den Patienten dies zwar als neue Behandlungsoption vorgestellt wird, das primäre Studienziel aber in der Beurteilung der Toxizität unter Dosiseskalation serieller Injektionen besteht, so ist dies zunächst ein fundamentaler Widerspruch und eine extrem weite Auslegung des Begriffs „Therapieoptimierung". Er zeigt aber auch, dass die verantwortlichen Ärzte der persönlichen Überzeugung sind, mit ihrem Weg die Behandlung von Hochrisiko-Patienten bereichern zu können. Die Studie erlaubt nun, dieses systematisch anzubieten und der erste Schritt ist dabei die Prüfung auf Nebenwirkungen und die richtige Dosis.[56] Auch Patienten interessieren sich aus eigenem Interesse mit Hoffnung auf therapeutische Effekte. Die wissenschaftliche Entwicklung erlaubt da aber noch kein Versprechen, ja zunächst müssen Dosis und Nebenwirkungen eingegrenzt werden. Alle Beteiligten empfinden das Vorgehen daher als Versuch der Therapieoptimierung während es wissenschaftlich hochexperimentell als Phase I-Studie zu klassifizieren wäre. Ist das Täuschung, Selbsttäuschung oder eventuell sogar eine Instrumentalisierung der Patienten für eine Idee? Oder wird hier das eigentliche Ziel des therapeutischen Angebotes durch die Studie erst möglich gemacht und die eigentliche ärztliche Intention aus rein wissenschaftssystematischen Gründen nicht als primäres Ziel definiert? 111

Als Beitrag zur Diskussion über arzneimittelrechtliche Hürden für TOS beklagt die Leitung der genannten Ewing-Studie, dass die komplexen regulatorischen Bedingungen die bisherige Konsekutivität der Studienprojekte erschweren und dass es in der Folge eventuell über drei bis vier Jahre keine Behandlungsstrategie 112

---

55 Zitiert nach: Maio: Forschung an Kindern ohne Individualnutzen: Ist sie ethisch zu rechtfertigen? In: Marckmann/Niethammer (Hrsg.): Ethische Aspekte der pädiatrischen Forschung. 2010, S. 51-57.
56 DZV-TOP: Kooperatives Therapieoptimierungsprotokoll (DZV-TOP) Autologe Dendritische Zellvakzine zur Behandlung von Hochrisiko-Patienten mit malignen extrakraniellen soliden Tumoren des Kindesalters. Fassung vom 10.April 2003, unveröffentlicht.

für die Patienten geben könne.[57] Diese Sichtweise ist fragwürdig aber nicht völlig unbegründet. Nur die zusätzliche Finanzierung über wissenschaftliche Drittmittel erlaubt die vollständige Finanzierung der Studienmitarbeiter und Studienstrukturen. Ihr Wegfall reduziert auch den o. g. Gruppennutzen aus Struktur – bzw. die Struktur ist erforderlich, um den direkten Gruppennutzen wirksam werden zu lassen. Werden also diese Forschungsmittel benötigt, um die Versorgung aufrechterhalten zu können? Wird also Forschung hier für die Versorgung instrumentalisiert? Oder wird hier Studienteilnahme von Patienten und deren Finanzierung von Förderern erwartet, um Arbeitsplätze und Strukturen auch um ihrer selbst willen zu sichern? In diesem Fall würden Patienten für das System instrumentalisiert und der Fremdnutzen zur treibenden Motivation.

113 Die konkreteste Konfliktsituation ergibt sich für die Arzt-Patient-Beziehung, wenn der behandelnde Arzt oder die behandelnde Ärztin in Bezug auf das für den Patienten richtige Vorgehen eine persönliche Überzeugung haben, die ein anderes als das studienkonforme Procedere erfordert. Was, wenn ein Arzt der festen Überzeugung ist, dass die PET-Untersuchungsergebnisse für seinen Patienten von elementarer Bedeutung sind, auch wenn die Befunde sich in keinem anderen bildgebenden Verfahren bestätigen? Wie wird die Beziehung zum Patienten eventuell verändert, wenn die medizinischen Erfahrungen des Arztes oder der Ärztin ein Randomisationsergebnis, also die zufällige Entscheidung über eine Therapiemodalität, als für den individuellen Patienten ungünstig empfindet? Was, wenn er oder sie in einer Studie zwar einige Fragestellungen mittragen, in einer Studienfrage aber einen mit dem eigenen Gewissen unvereinbaren Zwang sehen?

114 Der Konflikt zwischen der Rolle als Arzt und der des Wissenschaftlers hat reale organisatorische und rechtliche Entsprechungen. Einerseits ist der handelnde Arzt z. B. gebunden an Arbeitsverträge, Behandlungsverträge und Dienstanweisungen der Klinikhierarchie, andererseits entstehen Verpflichtungen über Prüfzentrumsverträge, Studienprotokolle und Arbeitsanweisungen der Studienleitungen oder Sponsoren. Beide Bereiche binden zudem an unterschiedliche Versicherungsverträge und die daraus erwachsenden Sorgfaltspflichten und stellen damit unterschiedliche und im Einzelfall gegensätzliche Bezüge zu betroffenen Patienten her. Der Konflikt muss in der täglichen Arbeit der Versorgungsforschung strukturell und vor allem auch moralisch gelöst werden.

4.2 Grundlagen der ärztlichen Ethik

115 Die ärztliche Ethik wird durch die moralischen Anforderungen an das Arzt-Patient-Verhältnis geprägt. Der Patient als Hilfesuchender tritt einem Arzt gegenüber, von dem er Fachkompetenz und Hilfe erwartet. Unabhängig davon, ob ein eher hippokratisches, eher paternalistisches oder ein mehr gleichberechtigt, part-

---

57 Dirksen/Jürgens: Ewing 2008 – Eine Herausforderung für wissenschaftsinitiierte Studien unter den Bedingungen der EU-Direktive und AMG-Novelle. In: Forum. 25/2010, S. 30.

nerschaftliches Modell gewählt wird, bleibt die beste Entscheidung für den Patienten und im Dienste seiner selbst formulierten oder vertretend wahrgenommenen Interessen zentrales Element ärztlicher Ethik. Als wohl derzeit weitestgehend akzeptierter Ansatz zur Beschreibung medizinethischer Anforderungen kann das kohärentistische Konzept von Beauchamp und Childress[58] gelten. Der Reiz dieses durchaus auch kritisierten Begründungskonzeptes liegt darin, dass es in gewissem Maße eine Syntheseleistung unterschiedlicher gängiger ethischer Theorien abbildet und sowohl deontologische wie auch konsequentialistische Argumentationen verbindet. Die Prinzipienethik beschreibt einen umfassenden Rahmen, aus dem sich für Regeln für Entscheidungsprobleme ableiten lassen. Zu Grunde liegen die vier gleichberechtigten Prinzipien der Fürsorge, des Nicht-Schadens, der Autonomie und der Gerechtigkeit. Im Besten des Patienten handeln, ihm unter keinen Umständen vermeidbaren Schaden zufügen, sein Selbstbestimmungsrecht immer wahren und dabei Gerechtigkeit auch in der Verteilung von Ressourcen walten lassen bilden darin die Eckpfeiler des moralischen Handelns eines Arztes gegenüber seinen Patienten. Für den Nutzen bedeutet dies, dass der positive Effekt der Behandlung möglichst groß und der daraus resultierende Schaden bzw. das Schadensrisiko möglichst klein gehalten werden müssen. Weiterhin bleibt die endgültige Entscheidung immer die des Patienten oder hat im Falle von Kindern und Nicht-einwilligungsfähigen in seinem Sinne und zu seinem Wohl zu erfolgen. Der Arzt schuldet allen seinen Patienten die gleiche Sorgfalt.

Damit werden in der Praxis auch arztethisch interne Abwägungsprozesse erforderlich. Endpunkte der Fürsorge sind nicht immer einfach zu quantifizieren und Schadenspotentiale oft schwer abzuschätzen. Beide Dimensionen weisen zudem erhebliche subjektive Komponenten auf. Das Gerechtigkeitsgebot lässt aus jedem bevorzugt zu behandelnden Patienten auch gleichzeitig einen gleichberechtigten Teil der Gruppe der Patienten mit vergleichbaren Problemen werden. 116

Wenn Fürsorge und Gerechtigkeit gleichwertige Prinzipien sind, gehören auch Abwägungsprozesse zwischen unabhängigen Patienteninteressen und ihrer Prioritäten als zentrale Anforderung zur ärztlichen Ethik. Interessanterweise benennen Beauchamp und Childress als einen Aspekt der Gerechtigkeit speziell den Zugang zu Teilnahme an Forschung und neuen wissenschaftlichen Erkenntnissen und zitieren die Forderung nach offenem Zugang zu HIV-Infektionsstudien als Beispiel.[59] Die Deklaration von Helsinki,[60] trägt dem Rechnung, indem sie z. B. in Artikel 5 formuliert: „Medizinischer Fortschritt beruht auf Forschung, die letztlich auch Studien am Menschen beinhalten muss. Bevölkerungsgruppen, die in der medizinischen Forschung unterrepräsentiert sind, sollten einen angemessenen Zugang zur Teilnahme an der Forschung erhalten." 117

---

58 Beauchamp/Childress: Principles of biomedical ethics. 2009.
59 Beauchamp/Childress: Principles of biomedical ethics. 2009, S. 241.
60 Weltärztebund (WMA) – Deklaration von Helsinki. In der Version Oktober 2008, Artikel 24. Online: http://www.aerzteblatt.de/v4/plus/down.asp?typ=PDF&id=5324 [abgerufen am: 28.8.2010].

4.3 Grundlagen der Forschungsethik

118 Die Freiheit der Forschung hat in Deutschland Verfassungsrang. Mit Artikel 5(3) des Grundgesetzes wird die Freiheit von Kunst und Wissenschaft, Forschung und Lehre auf dem Boden unserer Verfassung garantiert. Wenn Forschungsfreiheit damit zu den ganz grundlegenden normativen Grundlagen unseres Gemeinwesens gehört, muss es wirksame Argumente für ihre moralische Dimension geben, Argumente die bei der Prüfung der relativen Wertigkeit im Verhältnis zu arztethischen Pflichten und Patientenrechten helfen können.

119 Zunächst kann das Schaffen von Wissen als natürliches Streben nach Erkenntnis, als Bedürfnis nach Wahrheit und damit untrennbar mit der Vernunftnatur des Menschen verbunden betrachtet werden. Diese von Bayertz[61] als Aristotelisches Argument bezeichnete Begründung trägt allerdings die Gefahr eines naturalistischen Fehlschlusses in sich. Sie differenziert auch nicht zwischen dem menschlichen Grundbedürfnis nach Erfassen der Lebensumwelt über die eigenen Sinne als Ausdruck von Neugier und der systematisch-experimentell angelegten und weit über die subjektiv erfahrbare Umwelt hinausgehende und oft von Partikularinteressengetriebene moderne Natur- und Lebenswissenschaft.

120 Wissenschaftsfreiheit geht aber über ein individuelles Abwehrrecht gegen Beschränkung menschlicher Entfaltung aus Neugier und Interesse hinaus. Wissenschaft ist heute institutionell organisiert und auch klinische Forscher sind auf Grund der wirtschaftlichen und strukturellen Grundbedingungen ihrer Forschung alles andere als autark. Wissenschaftsfreiheit stellt auch eine Wertentscheidung dar, die der Forschung als gesellschaftliche Institution besonderen Status verleiht.

121 Wissenschaft kann auch als Ausdruck des bewusst denkenden Menschen und seiner Gabe zu kritischer Reflexion gesehen werden. Der hohe Stellenwert und sein Schutz durch das Grundgesetz leiten sich dann aus dem Anspruch ab, erkenntnisorientiertes Denken unabhängig von Autoritäten zu entfalten und so zur Weiterentwicklung der Lebensverhältnisse möglichst frei von Irrtümern, Illusionen und Ideologien beizutragen. Dieses an die Aufklärung und Befreiung von staatlicher und kirchlicher Bevormundung angelehnte Argument stellt die Wissenschaftsfreiheit eher in den Kontext der Religionsfreiheit und wird daher von Bayertz als Kantisches Argument bezeichnet. In dieser Argumentation wäre die Entwicklung zu vernünftigen, tugendhafterer und glücklicherer Lebenswirklichkeit der Menschen ein Versprechen der Forschung.

122 Ein drittes Argument stützt sich auf den Nutzen, der sich aus dem gewonnenen Wissen ergibt. Dieses Argument postuliert, dass Menschen ständig ihren Platz in der Natur behaupten und dazu ihr Wissen und ihre technischen Möglichkeiten stetig weiter entwickeln müssen. Natur beherrschen, Wohlstand erhalten und

---

61 Bayertz: Drei Argumente für die Freiheit der Wissenschaft. Philosophische Überlegungen in Hinblick auf Art. 5 Abs. 3 GG. In: Archiv für Rechts- und Sozialphilosophie. 86/2000, S. 303.

verbessern, Gesundheit verbessern, Leben verlängern sind die modernen Ziele von Forschung. Die Beseitigung religiöser und staatlicher Forschungsverbote mit dem Ziel der Maximierung des Wissens und des daraus zu erzielenden Nutzens nennt der zitierte Artikel das Bacon'sche Argument. Da Forschung heute zu großen Teilen in der freien Wirtschaft angesiedelt und auf potentielle Vermarktung ausgerichtet ist und auch universitäre Wissenschaft auf die Einwerbung von erheblichen Mengen öffentlicher Fördermittel und damit auf die Umsetzung allgemein akzeptierter, oft öffentlich ausgeschriebener Ziele ausgerichtet ist, entspricht dieses letzte Argument am ehesten auch der aktuellen politisch-wissenschaftlichen Realität.

4.4   Synthese von forschungs- und arztethischen Normen

123 Aristoteles, Kant oder Bacon – kein Begründungsansatz der Wissenschaftsfreiheit ist in der Lage eine völlige Instrumentalisierung von Individuen für die Forschung zu rechtfertigen. Ebenso wenig wie das Bedürfnis nach Nahrung durch Kannibalismus darf in einer aristotelischen Begründung das Bedürfnis nach Wissen gegen die Interessen von Menschen, die dann als reines Forschungsobjekt dienten, durchgesetzt werden. Eine kantianische, aufklärerische Begründung würde auf der Basis des kategorischen Imperatives nicht dulden, dass ein Studienteilnehmer nur als Forschungsmittel angesehen und nicht gleichzeitig auch in irgendeiner Form Zweck der Forschung wäre. Utilitaristische Begründungen könnten die Maximierung des Glücks (Nutzens) für die Gesamtheit der Individuen nicht gegen ein Weniger an Glück, also Schaden und Belastung von Einzelnen durchsetzen.

124 Keine Begründung der Wissenschaftsfreiheit erlaubt damit unmittelbar eine ausschließlich fremdnützige Forschung selbst wenn sie gruppennützig wäre. Nur die Einsicht der betroffenen Personen in die Sinnhaftigkeit, die Bereitschaft einen fremd- oder gruppennützigen Beitrag zu leisten und die darauf gegründete informierte und freie Entscheidung ordnet das eigene Interesse dem fremden unter oder dokumentiert ein eigenes Interesse am Nutzen für andere. Intellektuelles Verständnis, geteilter Wissensdurst, Altruismus, Solidarität bilden die unausgesprochenen Begründungsquellen für die Anerkennung des Fremdnutzens als mit eigenen Interessen vereinbar und überwinden den Vorwurf einer illegitimen Instrumentalisierung.

125 Bei Nicht-einwilligungsfähigen Personen und besonders bei Patienten im Kindes- und Jugendalter wird dieser Schritt zur Legitimation oder Überwindung des Instrumentalisierungverbots problematisch. Zwar können auch Kinder und Jugendliche gehört werden, die Entscheidung treffen immer auch andere. Eltern, Betreuer und Ärzte müssen sich im Handeln an den Interessen der Kinder orientieren und bestmöglich zu ihrem Wohl handeln. Das schränkt altruistische Entscheidungen in Stellvertretung stark ein.

126 Keine der normativen Forschungsbegründungen gerät in offen Konflikt mit der arztethischen Verpflichtung zu Fürsorge und Nicht-Schaden. Auch aus wissenschaftlichen Motiven ist es ohne Zustimmung der betroffenen Personen nicht legitimierbar, mehr Schaden als Nutzen zuzufügen. Forschung als Instrument, künftigen Patienten wahrscheinlicher und besser zu helfen, ihnen ein geringer werdendes Risiko zuzumuten, ihren Nutzen zu mehren, kann auch als zeitlich vorauseilende Erfüllung des Fürsorge und Nicht-Schadensprinzips für kommende Patienten gelten, als optimale Vorbereitung auf sicher zu erwartende Patienten in Not.

127 Autonomie bleibt ein ethisch hoch komplexes Prinzip in der Kinderheilkunde und soll hier nicht diskutiert werden. Für die Entscheidungen der Krankenversorgung und für eigennützige Forschungsvorhaben lässt sich die Entscheidung im Sinne des Wohles des Kindes einigermaßen objektivieren. Es entsteht ein eigener Nutzen und es wird ein gesundheitliches Problem des Individuums behandelt. Für fremd- und im engeren Sinne gruppennützige Forschung erfordert die Abwägung des Für und Wider im Sinne des Kindes aber eine Antizipation seiner moralischen Entwicklung, fordert solidarisches Handeln und mutet auf dieser Grundlage Risiken und Belastungen aus einem Experiment zu. Nutzenchancen-Schadensrisiko-Abwägungen werden aber sowohl in der Versorgung als auch auf der Ebene der Forschung für Kinder stellvertretend und/oder beratend erforderlich und treffen dabei auf identische Probleme.

128 Das Prinzip der Gerechtigkeit stellt als einziges der Grundprinzipien unmittelbar Relationen zwischen verschiedenen Anspruchsebenen her. Gerechtigkeit bezieht sowohl die Makro- als auch die Mesoebene ein, während die Fürsorge, nicht-Schaden und Autonomie als Prinzipien ärztlichen Handelns direkt und nahezu ausschließlich den Patienten ansprechen. Gerechtigkeitsgebote können eventuell auch solidarische Opfer begründen[62]. Nehmen wir an, es wäre möglich, eine behandelbare schwere Erkrankung im Urin früh zu erkennen und damit für wenige künftig betroffene Kinder die Situation stark zu verbessern. Wäre es dann nicht gerecht und zumutbar, wenn eine größere Kohorte völlig gesunder, unbeschwert außerhalb des Erkrankungsrisikos lebender Kinder etwas Urin für die Erstellung der Normwerte abgeben würde? Ähnlich geringe Schadensrisiken hat aber auch die wissenschaftliche Begleituntersuchung an operativ entferntem Tumormaterial. Auch die Zusammenführung von Behandlungsergebnissen in Datenbanken zur Beratung späterer Generationen von Kindern könnte in diesem Zusammenhang genannt werden. Wäre es gerecht, wenn die Gewinnung und Weitergabe von Erfahrung aus einem positiven Behandlungsversuch vom geheilten Patienten unterbunden werden könnte? Wem würde es nutzen, wenn in der Medizin Lernprozesse nur noch individuell und nicht mehr systematisch erfolgen würden? Kann aber mit derselben Argumentation auf der Ebene einer solidarischen Verpflich-

---

62 Magnus/Merkel: Normativ-rechtliche Grundlagen der Forschung an Nichteinwilligungsfähigen. In: Boos/Merkel/Raspe/Schöne-Seifert (Hrsg.): Nutzen und Schaden aus klinischer Forschung am Menschen – Abwägung, Equipoise und normative Grundlagen. 2009, S. 118.

tung auch eine zusätzliche Blutentnahme, eine Knochenmarkentnahme oder ein zusätzlicher Krankenhaustag eingefordert werden?

Ärztliches Handeln möchte den ethischen Prinzipien entsprechend jedem Patienten die bestmögliche Fürsorge zukommen lassen. Das setzt voraus, dass alle bisherige Erfahrung optimal aufgearbeitet und zu möglichst sicherem Wissen zusammengeführt wurde. Ärztliches Handeln erfordert an vielen Stellen, auch in der Wissenschaft und nicht nur in der Priorisierungsdebatte einen Interessenausgleich zwischen unterschiedlichen, gut begründeten Ansprüchen von unterschiedlichen Patienten und Patientengruppen und berührt damit Fragen der Gerechtigkeit und des gerecht Werdens. Auch und gerade wenn viele mögliche Benefiziare von Forschung profitieren, stellen sich also Gerechtigkeitsfragen. Ärztliches Handeln muss den Nutzen für Patienten zu mehren suchen. 129

Forschung auch mit, für und an Patienten folgt einer zukunftsorientierten Verpflichtung nach Fürsorge und deren ständiger Verbesserung. Sie sucht nach wahrscheinlicherer Garantie des Nicht-Schadens und fordert dafür einen Beitrag von Studienteilnehmern. Dieser Beitrag muss seinen individuellen Anspruch auf Fürsorge, Nicht-Schaden und Autonomie berücksichtigen und sich auch am Gerechtigkeitsprinzip orientieren. 130

Die Deklaration von Helsinki fasst den Stellenwert von Forschung wie folgt zusammen: 131

„Vorrangiges Ziel der medizinischen Forschung am Menschen ist es, die Ursachen, die Entwicklung und die Auswirkungen von Krankheiten zu verstehen und die präventiven, diagnostischen und therapeutischen Maßnahmen (Methoden, Verfahren und Behandlungen) zu verbessern. Selbst die besten gängigen Maßnahmen müssen fortwährend durch Forschung auf ihre Sicherheit, Effektivität, Effizienz, Verfügbarkeit und Qualität geprüft werden."[63]

Ethische Normen der Wissenschaft und ethische Normen ärztlicher Tätigkeit können unabhängig voneinander den Wert von medizinischem Fortschritt begründen. Beide erlauben eine reine Instrumentalisierung von Patienten nicht. Auch wenn wissenschaftliches und ärztliches Handeln in der Versorgungsforschung unterschiedlichen gesetzlichen, vertraglichen und methodischen Regeln folgen, so folgen sie offensichtlich nicht sich widersprechenden normativen Konzepten. Forschungsethik zielt zwar auf Fremdnutzen, bleibt aber auch dem einzelnen verpflichtet. Ärztliche Verantwortung geht über den Einzelpatienten und den Moment hinaus und richtet sich auch auf das Wohl künftiger Patienten und der Gemeinschaft. Die ärztliche Ethik und die wissenschaftliche Ethik sind daher nicht als unabhängige oder eventuell sogar kontrastierende normative Systeme zu betrachten, die eine handlungsleitende moralische Entscheidungen 132

---

63 Weltärztebund (WMA) – Deklaration von Helsinki. In der Version Oktober 2008, Artikel 7 24. Online: http://www.aerzteblatt.de/v4/plus/down.asp?typ=PDF&id=5324 [abgerufen am: 28.8.2010].

entweder in der einen oder der anderen Systematik fordern. Für die moderne Medizin und ihren Anspruch auf Optimierung des Patientennutzens, Wissenschaftlichkeit, Überprüfbarkeit und Objektivität ist eine Synthese der normativen Grundlagen zu fordern. Nur eine ärztliche Forschungsethik oder eine wissenschaftliche Medizinethik erlauben die Entwicklung stringenter Entscheidungsgrundlagen. Ärztliches Handeln lässt sich nicht für wissenschaftliche Zeitfenster ausschalten, moralische Verpflichtungen gegenüber Patienten nicht durch Positionswechsel relativieren und auch Patienten suchen keine Parallelwelt für eine zweite Rolle als Forschungsobjekt.

133   Das schließt nicht aus, dass methodische Vorgaben der wissenschaftlichen Arbeit mit klinischen Vorgaben der ärztlichen Tätigkeit in Konflikt geraten und moralische Fragen aufwerfen. Wenn wissenschaftsethische und arztethische Normen in diesen Konfliktfeldern normative Entscheidungshilfen bieten sollen, müssen sie ein einheitliches Instrumentarium bilden und sich zur Rechtfertigung der nicht zu vermeidenden Instrumentalisierung am Fürsorgeprinzip, dem Nicht-Schadensprinzip, dem Autonomieprinzip sowie der Forderung nach Gerechtigkeit gleichermaßen orientieren.

4.5 Normative Konflikte und Lösungsansätze

134   Einer der zentralen, normativ zu lösenden Konflikte ist der Konflikt gegenüber der Rolle als Patient mit einem individuellen Versorgungsbedürfnis und der als Versuchsperson in einer wissenschaftlichen Arbeit. Maio formuliert den Grundkonflikt der Forschung mit Kindern drastisch:

„Denn mit jeder Forschung geht eine Verobjektivierung und Instrumentalisierung des Menschen einher. Um zu allgemeingültigen Ergebnissen zu gelangen, muss die Individualität der Versuchsperson ausgeblendet und .... als Versuchsobjekt betrachtet werden... Gleichzeitig wird die Versuchsperson instrumentalisiert, d. h. sie wird zu Forschungszwecken benutzt."[64]

135   Diese Position erlaubt es zunächst, die Missbrauchspotentiale aus Forschung vor allem mit Kindern zu erkennen. Wenn ein krankes Kind als Versuchsobjekt betrachtet und zu Forschungszwecken benutzt wird, wird selbst individualnützige Forschung fragwürdig. Ein Patientenkollektiv zu suchen, nur um daran ohne Berücksichtigung der Patienteninteressen eine Studie zum Nutzen Fremder durchzuführen, ist aber sowohl wissenschafts- wie auch arztethisch problematisch. Als im Sinne eines Advocatus Diaboli zu durchdenkendes Szenario künftiger eventuell ökonomisch motivierter Arzneimittelforschung bei Kindern muss diese Perspektive angesprochen werden.

---

64   Maio: Forschung an Kindern ohne Individualnutzen: Ist sie ethisch zu rechtfertigen? In: Marckmann/Niethammer (Hrsg.): Ethische Aspekte der pädiatrischen Forschung. 2010, Kap. 2 S. 53.

Die Regelstudien der pädiatrischen Versorgungsforschung trifft sie nicht. In der Versorgungsforschung in Reinform kommt der Patient als Patient zum Arzt und wird in seiner individuellen Rolle als Patient mit besonderen Merkmalen in eine TOS eingeschlossen. Die für künftige Patienten relevanten Beobachtungen werden pseudonymisiert ausgewertet. Dies dient nicht einer möglichst interindividuellen Aussage sondern einer möglichst sinnvollen individuellen Aussage für künftige Patienten. Der Patient wird, seine wirksame Einwilligung vorausgesetzt, dabei genauso wenig oder genauso viel verobjektiviert wie der links-abbiegende Radfahrer in einer öffentlichen Verkehrszählung. Auch kann sich der behandelnde Arzt selber prüfen, ob er noch ärztlich handelt, mit dem Kind medizinisch angemessen und fair umgeht und mit welcher Motivation die Studie letztlich betrieben wird. So stellt auch Maio in Frage, dass die Instrumentalisierung von Kindern im Forschungsumfeld tatsächlich immer illegitim ist und macht den Respekt vor der Einzigartigkeit des Kindes zur Grundlage möglicher Legitimität.[65] Diesen Respekt kann zwar ein Studienprotokoll erkennbar vermissen lassen – im Kern und in der täglichen medizinischen und wissenschaftlichen Entscheidungssituation müssen ihn aber wissenschaftlich tätige Ärzte und Ärztinnen auch innerhalb von Versorgungsleitlinien und Studienvorgaben leben und empfinden. Weitgehende Transparenz in Bezug auf die möglichen Nutznießer ermöglicht sowohl Selbstreflektion als auch Beratung durch andere. Auch die Tatsache, dass ja auch zum Nutzen des aktuell zu behandelnden Kindes im Vorfeld schon gruppennützige Studien durchgeführt wurden, deren Ergebnisse ihm jetzt in jedem Fall Vorteile bieten und zu deren Fortsetzung es nun eingeladen wird, bezeugt in gewisser Weise Respekt. Andere haben vorgearbeitet, andere haben sich solidarisch beteiligt – für dieses Kind als Teil der Gruppe.

Je hypothetischer, experimenteller und interventioneller aber die Fragestellung einer Studie auch in der Versorgungsforschung wird, je kritischer die Nutzenchancen-Schadensrisiko-Abschätzung und je geringer Eigen- und Gruppennutzen in Relation zum Fremdnutzen werden, umso stärker nähert sie sich dem Risiko illegitimer Instrumentalisierung entsprechend dem Statement von Maio. Die Übergänge zwischen nutzen, benutzen und ausnutzen sind fließend und in Versorgungsforschungsstudien mit vielen Benefiziaren schwer zu fassen.

Eine systematische Analyse der möglichen Nutznießer einer Studie kann dazu beitragen, die Interessenkonflikte klar werden zu lassen und Einblick in Instrumentalisierungsrisiken zu bieten. Natürlich setzt dies auch eine selbstkritische Bereitschaft dazu voraus und bleibt immer subjektiv. Die Beratung durch die Ethikkommissionen thematisiert diesen Aspekt, ist aber auf offene Angaben der Wissenschaftler angewiesen.

---

65 Maio: Forschung an Kindern ohne Individualnutzen: Ist sie ethisch zu rechtfertigen? In: Marckmann/Niethammer (Hrsg.): Ethische Aspekte der pädiatrischen Forschung. 2010 Kap 3 S. 54.

4.5.1 Minimales Risiko, Potentieller Nutzen und Equipoise

139   Auch aus ethischer Sicht ist es für Wissenschaftler, die dem Patienten auch als Ärzte gegenübertreten wollen wichtig, sich zunächst um eine möglichst klare Analyse der empirisch zugänglichen Informationen zu Nutzenchancen und Schadensrisiken zu bemühen.

140   Wie erwähnt können sich Risiken, Nutzenchancen und auch Belastungen für Kinder aus der in der Versorgung geschuldeten Diagnostik und Therapie ergeben, sie können aber auch zusätzlich durch das wissenschaftliche Instrumentarium und die experimentelle Intervention entstehen. Es besteht Konsens, dass in Forschung ebenso wie in der Krankenversorgung zunächst immer alles getan werden muss, was Risiken und Belastungen mindern kann. Weiterhin dürfen besonders fremdnützige Forschungsprojekte allenfalls minimale Risiken erwarten lassen und nur in sehr begründeten Einzelfällen hält die Zentrale Ethikkommission (ZEKO) bei der Bundesärztekammer mehr als minimale Risikoexpositionen bei Kindern für vertretbar.[66] London definiert demgegenüber positiv zu schützende Basisinteressen als zu garantierendes Gut auch und gerade in Forschungsprojekten.[67] Minimale Risiken und Belastungen werden damit als in engen Grenzen vertretbar akzeptiert, auch wenn ein benennbarer direkter Eigennutzen nicht entsteht. Die Legitimation dafür kann sich nur aus solidarischer Verpflichtung oder allgemeinen, auch Kinder einschließenden Regeln menschlichen Sollens ergeben (ausf. Diskussion dazu bei Maio Kap. 6, Kann eine Solidaritätspflicht nicht einwilligungsfähiger Patienten begründet werden?[68]). Diese Risiken und das Fehlen des aufwiegenden Eigennutzens sind dabei natürlich offenzulegen und in die Zustimmung der Beteiligten und Einwilligung der Erziehungsberechtigten zu integrieren. Abweichend leiten nur wenige Autoren aus dem Kriterium des minimalen Risikos ein positives Recht auf Forschung ab.[69] Diesem minimalen Risiko müsste dann keine weitere Nutzendimension sondern nur die Forschungsfreiheit rechtfertigend gegenüberstehen.

141   Ansätze wie die Net-Risk-Analyse[70] versuchen, durch Strukturierung und eventuell auch Quantifizierung der Risikopotentiale hier zur Transparenz beizutragen. Wenn europäische Behörden heute in Listen Eingriffe mit den semiquantitativen Kategorien kein oder Minimales Risiko, wenig mehr als minimales Risiko oder Mehr als

---

66   Zentrale Ethikkommission: Stellungnahme der Zentralen Kommission zur Wahrung ethischer Grundsätze in der Medizin und ihren Grenzgebieten (Zentrale Ethikkommission) bei der Bundesärztekammer zur Forschung mit Minderjährigen vom 28.4.2004. In: Deutsches Ärzteblatt. 101/2004, S. 1613.
67   London: Clinical Equipoise: Foundational requirement or fundamental error? In: Steinbock B. (Hrsg.): The Oxford Handbook of Bioethics. New York/Oxford 2007, S. 592.
68   Maio: Zur Begründung einer Ethik der Forschung an nicht einwilligungsfähigen Patienten. Zeitschrift für Evangelische Ethik. 45/2001, S. 135.
69   Heinrichs: Forschung mit Minderjährigen: Ethische Aspekte. In: Sturma/Lanzerath/Heinrichs (Hrsg.): Ethik in den Biowissenschaften – Sachstandsberichte des DRZE. 2010, Kap. 3.2.5.
70   Z. B.: Wendler/Miller: Assessing research risks systematically: The net risk test. In: J Med Ethics. 33/2007, S. 481.

wenig über Minimalem Risiko publizieren,[71] bleibt in jedem Fall ein erheblicher Spielraum für eigene Interpretation. Der behandelnde Arzt kann darin seiner ethischen Verpflichtung nachkommen, indem er die Stimmigkeit dieser Kategorien und der in der Studie zu erwartenden Risiken mit der Situation seiner ärztlich betreuten Patienten abgleicht und sich ein eigenes Urteil bildet. Dieser Prozess kann sinnvollerweise vor Zustimmung zur Teilnahme als klinischer Forscher an einer Studie und in Vertretung der Kohorte der eigenen Patienten erfolgen, er ergibt sich moralisch aber aus der Arztrolle auch während einer Studie kontinuierlich gegenüber jedem einzelnen Patienten oder Studienteilnehmer. Zur generellen und individuellen Risikobewertung tritt die Objektivierung der aus wissenschaftlichem Handeln für Kinder abzuleitenden Belastungen hinzu. Diese haben zwar eine höhere Vorhersagbarkeit als den Risiken zukommt, weisen aber auch ein hohes Maß an Subjektivität auf, dem nur vor Ort im Gespräch zwischen Arzt, Kindern und Angehörigen Rechnung getragen werden kann und damit Teil der lokalen ärztlichen Verantwortung gegenüber dem Kind als Studienteilnehmer wird.

142 Vergleichbare Überlegungen gelten auch für Nutzen-Risiko-Analysen oder ehrlicher: Nutzenchancen-Schadensrisiko-Analysen. Jede wissenschaftliche Intervention in der Krankenversorgung stellt sich historisch oder parallel dem Vergleich zu existierenden Versorgungsstandards. Die reine Hoffnung auf hervorragenden Nutzen einer Innovation oder die Möglichkeit einer zufälligen Zuordnung zum innovativen Therapiezweig bei gleichgroßer Wahrscheinlichkeit des herkömmlichen Standards sollte aus den genannten Gründen nicht als individueller Nutzen gewertet werden.

143 Das Kriterium des Equipoise hilft zunächst nur in der ex-ante-Rechtfertigung einer klinisch-wissenschaftlichen Untersuchung als Ganzes. Die Entscheidung für die Studie auf der Basis von gegebener Equipoise rechtfertigt generell die Rekrutierung von Patienten für die Studie im Feld der teilnehmenden Prüfzentren. Sie entlastet die moralische Verpflichtung aus der individuellen Arzt-Patient-Situation jedoch weniger.

144 Kein Problem ergibt sich, wenn der behandelnde Arzt selbst im Equipoise-Verständnis nach Fried unentschieden ist und beide Therapieoptionen für möglicherweise überlegen hält.[72] Dann kann er offenen den Patienten aufklären und dieser wird sowohl die Perspektive der Gleichwertigkeit als auch die studienbasierte Entscheidung mittragen. Das Equipoise-Kriterium nach Freedman versöhnt den Konflikt zwischen ärztlichem und wissenschaftlichem Standpunkt, wenn der For-

---

71 EU-Commission: – Enterprise and Industry Directorate General – Consumer goods – Pharmaceuticals: Ethical considerations for clinical trials on medicinal products conducted with the paediatric population. Online: http://ec.europa.eu/enterprise/pharmaceuticals/eudralex/vol-10/ethical_considerations.pdf [abgerufen am: 2.1.2010].EU-Commission 2008 final version 2008 Annex 4.
72 Fried: Medical Experimentation Personal integrity and social policy. Amsterdam, Oxford 1974 zitiert nach Hoffmann/Schöne-Seifert: Equipoise – Ein Kriterium für die ethische Zulässigkeit klinischer Studien? 2009, S. 53-80.

scher und Arzt eine Studie leitet und verantwortet, die mehrere Ärzte unterschiedlicher Überzeugen einbindet, also eine Unsicherheit der Gemeinschaft besteht.[73] Wenn der behandelnde Arzt innerhalb dieses unentschiedenen Kollektives aber eine Intervention für unterlegen hält und an der Studie nur teilnimmt, weil eine andere Gruppe dieselbe Intervention für überlegen hält, so gerät die Beziehung zu einem individuellen Patienten in ein moralisches Dilemma. Der Patient muss eventuell gegen die ärztliche Überzeugung schlechter gestellt werden, um aus der kollektiven Unsicherheit zu neuem Wissen zu gelangen. Die aus dem Kollektiv abgeleitete Equipoise-Situation nimmt formal die Rechtfertigung über den Eigennutzen, da der Patient durch die Studie jedenfalls nicht besser gestellt wird. Gleichzeitig entfällt für den Arzt die Möglichkeit, den vor ihm stehenden Patienten auf Basis seiner subjektiven medizinischen Überzeugung optimal zu behandeln. Dieses Dilemma ist normativ kaum zu lösen. Jeder Arzt, der an einer Studie teilnimmt, kann nur mit höchster Sorgfalt versuchen, diese Situationen zu antizipieren und sich zu fragen, ob eine Teilnahme mit dem Respekt vor den künftigen Patienten und Studienteilnehmern zu vereinbaren ist. Würde ein Arzt oder eine Ärztin entgegen der eigenen Überzeugung an einer Studie teilnehmen und unter der Vorgabe eines Primats der arztethischen Verpflichtung regelmäßig Patienten gegen die Studie beraten, innerhalb der Studie abweichend behandeln oder Randomisationsergebnisse in Wahlentscheidungen umwandeln, so wäre das ein erheblicher Verstoß gegen wissenschaftsethische Grundsätze. Nicht nur würde die Studie länger laufen und sinnlos menschliche und wirtschaftliche Ressourcen verbrauchen, sie würde mit hoher Wahrscheinlichkeit auch zu systematisch verschobenen oder verfälschten Ergebnissen kommen – mit der Folge eines erheblichen Fremd- und auch Gruppenschadens.

145 Im Zustand der kollektiven Equipoise ist allerdings das Beharren auf der eigenen Meinung keinesfalls eine ärztliche ethische Verpflichtung. Es ist legitim und oft gefordert, sich umfassenderen Einblicken zu beugen und andere Meinungen anzuerkennen. Auch die Relativierung eigener fester Überzeugungen gehört zum intellektuellen Repertoire ärztlicher Tätigkeiten. Voraussetzung ist die umfassende und alle einbeziehende Diskussion des Equipoise-Kriteriums im Vorfeld der Studie. Studienfragen dürfen dann nicht über Machtpositionen oder geschlossene Gruppen entschieden werden. Wenn alle potentiell in den o. g. Konflikt geratenden Ärzte und Ärztinnen im Diskurs um die Studienfragen eingebunden wurden und ausreichend Stellung beziehen konnten, hat auch jeder die Möglichkeit, sich für oder gegen eine Studie zu entscheiden.

146 Es sind dann zwei Folgen unausweichlich: Einerseits die Bereitschaft, sich in ärztlichen, die Studienfragen betreffenden Entscheidungen der rationalen, kollektiven Meinung über die Unsicherheit in Bezug auf die Wahrheit anzuschließen und die eigene, nicht belegbare Intuition außen vor zu lassen. Wenn darüber Konsens

---

73 Freedman: Equipoise and the ethics of clinical research. New England Journal of Medicine. 317/1987, S. 141.

besteht, werden nur noch wenige klinische Situationen zu studienabweichendem Verhalten führen. Studien der pädiatrischen Versorgungsforschung sind prinzipiell methodisch für individuelle, patientenadaptierte Umsetzungen ausgelegt und die trotzdem nicht studienkompatiblen individuellen Entscheidungen können in der Regel offen kommuniziert und sollten ohne Schaden für die Studie im Sinne des Patienten gelöst werden.

Weiterhin kann die Konsequenz auch sein, eigene Interessen, also im Sinne der Studie Fremdnutzen für die eigene Position, die eigene Klinik usw. zurückzustellen. 147

Für die Versorgungsstudien der Kinderonkologie kann die Entscheidungsfindung über Studienfragen mit gutem Recht umfassenden Diskurscharakter für sich akklamieren. Durch die oft hochkomplexen, vernetzten Studienfragen, die in TOS-Studienprotokolle zu Gesamtkonzepten verbunden werden, wird eine Positionierung zu den einzelnen Hypothesen allerdings erschwert. Auch die wachsende Abhängigkeit der Kostenübernahme vom wissenschaftlichen Kontext erzeugt zunehmenden Konformitätsdruck. 148

Sowohl Risikoanalysen als auch die Prüfung des Equipoise-Kriteriums versuchen empirische Vorinformationen in realistische Abschätzungen von künftigen Ereignissen zu übersetzen. Leider sind viele dieser empirischen Daten kaum zu quantifizieren. Wenn sie sich semiquantitativ darstellen lassen, ergibt sich daraus noch lange kein vergleichbares einheitliches Werteschema. Ein wie großes Nutzenpotential ist denn einer wie großen Schadenswahrscheinlichkeit entgegenzustellen und zu warum vertretbaren Belastungen? Auch Eigen-, Gruppen-, und Fremdnutzen und die jeweiligen Schadensanaloga sind subjektiven Wahrnehmungen unterworfen. 149

Letztlich erfahren diese Analysen ihre Begrenzung in der Erkenntnis, dass empirische Daten und daraus abgeleitete vernünftige Erwartungen für sich noch keine normativen Aussagen und erst recht nicht die Lösung normativer Konflikte erlauben. Sie bieten aber die größtmögliche Chance für eine sachgerechte und transparente Entscheidungsgrundlage. 150

4.5.2 Versuch einer Synthese

Forschung und Krankenversorgung unterscheiden sich methodisch und in ihrer primären Zielsetzung. Forschungsethik und Arztethik müssen die unterschiedlichen Blickwinkel und methodischen Bedingungen berücksichtigen und in ein einheitliches Konzept ärztlichen Handelns integrieren. Patienten suchen den Arzt auf, um sich in einer Notlage Hilfe zu holen, nicht um dem Wissensgewinn zu dienen. Als Objekt der Moral sind daher primär die Patienten im Fokus ärztlichen Handelns zu sehen und ihrem Nutzen die oberste Priorität zuzuweisen. Wenn in Ergänzung zur medizinischen Versorgung diese durch Forschung verbessert werden soll, so müssen forschungsethische Fragen integriert werden. Moralisch richtiges Forschen wird integraler Teil des moralisch richtigen Versorgens. Fremdnutzen 151 und Gruppennutzen stehen dabei hinter den Eigeninteressen der Patienten zurück. In der Versorgungsforschung für Kinder müssen Inanspruchnahmen für Forschung besonders kritisch hinterfragt werden.

152 Die Kindern auferlegten Belastungen lassen sich in der Regel nicht über die ihnen im Rahmen eines Forschungsprojektes angebotene Behandlung rechtfertigen, da ihnen dieses Maß an Fürsorge und das damit verbundene Nutzenpotential sowieso zusteht. Im Regelfall der Therapieoptimierungsstudien als Instrument der Versorgungsforschung werden Kinder aber in der Tradition von vorherigen Studien behandelt und sind Benefiziare gruppennütziger, auch auf ihre Interessen ausgerichteter Forschung. Die sich daraus ergebenden solidarischen Aufforderungen leiten keine Verpflichtungen zur Mitarbeit in der Forschung ab, rechtfertigen aber, auch diesen Kindern wieder direkt gruppennützige Forschung anzubieten. Der Respekt vor den zu rekrutierenden Kindern könnte nur dann als vorgeschoben betrachtet werden, wenn Fremd- und nicht Gruppennutzen die alles beherrschende Nutzenkomponente wäre. Reine Forschung zur Arzneimittelzulassung könnte diese Dimension erreichen, reine Forschung zur Kostenreduktion oder für Karrieresprünge ebenso. Diesen Respekt würde auch jeder Arzt vermissen lassen, der die Mitarbeit an Versorgungsforschung nur pro forma vorgibt, in zahlreichen Einzelentscheidungen aber seinen inoffiziellen Weg sucht.

153 Moralische Konflikte einzelner Ärzte aus abweichender Meinung zu Nutzenpotentialen für ihre eigenen Patienten sind möglich, können aber methodisch eingegrenzt werden. Dazu ist vor allem eine intensive Auseinandersetzung aller Beteiligten mit komplexen Nutzenchancen, Schadensrisiken und Belastungen in der Planungsphase erforderlich.

154 Wenn die eigene abweichende Meinung im Einzelfall eher auf Intuition beruht und gegen das in Fachkreisen nach intensiver Diskussion konsentierte Meinungsbild steht, kann moralisch legitimiert sowohl die eigene Meinung zurückgestellt als auch auf die Beteiligung an dem Forschungsprojekt verzichtet werden. Auch der offene Weg, dass Patienten ihre Teilnahme an einer Studie jederzeit beenden können und die Gewissheit, dass Studien sinnvolle Abbruchkriterien festgelegt haben und kontrollieren, erhöhen die Gewähr nicht nur wissenschaftlich korrekt sondern auch moralisch vertretbar zu handeln.[74] Die eigene Intuition zurückzustellen wird umso vertretbarer, je mehr garantiert ist, dass ihre Richtigkeit, also auch die Netto-Nutzen der Studie zeitnah kontrolliert wird.

155 Wesentliches Element zur Vermeidung arztethischer Konflikte aus unterschiedlichen Nutzenerwartungen ist daher die maximale Transparenz und ausführliche Diskussion aller Nutzen- und Schadensdimensionen und der auf alle Beteiligten, besonders aber auf Kinder zukommenden Belastungen und ihre ständige Kon-

---

74 S. a. Beauchamp/Childress: Principles of biomedical ethics. 2009, S. 317 ff. Kap. The dual roles of clinician and investigator.

trolle. Hierbei helfen auch Net-Risk-Analysen, Prüfungen des Equipoise-Kriteriums oder anderer Formen der systematischen Analyse.[75]

Selbst die beste empirische Abschätzung aller dieser Ebenen führt aber nicht automatisch zu normativen Aussagen über die ethische Legitimität einer Studie. Trotzdem wird das Zulassen der komplexen Fragen und das Offenlegen der vielschichtigen und eben nicht nur die Patienten betreffenden Nutzenebenen ein höheres Maß an Reflektion bei allen Beteiligten ermöglichen. Vollständige Transparenz aller Nutzendimensionen schützt auch den handelnden Arzt-Forscher davor, selbst wohlmöglich mit seinem zusätzlichen Engagement für fremde Zwecke instrumentalisiert zu werden. Für den einzelnen Arzt kann es trotzdem schwer sein, zu einem ausgewogenen Urteil über die moralische Richtigkeit einer Studienteilnahme oder einer patientenbezogenen Entscheidung zu kommen. In diesem Fall steht aber der Beratung durch die zuständigen Ethikkommissionen nie etwas im Wege.

Dieser Beitrag soll weder schaden noch belasten. Nutzen wird er nur, wenn er weiterführende Reflektion und Diskussionen der Beteiligten stimuliert. Nur dadurch kann ein Konsens über die moralische Dimension pädiatrischer Versorgungsforschung im Allgemeinen und einzelner Studien im Besonderen gewonnen und kontinuierlich weiter entwickelt werden.

5 Zusammenfassung

Pädiatrische Versorgungsforschung versucht wissenschaftliche Instrumente und Krankenversorgung zu verbinden, um auch die besonders vulnerable Gruppe von Kindern und Jugendlichen am medizinischen Fortschritt zu beteiligen. Die am besten etablierten Beispiele stellen die Therapieoptimierungsstudien (TOS) der pädiatrischen Onkologie dar. Auch wenn TOS die Versorgung strukturieren, prüfen sie doch wissenschaftliche Hypothesen. Sie stellen formal Humanexperimente mit Kindern dar, für die zu sorgen und ihnen nicht zu schaden ärztliches Gebot ist.

Der Begriff des Nutzens ist ein vielschichtiger, meist probabilistischer und oft subjektiver. Nutzen- und Schadenspotential sind gegeneinander abzuwägen. Zwar hat pädiatrische Versorgungsforschung das primäre Ziel, den Kindern zu nutzen, doch lässt sich ableiten, dass ein unmittelbarer Eigennutzen der Studienteilnehmer eher zurückhaltend bewertet werden sollte, da ihnen bestmögliche Versorgung in jedem Fall zusteht. Studien entfalten aber in hohem Maße direkten Gruppennutzen und zudem auch Nutzen für Forscher, Ärzte und gesellschaftliche Institutionen.

---

75 Zur Übersicht siehe: Hüppe/Raspe: Analyse und Abwägung von Nutzen und Schadenpotenzialen aus klinischer Forschung. In: Boos/Merkel/Raspe/Schöne-Seifert (Hrsg.): Nutzen und Schaden aus klinischer Forschung am Menschen – Abwägung, Equipoise und normative Grundlagen. 2009, S. 13.

160 Der Beitrag zielt auf eine umfassende Analyse an Hand pädiatrisch onkologischer Beispiele und entsprechenden Transparenzgewinn. Aus den unterschiedlichen Nutzen und Schadensebenen leiten sich auch potentielle Interessenkonflikte und ethische Konfliktsituationen für behandelnde und gleichzeitig forschende Ärzte und Ärztinnen ab. Empirische Analysen von Nutzenchancen und Schadensrisiken führen nicht automatisch zu normativen Werturteilen. Argumentationsmodelle zur Rechtfertigung pädiatrischer TOS und zur Lösung potentieller moralischer Konflikte aus der Arzt-und-Forscher-Rolle werden diskutiert.

Literatur

AIEOP-BFM ALL: Internationales kooperatives Behandlungsprotokoll für Kinder und Jugendliche mit akuter lymphoblastischer Leukämie Fassung für BFM-Teilnehmerkliniken in Deutschland Protokollversion: 1.1.1 Datum: 15. April 2010 EudraCT Number AIEOP-BFM ALL 2009: 2007-004270-43.

Amtsblatt der Europäischen Union: Verordnung (EG) Nr. 1901/2006 des Europäischen Parlaments und des Rates vom 12.12.2006. Online: http://eurlex.europa.eu/LexUriServ/site/de/oj/2006/l_378/l_37820061227de00010019.pdf [abgerufen am: 1.1.2010].

Arzneimittelgesetz: Gesetz über den Verkehr mit Arzneimitteln (AMG) vom 24. August 1976 (Bundesgesetzblatt 1976 I, 2445), neu gefasst durch Bekanntmachung vom 12. Dezember 2005 (Bundesgesetzblatt 2005 I, 3394), zuletzt geändert durch Art. 1 der Verordnung vom 28. September 2009 (Bundesgesetzblatt 2009 I, 3172, (3578). Online: www.gesetze-im-internet.de/bundesrecht/amg_1976/gesamt.pdf [abgerufen am: 24.8.2010].

Bayertz, K.: Drei Argumente für die Freiheit der Wissenschaft. Philosophische Überlegungen in Hinblick auf Art. 5 Abs. 3 GG. In: Archiv für Rechts- und Sozialphilosophie. 86(3)/2000, S. 303-326.

Beauchamp, T.L./Childress, J.F.: Principles of biomedical ethics. New York/Oxford University Press 6. Aufl. New York/Oxford 2009.

BMBF – Bundesministerium für Bildung und Forschung: Versorgungsforschung – Ergebnisse der gemeinsamen Förderung durch das BMBF und die Spitzenverbände der gesetzlichen Krankenkassen (2002-2008) Online: http://www.bmbf.de/pub/versorgungsforschung.pdf [abgerufen am: 24.8.2010].

Boos, J.: Anforderungen an die klinische Prüfung von Arzneimitteln am Menschen und an die nicht-kommerzielle Therapieforschung in der EU. In: Bundesgesundheitsbl Gesundheitsforsch Gesundheitsschutz. 48/2005, S. 196-203.

Bundesministerium für Gesundheit: Gesundheitsminister Rösler legt Eckpunkte für neue Strukturen im Arzneimittelmarkt vor – Preise sind künftig Verhandlungssache. Pressemitteilung Nr. 19, Berlin 26.3.2010.

Deutscher Bundestag: Drucksache 17/1929 vom 17.6.2010. Antwort der Bundesregierung auf die Kleine Anfrage der Abgeordneten Rene Röspel, Dr. Marlies Volkmer, Dr. Ernst Dieter Rossmann, weiterer Abgeordneter und der Fraktion der SPD –Drucksache 17/1786 – Nicht Kommerzielle Klinische Studien in Deutschland. Online: http://dip21.bundestag.de/dip21/btd/17/019/1701929.pdf [abgerufen am: 12.8.2010].

Dirksen, U./Jürgens, H.: Ewing 2008 – Eine Herausforderung für wissenschaftsinitiierte Studien unter den Bedingungen der EU-Direktive und AMG-Novelle. In: Forum 25/2010, S. 30-35.

DZV-TOP: Kooperatives Therapieoptimierungsprotokoll (DZV-TOP) Autologe Dendritische Zellvakzine zur Behandlung von Hochrisiko-Patienten mit malignen extrakranialen soliden Tumoren des Kindesalters. Fassung vom 10.April 2003, unveröffentlicht.

EMEA – European Medicines Agency: Evidence of harm from off-label or unlicensed medicines in children. EMEA/126327/2004. Online: http://www.ema.europa.eu/docs/en_GB/document_library/Other/2009/10/WC500004021.pdf [abgerufen am: 13.3.2014].

EU-Commission: Directive 2001/20/EC Of the European Parliament and of the Council of 4 April 2001 on the approximation of the laws, regulations and administrative provisions of the Member States relating to the implementation of good clinical practice in the conduct of clinical trials on medicinal products for human use (Official Journal of the European Union L 121, 1/5/2001 p. 34-44. Online: http://eur-lex.europa.eu/LexUriServ/LexUriServ.do?uri=CE-LEX:32001L0020:EN:HTML [abgerufen am: 2.9.2010].

EU-Commission: Official Journal of the European Union Commission. Directive 2005/28/EC of 8 April 2005. L91/13. Online: http://ec.europa.eu/health/files/eudralex/vol-1/dir_2005_28/dir_2005_28_en.pdf [abgerufen am: 24.8.2010].

EU-Commission: Regulation (EC) No 1901/2006 of the European Parliament and of the Council of 12 December 2006 on medicinal products for paediatric use and amending Regulation (EEC) No 1768/92, Directive 2001/20/EC, Directive 2001/83/EC and Regulation (EC) No 726/2004 (Official Journal of the European Union L 378, 27/12/2006 p 1-19). Online: http://eur-lex.europa.eu/ LexUriServ/LexUriServ.do?uri=OJ:L:2006:378:0001:0019:EN:PDF [abgerufen am: 3.9.2010].

EU-Commission: – Enterprise and Industry Directorate General – Consumer goods – Pharmaceuticals: Ethical considerations for clinical trials on medicinal products conducted with the paediatric population. Online: http://ec.europa.eu/enterprise/pharmaceuticals/eudralex/vol-10/ethical_considerations.pdf [abgerufen am: 2.1.2010]. final version 2008.

Ewing: EudraCT number 2008-003658-13. Trial Code EWING2008. Version 1.5 v. 20.4.2009.

Freedman, B.: Equipoise and the ethics of clinical research. In: New England Journal of Medicine 317/1987, S. 141-145.

Freedman, B/Fuks, A./Weijer, C.: Demarcating Research and Treatment: A systematic approach for the analysis of the Ethics of clinical research. In: Ethics and human research 40/1992, S. 653-660.

Fried, C.: Medical Experimentation Personal integrity and social policy. North-Holland Publishing Company Amsterdam, Oxford 1974

Gemeinsamer Bundesausschuss: Vereinbarung des Gemeinsamen Bundesausschusses über die Maßnahmen zur Qualitätssicherung für die stationäre Versorgung von Kindern und Jugendlichen mit hämato-onkologischen Krankheiten gemäß § 137 Abs. 1 Satz 3 Nr. 2 SGB V zugelassene Krankenhäuser vom 16.5.2006 in Kraft getreten am 1.1.2007 zuletzt geändert 18.12.2008, in Kraft getreten am 1.1.2009….. Online: http://www.g-ba.de/informationen/richtlinien/47/ [abgerufen am: 1.9.2009].

Heinrichs, B.: Forschung mit Minderjährigen: Ethische Aspekte. In: Sturma, D./Lanzerath, D./Heinrichs, B. (Hrsg.): Ethik in den Biowissenschaften – Sachstandsberichte des DRZE. Band 12. Forschung mit Minderjährigen. Freiburg/München 2010, S. 97-165.

Hoffmann, M.: Begriffliche Definitionen und Klärungen: Zur Einführung. In: Boos, J./Merkel, R./Raspe, H./ Schöne-Seifert, B. (Hrsg.): Nutzen und Schaden aus klinischer Forschung am Menschen – Abwägung, Equipoise und normative Grundlagen. Köln 2009 S. 1-12.

Hoffmann, M./ Schöne-Seifert, B.: Equipoise – Ein Kriterium für die ethische Zulässigkeit klinischer Studien? In: Boos J./Merkel R./Raspe H./Schöne-Seifert B. (Hrsg.): Nutzen und Schaden aus klinischer Forschung am Menschen – Abwägung, Equipoise und normative Grundlagen. Köln 2009, S. 53-80.

Hoffmann, M. /Schöne-Seifert, B.: Potentiell eigennützige Forschung an Kindern: Kriterien ethischer Zulässigkeit. In: Marckmann, G./ Niethammer, D (Hrsg.): Ethische Aspekte der pädiatrischen Forschung. Köln 2010, S. 19-21.

Hüppe, A./Raspe, H.: Analyse und Abwägung von Nutzen und Schadenpotenzialen aus klinischer Forschung. In: Boos, J./Merkel, R./Raspe, H./Schöne-Seifert, B. (Hrsg.): Nutzen und Schaden aus klinischer Forschung am Menschen – Abwägung, Equipoise und normative Grundlagen. Köln 2009, S. 13-52.

Lehmann, B./ Mentzer, D./ Fischer, T./Mallinckrodt-Pape, K.: Klinische Prüfungen an Kindern im Spannungsfeld zwischen wissenschaftlichen Anforderungen, der Sicherstellung der korrekten Behandlung und ethischen Aspekten. In: Bundesgesundheitsbl Gesundheitsforsch Gesundheitsschutz 52/2009, S. 410-416.

London, A.J.: Clinical Equipoise: Foundational requirement or fundamental error? In: Steinbock B. (Hrsg.): The Oxford Handbook of Bioethics. New York/Oxford 2007, S. 571-596.

Magnus, D./ Merkel, R.: Normativ-rechtliche Grundlagen der Forschung an Nichteinwilligungsfähigen. In: Boos, J./Merkel, R/Raspe, H/Schöne-Seifert, B. (Hrsg.): Nutzen und Schaden aus klinischer Forschung am Menschen – Abwägung, Equipoise und normative Grundlagen. Köln 2009, S. 109-134.

Maio, G.: Zur Begründung einer Ethik der Forschung an nicht einwilligungsfähigen Patienten. Zeitschrift für Evangelische Ethik. 45/2001, S. 135-148.

Maio, G: Forschung an Kindern ohne Individualnutzen: Ist sie ethisch zu rechtfertigen? In: Marckmann, G./Niethammer, D. (Hrsg.): Ethische Aspekte der pädiatrischen Forschung. Köln 2010, S. 51-57 .

NEK-CNE: Nationale Ethikkommission im Bereich Humanmedizin: Zur Forschung mit Kindern. Stellungnahmen Nr. 16/2009 Bern, März 2009. Online: http://www.bag.admin.ch/nek-cne/04229/04232/index.html?lang=de [abgerufen am: 6.9. 2010].

Paulussen, M./Craft, A.W./Lewis, I. u. a.: European Intergroup Cooperative Ewing's Sarcoma Study-92 (2008): Results of the EICESS-92 Study: two randomized trials of Ewing's sarcoma treatment–cyclophosphamide compared with ifosfamide in standard-risk patients and assessment of benefit of etoposide added to standard treatment in high-risk patients. In: .J Clin Oncol. 20/2008, S. 4385-4393.

Prechtl, P./Burkard, F.P. (Hrsg.): Metzler Lexikon Philosophie. 3. erw. u. akt. Aufl. Stuttgart/ Weimar 2008.

Tallen, G./Henze, G./Creutzig, U. u. a.: Auswirkungen der EU-Direktive für klinische Studien auf Kinder und Jugendliche mit Krebserkrankungen in Europa. In: Forum 25/2010, S. 42-48.

Van der Velden, V.H.J./Corral, L./Valsecchi, M.G. u. a.: Prognostic significance of minimal residual disease in infants with acute lymphoblastic leukemia treated within the Interfant-99 protocol. In: Leukemia. 23/2009, S. 1073-1079.

Van Dongen, J.J.J./Seriu, T./Panzer-Grümayer, E.R. u. a.: Prognostic value of minimal residual disease in acute lymphoblastic leukaemia in childhood. In: Lancet 352/1998, S. 1731-1738.

Weijer, C./Miller, P.B.: When are research risks reasonable in relation to anticipated benefits? In: Nature Medicine. 10/2004, S. 570-573.

Wendler, D./Miller, F.G.: Assessing research risks systematically: The net risk test. In: J Med Ethics. 33/2007, S. 481-486.

Weltärztebund (WMA): Deklaration von Helsinki: Ethische Grundsätze für die medizinische Forschung am Menschen Verabschiedet von der 18. WMA Generalversammlung, Juni 1964 Helsinki (Finnland) zuletzt revidiert durch die 59. WMA Generalversammlung im Oktober 2008, Seoul (Korea). Online: http://www.aerzteblatt.de/v4/plus/down.asp?typ=PDF&id=5324 [abgerufen am 28.8.2010].

Zentrale Ethikkommission: Stellungnahme der Zentralen Kommission zur Wahrung ethischer Grundsätze in der Medizin und ihren Grenzgebieten (Zentrale Ethikkommission) bei der Bundesärztekammer zur Forschung mit Minderjährigen vom 28.4.2004. In: Deutsches Ärzteblatt .101/2004, S. 1613-1617.

8. Ethik, Effizienz, Gerechtigkeit

Beitrag 8.1

Gesundheitsgerechtigkeit – Eine Einführung aus ethischer Sicht

Oliver Rauprich

		Rn.
1	Einleitung	1, 2
2	Die besondere Bedeutung der Gesundheitsversorgung	3 – 6
3	Die „Entdeckung" von Public Health in der Bioethik	7 – 11
4	Zwei Illusionen	12 – 15
5	Die Agenda der Gesundheitsgerechtigkeit	16 – 18
6	Die Privilegierung der Medizin gegenüber Public Health	19 – 33
6.1	Priorität für gesundheitlich schlechter gestellte Personen	25 – 29
6.2	Ausdruck von Mitmenschlichkeit	30 – 33
7	Welche gesundheitlichen Ungleichheiten sind ungerecht?	34 – 44
7.1	Gesundheitsbezogener Glücksegalitarismus	37 – 44
8	Zusammenfassung	45 – 47

Literatur

Schlagwortübersicht

	Rn.		Rn.
Agenda der Gesundheitsgerechtigkeit	45	Norman Daniels	1
Chancengleichheit	5	Prioritätensetzung	3
gerechte Gesundheit	1	Privilegierung der Medizin	21
Gesundheit	5	Public Health	45
gesundheitliche Ungleichheiten	7	Rationierung	3
Gesundheitsgradient	10	Samariterfalle	33
Gesundheitsversorgung	3	soziale Faktoren	7
Health in all policies	18	soziale Ungerechtigkeit	17
Lebenspläne	5	symbolische Bedeutung	6

Gesundheitsgerechtigkeit – Eine Einführung aus ethischer Sicht

	Rn.		Rn.
symbolische Funktion	30	Whitehall-Studie	36
Teilhabemöglichkeit	5	Whitehead	37
Wertungswiderspruch	20	Wohlbefinden	5

1 Einleitung

„Gesundheitsgerechtigkeit" bezeichnet die Gerechtigkeit des Gesundheitszustandes von Bevölkerungsgruppen und Gesellschaften. Der Begriff hat sich in Abgrenzung zum Begriff der gerechten Gesundheitsversorgung entwickelt, der die gerechtigkeitsethische Diskussion in der biomedizinischen Ethik lange Zeit bestimmt hat. Erst vor einigen Jahren setzte eine Ausweitung der Diskussion von den Aspekten der medizinischen Versorgung zu den sozialen Einflüssen auf die Bevölkerungsgesundheit ein. Maßgeblich beigetragen zu dieser Entwicklung haben zwei bekannte Buchveröffentlichungen des amerikanischen Bioethikers Norman Daniels. Während er sich in „Just Health Care"[1] mit der Gerechtigkeit der medizinischen Versorgung beschäftigte, erweiterte er in „Just Health"[2] seinen Fokus auf die Gerechtigkeit sozialer Einflussfaktoren auf die Bevölkerungsgesundheit. Das Wortspiel in diesen beiden Titeln hat auch im Deutschen die gängige begriffliche Unterscheidung zwischen einer „gerechten Gesundheitsversorgung" (im Sinne einer gerechten medizinischen und pflegerischen Patientenversorgung) sowie der „gerechten Gesundheit" oder „Gesundheitsgerechtigkeit" (im Sinne einer gerechten Verteilung gesundheitsrelevanter sozialer Faktoren zwischen Bevölkerungen und Bevölkerungsgruppen) geprägt.

Der folgende Beitrag führt in epidemologische, ethische und politische Grundlagen der Gesundheitsgerechtigkeit in Abgrenzung zur Gerechtigkeit der medizinischen Versorgung ein. Darauf aufbauend werden Fragen der Prioritätensetzung zwischen Medizin und Public Health erörtert sowie die Frage, welche gesundheitlichen Ungleichheiten in Gesellschaften sozial ungerecht sind und welche nicht.

2 Die besondere Bedeutung der Gesundheitsversorgung

Die Diskussion um die gerechte Gesundheitsversorgung beinhaltet insbesondere zwei Themenbereiche:[3] Erstens, Fragen des gerechten Zugangs zur medizinischen und pflegerischen Versorgung – auf welche Mindeststandards der Krankenbehandlung bzw. -versicherung besteht ein allgemeiner moralischer Anspruch und wo liegen Grenzen vertretbarer Ungleichheiten in der Qualität der medizinischen Versorgung bzw. Versicherung? Zweitens besteht ein Diskurs zur Prioritätensetzung und Rationierung in der Medizin. Welche medizinischen Leistungen sollen

---

1 Daniels: Just Health Care. 1985.
2 Daniels: Just Health. Meeting Health Needs Fairly. 2008.
3 Vgl. u. a. Gutmann/Schmidt (Hrsg.): Rationierung und Allokation im Gesundheitswesen. 2002; Daniels/Sabin: Setting Limits Fairly: Can We Learn to Share Medical Resources? 2002; Marckmann/Liening/Wiesing (Hrsg.): Gerechte Gesundheitsversorgung. Ethische Grundpositionen zur Mittelverteilung im Gesundheitswesen. 2003; Dietrich/Imhoff/Kliemt (Hrsg.): Mikroallokation medizinischer Ressourcen. Medizinische, medizinethische und gesundheitsökonomische Aspekte der Knappheit medizinischer Ressourcen. 2003.

in welchem Umfang im Rahmen einer öffentlichen Gesundheitsversorgung vorrangig bereitgestellt werden und wie sollen knappe Ressourcen wie z. B. Organe oder Intensivbetten den Patienten zugeteilt werden?

4   Ohne an dieser Stelle auf Details eingehen zu können, kann festgestellt werden, dass die Gesundheitsversorgung bzw. -versicherung sowohl in den fachlichen als auch in den öffentlichen Debatten als ein sozialethisch sehr sensibler Bereich angesehen wird. Ungleichheiten in der Medizin werden in viel geringerem Maße toleriert als in anderen Bereichen, etwa Einkommen, Bildung oder Umweltbedingungen. Bedürftige Bürger erhalten finanzielle Hilfen zum Lebensunterhalt, die um ein Vielfaches niedriger sind als das Durchschnittseinkommen, jedoch die gleiche Krankenversorgung, wie alle Kassenpatienten. Auch wenn das vertragsärztliche Versorgungsniveau in Deutschland im internationalen Vergleich sehr hoch ist, werden die Vorteile einer privaten Krankenversicherung von vielen sozialethisch sehr kritisch betrachtet (Stichwort: „Zwei-Klassen-Medizin").

5   Warum ist die Gesundheitsversorgung ein sozialethisch besonders sensibler Bereich? Die naheliegende Antwort lautet, dass die medizinische Versorgung von besonderer Bedeutung für die Gesundheit von Menschen, und diese eines unserer höchsten Güter ist: Gesundheit ist zunächst einmal von unmittelbarer Bedeutung für unser Wohlbefinden – wer krank oder verletzt ist, fühlt sich nicht wohl – und für unsere Lebenszeit – die durch schwere Krankheiten begrenzt wird. Zudem ist Gesundheit eine grundlegende Bedingung der Möglichkeit der Realisierung von Lebensplänen. Zwar schließen Gesundheitsprobleme ein erfülltes Leben nicht aus, aber wer chronisch krank oder behindert ist, hat bestimmte Einschränkungen hinsichtlich der ihm offen stehenden Aktivitäten und Teilhabemöglichkeiten am gesellschaftlichen Leben. Damit wird die soziale Chancengleichheit dieser Menschen eingeschränkt.

6   Ein weiterer, weniger beachteter Grund für die besondere sozialethische Sensibilität, die der Gesundheitsversorgung entgegen gebracht wird, ist ihre symbolische Bedeutung.[4] Die medizinische und pflegerische Hinwendung zum kranken Menschen ist jedenfalls in der christlich-abendländischen Kultur, aber vermutlich auch weit über sie hinaus, der Ausdruck schlechthin von Nächstenliebe oder – säkular gesprochen – Mitmenschlichkeit. Exemplarisch hierfür steht die Parabel vom Barmherzigen Samariter. Vor diesem symbolischen Hintergrund kann es nicht nur gesundheitsgefährdend sein, wenn man keine hinreichende medizinische Versorgung im Krankheitsfall erhält, sondern auch sozial erniedrigend. Vermutlich spielt dies eine wesentliche Rolle dafür, dass in Deutschland jedem

---

4   Vgl. Rauprich: Rationierung unter den Bedingungen der Endlichkeit im Gesundheitswesen. In: Thomas, G./Höfner, M. /Schaede, S. (Hrsg.): Endliches Leben. Interdisziplinäre Zugänge zum Phänomen der Krankheit. 2010, S. 229-256; Rauprich: Public Health als Beitrag zur sozialen Gerechtigkeit. In: Ethik in der Medizin 22/2010, S. 263-273.

Menschen (mit der umstrittenen Ausnahme von Asylsuchenden) der volle Umfang des Leistungskataloges der gesetzlichen Krankenversicherung gleichsam als Grundrecht zugestanden wird. Die gesundheitlichen Auswirkungen einer Absenkung der Gesundheitsversorgung für sozial bedürftige Gruppen auf das Niveau einer „ordentlichen Grundversorgung" wären wohl nicht gravierend. Die symbolische Wirkung hingegen wäre verheerend, denn es würde weithin als eine soziale Erniedrigung der betroffenen Personengruppen empfunden.

3 Die „Entdeckung" von Public Health in der Bioethik

Vor einigen Jahren wurde in der biomedizinischen Ethik und angrenzenden Bereichen zunehmend eine Erkenntnis gewonnen und ernst genommen, die im Public Health Bereich schon lange etabliert ist:[5] Die Gesundheit und Lebenserwartung von Bevölkerungen und Bevölkerungsgruppen korreliert nicht nur mit der medizinische Versorgung, sondern auch mit sozialen Faktoren.[6] Arbeits- und Wohnbedingungen, Ernährungsweisen, Freizeit- und Erholungsmöglichkeiten, die Ausprägung sozialer Kontakte, Einkommen, Bildung, gesellschaftlicher Status und anderes haben statistisch einen erheblichen Einfluss auf Krankheitshäufigkeit und Sterblichkeit. Da diese Faktoren in Gesellschaften in hohem Maße ungleich verteilt sind, kommt es zu gravierenden gesundheitlichen Ungleichheiten zwischen verschiedenen Regionen und Wohngegenden, Einkommensgruppen, Bildungsgruppen, Berufsgruppen, Geschlechtern, Ethnien und weiteren Bevölkerungsgruppen. Ein besonders hohes Risiko zu erkranken und frühzeitig zu sterben haben die sozial niedrigsten Personengruppen einer Gesellschaft, insbesondere Wohnungs- und Arbeitssuchende, Asylbewerber und Sozialhilfeempfänger.

Die gesundheitlichen Ungleichheiten zwischen verschiedenen Bevölkerungen und Bevölkerungsgruppen werden häufig anhand des Parameters der Mortalität bzw. Lebenserwartung gemessen, weil er relativ leicht erhoben werden kann. Da die meisten Todesfälle durch Krankheiten ausgelöst werden, ist die Sterblichkeit auch ein Maß für die Krankheitshäufigkeit. Für praktisch alle Volkskrankheiten, einschließlich kardiovaskuläre, respiratorische, psychische Erkrankungen, die meisten Krebserkrankungen, Erkrankungen des Bewegungsapparates, Schlaganfall und Diabetes unterscheidet sich die Morbidität zwischen Bevölkerungsgruppen zum Teil um ein Vielfaches.

---

5 Vgl. u. a. Anand/Peter/Sen (Hrsg.): Public Health, Ethics, and Equity. 2004; Bayer/Gostin/Jennings/Steinbock (Hrsg.): Public Health Ethics. Theory, Policy, and Practice. 2007; Daniels: Just Health. Meeting Health Needs Fairly. 2008. Huster: „Hier finden wir zwar nichts, aber wir sehen wenigstens etwas" - Zum Verhältnis von Gesundheitsversorgung und Public Health. 2008; Strech/Marckmann (Hrsg.): Public Health Ethik. 2010; Huster: Soziale Gesundheitsgerechtigkeit. 2011.
6 Wilkinson/Marmot: Social Determinants of Health. 2003; Mackenbach: Health Inequalities: Europe in Profile. 2005; Mielck: Soziale Ungleichheit und Gesundheit. 2005; Lampert/Ziese: Armut, soziale Ungleichheit und Gesundheit. 2005.

9   Wie ausgeprägt die gesundheitlichen Ungleichheiten auch auf engem Raum sein können, zeigen Daten der WHO (Tab. 1). Während in der Hauptstadt der USA, Washington DC, die schwarze männliche Bevölkerung eine durchschnittliche Lebenserwartung von 63 Jahren hat, lebt im wenige Kilometer entfernten, angrenzenden Landkreis Montgomery County die weiße männliche Bevölkerung durchschnittlich 80 Jahre. Diese Differenz von 17 Jahren in der Lebenserwartung entspricht dem Unterschied in der durchschnittlichen Lebenserwartung der männlichen Bevölkerung von Usbekistan und Japan, dem Land mit der derzeit höchsten Lebenserwartung. Noch größer sind die sozial bedingten Ungleichheiten in Glasgow. In dem Stadtviertel Calton, einem sozialen Brennpunkt, erreichen männliche Einwohner ein Lebensalter von durchschnittlich 54 Jahren, wohingegen im Stadtteil Lenzie, einem Nobelviertel, die männliche Lebenserwartung 82 Jahre beträgt. In derselben Stadt lassen sich also sozio-geographisch Bevölkerungsgruppen differenzieren, die einen Unterschied in der Lebenserwartung von 28 Jahren aufweisen. Dies ist mehr als die Differenz in der durchschnittlichen Lebenserwartung zwischen der Republik Kongo und Japan.

Tab. 1: Lebenserwartung bei Geburt (Männer, in Jahren)
Quelle: WHO: World Health Statistics 2007; WHO: Closing the Gap in a Generation. 2008, S. 32.

US	75		
US, Washington D.C. (schwarze Bevölkerung)	63	Uzbekistan	63
US, Montgomery County (weiße Bevölkerung)	80	Japan	79
UK	77		
UK, Glasgow (Calton)	54	Congo	54
UK, Glasgow (Lenzie)	82	Japan	79

10 Es würde allerdings einen falschen Eindruck erwecken, nur auf die Unterschiede zwischen den sozial privilegiertesten und den sozial niedrigsten Bevölkerungsgruppen zu achten. Gesundheitliche Ungleichheiten ziehen sich entlang sozialer Gradienten quer durch die Gesellschaft. So steigt z. B. die verbleibende Lebenserwartung von 65 jährigen männlichen Rentnern in Deutschland in Abhängigkeit von der Höhe der Rentenbezüge (gemessen in sog. Entgeltpunkten) kontinuierlich von 13,6 Jahren auf 18,9 Jahren an (Abb. 1). Ein solcher sozialer Gesundheitsgradient ist für viele Einflussfaktoren in vielen Gesellschaften gezeigt worden. Jeder Schritt auf der sozioökonomischen Leiter ist statistisch mit einer Erhöhung der Lebenserwartung und Verringerung der Häufigkeit von Krankheiten verbunden.

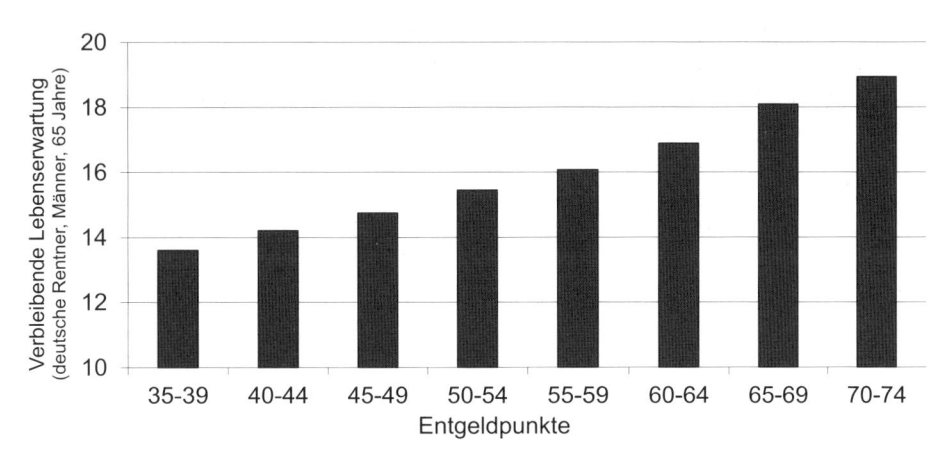

Abb. 1: Lebenserwartung deutscher Rentner
  Quelle: von Gaudecker/Scholz: Lifetime Earnings and Life Expectancy. 2006, S. 14.

Die gängige moralische Reaktion auf diese Befunde ist, dass etwas gegen die gesundheitlichen Ungleichheiten getan werden muss. Es erscheint sozialethisch problematisch, wenn Menschen in bestimmten Bevölkerungsgruppen deutlich häufiger erkranken und früher sterben müssen, nur weil sie ärmer oder weniger gebildet sind, schlechtere Wohn- und Arbeitsverhältnisse vorfinden oder einen niedrigeres gesellschaftliches Ansehen haben. Eindringlich artikuliert hat diese Intuition beispielsweise die WHO Commission on Social Determinants of Health:[7]

„In countries of all levels of income, health and illness follow a social gradient [...]. It does not have to be this way and it is not right that it should be like this. Where systematic differences in health are judged to be avoidable by reasonable action they are, quite simple, unfair. [...] Reducing health inequities is [...] an ethical imperative. Social injustice is killing people on a grand scale."

4 Zwei Illusionen

Was aber kann gegen gesundheitliche Ungleichheiten in Gesellschaften getan werden? Es ist wichtig, sich zwei Illusionen zu vergegenwärtigen. Erstens erscheint es nicht ausreichend, das Problem durch eine Verbesserung oder Angleichung der medizinischen Versorgung anzugehen. Auf diesem Irrtum ist der staatliche Gesundheitsdienst (National Health Service, NHS) Großbritanniens gegründet. Er wurde nach dem 2. Weltkrieg mit der expliziten Absicht eingerichtet, jedem Bürger unabhängig von seinem sozioökonomischen Status möglichst die gleichen Gesund-

---

[7] WHO: Closing the Gap in a Generation: Health Equity Through Action on the Social Determinants of Health: Final Report of the Commission on Social Determinants of Health. 2008, S. VIII.

heitschancen zu gewährleisten, indem man jedem die gleiche, hochwertige medizinische Versorgung zur Verfügung stellt. Als zu Beginn der 80er Jahre ein Regierungsbericht[8] dennoch erhebliche gesundheitliche Unterschiede zwischen sozialen Gruppen feststellte, war die politische Ernüchterung groß.

13 Eine egalitäre medizinische Versorgung kann sicherstellen, dass keine Bevölkerungsgruppe durch medizinische Nachteile gesundheitlich schlechter gestellt wird. Dies reicht aber keineswegs aus, um gravierende gesundheitliche Ungleichheiten zu vermeiden. Da auch die hochwertigste Medizin nur begrenzte Möglichkeiten hat, Krankheiten zu verhindern oder zu heilen, können die gesundheitlichen Auswirkungen sozialer Ungleichheiten nur im begrenzten Umfang medizinisch ausgeglichen werden. Wichtiger für die Gesundheit und Lebenserwartung von Bevölkerungsgruppen als eine möglichst gute medizinische Versorgung erscheint es, möglichst wenigen Unfall- und Krankheitsrisiken ausgesetzt zu sein sowie über möglichst viele gesundheitsschützende und -fördernde Ressourcen zu verfügen.

14 Der begrenzte Einfluss der Medizin auf die Bevölkerungsgesundheit zeigt sich auch im internationalen Vergleich von Pro-Kopf-Gesundheitsausgaben und durchschnittlicher Lebenserwartung.[9] In modernen Staaten ist keine Korrelation ersichtlich. So leben die Menschen in der Schweiz, Norwegen und den USA durchschnittlich nicht länger als in Singapur, Spanien oder Japan, obwohl ihre Gesundheitsausgaben wesentlich höher sind. Die zusätzlichen Ausgaben können nicht verhindern, dass auch in diesen Ländern die meisten Menschen ab einem bestimmten Alter an einem Herzleiden, Schlaganfall oder einer bösartigen Neubildung erkranken und daran versterben. Auch deutet nichts darauf hin, dass in Ländern mit höheren Pro-Kopf-Gesundheitsausgaben die gesundheitlichen Ungleichheiten geringer sind. Mehr Mittel in die Medizin zu investieren, wird somit die Angleichung der Gesundheit und Lebenserwartung in Bevölkerungen nicht entscheidend fördern können.

15 Gesundheitliche Ungleichheiten können, zweitens, auch nicht durch mehr Wohlstand abgebaut werden, solange dieser ungleich in einer Gesellschaft verteilt bleibt. Die Illusion hinter dieser Vorstellung ist, dass gesundheitliche Nachteile vor allem auf materiellen Defiziten beruhen. Man könnte vermuten, dass ab einem bestimmten Grad an Wohlstand das Leben vielleicht noch angenehmer, aber nicht noch gesünder werden kann. Wenn man auch die sozial benachteiligten Bevölkerungsgruppen auf ein Wohlstandsniveau bringen könnte, das ein völlig gesundes Leben – wenn auch nicht im Luxus – zulässt, so sollten die gesundheitlichen Ungleichheiten abgebaut werden können. Jedoch bestehen auch in den reichsten Gesellschaften signifikante soziale Gesundheitsgradienten quer durch alle sozialen Schichten. Auch Bevölkerungsgruppen, denen es materiell an nichts mangelt, und die darüber hinaus

---

8 Department of Health and Social Security: Inequalities in health. 1980.
9 Vgl. Rauprich: Gleiche Gesundheit und soziale Gerechtigkeit. In: Schöne-Seifert/Buyx/Ach (Hrsg.): Gerecht behandelt? 2006, S. 51-87; Rauprich: Gesundheitliche Ungleichheiten als Problem der sozialen Gerechtigkeit. In: Strech, D. /Marckmann, G. (Hrsg.): Public Health Ethik. 2010.

genügend Bildung und Freiheiten haben, um eine gesundes Leben führen zu können, haben gesundheitliche Nachteile gegenüber sozioökonomisch noch besser gestellten Gruppen. Vieles deutet darauf hin, dass diese Nachteile eher psychosozial als materiell bedingt sind.[10] Eine niedrigere Stellung in sozialen Hierarchien, verbunden mit mehr Unterordnung, geringerer gesellschaftlicher Anerkennung, geringem finanziellen Spielraum für Konsumgüter und Statussymbolen und geringerer sozialer Sicherheit führen statistisch auch dann zu geringerem Wohlbefinden und schlechterer Gesundheit, wenn man sich eine gesunde Unterkunft, Ernährung und Kleidung sowie eine ordentliche Gesundheitsversorgung leisten kann. Daher ist es nicht zu erwarten, dass gesundheitliche Ungleichheiten durch eine Steigerung des gesellschaftlichen Wohlstands entscheidend verringert werden können, solange ausgeprägte sozioökonomische Hierarchien bestehen bleiben.

5 Die Agenda der Gesundheitsgerechtigkeit

Vor diesem Hintergrund werden sowohl im politischen als auch akademischen Raum Forderungen laut, die im Kern zu einer „Agenda der Gesundheitsgerechtigkeit" zusammengefasst werden können.[11] Zunächst einmal wird eine gedankliche und politische Öffnung des Themas der gerechten Gesundheitsversorgung hin zum umfassenderen Thema der gerechten Gesundheit gefordert. Wenn Nachteile in der medizinischen Versorgung deshalb ungerecht erscheinen, weil sie zu gesundheitlichen Nachteilen führen, dann sollte dies in gleichem Maße für soziale Nachteile gelten, die zu gesundheitlichen Nachteilen führen. Die Gerechtigkeit der Gesundheitsversorgung ist aus dieser Perspektive nur ein Aspekt der eigentlichen, übergeordneten Forderung nach einer Gesundheitsgerechtigkeit.

Zweitens werden ausgeprägte gesundheitliche Ungleichheiten zwischen verschiedenen Bevölkerungsgruppen als soziale Ungerechtigkeiten angesehen. Dabei wird für die Gesundheitsgerechtigkeit die gleiche sozialethische Sensibilität gefordert, wie für die Gerechtigkeit der Gesundheitsversorgung. Wenn wir eine ordentliche medizinische Versorgung jeden Bürgers als moralisches Grundrecht ansehen, so sollte dies auch für eine ordentliche Versorgung jeden Bürgers mit sozialen Gesundheitsressourcen

---

10 Bartley: Health Inequality. An Introduction to Theories, Concepts and Methods. 2004, S. 78 f.
11 Vgl. Acheson/Barker/Chambers u. a.: The Report of the Independent Inquiry into Inequalities in Health. 1998; WHO: The World Health Report 2000: Health Systems: Improving Performance. 2000; WHO: Inequalities in Health. Special Issue. Bulletin of the World Health Organization. 2000; Evans/Whitehead/Diderichsen/Bhuiya/Wirth (Hrsg.): Challenging Inequities in Health. From Ethics to Action. 2001; Wagstaff/Paci/Joshi (Hrsg.): Cause of Inequality in Health. Who You Are? Where You Live? Or Who Your Parents Were? 2001; Ågren: Sweden's new Public Health Policy. National Public Health Objectives for Sweden. 2003; European Commission: The Health Status of the European Union. Narrowing the Health Gap. 2003; UK Health Watch Editorial Group (Hrsg.): UK Health Watch 2005. 2005.

gelten. Insbesondere die sozial benachteiligten Bevölkerungsgruppen hätten einen Anspruch auf verstärkte gesellschaftliche Unterstützung zum Schutz und zur Förderung ihrer Gesundheit und Lebenserwartung.

18 Drittens sollte die Politik systematisch auf das Ziel der Gesundheitsförderung und -gerechtigkeit ausgerichtet werden. Klassische Public Health-Maßnahmen etwa zur Verbesserung der Sicherheit am Arbeitsplatz, zur Erziehung zu gesundheitsbewusstem Verhalten, zur Drogenprävention oder zur Früherkennung von Krankheiten seien genau wie medizinische Therapien wichtige, aber nicht hinreichende Elemente der öffentlichen Gesundheitsförderung. Man müsse dazu übergehen, jede sozialpolitische Maßnahme einschließlich der Bereiche Arbeits-, Bildungs-, Familien-, Verkehrs-, Wirtschaftspolitik, soziale Sicherung, etc., auf ihre Folgen für die Bevölkerungsgesundheit und deren Ungleichheiten hin zu kontrollieren und auszurichten. Für diese Strategie der verstärkten Berücksichtigung von Gesundheitsaspekten auch in Politikfeldern, in denen sie bislang nicht im Fokus standen, und der Etablierung eines systematischen, übergreifenden Aktionsplans zur Nutzung aller verfügbaren Mittel aus allen Bereichen der Politik zur Förderungen der öffentlichen Gesundheit und zum Abbau gesundheitlicher Ungleichheiten, wurde der Begriff „Health in all policies" geprägt.[12]

6 Die Privilegierung der Medizin gegenüber Public Health

19 Wesentlich für den Ansatz der Gesundheitsgerechtigkeit ist es, die medizinische Versorgung in den Kontext aller gesundheitsrelevanten sozialen Faktoren zu stellen. Aus dieser übergeordneten Perspektive liegt die Frage nahe, wie die Prioritäten zwischen Medizin und sozialer Gesundheitsförderung bzw. Krankheitsprävention verteilt werden sollen. Gegenwärtig wird die Medizin in mehrfacher Hinsicht privilegiert. Sie erhält mehr öffentliche Ressourcen, genießt ein höheres öffentliches und politisches Ansehen und wird sozialethisch wesentlich sensibler bewertet. Bedenkt man, dass nicht-medizinische Faktoren mindestens ebenso relevant für den Status und die Unterschiede in der Gesundheit von Bevölkerungen und Bevölkerungsgruppen sind, erscheint diese Privilegierung begründungsbedürftig.

20 Die sozialethische Privilegierung der Medizin äußert sich insbesondere in zwei zusammenhängenden Wertungsunterschieden. Erstens werden Ungleichheiten in der medizinischen Versorgung in deutlich geringerem Umfang toleriert als Ungleichheiten in sozialen Gesundheitsfaktoren wie Einkommen, Bildung, Erholungsmöglichkeiten, etc. Das offenkundigste Beispiel wurde schon genannt: Bedürftige Menschen erhalten Hilfen zum Lebensunterhalt, die um ein Vielfaches unter dem Durchschnittseinkommen liegen, aber die gleiche medizinische Versorgung, wie alle gesetzlich Versicherten. Zweitens werden gesundheitliche

---

12 Stahl/Wismar/Ollila/Lahtinen/Leppo (Hrsg.): Health in all policies. Prospects and potentials. 2006.

Ungleichheiten, die aus sozialen Ungleichheiten resultieren, in deutlich größerem Ausmaße toleriert als medizinisch bedingte gesundheitliche Ungleichheiten. Ein Beispiel zeigt Tabelle 2. Die Lebenserwartung des unteren Einkommensviertels der männlichen Bevölkerung in Deutschland ist um 10 Jahre geringer als die Lebenserwartung des oberen Einkommensviertels. Bei Frauen beträgt der Unterschied 5 Jahre. Während dieser soziale Gesundheitsgradient keine besondere politische Besorgnis hervorruft, wären Unterschiede in der medizinischen Versorgung, die zu Unterschieden in der Lebenserwartung von 5-10 Jahren führen, politisch in Deutschland untragbar. Besteht hier nicht ein ungerechtfertigter Wertungswiderspruch zwischen sozial und medizinisch bedingten gesundheitlichen Ungleichheiten?

Tab. 2: Lebenserwartung von Einkommensgruppen in Deutschland
Quelle: Reil-Held: Einkommen und Sterblichkeit in Deutschland: Leben Reiche länger? 2000, S. 17.

	Untere 25 %	Obere 25 %
Männer	72	82
Frauen	81	86

Ökonomisch zeigt sich die Privilegierung der Medizin an der Verteilung der Ausgaben für Gesundheit. In den OECD-Ländern werden 1-7 % aller Gesundheitsausgaben für Prävention und Public Health aufgewendet, während für diagnostische, therapeutische und rehabilitative Maßnahmen die Aufwendungen mehr als das 10-fache betragen.[13] Ist die medizinische Gesundheitsfürsorge in einem solchen Ausmaß nützlicher oder wertvoller als die nicht-medizinische, dass eine Privilegierung in dieser Größenordnung gerechtfertigt werden kann?

Es gibt einige plausible Erklärungen für die Privilegierung der Medizin, die aus ethischer Sicht keine hinreichende Rechtfertigung darstellen. Erstens hat die Medizin traditionell eine starke und privilegierte Stellung in der Gesellschaft. Dies äußert sich beispielsweise darin, es als provokant anzusehen, die hohen gesellschaftlichen Aufwendungen für die Medizin in Frage zu stellen, weil es als selbstverständlich erachtet wird, ihren Zwecken hohe Priorität einzuräumen. Solange es jedoch für eine Tradition, also Gewohnheit, keinen sachlichen Grund gibt, ist sie ethisch unbegründet. Betrachtet man den geringen Nutzen vieler kostenintensiver medizinischer Maßnahmen für die Bevölkerungsgesundheit, so erscheint es nicht abwegig zu hinterfragen, ob die Praxis gerechtfertigt werden kann, der Medizin gegenüber sozialen Gesundheitsprogrammen ein Vielfaches an Ressourcen zukommen zu lassen.

Eine mögliche psychologische Erklärung für den höheren Stellenwert der Medizin ist ihre unmittelbare Anwendung auf identifizierbare Personen, wohingegen bei sozialpräventiven Maßnahmen nicht gesagt werden kann, wer ad personam davon

---

13 OECD. StatExtracts. Online: stats.oecd.org [abgerufen am: 31.5.2008].

profitiert, sondern nur, in welchem Ausmaß eine Zielgruppe profitiert. Die Wirkung von Public Health Maßnahmen kann also nur statistisch und somit anonym bestimmt werden. Jedoch sind statistisch identifizierte Vermeidungen von Erkrankungen und Todesfällen in gleicher Weise real wie individuell identifizierte und daher von gleichem Nutzen. Bei gleichem Nutzen kann die persönliche Identifizierbarkeit der Nutznießer jedoch kein hinreichender ethischer Grund für eine Bevorzugung der Medizin sein.

24 Zu der Privilegierung der Medizin könnte faktisch auch die höhere technische Faszination vieler medizinischer Maßnahmen beitragen. Transplantationen, Intensivmedizin, Unfallchirurgie etc. sind beindruckender als beispielsweise Programme zur frühkindlichen Gesundheitserziehung oder die Erhebung einer Sondersteuer auf alkoholhaltige Süßgetränke. Diese Tatsache mag eine höhere Aufmerksamkeit für die Medizin gegenüber Public Health rechtfertigen, etwa in den Medien, aber keine Privilegierung bei der Verteilung öffentlicher Ressourcen. Denn das öffentliche Gesundheitswesen hat nicht primär einen Unterhaltungsauftrag, sondern den Auftrag, gesundheitlichen Nutzen zu stiften.

6.1 Priorität für gesundheitlich schlechter gestellte Personen

25 Zwei mögliche Gründe für die Privilegierung der Medizin erscheinen allerdings ethisch bedenkenswert.[14] Erstens kann das ethische Prinzip der Priorität für gesundheitlich schlechter gestellte Personen angeführt werden.[15] Die Grundidee dieses Prinzips ist, dass die Behandlung derjenigen Personen, denen es gesundheitlich schlechter geht, Vorrang hat vor der Behandlung von Patienten, deren Gesundheit nicht so schwerwiegend beeinträchtigt ist. Aus dieser Sichtweise wird häufig geschlossen, dass therapeutische Maßnahmen bei kranken Menschen Vorrang haben vor präventiven Maßnahmen bei gesunden Menschen, selbst wenn durch präventive Maßnahmen mehr Erkrankungen verhindert als durch therapeutische Maßnahmen geheilt werden können, so dass die gesundheitliche Gesamtbilanz schlechter ist. Demnach hätte die therapeutische Medizin grundsätzlich Vorrang vor Public Health.

26 Bei näherer Betrachtung muss diese Ansicht jedoch eingeschränkt werden. Für die Bestimmung derjenigen, die gesundheitlich am schlechtesten gestellt sind und daher objektiv die größte Behandlungsbedürftigkeit haben, kann aus ethischer Sicht nicht allein der akute Gesundheitsstatus zugrunde gelegt werden, sondern es muss auch die gesundheitliche Bedrohung beachtet werden. Entscheidend ist, welche gesundheitsbezogene Lebensqualität und Lebenserwartung zu erwarten

---

14 Vgl. Rauprich: Public Health als Beitrag zur sozialen Gerechtigkeit. In: Ethik in der Medizin. 22/2010, S. 263-273.
15 Brock: Ethical Issues in the Use of Cost Effectiveness Analysis for the Prioritization of Health Care Resources. In: Anand/Peter/Sen (Hrsg.): Public Health, Ethics, and Equity. 2004, S. 201-223.

wäre, wenn man keine Behandlung erhielte. Diese Aussicht kann für gesunde Personen schlechter sein, als für kranke, wenn aufgrund von Risikofaktoren ihre gesundheitliche Prognose ohne Präventionsmaßnahmen schlechter ist, als die Prognose erkrankter Personen ohne therapeutische Behandlung.

Ein hypothetisches Beispiel ist ein junger Erwachsener, der trotz eines chronischen Gesundheitsproblems (z. B. leichte Migräne oder Tinnitus) aufgrund seiner Zugehörigkeit zu einer privilegierten Bevölkerungsgruppe insgesamt deutlich bessere Gesundheitsaussichten hat, als eine Person gleichen Alters, die in einem sozial schwierigen Umfeld aufgewachsen ist und einen ungesunden Lebensstil entwickelt hat, aber trotz Übergewicht, Bluthochdruck und schlechter Cholesterinwerte aktuell (noch) nicht unter gesundheitlichen Problemen leidet. In diesem Fall wäre die sozial schlechter gestellte Person auch gesundheitlich schlechter gestellt, obwohl sie noch gesund ist, und sozialpräventive Maßnahmen zur Reduzierung ihrer gesundheitlichen Risikofaktoren wäre dementsprechend Vorrang zu geben vor therapeutischen Maßnahmen gegen die chronischen Gesundheitsprobleme der sozial besser gestellten Person.

Das Prinzip der Priorität für gesundheitlich schlechter gestellte Personen impliziert somit keine grundsätzliche Vorrangigkeit von Therapie über Prävention – und somit von Medizin über Public Health –, sondern erfordert von Fall zu Fall eine individuelle Bestimmung. Hinzu kommt, dass eine alleinige Anwendung dieses Prinzips ethisch nicht plausibel wäre. Denn es würde die Zuwendungen für die am schlechtesten gestellten Personen zu einem „Fass ohne Boden" machen. Alle verfügbaren Mittel müssten so lange ausschließlich dieser Personengruppe zukommen, wie ein auch nur minimaler gesundheitlicher Zusatznutzen generiert werden könnte. Dies würde erhebliche Mittel binden, die bei weniger schlecht gestellten Personengruppen deutlich mehr gesundheitlichen Nutzen stiften könnten. Ab einem gewissen Grad würden diese Opportunitätskosten für die gesundheitlich besser gestellten – aber ebenfalls behandlungsbedürftigen – Personen ethisch untragbar. Dies gilt auch für das Verhältnis von medizinischer Therapie und sozialer Prävention. Selbst wenn kranke Menschen immer gesundheitlich schlechter gestellt wären als von Krankheit bedrohte Menschen – was, wie oben erläutert, nicht plausibel erscheint – wäre es unangemessen, medizinischen Therapien absolute Priorität zu geben und präventive Maßnahmen nur dann zu finanzieren, wenn noch zusätzliche Mittel verfügbar sind, für die es keine auch nur minimal nützliche therapeutische Verwendung mehr gäbe.

Dies entspricht auch der gängigen Ex-ante Rationalität. Wenn wir in einem hypothetischen Szenario am Anfang unseres Lebens stehen und nicht wissen, ob wir zu den gesundheitlich mehr oder weniger gefährdeten Personen gehören werden, so erscheint es vernünftig, einen signifikanten Teil der im Laufe unseres Lebens zur Verfügung stehenden Mittel für präventive Zwecke zu reservieren, auch wenn dadurch die therapeutischen Möglichkeiten verringert werden. Das ethische Prinzip des Vorrangs für gesundheitlich schlechter gestellte Personen begründet also allenfalls einen relativen Vorrang von Medizin über Public Health und Sozialprävention und lässt Raum für die Ansicht, dass die Medizin in unserer Gesellschaft aktuell zu stark privilegiert wird.

6.2 Ausdruck von Mitmenschlichkeit

30 Der zweite bedenkenswerte Grund für eine Privilegierung der Medizin ist ihre symbolische Funktion als Ausdruck von Nächstenliebe bzw. Mitmenschlichkeit. Diese Funktion ist auch gegeben, wenn therapeutische Behandlungen mit geringem Nutzen oder seltenem Erfolg und großen Kosten durchgeführt werden, etwa letzte intensivmedizinische Rettungsversuche eines Menschenlebens oder die Gabe sehr kostenintensiver Krebsmedikamente ohne Aussicht auf einen signifikanten Lebenszeitgewinn. Es wurde dann zumindest alles für den Patienten getan, was medizinisch getan werden konnte, und in diesem medizinischem Einsatz zeigt sich die Achtung vor diesem Patienten als Nächster bzw. Mitmensch.

31 Public Health-Maßnahmen haben zumeist keine derartige symbolische Wirkung. Eine Reihenuntersuchung durchzuführen, die Sicherheit am Arbeitsplatz und im Verkehr zu verbessern, gesundheitsbewusstes Verhalten zu fördern, kann einen höheren gesundheitlichen Nutzen und eine höhere Kosteneffizienz haben als bestimmte therapeutische Maßnahmen. Auch sie dienen der Gesundheit und dem Leben von Personen. Da sie sich jedoch nicht direkt an kranke, leidende Menschen richten, ist ihr symbolischer Effekt nicht mit dem von Ärzten und Schwestern am Krankenbett vergleichbar.

32 Die symbolische Funktion von Medizin und Pflege ist ein wertvolles Gut. Es rechtfertigt eine gewisse Privilegierung dieser Bereiche gegenüber Public Health und sozialer Gesundheitsförderung, die auch einen gesundheitlichen, aber keinen besonderen symbolischen Wert haben. Die symbolische Funktion der Medizin würde jedoch überstrapaziert oder sogar missbraucht werden, wenn sie als Rechtfertigung für eine grundsätzliche Überordnung von Medizin über Public Health genommen würde. Das Gebot der Mitmenschlichkeit erfordert nicht die Bereitstellung aller erdenklichen medizinischen Mittel unabhängig von Kosten und Nutzen. Aus Kostengründen auf hochpreisige Versorgungen mit geringem oder fraglichem Nutzen zu verzichten, ist keine Unbarmherzigkeit oder Missachtung erkrankter Person, sondern die Anerkennung, dass es neben ihnen noch andere Personen gibt, die der gesellschaftlichen Fürsorge bedürfen. Dazu gehören gesunde, von Krankheit bedrohte Menschen, deren Gesundheitschancen durch kosteneffiziente Public Health-Maßnahmen signifikant erhöht werden könnten. Ihnen diese Chancen zu nehmen, um stattdessen symbolträchtige aber kostenintensive und wenig effektive medizinische Versorgungen durchzuführen, wäre unverhältnismäßig.

33 Wenn es einer Gesellschaft aus symbolischen Gründen nicht möglich ist, die Privilegierung der Medizin auf wirksame und hinreichend kosteneffektive Maßnahmen zu begrenzen, sitzt sie in einer „Samariterfalle". Um einer falsch verstandenen

Barmherzigkeit willen entstehen hier hohe Opportunitätskosten, die zu einem Verlust an Wohlfahrt und letztlich auch an Bevölkerungsgesundheit führen. Angesichts der starken Privilegierung der Medizin in unserer Gesellschaft und der weit verbreiteten, vehementen Ablehnung medizinischer Leistungsbegrenzungen aus Kosten- oder Kosteneffizienzgründen, liegt der Verdacht nahe, dass wir uns gesellschaftlich in der Tat in einer solchen Falle befinden.

7 Welche gesundheitlichen Ungleichheiten sind ungerecht?

Neben der Frage einer angemessenen Verteilung gesellschaftlicher Ressourcen zwischen Medizin und Public Health ist es eine zentrale Frage der Gesundheitsgerechtigkeit, welche gesundheitlichen Ungleichheiten in einer Gesellschaft gerechtfertigt werden können und welche als ungerecht erachtet werden müssen. Es lassen sich insbesondere zwei Positionen unterscheiden.[16] Eine schwächere Position lautet, Unterschiede in der Gesundheit und Lebenserwartung sind dann ungerecht, wenn sie auf sozialen Ungerechtigkeiten beruhen. Dies kann fachterminologisch als ein deontologischer Ansatz bezeichnet werden. Eine stärkere Position lautet, gesundheitliche Ungleichheiten sind ungerecht, sofern sie nicht unvermeidbar und nicht selbst verschuldet sind. Hierbei handelt es sich um einen teleologischen Ansatz in der Variante des Glücksegalitarismus.

Der deontologische Ansatz geht von der Einsicht aus, dass soziale Ungleichheiten auch unabhängig von ihren gesundheitlichen Auswirkungen ungerecht sein können. So können bestimmte gesellschaftliche Gruppen kein leistungsgerechtes Einkommen beziehen, keine begabungsgerechten Bildungs- und Karrierechancen haben, keine menschenwürdige soziale Absicherung haben, eine diskriminierende soziale Ausgrenzung erfahren oder keine bedürfnisgerechte medizinische Versorgung erhalten. Es ist unstrittig, dass gesundheitliche Ungleichheiten, die aus solchen ungerechten sozialen Benachteiligungen resultieren, ihrerseits ungerecht sind. Wann eine soziale Ungerechtigkeit vorliegt, müsste im Rahmen einer umfassenden Theorie der sozialen Gerechtigkeit begründet werden und kann im Einzelfall strittig sein. Jedoch werden im Allgemeinen oberhalb bestimmter sozialer Mindeststandards signifikante soziale Differenzen in Einkommen, Vermögen, Bildung, sozialer Status, Arbeits- und Lebensverhältnisse als ethisch akzeptabel angesehen, weil sie den unterschiedlichen Qualifikationen, Leistungen, Begabungen und sozialen Rollen der Menschen in einer Gesellschaft entsprechen.

Gesundheitsethisch herausfordernd an diesem Ansatz ist die Einsicht, dass auch die weithin akzeptierten sozialen Ungleichheiten in sozialen Wohlfahrtsstaaten zu

---

16 Vgl. Rauprich: Public Health als Beitrag zur sozialen Gerechtigkeit. In: Ethik in der Medizin. 22/2010, S. 263-273; Peter: Health Equity and Social Justice. In: Journal of Applied Philosophy. 18/2001, S. 159-170.

signifikanten gesundheitlichen Ungleichheiten führen können. So fand man in einer groß angelegten sog. Whitehall-Studie bei Angestellten im öffentlichen Dienst in London Unterschiede in der Lebenserwartung von über 10 Jahren.[17] Geht man von grundsätzlich leistungs- und qualifikationsgerechten Einkommensunterschieden im öffentlichen Dienst aus, so sind diese Unterschiede aus deontologischer Sicht nicht ungerecht. Aus einer teleologischen Sicht hingegen können sie ungerecht sein, weil es aus dieser Sicht das ethische Ziel sein muss, allen Menschen unabhängig von ihrer sozialen Stellung so weit wie möglich die gleiche Gesundheits- und Lebenschancen zu ermöglichen. Es mag aus dieser Sicht gerecht sein, wenn Personen in niedrigeren Positionen weniger Einkommen erhalten, aber nicht, dass sie deshalb früher sterben müssen. Margaret Whitehead hat diese Position in einem weithin beachteten „glücksegalitaristischen" Ansatz gefasst.

7.1 Gesundheitsbezogener Glücksegalitarismus

37 Nach Whitehead und anderen „Glücksegalitaristen" ist es ein Gebot der Gerechtigkeit, die glücklichen und unglücklichen Zufälle des Lebens auszugleichen.[18] Demnach reicht es nicht aus, jedem die Gesundheitschancen zu geben, die seinen Talenten, Leistungen und Positionen in der Gesellschaft entsprechen. Vielmehr muss beachtet werden, ob die sozialen und daraus resultierenden gesundheitlichen Nachteile selbst verschuldet oder unvermeidbar sind oder ob sie auf Zufällen beruhen.

38 Nicht vermeidbar sind nach Whitehead gesundheitliche Ungleichheiten, die auf individuellen genetischen Unterschieden beruhen, z. B. auf unheilbaren Erbkrankheiten. Selbst verschuldet und somit ebenfalls nicht ungerecht sind gesundheitliche Nachteile, die aus selbst gewählten Gesundheitsrisiken resultieren, etwa aus der Ausübung von Risikosportarten oder ungesunden Lebensstilen. Vermeidbar und nicht frei gewählt – und somit ungerecht – sind hingegen alle gesundheitlichen Nachteile, die auf vermeidbare soziale Ungleichheiten zurückzuführen sind. Auch wenn bestimmte soziale Differenzierungen für eine funktionierende Gesellschaft unverzichtbar erscheinen, wie die Besetzung bestimmter Ämter, so sind die mit ihnen verbundenen ökonomischen Privilegien und Statusunterschiede nicht zwingend, sondern soziale Konventionen, die geändert werden könnten. Die Herausforderung dieses Ansatzes besteht somit darin, dass er in der Konsequenz weitreichende sozioökonomische Angleichungen in Gesellschaften fordert und wesentlich weniger Ungleichheiten zulässt als die deontologische Position.

39 Es können einige Gegenbeispiele zu der glücksegalitaristischen Position formuliert werden. Auch wenn die meisten Krankheiten häufiger in sozial benachteiligten Bevölkerungsgruppen auftreten, sind einige Gesundheitsprobleme in

---

[17] Marmot/Shipley/Rose: Inequalities in Death – Specific Explanations of a General Pattern? In: The Lancet.1984, S. 1003-1006; Marmot/Smith/Stansfeld u. a.: Health Inequalities among British Civil Servants: The Whitehall II Study. In: The Lancet. 337/1991, S. 1387-1393.
[18] Whitehead: The Concepts and Principles of Equity and Health. Discussion Paper. 1990.

privilegierten Bevölkerungsgruppen weiter verbreitet, z. B. bestimmte Allergien und Brustkrebs. Unterstellt man, dass diese Probleme zumindest bis zu einem gewissen Grad vermeidbar und nicht selbst verschuldet sind, so müssten sie aus glücksegalitaristischer Sicht in gleicher Weise als sozial ungerecht erachtet werden, wie vermeidbare und nicht selbst verschuldete Gesundheitsprobleme sozial schwacher Gruppen. Tatsächlich jedoch erscheinen spezifische Gesundheitsprobleme privilegierter Gruppen deutlich weniger problematisch, nicht nur, weil diese Gruppen insgesamt eine geringere Krankheitslast tragen, sondern vermutlich auch, weil ihre Gesundheitsprobleme weniger leicht in den Verdacht geraten, auf einer sozialen Ungerechtigkeit zu beruhen.

In ähnlicher Weise erscheinen gesundheitliche Nachteile, die auf natürlichen Gefahrenquellen beruhen, nicht unbedingt als ungerecht. Ein Beispiel sind Tropenkrankheiten, die nicht von den Bewohnern der Tropengebiete verschuldet werden, durch medizinisch-technische sowie infrastrukturelle Maßnahmen zumindest verringert werden könnten und dennoch nicht als ungerechte gesundheitliche Benachteiligungen der Menschen in diesen Regionen angesehen werden, weil auch sie nicht in den Verdacht geraten, das Resultat sozialer Ungerechtigkeiten zu sein. 40

Ein drittes Beispiel ist die geringere Lebenserwartung von Männern gegenüber Frauen in den meisten Gesellschaften. Insofern diese gesundheitlichen Unterschiede genetisch bedingt sind oder auf Unterschieden in den tradierten sozialen Rollen beruhen, können sie nicht als selbstverschuldet angesehen werden. Dennoch bereiten auch sie keine besonderen gerechtigkeitsethischen Bedenken, vermutlich weil auch bei ihnen nicht der Verdacht besteht, dass sie auf einer sozialen Ungerechtigkeit gegenüber den Männern beruhen. Im Gegenteil erscheint es bedenklich, wenn in einigen islamischen Ländern wie Ägypten, Bangladesch, Lybanon und Yemen die Lebenserwartung der Geschlechter ausgeglichen ist,[19] weil zu befürchten ist, dass die Angleichung in diesen Ländern auf einer Diskriminierung der Frauen beruht. 41

Diese Beispiele deuten darauf hin, dass gesundheitliche Ungleichheiten insbesondere dann besorgniserregend sind, wenn sozial benachteiligte Bevölkerungen oder Bevölkerungsgruppen betroffen sind, wohingegen gesundheitliche Nachteile von sozial durchschnittlich oder gut situierten Gruppen weniger Bedenken der Gerechtigkeit hervorrufen. Der Grund hierfür liegt vermutlich in dem Verdacht, dass die gesundheitlichen Nachteile sozial benachteiligter Gruppen auf sozialen Ungerechtigkeiten beruhen. Würde man die Sozialstruktur einer Gesellschaft als gerecht empfinden, so würden die verbleibenden gesundheitlichen Ungleichheiten wohl keine besonderen gerechtigkeitsethischen Bedenken hervorrufen. 42

Diese Analyse unterstützt den deontologischen Ansatz der Gesundheitsgerechtigkeit. Dass eine gesundheitliche Ungleichheit vermeidbar wäre und von den Betrof- 43

---

19 WHO: The World Health Report 2000: Health Systems: Improving Performance. 2000. S. 176 ff.

fenen nicht selbst verschuldet wurde, reicht für eine soziale Ungerechtigkeit nicht aus. Hinzukommen muss, dass sie auf einer unfairen Benachteiligung sozial schwacher Gruppen beruht.

44 Zumindest für eine Abschwächung des glücksegalitaristischen Ansatzes spricht eine problematische Implikation dieses Ansatzes. Nicht selbst verschuldete gesundheitliche Nachteile wäre vielfach mit Maßnahmen zu vermeiden, die als Diskriminierung von sozial besser gestellten Gruppen erscheinen, etwa der weitgehenden Angleichung aller Einkommen ohne Beachtung beruflicher Qualifikations- und Leistungsunterschiede oder der Benachteiligung sozial starker Gruppen bei Bildungsmöglichkeiten und in der medizinischen Versorgung. Gerechtigkeit kann jedoch nicht mit Unrecht hergestellt werden. Daher muss im glücksegalitaristischen Ansatz zumindest das Kriterium der Vermeidbarkeit dahingehend eingeschränkt werden, dass nicht selbst verschuldete gesundheitliche Ungleichheiten nur dann ungerecht sind, wenn sie mit Mitteln vermeidbar wären, die nicht gegen andere Aspekte der sozialen Gerechtigkeit verstoßen. Diese Klausel würde dem Ansatz viel von seiner sozialethischen Brisanz nehmen, weil dann nicht alle wirksamen, sondern nur alle sozialverträglichen Maßnahmen zum Abbau gesundheitlicher Ungleichheiten ergriffen werden müssten. Dadurch würden mehr gesundheitliche Ungleichheiten verbleiben, die als ethisch akzeptabel anzusehen sind.

8 Zusammenfassung

45 In den letzten Jahren hat sich in der Medizinethik eine verstärkte Beachtung von gerechtigkeitsethischen Aspekten sozialer Gesundheitsfaktoren entwickelt. Obwohl diese Faktoren mindestens ebenso relevant für die Gesundheit und Lebenserwartung von Menschen sind wie die medizinische Versorgung, wird der Medizin eine deutlich höhere sozialethische Sensibilität entgegen gebracht und wesentlich mehr gesellschaftliche Ressourcen zur Verfügung gestellt, wie Public Health und sozialer Gesundheitsförderung. Vor diesem Hintergrund wird eine Agenda der Gesundheitsgerechtigkeit vorgeschlagen, nach der erstens die Gerechtigkeit der medizinischen Versorgung als Teilaspekt einer umfassenderen Forderung nach Gesundheitsgerechtigkeit verstanden wird, zweitens gesundheitliche Ungleichheiten zwischen Bevölkerungsgruppen als soziale Ungerechtigkeiten angesehen werden und drittens Gesundheitsaspekte im Fokus aller Politikfelder stehen sollten.

46 Die Privilegierung der Medizin über Public Health kann bis zu einem gewissen Grad mit dem ethischen Grundsatz der Priorität für gesundheitlich schlechter gestellte Personen begründet werden sowie mit der besonderen symbolischen Bedeutung der Medizin und Pflege als Ausdruck von Mitmenschlichkeit. Es ist jedoch fraglich, ob dies ausreicht, um das Ausmaß der derzeitigen gesellschaftlichen Bevorzugung der Medizin zu rechtfertigen.

47 Die Frage, welche gesundheitlichen Ungleichheiten zwischen Bevölkerungsgruppen ungerecht sind und welche akzeptabel sind, ist ein noch nicht hinreichend gelöstes

Problem der Ethik. Ungerecht sind zumindest solche gesundheitliche Benachteiligungen, die auf ungerechten sozialen Benachteiligungen sozial schwacher Gruppen beruhen. Diese deontologische Position ist mit relativ großen gesundheitlichen Ungleichheiten vereinbar, die nicht aus sozialen Ungerechtigkeiten resultieren. Eine stärkere Position bezieht glücksegalitaristische Aspekte ein, nach denen gesundheitliche Ungleichheiten nur dann akzeptabel sind, wenn sie erstens nicht – oder zumindest nicht mit sozialverträglichen Mitteln – vermeidbar sind und zweitens nicht aufgrund von den Betroffenen durch freie Entscheidungen selbst verschuldet worden sind. Diese Position erlaubt deutlich geringere gesundheitliche Ungleichheiten als die deontologische und fordert eine deutlich stärkere soziale Angleichungen in der Gesellschaft.

Literatur

Acheson, D./Barker, D./Chambers, J. u. a.: The Report of the Independent Inquiry into Inequalities in Health. London 1998.
Ågren, G.: Sweden's new Public Health Policy. National Public Health Objectives for Sweden. Sandviken 2003.
Anand, S./Peter, F./Sen, A. (Hrsg.): Public Health, Ethics, and Equity. Oxford/New York 2004.
Bartley, M.: Health Inequality. An Introduction to Theories, Concepts and Methods. Cambridge 2004.
Bayer, R./Gostin, L.O./Jennings, B./Steinbock, B. (Hrsg.): Public Health Ethics. Theory, Policy, and Practice. Oxford 2007.
Brock, D.W.: Ethical Issues in the Use of Cost Effectiveness Analysis for the Prioritization of Health Care Resources. In: Anand, S./Peter, F. / Sen, A. (Hrsg.): Public Health, Ethics, and Equity. Oxford 2004, S. 201-223.
Daniels, N.: Just Health Care. Cambridge 1985.
Daniels, N.: Just Health. Meeting Health Needs Fairly. New York 2008.
Daniels, N./Sabin, J.E.: Setting Limits Fairly: Can We Learn to Share Medical Resources? New York 2002.
Department of Health and Social Security. Inequalities in health. Report of a research working group (Black Report). London 1980.
Dietrich, F./Imhoff, M./Kliemt, H. (Hrsg.): Mikroallokation medizinischer Ressourcen. Medizinische, medizinethische und gesundheitsökonomische Aspekte der Knappheit medizinischer Ressourcen. Stuttgart 2003.
European Commission: The Health Status of the European Union. Narrowing the Health Gap. Luxemburg 2003.
Evans, T./Whitehead, M./Diderichsen, F. u. a. (Hrsg.): Challenging Inequities in Health. From Ethics to Action. Oxford/New York 2001.
Gutmann, T./Schmidt, V.H. (Hrsg.): Rationierung und Allokation im Gesundheitswesen. Birkach 2002.
Huster, S.: „Hier finden wir zwar nichts, aber wir sehen wenigstens etwas" – Zum Verhältnis von Gesundheitsversorgung und Public Health. Bochum 2008.
Huster, S.: Soziale Gesundheitsgerechtigkeit. Sparen, umverteilen, vorsorgen? Berlin 2011.
Lampert, T./Ziese, T.: Armut, soziale Ungleichheit und Gesundheit. Expertise des Robert Koch-Instituts zum 2. Armuts- und Reichtumsbericht der Bundesregierung. 2005.
Mackenbach, J.P.: Health Inequalities: Europe in Profile. Rotterdam 2005.
Marckmann, G./Liening, P./Wiesing, U. (Hrsg.): Gerechte Gesundheitsversorgung. Ethische Grundpositionen zur Mittelverteilung im Gesundheitswesen. Stuttgart 2003.
Marmot, M./Shipley, M.J./Rose, G.: Inequalities in Death – Specific Explanations of a General Pattern? In: The Lancet 1984, S. 1003-1006.

Marmot, M./Smith, G.D./Stansfeld, S. u. a.: Health Inequalities among British Civil Servants: The Whitehall II Study. In: The Lancet. 337/ 1991, S. 1387-1393.
Mielck, A.: Soziale Ungleichheit und Gesundheit. Einführung in die aktuelle Diskussion. Bern 2005.
OECD: StatExtracts. Online: stats.oecd.org [abgerufen am: 31.5.2008].
Peter, F.: Health Equity and Social Justice. In: Journal of Applied Philosophy. 18/ 2001, S. 159-170.
Rauprich, O.: Gleiche Gesundheit und soziale Gerechtigkeit. In: Schöne-Seifert, B./Buyx, A. M. / Ach, J. S. (Hrsg.): Gerecht behandelt? Rationierung und Priorisierung im Gesundheitswesen. Paderborn 2006, S. 51-87.
Rauprich, O.: Gesundheitliche Ungleichheiten als Problem der sozialen Gerechtigkeit. In: Strech, D. / Marckmann, G. (Hrsg.): Public Health Ethik. Münster 2010.
Rauprich, O.: Public Health als Beitrag zur sozialen Gerechtigkeit. In: Ethik in der Medizin. 22/ 2010, S. 263-273.
Rauprich, O.: Rationierung unter den Bedingungen der Endlichkeit im Gesundheitswesen. In: Thomas, G./Höfner, M. / Schaede, S. (Hrsg.): Endliches Leben. Interdisziplinäre Zugänge zum Phänomen der Krankheit. Tübingen 2010, S. 229-256.
Reil-Held, A.: Einkommen und Sterblichkeit in Deutschland: Leben Reiche länger? 2000.
Stahl, T./Wismar, M./Ollila, E. u. a. (Hrsg.): Health in all policies. Prospects and potentials. Helsinki 2006.
Strech, D./Marckmann, G. (Hrsg.): Public Health Ethik. Berlin 2010.
UK Health Watch Editorial Group. (Hrsg.): UK Health Watch 2005. The Experience of Health in an Unequal Society. 2005.
von Gaudecker, H.-M./Scholz, R.D.: Lifetime Earnings and Life Expectancy. Max-Planck-Institut für demographische Forschung, Working Paper WP 2006-2008, 2006.
Wagstaff, A./Paci, P./Joshi, H. (Hrsg.): Cause of Inequality in Health. Who You Are? Where You Live? Or Who Your Parents Were? Washington 2001.
Whitehead, M.: The Concepts and Principles of Equity and Health. Discussion Paper. Kopenhagen 1990.
WHO: Inequalities in Health. Special Issue. Bulletin of the World Health Organization. 2000.
WHO: The World Health Report 2000: Health Systems: Improving Performance. Genf 2000.
WHO: World Health Statistics 2007.
WHO: Closing the Gap in a Generation: Health Equity Through Action on the Social Determinants of Health: Final Report of the Commission on Social Determinants of Health. Genf 2008.
Wilkinson, R.G./Marmot, M.: Social Determinants of Health. The Solid Facts. Kopenhagen 2003.

Beitrag 8.2

Vertrauen zwischen Arzt und Patient und Ressourcenallokation

Gaius Burkert, Monika Bobbert

		Rn.
1	Einleitung	1
2	**Bedeutung von Vertrauen für die Ressourcenallokation**	2 – 27
2.1	Vertrauen in seiner Bedeutung für Arzt und Patient	6, 7
2.2	Vertrauen als Begründung moralischer Pflichten	8, 9
2.3	Wechselseitige Anerkennung in der Arzt-Patienten-Beziehung	10 – 12
2.4	Zwischenfazit: Moralische Bedeutung des Vertrauens	13, 14
2.5	Moralische Pflichten als Implikationen von Anerkennung	15 – 19
2.6	Moralische Pflichten im Kontext der Arzt-Patienten-Beziehung	20 – 23
2.7	Moralischer Respekt als ärztliche Pflicht	24, 25
2.8	Ärztliche Pflichten im Konflikt mit der Aufgabe der Verteilung von Ressourcen zwischen Patienten	26, 27
3	**Drei Richtungen ethischer Argumentation und aktuelle Akzentverschiebungen**	28 – 43
3.1	Utilitaristische Argumentationsrichtungen	29 – 32
3.2	Vertragstheoretische Argumentationsrichtungen	33 – 36
3.3	Rechtebasierte Argumentationsrichtungen	37
3.4	Aktuelle Akzentverschiebungen bei den drei Argumentationsrichtungen	38, 39
3.5	Begründung individueller Rechte und entsprechende Hilfspflichten in der Gesundheitsversorgung	40 – 43
4	**Anwendung auf ein Beispiel aus der ambulanten Versorgung**	44 – 72
4.1	Die Thromboembolieprophylaxe bei Patienten mit Vorhofflimmern	45 – 48
4.2	Utilitaristische Argumentationsrichtungen	49 – 57

			Rn.
4.3	Vertragstheoretische Argumentationsrichtungen		58 – 64
4.4	Rechtebasierte Argumentationsrichtungen		65 – 72
5	**Schluss**		73 – 75

Literatur

Schlagwortübersicht

	Rn.		Rn.
Alan Gewirth	40	Gabe	9
Anerkennung	10	Menschenrechte	37
Arzt-Patienten-Beziehung	6	Paul Ricoeur	9
Axel Honneth	14, 19	Utilitarismus	30
Fürsorge	20	Vertrauen	2, 57, 63, 72

1 Einleitung

Heute schon zeigt sich in der Medizin ein Ungleichgewicht zwischen dem, was medizinisch-technisch möglich und dem, was finanzierbar ist. Angesichts neuer Fortschritte und knapper Ressourcen wird zukünftig die Frage derer Verteilung immer wichtiger werden. Für den Arzt in seiner täglichen Praxis stellt diese Aufgabe eine Herausforderung dar. Seine traditionelle Rolle, für das Wohl seines Patienten zu sorgen, wird sich verändern, wenn er künftig auch „Hüter" eines Gesundheitssystems und Verteiler knapper Mittel sein muss. Eine solche Entwicklung wird die Beziehung zwischen Arzt und Patient nicht nur verändern, sondern das Vertrauen des Patienten in den Arzt und seine Entscheidungen grundlegend bedrohen. Dieser These und der Frage, um welche Form des Vertrauens es sich in der Arzt-Patient-Beziehung handelt, welche Voraussetzungen gegeben sein müssen und warum es gilt, Vertrauen als wesentlichen Bestandteil der Arzt-Patienten-Beziehung, zu erhalten, wird im ersten Teil des Beitrags nachgegangen Im zweiten Teil wird untersucht, welche Schlüsse sich daraus für die Kriterien einer Verteilung von Gesundheitsgütern ziehen lassen, indem unterschiedliche Argumentationsrichtungen der Ethik vorgestellt werden, die in der Debatte um eine Ressourcenallokation im Gesundheitswesen eine Rolle spielen. Im dritten Teil wird an Hand eines konkreten Beispiels aus der ambulanten medizinischen Versorgung deren Vereinbarkeit mit dem Vertrauen des Patienten in den Arzt diskutiert.

2 Bedeutung von Vertrauen für die Ressourcenallokation

Zunächst gilt es zu klären, warum eine Untersuchung des Vertrauens für die Diskussion um die Verteilung knapper Mittel relevant ist. Das Phänomen Vertrauen lässt sich nicht angemessen rekonstruieren, wenn man lediglich von einer instrumentellen Funktion ausgeht: Unbestritten bedarf es Vertrauens in die Fähigkeiten und das Wissen des Arztes, damit ein Kranker einen Arzt überhaupt aufsucht. Ebenso ist Vertrauen eine Bedingung dafür, dass der Arzt in Anamnese und Diagnostik verlässliche und umfassende Auskünfte des Patienten erhält, der sich hier auf die „Vertraulichkeit" seiner persönlichen Informationen verlassen können muss. Es bedarf auch des Vertrauens seitens des Patienten, damit dieser die Therapieempfehlungen und -entscheidungen umzusetzen bereit ist und eine erfolgreiche Behandlung möglich wird.

Eine solche rein instrumentelle Bedeutung des Vertrauens stellt jedoch ein schwaches Argument dafür dar, das Vertrauen auch zukünftig unter den Bedingungen knapper Mittel erhalten zu wollen. Im Folgenden wird erörtert, warum man vom moralisch-evaluativen, ja sogar normativen Charakter des Vertrauens zwischen Arzt und Patient ausgehen muss und warum dies moralische Ansprüche des Patienten begründet, die für die Debatte der Ressourcenallokation relevant sind: Denn sie setzen dem Arzt in den Möglichkeiten seiner Verteilungsentscheidungen Grenzen.

4   Der Moralphilosoph Konrad Ott (Diskursethiker) bezeichnet ein Vorgehen, das konstitutive Bedingungen einer Praxis rekonstruiert, die sich als Normen darstellen lassen, eine „implikative Methode":[1] Teilnehmer können sich nicht ernsthaft auf eine spezifische Praxis einlassen, ohne die Bedingungen für ein Gelingen dieser Praxis zu akzeptieren. So können sich beispielsweise zwei Spieler nicht ernsthaft auf eine Partie Schach einlassen, ohne die Regeln des Spiels zu akzeptieren. Auch das Einnehmen von Rollen innerhalb einer Praxis geht mit Implikationen einher, die notwendige Bedingungen für eine gelingende Interaktion sind. Aus der Analyse einer Praxis lassen sich Normen rekonstruieren, die konstitutive Bedingungen für ein Gelingen derselben sind. Dabei wird nicht vom Sein der Praxis in seiner jetzigen Form auf das Sollen der darin enthaltenen Normen geschlussfolgert, d. h. es liegt kein naturalistischer Fehlschluss vor. Denn nicht das Bestehen einer spezifischen Praxis ist relevant für die Begründung einer Norm, sondern das Sich-Einlassen der Teilnehmer auf diese Praxis und deren Implikationen.

5   Für die Arzt-Patient-Beziehung soll gezeigt werden, dass das Vertrauen des Patienten ein notwendiger Bestandteil dieser Praxis und von moralischer Bedeutung ist. Durch Bezugnahme auf Paul Ricoeurs Phänomenologie der Gabe[2] soll der Gehalt des Vertrauens zwischen Arzt und Patient vertiefend gedeutet und in seiner moralischen Bedeutung ausdifferenziert werden. Durch Bezugnahme auf Axel Honneths Moral der Anerkennung[3] sollen mit dem Vertrauen des Patienten korrespondierende ärztliche Pflichten begründet werden, die sich auf die Frage der Ressourcenallokation beziehen.

2.1   Vertrauen in seiner Bedeutung für Arzt und Patient

6   Die Rolle des Patienten ist geprägt durch seine Hilfsbedürftigkeit, da er den Arzt in einer Situation konsultiert, in der er Not leidet und Unterstützung benötigt. Demgegenüber ist der Arzt in der Rolle des Gebers: Er ist gesund, verfügt über fachspezifisches Wissen und professionelle Fähigkeiten, um Hilfe zu leisten. Angesichts der Asymmetrie zwischen Hilfsbedürftigem und Experten ist das Vertrauen des Patienten notwendiger Bestandteil einer jeden Arzt-Patienten-Beziehung. Denn als Laie muss der Patient z. B. auf Wissen und Fähigkeiten des Arztes vertrauen, die für ihn nicht überprüfbar sind und über die er selbst nicht verfügt. Nur unter dieser Bedingung ist eine Konsultation aus Sicht des Patienten überhaupt sinnvoll. Vertrauen stellt aber nicht nur Ansprüche an die Fertigkeiten, sondern auch an die Einstellung des Arztes: Es richtet sich nicht nur darauf, dass der Arzt zu helfen in der Lage ist, sondern dass er dies auch tun wird.

---

1   Vgl. Ott: Ipso Facto. 1997, S. 56 ff.
2   Vgl. Ricoeur: Wege der Anerkennung. 2006, S. 193 ff.
3   Vgl. Honneth: Zwischen Aristoteles und Kant. In: Honneth (Hrsg): Das Andere der Gerechtigkeit. 2000, S. 171 f.

Vertrauen bedeutet immer auch, ein Stück weit die Zügel des eigenen Geschickes aus der Hand zu geben. Ein Patient, der Fragen beantwortet, sich untersuchen lässt und sich der medizinischen Behandlung unterzieht, gibt Teile seiner physischen wie psychischen Integrität preis. Er muss darauf vertrauen, dass der Handlungsspielraum, den er dem Arzt überlässt, in seinem Sinne und zu seinem Wohl genutzt wird. Eine Sicherheit besteht dabei nicht, somit stellt zu vertrauen immer auch ein Wagnis dar.[4]

2.2 Vertrauen als Begründung moralischer Pflichten

Der Soziologe Niklas Luhmann legte in seiner ausführlichen Arbeit zum Vertrauen seinen Schwerpunkt auf dessen instrumentelle Funktion für Möglichkeiten des Handelns und Kommunizierens. Er beschrieb es als eine supererogatorische Leistung, für die sich keine Pflicht formulieren lässt und die nicht verlangt werden kann, die aber dennoch gewürdigt wird.[5] Luhmann machte in seiner Analyse darauf aufmerksam, dass der logische Zusammenhang zwischen dem Schenken von Vertrauen und daraus erwachsenden Pflichten nicht geklärt sei. Für ihn gab es keine Begründung dafür, dass aus dem Vertrauen, das nicht verlangt oder gefordert werden kann, die Pflicht folgen soll, ihm gerecht zu werden.

Eine Lösung bietet Paul Ricoeur mit seiner Phänomenologie der Gabe. Auch Ricoeur hat die Frage untersucht, wie aus einer supererogatorischen Leistung eine moralische Pflicht folgen kann,[6] d. h. warum aus dem Erhalten einer Gabe für den Beschenkten eine Pflicht folgt, diese Gabe zu erwidern. Den Schlüssel zu einer Verbindung von Gabe und Gegengabe sieht er im Akt wechselseitiger Anerkennung, der in diesem Austausch erfolgt. Mit Ricoeurs Phänomenologie der Gabe lässt sich auch der Zusammenhang zwischen dem Vertrauen des Patienten und den Pflichten des Arztes genauer erfassen.

2.3 Wechselseitige Anerkennung in der Arzt-Patienten-Beziehung

Vertrauen ist eine notwendige Bedingung der Beziehung zwischen Arzt und Patient. Darüber hinaus ist es konstitutiv für die Identität des Arztes als Arzt. Er kann als solcher nur tätig werden, wenn ihm Vertrauen geschenkt wird und sein Handeln durch das Hilfegesuch des Patienten erbeten wird. Erst Vertrauen eröffnet Freiräume, in denen der Arzt Fragen stellen, Untersuchungen vornehmen und Therapien einleiten kann. Vertrauen stellt die Bejahung der ärztlichen Rolle durch den Patienten dar. Es ist eine Form der Anerkennung des Arztes in dieser Rolle.

---

4 Vgl. Luhmann: Vertrauen. 2009, S. 27 ff.
5 Vgl. Luhmann: Vertrauen. 2009, S. 55
6 Vgl. Ricoeur: Wege der Anerkennung. 2006, S. 282 ff.

11 Dabei kann Vertrauen in seiner superogatorischen Natur nicht gefordert, sondern nur angenommen werden, wo es geschenkt wird. Die Rolle des Arztes konstituiert sich somit durch das freie Subjekt Patient, das sich selbst zum Objekt ärztlichen Handelns macht. Der Arzt kann seine Rolle nicht annehmen, ohne im Umkehrschluss auch den Patienten als Subjekt anzuerkennen, dessen freiwilliges Schenken von Vertrauen ärztliche Tätigkeit erst ermöglicht. Das Handeln des Arztes muss sich also an den Implikationen einer Anerkennung des Patienten orientieren. Er muss die Freiräume, die ihm überlassen werden, auf eine Art und Weise nutzen, die das Objekt seiner Tätigkeit – den Patienten – weiterhin als das Subjekt anerkennt, das diese Freiräume eröffnet hat.

12 Das Annehmen von Vertrauen als freiwilliges Geschenk ist damit der Schlüssel für die Frage, inwiefern sich aus dem Vertrauen des Patienten moralische Pflichten des Arztes ableiten lassen. Die Rolle des Arztes konstituiert sich durch die Handlungsfreiheit, die ihm von seinen Patienten vertrauensvoll überlassen wird. Das Annehmen dieses Vertrauens geht mit der Anerkennung des Patienten als Subjekt einher. Dementsprechend muss sich das ärztliche Handeln an den Eigenschaften orientieren, durch die Subjektivität begründet ist.

2.4 Zwischenfazit: Moralische Bedeutung des Vertrauens

13 Es ist bereits deutlich geworden, dass Vertrauen nicht nur eine instrumentelle Bedeutung für das Funktionieren ärztlicher Praxis haben kann. Es ist zwar notwendig und in diesem Sinne instrumentell, damit sich ein kranker Mensch überhaupt in ärztliche Behandlung begibt. Darüber hinaus birgt das Vertrauen des Patienten jedoch auch einen moralischen Aspekt, der für ärztliches Handeln relevant ist: Es lässt sich eine Pflicht des Arztes begründen, den Status des Patienten als autonomes Subjekt anzuerkennen. Mit anderen Worten: Vertrauen nicht gerecht zu werden, stellt dann ein moralisches Unrecht dar, wenn der Arzt in seinem Handeln die Subjektivität des Patienten missachtet.

14 Um welche moralischen Pflichten des Arztes es sich näherhin handelt, lässt sich mit Ricoeurs Phänomenologie der Gabe nicht bestimmen. Vielmehr ist dafür ein Konzept erforderlich, das Eigenschaften von Subjektivität bestimmt. Erst dann lassen sich Pflichten konkretisieren, die sich auf diese Eigenschaften beziehen. Aus diesem Grund soll Im Folgenden nun der moralphilosophische Ansatz Axel Honneths mit einem Konzept der Anerkennung herangezogen werden.

2.5 Moralische Pflichten als Implikationen von Anerkennung

15 Honneth hat den Versuch unternommen, genau solche moralische Pflichten des Handelnden zu formulieren, die sich aus den Eigenschaften subjektiver Identität

herleiten lassen und die diese Eigenschaften zugleich sichern.[7] Daher kann sein Ansatz dazu beitragen, diejenigen moralischen Pflichten des Arztes zu konkretisieren, die aus dem geschenkten Vertrauen folgen. Seiner Skizze von einer „Moral der Anerkennung" legt Honneth ein dreiteiliges Modell personaler Identität zugrunde: Die unterschiedlichen Persönlichkeitsdimensionen dieses Modells sind die *Bedürfnisnatur*, die *moralische Zurechnungsfähigkeit* und schließlich *Fähigkeiten und Eigenschaften* des Subjekts. Jeder Dimension lässt sich eine moralische Pflicht zuordnen, welche die jeweiligen Bedingungen interpersonaler Identität schützt.

„Fürsorge" ist jene moralische Pflicht, die den Bedürfnissen des Subjekts einzigartigen Wert beimisst. Es bestätigt das Subjekt im Wert seiner einzigartigen Bedürfnisnatur und ermöglicht ihm somit „Selbstvertrauen" als eine Form des positiven Selbstbezugs. 16

„Moralischer Respekt" achtet das Subjekt im Wert seiner moralischen Urteilskraft und ermöglicht ihm, sich dieses Wertes sicher zu sein. In der Folge kann es „Selbstrespekt" als eine Voraussetzung seiner Identitätsbildung gewinnen. 17

„Solidarität" oder auch „Loyalität" erkennt den Wert besonderer Fähigkeiten und Eigenschaften des Subjekts zur Reproduktion gesellschaftlicher Ziele und Werte an. Es ermöglicht „Selbstwertgefühl" im Sinne der Sicherheit um den Wert des Subjekts für die Gemeinschaft. 18

Axel Honneth verweist auf die Abhängigkeit dieser moralischen Pflichten vom jeweiligen gesellschaftlichen Kontext. Dieser bestimmt, welche Pflichten jeweils innerhalb eines Anerkennungsverhältnisses Gültigkeit haben: So findet die individuelle Bedürfnisnatur des Subjekts etwa innerhalb emotionaler Nahbeziehungen Anerkennung. Eine moralische Pflicht zur „Fürsorge" lässt sich demnach auch nur innerhalb solcher Verhältnisse formulieren. „Solidarität/Loyalität" als Anerkennung des Wertes individueller Fähigkeiten und Eigenschaften für die Reproduktion gesellschaftlicher Ziele und Werte kann nur in einer konkreten Gemeinschaft verbindlich sein, die gemeinsame Ziele und Werte formuliert. Welche Pflichten lassen sich nun vor dem Hintergrund der Arzt-Patienten-Beziehung begründen? Welche Erwartungen des Patienten, der dem Arzt Vertrauen schenkt, sind berechtigte Erwartungen? 19

2.6 Moralische Pflichten im Kontext der Arzt-Patienten-Beziehung

In diesem Rahmen ist es nicht möglich, eine detaillierte Prüfung der Verbindlichkeit einzelner Pflichten in diesem sozialen Kontext durchzuführen. Jedoch lassen sich „Fürsorge" sowie „Solidarität/Loyalität" als Pflichten des Arztes ausschließen: Gegen die Verbindlichkeit von „Fürsorge" spricht, dass die Arzt-Patienten-Bezie- 20

---

[7] Vgl. Honneth: Zwischen Aristoteles und Kant.. In: Honneth (Hrsg): Das Andere der Gerechtigkeit. 2000, S. 171 f.

hung nicht als emotionale Nahbeziehung oder Freundschaft bezeichnet werden kann: Denn die heutigen Bedingungen medizinischer Versorgung sind zunächst einmal eher durch eine beträchtliche Anonymität zwischen Arzt und Patient und eine eher geringe zeitliche Dauer der Beziehung geprägt.

21 Eine Verbindlichkeit von „Solidarität/Loyalität" hingegen ließe sich nur innerhalb einer konkreten Wertegemeinschaft begründen. Eine solche wäre als Umfeld ärztlicher Praxis zwar denkbar, es wäre allerdings zu klären, welche Ziele und Werte in dieser Begegnung von Bedeutung sind, und wie eine solche Gemeinschaft gestaltet sein müsste, um sie zu legitimieren.

22 Im Fall einer solchen Wertegemeinschaft wären aber medizinische Leistungen eine Form der Anerkennung, die nur denen zuteilwerden würde, die zu bestimmten Zielen und Werten beizutragen in der Lage wären. Schon im Rahmen eines Sozialstaats ist der Status von Gesundheitsleistungen ein völlig anderer. Das solidarische Gesundheitssystem gewährleistet Güter, die unabhängig von Fähigkeiten und Eigenschaften der Gesellschaftsmitglieder allen gleichermaßen zugänglich sind.

23 Was den Ansatz von Honneth anbelangt, bleibt als verbindliche moralische Pflicht des Arztes also nur der „moralische Respekt". Dieser stellt diejenige Verpflichtung dar, die sich durch das geschenkte Vertrauen des Patienten begründen lässt.

2.7 Moralischer Respekt als ärztliche Pflicht

24 Die Anerkennung moralischer Zurechnungsfähigkeit erfolgt nach Honneth in einer rechtlichen Sphäre des gesellschaftlichen Lebens. Durch ein Handeln gemäß allgemeiner Gesetze erkennen sich Subjekte wechselseitig als Personen an, die in individueller Autonomie über moralische Normen zu urteilen in der Lage sind.[8] Der Umfang der Fähigkeiten, die moralische Urteilskraft ermöglichen, ist nach Honneth offen und bietet Möglichkeiten zur Expansion.[9] Er kann die reine Fähigkeit umfassen, frei von Zwängen Entscheidungen zu treffen. Aus einem solchen Umfang der Autonomie des Subjekts lassen sich negative Freiheitsrechte ableiten, die dem Subjekt genau diese von Zwang freie Entscheidung zugestehen. Ein komplexeres Verständnis von Autonomie, das auch die Konditionen umfasst, unter denen eine Entscheidung getroffen wird, führt zu einem umfassenderen Rechtsanspruch des Subjekts. Positive Freiheitsrechte beinhalten dann auch Ansprüche auf Bedingungen einer freien Entscheidung. Für die Situation des Arztes kann „moralischer Respekt" also bedeuten, negative Freiheitsrechte des Patienten zu achten und nichts gegen dessen Willen zu unternehmen.

25 Der Kontext der Arzt-Patienten-Beziehung ist in seiner Asymmetrie schon dargestellt worden. Aufgrund des eingeschränkten medizinischen Wissens des Patienten und auf Grund der Erkrankung – sofern sie mit schwereren Beeinträchti-

---

8 Vgl. Honneth: Kampf um Anerkennung. 1994, S. 177.
9 Vgl. Honneth: Kampf um Anerkennung. 1994, S. 185 ff.

gungen verbunden ist – ist er in seiner Fähigkeit zur autonomen Entscheidung eingeschränkt. Um die moralische Urteilskraft des Patienten zu achten, ist es notwendig, auch die Bedingungen ihrer Existenz zu sichern. Folglich sollte der Arzt im Rahmen eines „moralischen Respekts" positive Freiheitsrechte anerkennen. Ziel des ärztlichen Handelns muss es also sein, die Bedingungen individueller Autonomie zu sichern oder wiederherzustellen.

2.8 Ärztliche Pflichten im Konflikt mit der Aufgabe der Verteilung von Ressourcen zwischen Patienten

Das Vertrauen des Patienten ist konstitutiver Bestandteil ärztlicher Praxis. Es anzunehmen geht für den Arzt mit der Pflicht des „moralischen Respekts" einher. Zu dieser Verpflichtung gegenüber dem einzelnen Patienten tritt heute zunehmend der Verweis auf Verantwortung gegenüber einem Kollektiv von Versicherten. Mit der Übernahme dieser neuen Aufgabe würde sich der Arzt in eine Doppelrolle begeben, in der er sich nun auch als Hüter eines Gesundheitssystems und Verteiler knapper Mittel sehen müsste. Die Pflichten gegenüber dem einzelnen Patienten bieten dabei keine ausreichende Handlungsorientierung, wenn es zu entscheiden gilt, wer ein knappes Gut bekommen kann und wer nicht. Vielmehr können sie mit andern Verteilungskriterien in Konflikt geraten. Es bedarf also begründbarer Antworten für die Frage, was eine gerechte Verteilung ausmacht. Die Medizin als Wissenschaft oder als Praxis kann eine solche moralisch-normative Antwort nicht liefern.

26

Normative Moraltheorien haben den Anspruch, Kriterien einer gerechten Verteilung rational nachvollziehbar herleiten zu können. Unterschiedliche Richtungen der Ethik spielen für die Debatte um eine Allokation knapper Ressourcen eine Rolle. Im Folgenden sollen utilitaristische, vertragstheoretische und rechtebasierte Argumentationsrichtungen vorgestellt werden, die in ihrer Anwendung zu durchaus unterschiedlichen Ergebnissen führen. Nach einer kursorischen Vorstellung dieser in der Medizinethik häufig vorkommenden Argumentationsrichtungen soll ihre Vereinbarkeit mit dem Konzept des Vertrauens überprüft werden.

27

3 Drei Richtungen ethischer Argumentation und aktuelle Akzentverschiebungen

In ethischen und gesellschaftspolitischen Diskussionen zur Gestaltung des Gesundheitswesens findet seit einigen Jahren eine Verschiebung ethischer Grundpositionen statt. Statt des bisher weithin geteilten Konsenses hinsichtlich einer auf individuellen moralischen Rechten basierenden Argumentation werden nun in verstärktem Maße Argumente aus anderen ethischen Richtungen in die Debatte eingeführt. Es ist unerlässlich, den Theoriehintergrund und entsprechend die Reichweite dieser Argumente zu verstehen, um sie einordnen zu können und ggf.

28

Einwände vorzubringen. Folgende drei Argumentationsrichtungen bestimmen die derzeitige Debatte über die Ressourcenverteilung.

3.1 Utilitaristische Argumentationsrichtungen

29 Obwohl es vielfältige utilitaristische Argumentationen gibt, lassen sie sich trotz ihrer Unterschiede grob wie folgt charakterisieren:[10]

- Als oberste Norm gilt das Prinzip der Maximierung des Gesamtnutzens aller von einer Handlung Betroffenen.
- Die nähere Definition von Nutzen ist offen. Ursprünglich wurde vorausgesetzt, dass jeder Mensch danach strebt, Schmerz zu vermeiden und Lust zu gewinnen. Die Frage nach der Charakterisierung des Nutzens, nach seinem Maß und nach den Summierungsmöglichkeiten zieht sich durch alle utilitaristischen Theorien. In der Medizin werden oft Summen über z. B. Lebensjahre oder „Lebensqualität" gebildet.

30 Gegen diese Argumentationen lässt sich zum ersten einwenden, dass die oberste Norm der „Nutzenmaximierung" nicht weiter begründet, sondern lediglich gesetzt ist. Außerdem wird nichts über die Legitimation, eine Definition von „Nutzen" vorzunehmen, gesagt. Somit sind die Bezugsgrößen offen für gesellschaftliche Erwartungen und Leistungsvorstellungen. Weiterhin bleibt offen, wer eigentlich zum Kreis der von einer Handlung oder Entscheidung Betroffenen zählt, d. h. wer als „betroffen" gelten darf, und wie weit oder eng der Kreis gezogen wird. Etwaige Kriterien dürfen nicht nur gesetzt werden, sondern sind begründungsbedürftig. Doch weder der klassische Utilitarismus, bei dem in das Nutzenkalkül nur Menschen eingehen, die aus empirischer Sicht Schmerz oder Lust empfinden können, noch der Präferenzutilitarismus, bei dem in das Nutzenkalkül nur „interessefähige Personen" eingehen, leistet diese Begründung. Zudem lassen sich die Kriterien in ihrer „Reichweite" häufig nicht begrenzen. Schließlich ist vor dem Hintergrund einer rechtebasierten Argumentation als äußerst problematisch anzusehen, dass die Optimierung des Gesamtwohlergehens und nicht das Wohlergehen Einzelner angestrebt wird. Dies bedeutet, dass einzelne Menschen oder Minderheiten im Gruppennutzen untergehen können, weil es keine garantierten individuellen moralischen Rechte gibt.

31 Utilitaristische Argumentationen in Bezug auf das Gesundheitswesen sind beispielsweise bei der intensivmedizinischen Versorgung schwerkranker Patienten mit infauster Prognose zu finden. Wohl kann eine Behandlungsbegrenzung sinnvoll sein, um das Sterben eines Menschen nicht zu verlängern oder um seinem im Voraus geäußerten Willen nachzukommen. Jedoch können auch Budgetfragen

---

10 Als Begründer dieser Argumentationsrichtung gilt Jeremy Bentham und als zeitgenössischen Vertreter zum Beispiel Peter Singer. Vgl. für einen Überblick Höffe (Hrsg.): Einführung in die utilitaristische Ethik. Klassische und zeitgenössische Texte. 1992.

eine Rolle spielen – und zwar bei Patienten, die noch nicht im Sterben liegen, etwa bei Wachkomatösen oder bei multimorbiden, hochbetagten Patienten, die in eine Krise geraten: Wer darf dauerhaft ein Bett in der Klinik oder im Pflegeheim belegen, bei welchem Patienten werden teure Medikamente noch eingesetzt?

Wohl sind Effektivitätsüberlegungen wichtig, doch die Quantifizierung von Nutzen über Patienten hinweg, vor allem dann, wenn implizite und variierende Nutzendefinitionen zu Grunde liegen, sind problematisch. Als weiteres Beispiel lässt sich die Debatte über die Zulässigkeit nicht-therapeutischer Arzneimittelstudien anführen. Hier wurde das Argument des „Gruppennutzens" neu eingebracht. Zu einer Gruppe zu gehören (etwa auf Grund des Alters oder einer ähnlichen Erkrankung) und für diese Gruppe einen Therapienutzen erbringen zu können, soll die Forschung an nicht-zustimmungsfähigen Menschen, d. h. an Kindern oder Menschen mit einer geistigen Behinderung oder Menschen mit Demenz legitimieren, so das Argument, da viele zukünftige Patienten von dem neuen Medikament profitieren könnten. 32

3.2 Vertragstheoretische Argumentationsrichtungen

Vertragstheoretische Argumentationen lassen sich grob wie folgt charakterisieren:[11] 33

- Strategisch-rationale Vertragspartner einigen sich.
- Niemand ist zum Vertragsabschluss verpflichtet.
- Normen gelten auf Grund der Vereinbarung.
- Eine inhaltliche Orientierung ist nicht vorgegeben.

Diese Argumentationen weisen Probleme auf, sobald Patienten als (hypothetische oder aktuell mögliche) Vertragspartner betrachtet werden: Es werden informierte und selbstbestimmte Vertragspartner vorausgesetzt, die beide eine attraktive Ware oder Leistung anzubieten haben, jedoch trifft die Annahme eines fachkundigen und unabhängigen Geschäftspartners, der eine Dienstleistung auswählt und einkauft, in Bezug auf kranke Menschen nur in wenigen Konstellationen zu. Denn Dienstleistungen der Krankenversorgung betreffen die Handlungsfähigkeit und die Lebensführung eines kranken Menschen in umfassender Weise: Seine Wahlfreiheit ist eingeschränkt, weil er auf Hilfe angewiesen ist und oft überraschend und unter Zeitdruck entscheiden muss. Auf Grund seiner gesundheitlich instabilen Verfassung hat er meist nicht die Möglichkeit, vom Geschäftsabschluss zurückzutreten. In der Situation der Krankheit kann es dem Patienten auch schwer fallen, die Information des Arztes aufzunehmen und zu bewerten. 34

---

11 Als Begründer dieser Argumentationsrichtung gilt Thomas Hobbes und als zeitgenössischen Vertreter zum Beispiel David P. Gauthier. Vgl. für einen Überblick Ott: Moralbegründungen zur Einführung. 2001, S. 123-138.

35 Weiterhin fehlt ihm häufig die Kompetenz, die medizinische oder pflegerische Qualität der Versorgung zu beurteilen – sofern er nicht zum Experten für seine Erkrankung geworden ist, etwa durch ein chronisches Leiden. Sollte er sich bei der Beurteilung der Qualität der medizinischen und pflegerischen Versorgung irren, beträfen die etwaigen negativen Folgen unter Umständen unmittelbar Leib und Leben des Kranken. Zudem stellt nicht jeder Patient einen für andere attraktiven Vertragspartner dar, so dass schwache Akteure unter Umständen keinen Partner finden oder ein Vertrag eventuell nicht zustande kommt, weil die eine Seite Bedingungen stellt, welche die andere Seite nicht erfüllen kann. Damit wäre im Krankheitsfall die medizinische Versorgung nicht für jeden Menschen gesichert.

36 Die neoliberale Wende im Gesundheitswesen und die Debatte um eine Kürzung der Mittel bringen zahlreiche vertragstheoretische Elemente mit sich. So werden in Deutschland beispielsweise so genannte Wahlleistungen aus der gesetzlichen Krankenversicherung ausgegliedert. In der Transplantationsmedizin gibt es angesichts des Organmangels neuerdings Vorschläge wie Ringtausch, Organ gegen Geld oder Bevorzugung von Patienten, die früher einmal ihre Bereitschaft zur Organspende erklärt haben. Die vorgängig festgelegte wechselseitige Tauschbereitschaft oder eine finanzielle Kompensation stellen bei diesen Vorschlägen die Bedingung dar, an der Organverteilung teilhaben zu dürfen.

3.3 Rechtebasierte Argumentationsrichtungen

37 Die traditionell solidarisch verstandene Gesundheitsversorgung beruht auf individuellen moralischen Rechten. In der juridischen Tradition fanden diese Argumentationsrichtungen ihren Ausdruck in den Allgemeinen Menschenrechten und in den Verfassungen vieler europäischer Staaten. Sie lässt sich wie folgt charakterisieren:[12]

- Jeder Mensch ist Zweck an sich selbst und letztlich nicht verrechenbar.[13]
- Zu den grundlegenden Individualrechten zählen das Recht auf Schutz des Lebens und der Gesundheit, das Recht auf physische und psychische Unversehrtheit, das Recht auf Gleichbehandlung und das Verbot der Diskriminierung auf Grund äußerer Merkmale.
- Moralische Rechte gelten kategorisch.
- Grundlegende Rechte kommen jedem zu, sie verleihen der Würde und Unauswechselbarkeit jedes Menschen Ausdruck.
- Der Wert, den ein Mensch aus der Sicht anderer hat, darf keine Rolle spielen. Denn die grundlegenden Rechte kommen jedem Menschen ungeachtet seines

---

12 Als Begründer dieser Argumentationsrichtung gilt Immanuel Kant und als zeitgenössischer Vertreter zum Beispiel Alan Gewirth. Vgl. für einen Überblick Höffe (Hrsg.): Einführung in die utilitaristische Ethik. Klassische und zeitgenössische Texte. 1992, S. 173-207 und Ott: Moralbegründungen zur Einführung. 2001, S. 77-93; S. 139-149.
13 Eine Intensivmedizinerin formulierte dies auf einer Podiumsdiskussion, bei der sie gegen eine Rationierung der Intensivmedizin am Lebensende plädierte einmal so: „Jeder von uns hat nur dieses eine Leben."

Ansehens oder Werts für andere zu. Die Individualrechte müssen auch und gerade dann geschützt werden, wenn die Betreffenden nicht für sich selbst eintreten können.
- Es gibt eine Hierarchie der Rechte: Das Recht auf Schutz von Leben und Gesundheit und das Recht auf gute medizinische Versorgung sind sehr grundlegend.

3.4 Aktuelle Akzentverschiebungen bei den drei Argumentationsrichtungen

Soweit ein kurzer Überblick über drei Argumentationsrichtungen und die damit jeweils verbundenen ethischen Normen. Es sollte deutlich werden, dass mit vertragstheoretischen oder utilitaristischen Argumentationen unter Umständen problematische Schlussfolgerungen verbunden sind und ihre Voraussetzungen einer Begründung entbehren.

In der Begründung von Praxisentscheidungen und in gesundheitspolitischen Diskussionen ließ sich schon immer eine gewisse Vermischung von Argumentationsrichtungen feststellen. Doch in Bezug auf die drei Argumentationsrichtungen hat sich in jüngerer Zeit eine bedeutsame Veränderung ergeben: Musste bislang das Abweichen von einer Gleichbehandlung, das Nichteinhalten grundlegender individueller Rechte und das Unterlassen von Hilfeleistungen bei Bedürftigkeit gerechtfertigt werden, scheinen derzeit das gesundheitspolitische Klima ebenso wie die „Leitungspolitik" vieler Institutionen der Gesundheitsversorgung den rechtebasierten Argumentationsrichtungen die Begründungslast zuzuweisen. Offenbar hat sich die „Beweislast" umgekehrt. Dies entspricht weder der Rechtslage und dem Sozialstaatsgedanken noch den bislang üblichen Denktraditionen. Allerdings ist es legitim, das bis dato Selbstverständliche, Unhinterfragte an die Ethik zurückzugeben mit der Aufgabe, es näherhin zu begründen. Dass eine differenzierte Begründung und Nennung positiver Rechte, d. h. unbedingter Hilfsansprüche im Fall von Krankheit möglich ist, lässt sich z. B. mit dem rechtebasierten Ansatz von Gewirth zeigen.

3.5 Begründung individueller Rechte und entsprechende Hilfspflichten in der Gesundheitsversorgung

Der ethische Ansatz von Alan Gewirth steht in kantischer Tradition und leistet sowohl eine Begründung grundlegender Individualrechte als auch von den Mitgliedern einer Gesellschaft geforderter Hilfspflichten.[14] Gewirth zeigt über eine Argumentationskette, dass jeder Mensch bestimmte allgemeine Voraussetzungen braucht, um handeln zu können. Zu handeln, d. h. freiwillig und bewusst eigene Ziele zu verfolgen, macht den Menschen als moralisches Subjekt aus. Als

---

14 Vgl. Gewirth: Reason and morality. 1978; Gewirth: The community of rights. 1996 und Steigleder: Grundlegung der normativen Ethik. Der Ansatz von Alan Gewirth. 1999.

Handelnder ist aber jeder Mensch in zweifacher Weise von den Handlungen anderer Individuen abhängig: Zum einen ist er darauf angewiesen, dass andere seine Freiheit und seine allgemeine Handlungsfähigkeit nicht beeinträchtigen oder zerstören. Zum anderen muss er mit Situationen und Lebensumständen rechnen, in denen er seine Handlungsfähigkeit und die Voraussetzungen dafür nicht durch eigene Anstrengung erreichen oder wiedererlangen kann und somit auf die Hilfe Anderer angewiesen ist. Gewirth zeigt, dass es vernünftig ist, anzuerkennen, dass jeder Mensch, vorausgesetzt, er schafft dies nicht aus eigener Kraft, ein Recht auf Hilfe hat, wenn die allgemeinen Voraussetzungen der Handlungsfähigkeit bedroht oder eingeschränkt sind.

41 Gesundheit sei ein hohes Gut, eine wichtige Voraussetzung, konstatieren viele. Doch was ist näherhin damit gemeint? Mit Gewirth lässt sich dies wie folgt erläutern: Ein bestimmtes Maß an Gesundheit ist eine wichtige Voraussetzung dafür, dass ein Mensch überhaupt bewusst und selbstbestimmt handeln kann. Umgekehrt schränkt gerade auch Krankheit die allgemein notwendigen Voraussetzungen der Handlungsfähigkeit häufig stark ein. Da physische und psychische Gesundheit eine grundlegende Voraussetzung für die Fähigkeit darstellt, überhaupt handeln und selbst gesetzte Ziele zu verfolgen, hat jeder Mensch das Recht auf solche Gesundheitsleitungen, welche die allgemein notwendigen Voraussetzungen der Handlungsfähigkeit erhalten, schützen oder wiederherstellen – so Gewirth. Andere sind im Krankheitsfall zu Hilfe verpflichtet, weil es gilt, grundsätzliche Einschränkungen oder Bedrohungen der Handlungsfähigkeit abzuwenden. Je stärker die allgemeinen Voraussetzungen der Handlungsfähigkeit bedroht sind, umso dringlicher und gebotener sind die Hilfspflichten anderer, etwa mittels medizinischer, pflegerischer oder psychologischer Maßnahmen zur Heilung oder Linderung einer Erkrankung beizutragen.[15]

42 Die Reichweite der Argumentation mit den allgemein notwendigen Voraussetzungen der Handlungsfähigkeit hängt davon ab, ob und inwieweit sich allgemeine physiologische und psychische Bedingungen der Handlungsfähigkeit aufweisen lassen, die durch die Bereitstellung medizinischer Präventions-, Diagnose- und Therapiemöglichkeiten gewährleistet werden können. Die meisten der derzeit faktisch als behandlungsbedürftig anerkannten Körper- und Geisteszustände beinhalten zumindest partielle Beeinträchtigungen der allgemein notwendigen Voraussetzungen der Handlungsfähigkeit. Insofern kann über den Ansatz von Gewirth, der unhintergehbare moralische Rechte jedes einzelnen Menschen begründet, ein recht umfangreicher Kernbereich solidarisch finanzierter Leistungen eingefordert werden.

---

15 Vgl. ausführlicher Bobbert: Die Problematik des Krankheitsbegriffs und der Entwurf eines moralisch-normativen Krankheitsbegriffs im Anschluss an die Moralphilosophie von Alan Gewirth. In: Ethica. 4/2000 sowie Bobbert: Was setzen wir aufs Spiel, wenn wir Patienten zu Kunden machen? In: Bonde/Gerhardt/Kaiser (Hrsg): Medizin und Gewissen. 2008.

Darüber hinaus sollte die Bestimmung der Randbereiche der Gesundheitsversorgung durch faire und konsensorientierte Verfahren geregelt werden, um über das weitergehende Leistungsspektrum zu entscheiden.[16] Denn für „Krankheiten" oder „Gesundheitszustände", die sich nicht auf moralische Individualrechte in streng normativem Sinn beziehen lassen, sondern bei denen sich Fragen der individuellen Präferenzen und Lebensführung stellen, ist eine gesellschaftliche Konsensregelung, die sich auf plausible Zusatzargumente bezieht, sinnvoll.

4 Anwendung auf ein Beispiel aus der ambulanten Versorgung

Nun sollen die vorgestellten Argumentationsrichtungen auf ein konkretes Beispiel aus der Praxis angewandt werden. Dabei soll dann auch gefragt werden, inwiefern die jeweilige Argumentationsrichtung und ihr praxisbezogenes Ergebnis sich mit dem Konzept des Vertrauens des Patienten in den Arzt vereinbaren lässt. Denn es ist eine Bedingung des Gelingens ärztlicher Praxis, dass der Arzt auch in einer Situation knapper Mittel diesem Vertrauen durch sein Handeln und Entscheiden gerecht wird.

4.1 Die Thromboembolieprophylaxe bei Patienten mit Vorhofflimmern

Das Vorhofflimmern ist eine Herzrhythmusstörung. Aufgrund einer fehlerhaften Erregungsbildung der Muskelzellen des Vorhofs kommt es zu keiner hämodynamisch wirksamen Vorhofkontraktion mehr, und es besteht die erhöhte Gefahr einer Thrombenbildung mit dem Risiko einer Hirnembolie. Etwa 20 Prozent aller Schlaganfälle werden durch Vorhofflimmern verursacht. Zur Thromboembolieprophylaxe erhalten Patienten mit einer solchen Herzrhythmusstörung Gerinnungshemmer.

In der Vergangenheit hat sich die Anwendung von Vitamin-K-Antagonisten bewährt. Nachteile dieser Behandlung sind v. a. die Notwendigkeit regelmäßiger Kontrollen der Blutgerinnungsparameter, um unerwünschte Nebenwirkungen wie z. B. eine Blutung oder Thrombose zu vermeiden, die bei falscher Dosierung drohen. Zudem bestehen vielfältige Wechselwirkungen mit Medikamenten und Nahrungsmitteln, so dass eine Diät erforderlich ist. Trotz dieser Nachteile ist der Wirkstoff Phenprocoumon ein bewährtes und wirksames Mittel zur Prophylaxe von Hirninfarkten bei Vorhofflimmern.

---

16 Vgl. zur Regelung des „Randbereichs" über gesamtgesellschaftliche Verständigungsprozesse Werner: Die Eingrenzung des Leistungsspektrums des solidarfinanzierten Gesundheitssystems als Herausforderung liberaler Konzeptionen politischer Ethik. In: Zeitschrift für Medizinische Ethik. 2/2002.

47 Eine neue Gruppe von Wirkstoffen, die auch als „neue orale Gerinnungshemmer" bezeichnet werden, findet jetzt zunehmend den Weg auf den Markt und wird für die Prophylaxe von Schlaganfällen bei bestehendem Vorhofflimmern zugelassen. Dabigatran und Rivaroxaban sind in ihrer Wirksamkeit den Vitamin-K-Antagonisten nicht unterlegen, außerdem bringt ihre Anwendung nicht die bisherigen Nachteile einer Thromboembolieprophylaxe mit sich.[17] Vorteilhaft ist, dass auf häufige Kontrollen der Blutgerinnungswerte und eine Diät verzichtet werden kann. Allerdings sind die neuen Wirkstoffe etwa um das 20fache teurer als die alten Vitamin-K-Antagonisten.

48 Die knappen Mittel des Gesundheitswesens machen eine Entscheidung notwendig, ob der Zusatznutzen des neuen Medikaments die Kosten rechtfertigt. Es stellt sich mit anderen Worten die Frage, ob Ärzte ihren Patienten ein neues Medikament vorenthalten dürfen, das eventuell Vorteile bietet. Eine Verteilung knapper Ressourcen fällt – dies wird im Folgenden gezeigt – je nach zugrunde liegender ethischer Argumentationsrichtung unterschiedlich aus. Im vorliegenden Beitrag steht jedoch die Frage im Vordergrund, welche Argumentationsergebnisse mit dem eingangs dargelegten Konzept des Vertrauens vereinbar sind.

4.2 Utilitaristische Argumentationsrichtungen

49 Gemäß utilitaristischer Argumentationsrichtungen ist eine Maximierung des Gesamtnutzens aller von einer Handlung Betroffenen anzustreben. Um dieser obersten Norm zu entsprechen, ist der „Nutzen" zu definieren und sind die „Betroffenen" auszumachen. Es ist eine typische Problematik utilitaristischer Argumentationsrichtungen, den zu maximierenden „Nutzen" klar zu bestimmen und zu operationalisieren. Diesbezüglich sind vielfältige Varianten denkbar.

50 So könnte als Maß für den Nutzen medizinischer Güter z. B. die Anzahl der durch sie geretteten Leben herangezogen werden. Dies würde gerade der Notfall- und Akutmedizin hohen Stellenwert beim Ziel der Gesamtnutzenmaximierung einräumen. Eine Alternative bietet die Zahl der durch eine Maßnahme gewonnenen Lebensjahre. Hier sind auch solche Maßnahmen von Nutzen, die ein Leben nicht nur akut retten, sondern auch effektiv verlängern. In der Gesundheitsökonomie ist die Menge der qualitätsbereinigten Lebensjahre (QUALYs) als Maß des erreichten Nutzens inzwischen gängig. Diese Konstruktion berücksichtigt neben der Lebensverlängerung auch die Lebensqualität, mit der die zusätzlich gewonnenen Lebensjahre verbracht werden. Das Erbringen einer medizinischen Leistung wäre demnach moralisch gut, wenn dies dazu beitragen würde, die Anzahl aller durch

---

17 Vgl. Connolly/Ezekowitz/Yusuf u. a.: Dabigatran versus Warfarin in Patients with Atrial Fibrillation. In: New England Journal of Medicine. Volume 361 Issue 12/2009; Patel/Mahaffey/Garg u. a.: Rivaroxaban versus Warfarin in Nonvalvular Atrial Fibrillation. In: New England Journal of Medicine. Volume 365 Issue10/2011.

medizinische Maßnahmen gewonnenen QUALYs zu maximieren. Allerdings ist hier die Frage, was als gute bzw. erstrebenswerte Lebensqualität gelten sollte.

Im vorliegenden Beispiel wäre es möglich, zwanzigmal mehr Patienten mit Vitamin-K-Antagonisten zu versorgen, als dies bei einer Behandlung mit den teureren neuen oralen Antikoagulantien der Fall wäre. Es ließen sich demnach auf den ersten Blick mit der Verwendung des alten Wirkstoffs weitaus mehr QUALYs sichern. Dies würde einer Maximierung des Gesamtnutzens am ehesten entsprechen.

Andererseits kann die Verwendung der neuen oralen Antikoagulanzien evtl. sehr teure Behandlungen erübrigen, die in Folge eines Schlaganfalls bei falscher Dosierung der Vitamin-K-Antagonisten anfallen. Wenn man dies in die Kalkulation miteinbezieht, könnten die neuen Wirkstoffe eventuell doch das Mittel der Wahl sein. Hier zeigt sich, dass neben der Definition von „Nutzen" auch die Frage nach dessen zeitlicher Ausdehnung eine Schwierigkeit utilitaristischer Argumentationsrichtungen darstellt. Wie weit in die Zukunft muss ein Arzt die Konsequenzen seiner Entscheidung abschätzen, um sie in eine Gesamtnutzenkalkulation mit einfließen zu lassen?

Zudem lässt sich der Kreis der von einer Handlung bzw. Entscheidung Betroffenen nicht eindeutig festlegen. Kann sich der Arzt bei der Kalkulation des Gesamtnutzens auf seinen eigenen Patientenstamm beschränken, oder muss er die Menge aller Versicherten miteinbeziehen? Im ersten Fall könnte ein Arzt vielleicht großzügig die neueren Wirkstoffe verschreiben, während er im zweiten Fall mit Blick auf die Kosten für die Gesamtheit der Versicherten davon absehen würde.

Wenn man den Blick auf das Vertrauen des Patienten richtet, zeigt sich die mögliche Pluralität der Definition des „Gesamtnutzens" als Schwachpunkt utilitaristischer Argumentationsrichtungen. Der Patient kann sich nicht sicher sein, wie der zuständige Arzt seine Kosten-Nutzen-Kalkulation vornimmt. Die Schwierigkeiten, den „Nutzen" zu definieren, könnten zu einer inkonsistenten Verteilung führen: So würde ein Arzt im Hinblick auf die erhöhten Kosten der neuen Wirkstoffe vielleicht auf deren Verschreibung verzichten, weil andere Therapien in seiner Praxis sonst ausfallen müssten. Ein anderer Arzt hingegen würde vielleicht mit Blick auf einen langfristig zu erzielenden Nutzen den neuen Wirkstoff verschreiben.

Aber selbst bei einer konsistenten Regelung der Verteilung gemäß einer utilitaristischen Argumentation gäbe es kaum eine Grundlage für das Vertrauen des Patienten in den Arzt, weil die individuellen Bedürfnisse eines Patienten innerhalb der Gesamtnutzenkalkulation verrechnet würden. Der Patient kann demnach nicht wissen, ob eine wie auch immer vorgenommene Abwägung zu seinen Gunsten ausfallen wird. Individuelle Bedürfnisse und Eigenschaften des Patienten spielen in einer Gesamtnutzenkalkulation nur eine Rolle, solange sie für die Maximierung des Gesamtnutzens von Bedeutung sind. Da der Nutzen in Bezug auf die Bedürfnisse von Individuen rasch gering erscheinen kann, wenn viele Betroffene in die Gesamtnutzenkalkulation eingehen, können Beeinträchtigungen und Bedürfnisse Einzelner letztlich übergangen werden.

56 Nach Studienlage ist beispielsweise die Verschreibung von Dabigatran nur dann kosteneffizient, wenn bei den Patienten keine gute Einstellung der „international normalised ratio" (INR), eines Gerinnungsparameters, unter der Therapie mit Vitamin-K-Antagonisten erfolgen kann.[18] Bei Patienten, die sich unter dem alten Medikament gut einstellen lassen, spricht das Kosten-Nutzen-Verhältnis gegen eine Umstellung auf den neuen Wirkstoff. Dennoch könnten sie individuell von einer Therapieumstellung profitieren, weil ihnen häufige Kontrollen und eine Diät erspart würden. Zudem würden bei einer utilitaristischen Argumentation die medizinischen Informationen über die Situation des Patienten dazu verwendet, den Gesamtnutzen zu maximieren.

57 Im Einzelfall mag diese Entscheidung mit den individuellen Bedürfnissen des Patienten übereinstimmen. Der Patient aber hat sich mit der Erwartung in die medizinische Behandlung begeben, als autonomes Subjekt anerkannt zu werden. Er unterzieht sich der angeordneten Therapie unter der Annahme, dass diese zu seinem individuellen Besten gereicht. Dieses Vertrauen würde im Rahmen utilitaristischer Argumentationsrichtungen instrumentalisiert, um die Maximierung eines wie auch immer zu bestimmenden Gesamtnutzens zu erzielen und nicht, um seinen individuellen Bedürfnissen Geltung zu verschaffen. Die Gefahr eines solchen Missbrauchs macht Vertrauen seitens des Patienten in letzter Konsequenz unmöglich, wäre er doch nur auf einen glücklichen Zufall angewiesen. Wenn keine berechtigte Erwartung besteht, Subjekt und nicht Objekt ärztlichen Handelns zu sein, kann ein Patient seinem Arzt letztlich nicht vertrauen.

4.3 Vertragstheoretische Argumentationsrichtungen

58 Gemäß vertragstheoretischer Überlegungen steht eine Einigung freier Vertragspartner bei der Verteilung von Mitteln im Vordergrund. Entscheidend dafür, ob ein Patient eine teurere oder kostengünstigere Leistung erhält, ist die Einigung zwischen Arzt und Patient. Demnach müssten beide darüber verhandeln, ob die zusätzlich anfallenden Kontrollen und die Notwendigkeit einer Diät bei der Anwendung von Vitamin-K-Antagonisten für den Patienten zumutbar sind, und er deswegen auf die teurere Therapie verzichten kann. Die medizinische Leistung zu erbringen, wäre dann moralisch richtig, wenn dies dem Willen des Patienten nicht widerspräche.

59 Eine Schwierigkeit vertragstheoretischer Argumentationsrichtungen besteht in der mangelnden Sensibilität für die Voraussetzungen des freien Willens und die

---

18 Vgl. Pink/Lane/Pirmohamed/Hughes: Dabigatran etexilate versus warfarin in management of non-valvular atrial fibrillation in UK context: quantitative benefit-harm and economic analyses. In: BMJ. d6333/2011, S. 4.

Rahmenbedingungen der Willensbildung. Tatsächlich ist der Patient in seiner Situation als Kranker meist in seiner Entscheidungsfreiheit eingeschränkt, teils auch bereits in Bezug auf seine Entscheidungsfähigkeiten: Er kann im Konfliktfall nicht ohne weiteres vom „Vertragsschluss" absehen, weil er Beschwerden hat oder sogar vom Tod bedroht ist und daher notwendig und meist auch umgehend medizinische Hilfe braucht. Im Fall schwerwiegender Symptome ist der Kranke unter Umständen auch in seinen Fähigkeiten der Informationsaufnahme und -verarbeitung, vielleicht sogar in seiner Willensbildung beeinträchtigt.

In Bezug auf das vorliegende Beispiel kann man davon ausgehen, dass der betroffene Patient trotz seiner Erkrankung in der Lage ist, mit dem Arzt ein umfangreiches Gespräch zu führen und die Informationen zu verarbeiten. Aber selbst bei diesem Medikamentenbeispiel könnte man noch fragen, ob jeder Patient durch diese Form der Wissensvermittlung in die Lage versetzt werden kann, für sich selbst die richtige Therapie zu wählen. 60

Auch die Frage des Vertragsabschlusses könnte ein Problem zwischen Arzt und Patient darstellen. Für den Patienten besteht die Notwendigkeit, sich mit dem Arzt zu einigen. Der Arzt hingegen befindet sich in einer besseren Lage, da er auch auf eine Einigung verzichten kann. So könnte er die neue Therapie z. B. prinzipiell ablehnen, weil er persönlich nicht vom Zusatznutzen überzeugt ist oder die höheren Kosten als unverhältnismäßig erachtet. Der Patient müsste sich also gegebenenfalls mit der alten Medikation einverstanden erklären oder einen anderen Arzt aufsuchen. Außerdem wären z. B. Patienten, die aufgrund ihrer schlecht einstellbaren Gerinnungsparameter vermehrt auf die neuen Wirkstoffe angewiesen wären, eher unattraktive Vertragspartner, was das Praxisbudget für die gesetzlich Versicherten anbelangt. 61

All dies macht deutlich, dass der Patient kein umfassend frei entscheidender Vertragspartner ist. Stattdessen verfügt er lediglich über reduzierte oder sogar nur zwei Optionen (Behandlung oder Nicht-Behandlung), ist also in seinem Entscheidungsspielraum eingeschränkt. Die Krankheit ist der Umstand, den es zu verändern gilt, um das Entscheidungsspektrum eines kompetenten Vertragspartners erst einmal wiederherzustellen. 62

Selbst wenn der Arzt die Entscheidung seines aufgeklärten Patienten akzeptiert, kann dies nur als schmale Grundlage des Vertrauens gelten. Zwar kann sich der Patient unter diesen Umständen sicher sein, dass die getroffene Vereinbarung eingehalten wird und seiner explizit formulierten Entscheidung Folge geleistet wird. Dennoch kann er letztlich nicht einschätzen, inwiefern eine Vereinbarung zwischen ihm und dem Arzt tatsächlich in seinem Sinne ist. Denn für den Arzt besteht keinerlei Pflicht, dem Patienten von seiner Entscheidung abzuraten und ihm unterstützend oder sogar schützend zur Seite zu stehen. Wenn die Verantwortung für die Entscheidung allein beim Patienten liegt, und der Arzt sie nicht zusammen mit ihm wahrnimmt, kann kein Vertrauen in das Entscheiden und Tun des Arztes bestehen. Zwar kann sich der 63

Patient anerkannt wissen als Subjekt, dessen Freiheit zugelassen, nicht aber gefördert wird. Vertrauen ist hier also recht schmal bemessen.

64 In einer Situation, in der die steigenden Kosten im Gesundheitswesen verringert werden sollen, ist es im Sinne des dargelegten Vertrauenskonzepts unbedingt nötig, dass sich der Patient darauf verlassen kann, dass auch günstigere Therapien tatsächlich in seinem Sinne sind. In unserem Beispiel wird sich ein Patient nach der Diagnose eines Vorhofflimmerns kaum dazu entscheiden können, auf eine neue und kostenintensivere Therapie zu verzichten, wenn er nicht darauf vertrauen kann, dass der Arzt nicht nur seinen freien Willen anerkennt, sondern auch um die Bedingungen der kompetenten Willensbildung bemüht ist. Nur, wenn der Patient Vertrauen in das Urteil des Arztes hat, kann er sich sicher fühlen, auch mit einer günstigeren Therapie gut versorgt zu sein. Da vertragstheoretische Argumentationsrichtungen keine Pflichten des Arztes beinhalten, die Freiheit des Patienten nicht nur zuzulassen, sondern auch Verantwortung für diese zu übernehmen, können sie nur in einen sehr geringen Umfang Vertrauen ermöglichen.

4.4 Rechtebasierte Argumentationsrichtungen

65 Eine rechtebasierte Argumentationsrichtung, beispielsweise nach Gewirth,[19] zur Grundlage einer Entscheidung bei der Verteilung knapper Mittel zu machen, bedeutet für den Arzt, die grundlegenden moralischen Rechte eines Menschen anzuerkennen. In Bezug auf Erkrankungen oder nahe liegende Gesundheitsrisiken gilt es, konkrete Einschränkungen oder Bedrohungen der allgemeinen Voraussetzungen der Handlungsfähigkeit abzuwenden.[20] Da es notwendig ist, diejenige Therapie für den Patienten zu wählen, die die allgemeinen Voraussetzungen der Handlungsfähigkeit am ehesten schützt, ist in erster Linie ausschlaggebend, ob und inwieweit ein Medikament wirksam ist und zugleich keine gravierenden Nebenwirkungen oder Schädigungen verursacht. Bei einer rechtebasierten Argumentation besteht die Aufgabe darin, zu klären, ob und – wenn ja – in welcher Weise grundlegende moralische Rechte betroffen sind, d. h. welchen Nutzen ein gängiges Medikament und demgegenüber welchen Zusatznutzen eine neue Therapieoption birgt.

66 In unserem Beispiel besteht das Ziel der Therapie darin, einen Schlaganfall zu verhindern. Ein solcher könnte den Patienten wesentlich in den allgemeinen Voraussetzungen der Handlungsfähigkeit bedrohen, so – je nach Schwere des Schlagfalls unter anderem in den Elementargütern Leben, physische Unversehrtheit, Bewegungsvermögen und geistiges Gleichgewicht. Auch könnten so genannte Zusatzgüter wie die Möglichkeit, Bildung und Vermögen zu erwerben, eingeschränkt sein. Da aller-

---

19 Vgl. Gewirth: Reason and morality. 1978.
20 Vgl. ausführlicher dazu Bobbert: Die Problematik des Krankheitsbegriffs und der Entwurf eines moralisch-normativen Krankheitsbegriffs im Anschluss an die Moralphilosophie von Alan Gewirth. In: Ethica. 4/2000, S. 418 ff.

dings noch kein Schlaganfall vorliegt, spielen auch Sachfragen und die Bewertung von Risiken eine Rolle: Wie hoch ist das Risiko für einen Schlaganfall oder andere gravierende Herz-Kreislauf-Störungen ohne Medikation? Inwieweit ist das Medikament präventiv wirksam, d. h. kann es einen Schlagfall zuverlässig verhindern, und welche Nebenwirkungen hat es? Unter Umständen könnten auch die Nebenwirkungen eines Medikaments die allgemeinen Voraussetzungen der Handlungsfähigkeit einschränken. Darüber hinaus ist zu fragen, ob es alternative Behandlungsmöglichkeiten gibt und wie deren Wirksamkeit und Nebenwirkungsprofil aussieht.

Offenbar sind beide Medikamente wirksam, was die Prävention eines Schlaganfalls, d. h. lebensbedrohlicher oder schwerer physischer, kognitiver und psychischer Schädigungen anbelangt. Der Patient hat daher ein Recht auf ein solches präventives Medikament. (Er hat selbstredend auf Grund seines Rechts auf Freiheit auch das Recht, ein solches Medikament abzulehnen.) Bei einer rechtebasierten Argumentation besteht die Aufgabe darin, zu klären, ob und – wenn ja – in welcher Weise grundlegende moralische Rechte bei der Wahl der Medikation betroffen sind, d. h. welche Bedeutung der Zusatznutzen der jeweiligen Therapie hat. 67

Patienten, die z. B. Schwierigkeiten haben, ihre Tabletten regelmäßig einzunehmen, profitieren im Hinblick auf eine Thromboembolieprophylaxe weniger von den neuen Wirkstoffen. Denn auf Grund der im Vergleich zu den Vitamin-K-Antagonisten geringeren Halbwertszeiten der neuen oralen Antikoagulantien birgt die neue Medikamentengruppe bei unregelmäßiger Einnahme ein erhöhtes Risiko für Blutgerinnsel.[21] Ein Patient, bei dem Einnahmeschwierigkeiten bekannt oder zu erwarten sind, sollte demnach eher Vitamin-K-Antagonisten erhalten. Demgegenüber sollte ein Patient, dessen INR schlecht einzustellen ist und bei dem vielleicht schon mit einer falschen Dosierung assoziierte Komplikationen aufgetreten sind, mit den neueren oralen Antikoagulanzien behandelt werden. 68

Neben so klar gelagerten Fällen wird es aber auch solche geben, bei denen beide Therapien gleichwertig sind, was die Prophylaxe eines Schlaganfalls oder anderer schwerwiegender Komplikationen anbelangt. Hier werden Zusatzüberlegungen erforderlich, die sich nicht unmittelbar die allgemein notwendigen Voraussetzungen der Handlungsfähigkeit beziehen, sondern gewissermaßen „leichtere" Beeinträchtigungen bewerten. Im Einzelnen ist dann zu diskutieren, worin die Einschränkungen oder Nachteile bestehen könnten und welche Handlungs- bzw. Lebensbereiche sie betreffen: 69

So profitieren Patienten, die gut auf eine Therapie mit Phenprocoumon, d. h. mit Vitamin-K-Antagonisten, eingestellt werden können, von der neueren Medikation nicht unbedingt hinsichtlich der Prophylaxe eines Infarkts.[22] Bei solchen Patienten 70

---

21 Vgl. Gage: Cost of dabigatran for atrial fibrillation. In: BMJ d6980/2011, S. 3.
22 Vgl. Wallentin/Yusuf/Ezekowitz u. a.: Efficacy and safety of dabigatran compared with warfarin at different levels of international normalised ratio control for stroke prevention in atrial fibrillation: an analysis of the RE-LY trial. In: The Lancet. 9745/2010, S. 982.

könnte von Bedeutung sein, dass die Einnahme neuer oraler Antikoagulanzien häufige Kontrollen der Gerinnungsparameter mit den dazugehörigen Blutentnahmen beim Arzt überflüssig machen und weniger Arznei- sowie Nahrungsmittelinteraktionen bestehen. Auch die Anbindung an die ärztliche Praxis unter der Therapie und die Notwendigkeit, die Ernährung auf die Medikation auszurichten, könnten die Alltagsgestaltung oder das Arbeitsleben einschränken. Hier geht es nicht mehr um das Ziel des Therapieerfolgs und damit um das Ziel, einen Schlaganfall als gravierende Bedrohung der allgemeinen Voraussetzungen der Handlungsfreiheit zu verhindern. Stattdessen geht es um die individuelle Lebensführung, was Arzttermine und Ernährungsvorgaben anbelangt.

71 Wie bedeutend es im Einzelfall ist, Diät und Blutkontrollen zu umgehen, muss von Patient zu Patient entschieden werden. Für manche mag es eine große Schwierigkeit sein, regelmäßig die Arztpraxis aufzusuchen. Wenn dies ganz unmöglich ist, kann auch der Erfolg der Therapie gefährdet sein. Für einen immobilen Patienten kann demnach ein höherrangiges Gut auf dem Spiel stehen als für einen mobilen Patienten. Ebenso wäre es denkbar, dass ein Patient mit zeit- und reiseintensivem Berufsleben viel massiver durch regelmäßige Arztbesuche betroffen wäre als ein Patient, der dies gut mit seinem Alltag vereinbaren kann. Da im letztgenannten Fall die Lebensqualität nicht beeinträchtigt werden würde, wäre es durchaus vertretbar, diesem Patienten das neue Medikament nicht zu verordnen. Insgesamt scheinen die auf die Lebensqualität bezogenen Vorteile der neuen Antikoagulantien nicht so stark zu sein, dass sie grundlegende moralische Rechte betreffen würden. Nur eine auf Plausibilität verweisende Zusatzargumentation, die für die Verbesserung der Lebensqualität plädieren würde, könnte zu der Forderung führen, dass viele oder alle Patienten das neue Medikament erhalten sollten. Ein stärkerer Kostendruck könnte aber die Notwendigkeit entstehen lassen, Patienten die neuen oralen Antikoagulanzien vorzuenthalten, obwohl sie durchaus einen bedeutenden Zugewinn an Lebensqualität mit sich bringen würden – mit der Begründung, dass Ressourcen für bedürftigere Patienten und deren handlungsrelevante Beeinträchtigungen eingesetzt werden müssten.

72 Das Vertrauen des Patienten in den Arzt ist bei der Verteilung knapper Güter unter Rückgriff auf eine rechtebasierte Argumentation im Vergleich zu anderen Argumentationsrichtungen am umfassendsten geschützt. Der Patient kann sich sicher sein, dass der Arzt moralische Pflichten, die sich aus dem Schutzbedarf der allgemeinen Voraussetzungen der Handlungsfähigkeit ergeben, anerkennt. Deswegen kann der Patient darauf vertrauen, dass ihm eine kostenintensivere Therapie nur dann vorenthalten wird, wenn keines seiner elementaren Güter betroffen ist. Er kann sich zudem sicher sein, dass ihm die vorenthaltene Leistung verfügbar gemacht wird, wenn er sich zukünftig in einer Situation befinden sollte, in der ein elementares Gut der Handlungsfähigkeit bedroht wäre. Eine solche Verteilung orientiert sich mit anderen Worten an Gerechtigkeitskriterien „Bedürftigkeit" und „Dringlichkeit".

5 Schluss

Das Vertrauen des Patienten lässt sich als notwendige Bedingung ärztlicher Praxis nachvollziehbar rekonstruieren und seine moralischen Implikationen lassen sich unter Bezugnahme auf Ricoeur und Honneth plausibel darlegen. Die Pflicht des Arztes zum moralischen Respekt wurde auf diese Weise begründet. Es ist unbestritten, dass andere Formen des Arzt-Patient-Verhältnisses und der Gesundheitsversorgung denkbar wären, die nicht zwingend auf Vertrauen basieren müssten. Lotet man jedoch das ärztliche Ethos und die traditionelle Arzt-Patient-Beziehung aus, auf die sich die derzeitige Praxis mit den entsprechenden Erwartungen Kranker auch heute noch bezieht, wird deutlich, was mit der gängigen Rede des Vertrauens zwischen Arzt und Patient eigentlich gemeint ist und welche moralischen Verpflichtungen dem entsprechen.

Vor dem Hintergrund des aktuell steigenden Kostendrucks im Gesundheitswesen gibt es Tendenzen, ärztliche Pflichten zu erweitern bzw. zu verschieben. Dass dadurch das Vertrauen des Patienten in die ärztliche Tätigkeit gefährdet ist, wurde bislang nicht umfassend thematisiert. Die Rede vom Vertrauen des Patienten blieb auf der Ebene der Alltagssprache und war als Konzept eher undeutlich bis beliebig. Es konnte daher auch nicht deutlich werden, welche Konsequenzen die Veränderungen im Gesundheitswesen für ein Wesenselement der medizinischen Versorgung von Patienten, nämlich das Vertrauen in den Arzt, mit sich bringen könnten.

Rechtebasierte Argumentationsrichtungen können Allokationskriterien liefern, die sich an der Bedeutung medizinischer Leistungen für grundlegende Rechte bzw. Verletzbarkeiten des Patienten orientieren. Eine große Herausforderung dieser Argumentationsrichtungen besteht darin, medizinische Leistungen gemäß dieser Bedeutung zu hierarchisieren. Es wurde gezeigt, dass sich die Anwendung rechtebasierter Argumentationen mit dem rekonstruierten Vertrauenskonzept vereinbaren lässt. Gleichwohl wird vom Arzt ein hohes Maß an Verantwortung und Umsicht beim Treffen individueller Entscheidungen verlangt, wenn den besonderen Umständen und Bedürfnissen der Betroffenen Beachtung zu schenken ist. Ein solcher Ansatz kann es jedoch ermöglichen, dass der Arzt die Rolle eines Verteilers knapper Ressourcen übernimmt, ohne das Vertrauen seiner Patienten zu gefährden.

Literatur

Bobbert, Monika: Die Problematik des Krankheitsbegriffs und der Entwurf eines moralisch-normativen Krankheitsbegriffs im Anschluss an die Moralphilosophie von Alan Gewirth. In: Ethica 4/2000, S. 405-440.

Bobbert, M.: Was setzen wir aufs Spiel, wenn wir Patienten zu Kunden machen?. Ethische Argumente für die Beibehaltung einer rechtebasierten Ressourcenverteilung. In: Bonde, I./Gerhardt, M./Kaiser, T. u. a.(Hrsg.):Medizin und Gewissen. Im Streit zwischen Markt und Solidarität. Frankfurt am Main 2008, S. 235-264.

Connolly, Stuart J.; Ezekowitz, Michael D.; Yusuf, Salim u. a.: Dabigatran versus Warfarin in Patients with Atrial Fibrillation. In: New England Journal of Medicine Volume 361 Issue. 12/2009, S. 1139-1151.
Gage, B.: Cost of dabigatran for atrial fibrillation. In: BMJ. 343:d6980/2011, S. 1-3.
Gewirth, A.: Reason and morality. Chicago 1978.
Gewirth, A.: The community of rights. Chicago 1996.
Höffe, O. (Hrsg.): Einführung in die utilitaristische Ethik. Klassische und zeitgenössische Texte. 2.Aufl. Tübingen 1992.
Honneth, A.: Kampf um Anerkennung. Zur moralischen Grammatik sozialer Konflikte. 1. Aufl. Frankfurt am Main 1994.
Honneth, A.: Zwischen Aristoteles und Kant. Skizze einer Moral der Anerkennung. In: Honneth, Axel (Hrsg.):Das Andere der Gerechtigkeit. Aufsätze zur praktischen Philosophie. 1. Aufl. Frankfurt am Main 2000, S. 171-192.
Luhmann, N.: Vertrauen. Ein Mechanismus der Reduktion sozialer Komplexität. Nachdr. d. 4. Aufl. Stuttgart 2009.
Ott, K.: Ipso Facto. Zur ethischen Begründung normativer Implikate wissenschaftlicher Praxis. 1. Aufl. Frankfurt a. M. 1997.
Ott, K.: Moralbegründungen zur Einführung. 1. Aufl. Hamburg 2001.
Patel, M.R.; Mahaffey, K.W.; Garg, J. u. a.: Rivaroxaban versus Warfarin in Nonvalvular Atrial Fibrillation. In: New England Journal of Medicine Volume 365 Issue10/2011, S. 883-891.
Pink, J./Lane, S./Pirmohamed, M. u. a.:Dabigatran etexilate versus warfarin in management of non-valvular atrial fibrillation in UK context: quantitative benefit-harm and economic analyses. In: BMJ. 343:d6333/2011, S. 1-14.
Ricoeur, P.: Wege der Anerkennung. Erkennen, Wiedererkennen, Anerkanntsein. 1. Aufl. Frankfurt am Main 2006.
Steigleder, K.: Grundlegung der normativen Ethik. Der Ansatz von Alan Gewirth. 1. Aufl. Freiburg (Breisgau) u. a. 1999.
Wallentin, L./Yusuf, S/Ezekowitz, M.D. u. a.: Efficacy and safety of dabigatran compared with warfarin at different levels of international normalised ratio control for stroke prevention in atrial fibrillation: an analysis of the RE-LY trial. In: The Lancet. 9745/2010, S. 975-983.
Werner, M.H.: Die Eingrenzung des Leistungsspektrums des solidarfinanzierten Gesundheitssystems als Herausforderung liberaler Konzeptionen politischer Ethik. In: Zeitschrift für Medizinische Ethik. 2/2002, S. 125-138.

Beitrag 8.3

Gesundheitsreform, Prekarisierung, Entsolidarisierung: Politik und Medizinische Ethik im Spannungsfeld

Wolfgang U. Eckart

		Rn.
1	Was heißt Gesundheit?	3
2	Gesundheit und Staat	4, 5
3	Von der gescheiterten Revolution zur Sozialreform	6
4	Gesundheitsreformen – eine endlose Geschichte	7, 8
5	Gesundheitsreform und soziale Gerechtigkeit heute?	9
6	Exkurs: Gesundheitsreform als Element struktureller Gewalt und pathogenetischer Faktor der Krise	10 – 15
7	Pflegedefizite in einer alternden Gesellschaft	16
8	Was ist zu tun?	17, 18

Literatur

Schlagwortübersicht

	Rn.		Rn.
Alters- und Invalidenversicherungsgesetz	6	Gesetz über die Unfallversicherung	6
Basisfinanzierung des Gesundheitssystems	17	Gesetz zur Krankenversicherung	6
Chancengleichheit	17	Gesetzliche Krankenversicherung	7, 9
demographischer Wandel	6, 8, 17	Gesundheit	1 – 6, 9, 17
Entsolidarisierung	11 f.	Gesundheitsreform	1 – 3, 7, 9 f., 16 f.
Finanzierungsreform des Gesundheitswesens	2 f.	Gesundheitsversorgung	9 f., 17
		Krankenhausfinanzierung	16 f.
		medizinische Versorgung	1

	Rn.		Rn.
Pharmaindustrie	9	Solidarsystem	6
Preiskontrolle aller Pharmaprodukte	17	Sozialgesetzgebung	6
Privatisierung	17	ungleiche Verteilung	13

Ein sonderbarer Begriff prägte in den vergangenen Monaten die öffentliche Debatte um Finanzierungsprobleme der medizinischen Versorgung der deutschen Bevölkerung: die Gesundheitsreform. Wir haben uns schon so sehr an diesen Begriff gewöhnt, – er war 1988 Wort des Jahres, 1996 Kandidat für das Unwort des Jahres –, dass wir gar nicht mehr hinterfragen, was den dieses sonderbare Wortgebilde eigentlich ausdrücken möchte.[1] Ist denn Gesundheit als Beschreibung eines Zustandes körperlicher Verfasstheit – oder gar als Wert schlechthin – überhaupt ein reformierbares Gebilde? Kann man ihm auf dem Wege einer geregelter Neuordnung, nichts anderes meint der Begriff der Reform, neue Eigenschaften zuweisen, die kurzfristig diese Zustandsbeschreibung des Körperlichen in seiner organischen und gesellschaftlichen Situation verändern und neu definieren?

Selbstverständlich meint Gesundheitsreform einen solchen Versuch auch gar nicht, sondern steht lediglich für die verfehlte Bezeichnung eines ganz anderen Vorhabens, nämlich das einer Finanzierungsreform des Gesundheitswesens. Gleichwohl machen sich wortschöpferische Fehlleistungen dieser Art immer verdächtig; gerade weil sie Vorhaben hinter Begriffen verstecken, die in ihrer Einfachheit scheinbar eingängig sind. Ist doch Reform anders als Revolution in unserem Verständnis von vorn herein ebenso positiv konnotiert wie Gesundheit.

1 Was heißt Gesundheit?

Ein Blick auf die Geschichte des Begriffs „Gesundheit", auf das staatliche Bemühen um seine Absicherung und auf Versuche, diese Absicherung auch finanzieren zu können, lohnt also allemal. Im Folgenden soll daher genau diesen Problemen nachgegangen werden, um abschließend noch einmal hinterfragen zu können, was „Gesundheitsreform" heute bedeutet und welche staatlichen Schritte einer Finanzierungsreform des Gesundheitswesens oder staatlicher Gesundheitsfürsorge angemessen sein könnten. Folgen wir der in der Verfassung der Weltgesundheitsorganisation vom 22. Juli 1946 festgelegten Definition von „Gesundheit", so ist darunter ein „Zustand des vollständigen körperlichen, geistigen und sozialen Wohlergehens und nicht nur das Fehlen von Krankheit oder Gebrechen" zu verstehen. „Der Besitz des bestmöglichen Gesundheitszustandes", so heißt es in der Definition weiter, „bildet eines der Grundrechte jedes menschlichen Wesens, ohne Unterschied der Rasse, der Religion, der politischen Anschauung und der wirtschaftlichen oder sozialen Stellung". Eine solch weitgehende Definition von Gesundheit, die der vollständigen Abwesenheit körperlicher Störungen oder Gebrechen auch noch geistiges und soziales Wohlergehen zugesellt, ist älteren Bestimmungen des Begriffs Gesundheit fremd. Noch in der Mitte des 19. Jahrhunderts ist Gesundheit ganz funktionalistisch vor allem ein durch „keine Abwei-

---

1 Eckart: Erste Hilfe gesucht – Ist das Gesundheitssystem noch zu retten? In: SWR2 Wissen, AULA, 9.1.2011, 08:33-09:00 Uhr.

chung gestörter Zustand des Lebens und Körpers" zu verstehen, „wobei nicht nur alle körperlichen und geistigen Verrichtungen gehörig vor sich gehen, sondern sich dieses auch durch ein Gefühl des Wohlbehagens" ankündigt.

2 Gesundheit und Staat

4 In der westlichen Kulturwelt bemächtigt sich der Staat auf dem Wege von Verordnungen und Gesetzen etwa seit dem 16. Jahrhundert der Gesundheit als Deutungs- und Ordnungsmacht. Zwar hat es auch früher von der Antike bis ins Spätmittelalter suche Einflussversuche gegeben. Gesundheit als Staatsziel jedoch ist erst ein Produkt des Absolutismus. Dies erklärt etwa der Heidelberger Hofarzt Joachim Struppius in seiner 1573 veröffentlichten *Nützlichen Reformationen zu guter Gesundheit und Christlicher Ordnung*. „Medizin, so Strupp, bemühe sich in erster Linie darum, dass der geistlichen und weltlichen Herrschaft „die Leiber ihrer Underthanen [...] gesund und lebelich erhalten werden", damit diese „der eigenen Haußhaltung, nötige Arbeit und Geschäfte besser zu verrichten" in die Lage versetzt würden. Seien doch die „Leiber" der Untertanen die wichtigsten „Fundamenta und Seulen aller menschlichen Handlungen und Gewerben".[2] Medizin dient der Gesunderhaltung der Untertanen, aber sie ist auch Instrument staatlicher Prosperität.

5 Im Aufgeklärten Absolutismus des 18. Jahrhunderts wird der Medizin gar die Rolle einer herausragenden Staatsdienerin, einer Wächterin über die allgemeine Gesundheit, Mehrerin des gemeinen Wohls und gesundheitspädagogische Erzieherin des Volkes zugewiesen. Die Zentralbegriffe der Zeit, nämlich der der „Medicinischen Policey" und der einer „Staatsarzneykunde" verdeutlichen die Option einer Gesundheitspflege und sozialen Fürsorge, die auch den letzten Untertanen noch erreichen sollte. Die theoretische Grundlegung der „Medicinischen Policey" erfolgte gegen Ende des 18. Jahrhunderts durch den Pfälzer Johann Peter Frank. Die Aufgabe des Arztes, so Franck, bestehe vor allem darin, als Diener des gesundheitlichen Gemeinwohls, den aufgeklärten Herrscher von der Notwendigkeit einer zentralisierten öffentlichen Gesundheitspflege zu überzeugen, die allen Untertanen gleichmäßig zukommen sollte, und zugleich der Bevölkerung, ganz im Sinne der Aufklärung, Gesundheitserziehung zu bringen.

3 Von der gescheiterten Revolution zur Sozialreform

6 In ein gänzlich neues Verhältnis zwischen Staat, Patient und Staatsökonomie führt die Kritik an der kameralistischen Medizinalverwaltung – insbesondere Preußens – in der Zeit des Vormärz und der Revolution von 1848. Waren die Ärzte bis dahin ganz in den Dienst des Staates zum Zwecke der aufgeklärt effektiveren

---

2 Struppius: Nützliche Reformationen zu guter Gesundheit und Christlicher Ordnung. 1573, Vorrede.

Ausbeutung ihrer Patienten für den Herrscher und seinen ökonomisch-militärischen Machtapparat genommen worden, so verstehen sich die radikal-liberalen unter Ihnen nun als Anwälte ihrer Patienten nicht nur in körperlicher, sondern auch in sozialer Hinsicht. Nun endlich, so ihre Forderung, müsse der Staat seine gesundheitlichen Verpflichtungen gegenüber den Untertanen anerkennen und wahren. In der Paulskirche soll das Recht auf Gesundheit gar in den Verfassungskatalog des neuen bürgerlich-demokratischen Staates aufgenommen werden. „*Die Medicin*", so formulierte Rudolf Virchow radikal-liberal am 4. August 1848, „*ist eine sociale Wissenschaft, und die Politik ist weiter nichts als Medicin im Großen*" – Dies war kein forscher Wahlkampfspruch, sondern eine Forderung mit klaren Konsequenzen: „*Es genügt also nicht*", fuhr Virchow fort, „*dass der Staat jedem Staatsbürger die Mittel zur Existenz überhaupt gewährt, dass er daher jedem, dessen Arbeitskraft nicht ausreicht, sich diese Mittel zu erwerben, beisteht; der Staat muss mehr thun, er muss jedem soweit beistehen, dass er eine gesundheitsgemäße Existenz habe. Das folgt einfach aus dem Begriff des Staates*".[3] Letztlich ist es jedoch nicht die Bürgerliche Revolution von 1848/49, die soziale Rechte für Kranke und Gesunde umsetzt, sie scheitert, sondern das Kaiserreich zwölf Jahre nach seiner Gründung in Versailles (1871) in der durchaus vorbildlichen und international bis heute beispielhaften Sozialgesetzgebung seines Kanzlers Bismarck. Es handelte sich hierbei um drei gesetzliche Neuerungen: 1883 das Gesetz zur Krankenversicherung, 1884 das Gesetz über die Unfallversicherung und 1889 das Alters- und Invalidenversicherungsgesetz. Das uns heute interessierende Gesetz zur Krankenversicherung des Jahres 1883 schuf unsere Ortskrankenkassen und legte die Versicherungsleistungen zu zwei Dritteln auf die Schultern der Arbeiter und zu einem Drittel auf die der Unternehmer. Darüber hinaus wurde den gewerblichen Arbeitern in den ersten 13 Wochen der Arbeitsunfähigkeit vom dritten Krankheitstag an eine Beihilfe gewährt. Eine Ausweitung dieser Regelung auf alle Arbeiter erfolgte 1911. Die so geschaffene und in den Grundzügen noch heute existierende gesetzliche Krankenversicherung ist Teil des Solidarsystems. Gesetzliche Grundlage ist heute das Fünfte Buch des Sozialgesetzbuchs. Anders als in der privaten Krankenversicherung, zahlen alle Versicherten solidarisch gleichermaßen, egal ob sie alt oder jung, dauerhaft krank oder gesund sind. Bei der gesetzlichen Krankenversicherung ist der Beitragssatz staatlich vorgegeben. Er ist nicht risikoabhängig, sondern auf das Einkommen oder die berufliche Stellung bezogen. Die gesetzliche Krankenversicherung ist umlagefinanziert (es werden keine Rückstellungen für die höheren Kosten älterer Versicherter gebildet) und sie ist nicht demographiegesichert (die Alterung der Bevölkerung führt zu tendenziell immer höheren Beitragssätzen). Damit ist die Krankenversicherung stets an Größe und Zahlungsfähigkeit der Solidargemeinschaft, also letztlich an die konkrete Leistungsfähigkeit einer Volkswirtschaft gekoppelt. Und hier liegt der Hase im Pfeffer, denn die finanzielle Basis der Krankenversicherung ist einerseits durch den demographischen Wandel, die Alterung unserer Gesellschaft also, die Abnahme der

---

3 Virchow: Was die ‚medizinische Reform' will. In: Die medizinische Reform. 1/1848, S. 125.

Kinderzahlen und die prozentuale Zunahme der Zahl der Nichterwerbsfähigen und andererseits durch die seit Jahrzehnten herrschende Massenarbeitslosigkeit gekennzeichnet. Hinzu kommt als weiterer ökonomischer Faktor die massive Steigerung von Kosten im Gesundheitswesen auf allen Ebenen. Diesen Entwicklungen versucht der Gesetzgeber seit nunmehr vier Jahrzehnten durch sogenannte Gesundheitsreformen gegen zu steuern.

4 Gesundheitsreformen – eine endlose Geschichte

7 Als Gesundheitsreform werden in Deutschland gesetzliche Eingriffe in die Rahmenbedingungen der gesetzlichen Krankenversicherung bezeichnet. Ihr Ziel ist eine kurzfristige Veränderung der Finanzierung medizinischer Leistungen. Die Förderung präventiver Ansätze zur Verhinderung krankheitsbedingter Kosten spielte bei bisherigen Gesundheitsreformen eine geringe Rolle, da spürbare Ersparnisse erst nach mehreren Legislaturperioden einsetzen würden. Insofern wäre der Begriff *Finanzierungsreform im Gesundheitswesen* in der Sache präziser. Solche Reformen dienten in den vergangenen vier Jahrzehnten meist der Stabilisierung des Beitragssatzes und waren in der Regel mit Einschränkungen der Leistungen, Erhöhung der Zuzahlungen an die Versicherungen und Änderungen in der Bezahlung der Leistungserbringer verbunden. Beitragsänderungen wirken sich auf die Lohnnebenkosten der Arbeitgeber und auf die Lebenshaltungskosten der Versicherten aus. Erinnert sei hier nur knapp an die wesentlichen Meilensteine der Gesundheitsreformen in der Bundesrepublik seit den 1970er Jahren. So etwa an die

- Kostendämpfungsgesetze der Jahre 1977 und 1982, in denen erstmals Arznei- und Heilmittelmittel-Höchstbeträge und Leistungsbeschränkungen festgelegt, Bagatell-Medikamente nicht mehr bezahlt und Zuzahlungen pro Arznei-, Verbands- und Heilmittel eingeführt wurden;
- an das Gesundheitsreformgesetz von 1989 unter Norbert Blüm CDU, das etwa die Einführung einer „Negativliste" für unwirtschaftlich beurteilte Medikamente brachte, zur Einführung von Festbeträge für Arzneimittel und einer höheren Rezeptgebühr für Arzneimittel führte;
- an die Gesundheitsreformgesetze der Jahre 1993-2002 der Minister Seehofer, Dreßler und Schmidt mit der Einführung der Budgetierung im Gesundheitsstrukturgesetz des Jahres 1993, das empfindliche Zuzahlungen für die Versicherten mit sich brachte;
- an die weiteren Budgetverschärfungen besonders unter Ulla Schmidt im Beitragssicherungsgesetz des Jahres 2002;
- an das „Gesetz zur Modernisierung der Gesetzlichen Krankenversicherung" des Jahres 2003 mit der Streichung des Entbindungs- und Sterbegeldes und der Einführung einer sogenannten Praxisgebühr. Vor allem aber sollte dieses Gesetz der Regierung Schröder im Rahmen der Agenda 2010 den inzwischen auf 14,4 % gestiegenen Durchschnittsbeitrag der Gesetzlichen Krankenversicherung auf etwa 13 % des Einkommens zurückführen, um so erstmals die

Lohnnebenkosten zu senken. *De facto* markierte das Gesetz den verhängnisvollen Einstieg in die Schwächung des Dualitätsprinzips und des Solidaritätsprinzips in der gesetzlichen Krankenversicherung.

Die Bilanz all dieser Reformansätze ist katastrophal, weil sie auf die Grundprobleme der Finanzierungsschwierigkeiten im Gesundheitswesen, den demographischen Wandel, massive Kostensteigerungen im Gesundheitswesen auf der Seite der Pharmaproduzenten und Leistungsanbieter (Ärzte, Krankenhäuser, Pflegeanbieter) und auf die hohe Arbeitslosenzahlen letztlich keinen nachhaltigen Einfluss nehmen konnten. Dem demographischen Wandel wurde so gut wie keine Aufmerksamkeit gezollt, eine wirkliche Kostenkontrolle pharmazeutischer Produkte und anderer Heilmittel war gegen die starke Lobby der Industrie unmöglich, der Kostensteigerung bei den ärztlichen Anbietern konnte aufgrund einer standhaften ärztlichen Interessensvertretung und der Macht der Leistungsanbieter im Krankenhausbereich kein Einhalt geboten werden. Aber auch am Gesundheitsverhalten und an der stetig steigenden Leistungserwartungshaltung der Versicherten wurde nicht wirklich gearbeitet. Insgesamt mangelte es allen Gesundheitsreformansätzen an der gesamtgesellschaftlichen Einbettung der Maßnahmen, am Mut zur Durchsetzung langfristiger Perspektiven vor dem Hintergrund dramatischer gesellschaftlicher Wandlungsprozesse auch gegen massive Widerstände. Jede der genannten Reformen war angetreten zum „Großen Sprung", und alle verstolperten im Bodengestrüpp des Lobbyismus oder endeten bei großer Kurzatmigkeit in kleinen Schritten. 8

5   Gesundheitsreform und soziale Gerechtigkeit heute?

Vor diesem Hintergrund trat die amtierende Bundesregierung an, die Gesundheitsfinanzierung grundlegend zu ändern und scheiterte ebenso kläglich wie ihre Vorgängerinnen. Am 11. November 2010 hat der Bundestag dem „Gesetz zur nachhaltigen und sozial ausgewogenen Finanzierung der Gesetzlichen Krankenversicherung" (GKV-Finanzierungsgesetz) zugestimmt. Mit dieser Reform sollte ein Milliarden-Defizit der gesetzlichen Krankenversicherung verhindert, ein „faires und stabiles Gesundheitssystem" auf für künftige Generationen geschaffen und das gesamte Gesundheitsversicherungssystem „dauerhaft auf ein solides Fundament gestellt" werden. Zugleich ging es dem Gesetzgeber um die Schaffung nachhaltiger „Voraussetzungen für einen funktionsfähigen Wettbewerb" im Gesundheitssystem, der letztlich „zu mehr Qualität und Effizienz" führen sollte. Diesem gewaltigen Anspruch auf Nachhaltigkeit allerdings kann die am 1. Januar 2011 in Kraft getretene „Gesundheitsreform" auch nicht annähernd gerecht werden, denn ihr eigentliches Ziel ist nicht die Sicherung einer angemessenen, gerechten und solidarisch finanzierten Gesundheitsversorgung, sondern scheinbar in erster Linie die „Entkoppelung der Gesundheitskosten von den Arbeitskosten und damit Sicherung von Arbeitsplätzen in Deutschland". So kann man es deutlich auf der Webseite des Bundesministeriums für Gesundheit nachlesen. Ihr 9 tatsächliches Ziel ist also nicht auf die Versorgungsinteressen der gesetzlich Versicherten, sondern auf die Lohnnebenkostenreduzierung der Arbeitgeber gerichtet. Die Beiträge zur gesetzlichen Krankenversicherung steigen im kommenden Jahr von 14,9 auf 15,5 %. Die Arbeitnehmer zahlen 8,2 % von ihrem Bruttolohn. Die Arbeitgeber tragen 7,3 %. Ihr Anteil wird künftig eingefroren, der Anteil der Arbeitnehmer bleibt nach oben flexibel. Das bedeutet, dass künftige Kostensteigerungen allein von den Arbeitnehmern bezahlt werden. Die Kosten aber, und mit ihnen die Beiträge, werden mit Sicherheit steigen. Die Kassen können individuell Zusatzbeiträge von ihren Mitgliedern verlangen, wenn sie mit dem Geld aus dem Gesundheitsfonds nicht auskommen. Die Zusatzbeiträge werden allein von den Versicherten bezahlt, und sie sollen auch nicht mehr nach oben hin begrenzt sein und unabhängig vom Einkommen erhoben werden. Der Verband der Ersatzkassen begründet dies mit den Ende Oktober von Schwarz-Gelb beschlossenen Änderungen an der Gesundheitsreform: Die rund 150.000 niedergelassenen Ärzte sollen zur ohnehin eingeplanten Honorarerhöhung von einer Milliarde noch einmal rund 120 Millionen Euro dazu bekommen, die Kliniken 400 Millionen Euro und die Zahnärzte etwa 27 Millionen Euro. Diese zusätzlichen Ausgaben müssen nun allein die Versicherten aufbringen. Hinzu kommen zusätzliche Belastungen, so etwa die Praxisgebühr, die bei der Inanspruchnahme verschiedener Fachärzte schnell zu Buche schlägt. Und die Preiskontrolle pharmazeutischer Produkte? Hier soll das „Gesetz zur Neuordnung des Arzneimittelmarktes in der gesetzlichen Krankenversicherung", – eine „große politische Botschaft", so Gesundheitsminister Philipp Rösler am 9. Juli 2010 vor dem Deutschen Bundestag, – „*drei* wesentliche Ziele verfolgen": „Wir wollen den Zugang der Patientinnen und Patienten zu den bestmöglichen Medikamenten auch in Zukunft garantieren [...]. Wir wollen die damit einhergehenden Kosten besser kontrollieren [...]. Wir wollen den Mittelstand stärken. [...] Wir leisten damit unseren Beitrag zu Wachstum und Beschäftigung auch und gerade in der Gesundheitswirtschaft". Tatsächlich aber wird der Preisgestaltung der Pharmaindustrie auch für die Zukunft kein wesentliches Hindernis in den Weg gelegt. Milliarden könnten eingespart werden, wenn dem Preismonopol der Pharmaindustrie endlich Einhalt geboten würde, wenn eine effektive Kontrolle von Nützlichkeit, Wirkungseffektivität und Preisgestaltung politisch gegen die starke Pharma-Lobby endlich gestaltet und eine bereinigte Liste der Pharmaprodukte auf der Basis identischer Wirkstoffe endlich zur Verschreibungsmesslatte erhoben werden würde. In der Kostenentwicklung der pharmazeutischen Produkte müssen wir im Moment von einer Preissteigerung von etwa 4,8 % pro Jahr ausgehen. Vergleicht man die Medikamente auf dem deutschen Markt, die noch patentgeschützt sind, etwa mit denen in Schweden, so sind die deutschen annähernd 50 % teurer, bei patentungeschützten Präparaten, bei den Generika also, liegt der Teuerungsunterschied gar bei annähernd 100 %. Allein in diesem Bereich wären gewaltige Kostenreduzierungen im Gesundheitssystem möglich. Diese fette Wiese aber zu mähen, wagt die derzeitige wirtschaftsliberale Bundesregierung nicht.

6 Exkurs: Gesundheitsreform als Element struktureller Gewalt und pathogenetischer Faktor der Krise

Strukturelle Gewalt kommt in der akuten Situation unserer Zeit nicht nur im grellen Gewand der entsolidarisierenden und traumatisierenden Situation unserer Globalisierungs- und Hartz IV-Opfer daher. Sie trägt auch scheinbar harmlosere Farben. Die vorangegangenen Ausführungen zur „Gesundheitsreform" machen dies m. E. ganz deutlich. Sie sind für die Meistbetroffenen, und bei ihnen handelt es sich überwiegend um die sozial am meisten in dieser Republik Betroffenen, vor allem also Hartz IV Empfängerinnen und Empfängen zudem um ein ganz erhebliches Element struktureller und sozialtraumatisierender Gewalt. Die individuellen Folgen von Arbeitslosigkeit, insbesondere der Langzeitarbeitslosigkeit, liegen auf der Hand: Psychische und gesundheitliche Probleme, schlechtere Ernährung, erhöhtes Devianz-Risiko (Alkohol, Tabak), schlechtere Gesundheitsversorgung, Entwertung der bisher erlangten Qualifizierung, gesellschaftlich-kulturelle Isolation und Verarmung, die Bildung und Festigung eines dauerhaften Prekariats. In vielen Fällen wirkt sich das auch auf die folgenden Generationen aus, denn die Kinder von Arbeitslosen haben schlechtere Chancen, gesund aufzuwachsen[4]

In diese Situation greift eben Hartz IV, allerdings nicht als sozialfürsorgliche Hilfs-, sondern überwiegend als sozialpolitische Disziplinierungsmaßnahme (mit der impliziten Unterstellung, die Opfer einer strukturellen Arbeitslosigkeit u. a. als Folge der Globalisierung, könnten doch selbst unter Druck ihr Schicksal wenden, wenn sie nur wollten). Denn wie anders sollte man die Zusammenführung von Arbeitslosenhilfe und Sozialhilfe (Hilfe zum Lebensunterhalt) für Erwerbsfähige auf einem Niveau unterhalb der bisherigen Sozialhilfe deuten? Wie anders die Reduzierung der Bezugsdauer des Arbeitslosengeldes aus der Arbeitslosenversicherung ab 1. Februar 2006 auf maximal 18 Monate interpretieren? Ich lasse hier einmal die jüngst beschlossenen Sonderregelungen für Schulkinder von Hartz IV-Empfängerinnen außer Acht, denn sie sind vom Effekt her nur marginal und werden von den betroffenen Eltern und Kindern zudem als weitere Diskriminierung wahrgenommen. Zu den bereits beschriebenen individuellen Folgen von Arbeitslosigkeit – besonders Langzeitarbeitslosigkeit – und strukturell bedingt schlechterer Gesundheitschancen und Versorgungsmöglichkeiten tritt hier nun durch die Hartz IV-Gesetzgebung ein weiterer objektiver Effekt, der auch subjektiv so wahrgenommen wird: Die Entsolidarisierung der Gesellschaft und zwar in individueller, kollektiver und kultureller Hinsicht, indem die normativen Grundlagen der Sozialstaatlichkeit in Frage gestellt werden und ein Recht der Stärkeren bzw. Leistungsfähigeren, deren Durchsetzungschancen im Rahmen

---
4 Graupner: Chancenlos in Deutschland: Geraubte Zukunft. In: Süddeutsche Zeitung. 27.7.2006.

verschärfter Verteilungskonflikte sich ohnehin deutlich vergrößert haben, nicht nur postuliert, sondern gesetzlich festgeschrieben wird.[5]

12 Die politischen Konsequenzen einer solchen Entsolidarisierung hat jüngst der Bielefelder Soziologe Wilhelm Heitmeyer beschrieben. Ich zitiere aus einem Vortrag, den er vor einem Jahr erst, am 8. März 2010, in der Berliner Zentrale der Heinrich-Böll-Stiftung bei seiner Präsentation der neuesten Ergebnisse des Forschungsprojekts *Deutsche Zustände* gehalten hat: Die „Entsolidarisierung der Gesellschaft", so Heitmeyer, werde „immer stärker von einem Gefühl politischer Machtlosigkeit" begleitet. Zwar bleibe die „Wut in Deutschland", so die positive Botschaft, vorerst indes noch privat und führe noch nicht zu „gewalttätigen Unruhen oder vermehrter offener Gewalt gegen schwache Gruppen". Dies indes könne sich schnell ändern. Andererseits sei auch der „Wille zur Konfrontation der politisch Verantwortlichen" nur gering ausgeprägt. Gerade bei Menschen aus der unteren Soziallage sei die Bereitschaft stark gesunken, sich überhaupt noch aktiv an demokratischen Prozessen zu beteiligen. Stattdessen habe sich eine „wutgetränkte politische Apathie" ausgebreitet, von der vor allem der neue Rechtspopulismus profitiere. Heitmeyer berichtet von einer Dortmunder Veranstaltung, auf der Angehörige der Autonomen Nationalisten durch diszipliniertes und geschlossenes Auftreten beeindruckt hätten. Die gefährliche Überzeugungskraft der neuen Rechten entspringe nicht zuletzt einer Beschreibung gesellschaftlicher Realität, die auch er „jederzeit unterschreiben" könne, so Heitmeyer.[6]

13 Das politische Phänomen, das hier von einem anerkannten Soziologen beschrieben wird, kann man allerdings auch, individuell wie kollektiv, gewalttheoretisch deuten, nämlich als Ergebnis einer individuellen wie kollektiven Traumatisierung durch strukturelle Gewalt. Der 1930 geborene norwegische Mathematiker, Soziologe und Politologe, Johan Galtung, ergänzt den traditionellen Begriff der Gewalt, der vorsätzlich destruktives Handeln eines Täters oder einer Tätergruppe bezeichnet, um die Dimension einer diffusen, nicht zurechenbaren strukturellen Gewalt: „Strukturelle Gewalt ist die vermeidbare Beeinträchtigung grundlegender menschlicher Bedürfnisse oder, allgemeiner ausgedrückt, des Lebens, die den realen Grad der Bedürfnisbefriedigung unter das herabsetzt, was potentiell möglich ist".[7] Diesem erweiterten Gewaltbegriff zufolge ist alles, was Individuen daran hindert, ihre Anlagen und Möglichkeiten voll zu entfalten, eine Form von Gewalt. Hierzu gehören nicht nur die meisten Formen der Diskriminierung, sondern im Grunde bereits die ungleiche Verteilung von Einkommen, Bildungschancen und Lebenserwartungen. Selbst einge-

---

5 Arndt: Entsolidarisierung - Die neue Heitmeyer-Studie über deutsche Zustände. 2010. Online: http://www.boell.de/demokratie/demokratie-entsolidarisierung-heitmeyer-deutsche-zustaende-8883.html [abgerufen am: 9.1.2012].
6 Arndt: Entsolidarisierung – Die neue Heitmeyer-Studie über deutsche Zustände. 2010. Online: http://www.boell.de/demokratie/demokratie-entsolidarisierung-heitmeyer-deutsche-zustaende-8883.html. [abgerufen am: 9.1.2012].
7 Galtung: Strukturelle Gewalt. 1975. zit. n. http://de.wikipedia.org/wiki/Strukturelle_Gewalt [abgerufen am: 17.3.2014].

schränkte Lebenschancen auf Grund von Umweltverschmutzung oder die Behinderung emanzipatorischer Bestrebungen können hierunter subsumiert werden. Paradoxerweise werde Strukturelle Gewalt „von den Opfern indes oft nicht einmal wahrgenommen, da sie ihre eingeschränkten Lebensnormen bereits internalisiert hätten".[8]

Die Konsequenzen, die sich aus einer solchen historisch-politischen Kontextualisierung der gewaltpathogenetischen Funktion einer ökonomischen Situation und ihrer Folgen für die Psychotherapie ergeben, sind im Grunde so simpel: Wir kommen als Ärzte, und zwar nicht nur im Bereich der Psychotherapie, nicht umhin, die individuelle Situation des Patienten in seiner ökonomisch-politisch determinierten Opfer-Situation eben auch ökonomisch-politisch wahrzunehmen und diese Wahrnehmung konsequent in der therapeutischen Situation fruchtbar zu machen. Strukturell liegen die Dinge ganz ähnlich wie die einer Gewaltopferschaft der individuellen Art (besonders nach Erleben individueller personaler Gewalt). Der erlebte Akt der Gewalt ist als solcher nicht mehr aus der Welt zu schaffen, aber er ist im Verdrängungsfall und besonders in einer postraumatischen Belastungssituation in die autobiographisch erfahrbare Welt des Opfers zurück zu bringen und bewusst zu machen, d. h. konstruktiv zurück zu tragen. Die damit verbundene therapeutische Aufgabe erstreckt sich allerdings nicht darauf, zur Duldung neuer Gewaltakte habituell gefügig zu machen, oder gar selbst Gewalt anzuwenden, sondern die erfahrene Gewalt zu erkennen, erklären zu lernen und nicht zu verdrängen. Hieraus kann, falls dies dem Gewaltopfer in seiner individuellen Situation möglich ist, auch politische Aktion resultieren. 14

Anwalt der Armen im Virchowschen Sinne kann auf unser Problem gemünzt nur der politisch wahrnehmende Arzt und Therapeut sein, der im Kontext der Gewalt-Therapie auch die Ursachen struktureller ökonomischer und sozialpolitischer Gewalt bewusst macht und so ihrer Verdrängung entgegensteht. Die Alternative, das Belassen in der Innerlichkeit, ist insofern schrecklich, als sie selbst kontraproduktiv zur Konsolidierung bestehender oder gar zur Schaffung neuer Macht- und Gewaltverhältnisse beiträgt. Ich erinnere mich in diesem Zusammenhang an ein Zitat des Philosophen Max Scheler, der – wie ich bei Richter gelernt habe – in seinem 1919 verfassten Aufsatz „Von zwei deutschen Krankheiten" geradezu darauf bestand, „dass jene im Inneren erkannte Wahrheit auch nach außen hin verwirklicht werden müsse". Diejenigen, so Scheler, die sich ausschließlich in ihre Innerlichkeit zurückzögen oder – auf die therapeutische Intervention gewendet – auf Verinnerlichung gedrängt würden, sorgten – ohne es zu bemerken – indirekt dafür, dass draußen Herrschsucht, Klassenegoismus, ideenlose Beamtenroutine, Militärdressur sowie seelenlose Arbeits- und Betätigungsformen so gefestigt würden, dass sie dort ungestört weiter wuchern könnten. Scheler hatte gewarnt: „Es gibt ein ganz einfaches Mittel, die Regel rücksichtsloser Macht und Gewalt im öffentlichen Leben – dem außer- und innerpolitischen – in Gang zu bewahren und 15

---

8 Vgl. ebd.

alle geistigen Kräfte und Ideen aus dem öffentlichen Leben auszuscheiden: Das ist die Erklärung, dass die einzige Wohnung dieser Kräfte und Ideen die Sphäre der reinen Innerlichkeit sei".[9] Scheler hält eine solche Haltung selbst für eine Krankheit und nennt sie an anderer Stelle den „Luxus der Dienenden und Gehorchenden". Auch das Handeln des Therapeuten spielt sich nicht in der „Sphäre der reinen Innerlichkeit" oder im politikfreien Raum ab und dies umso weniger dann, wenn die Ursachen von Krankheit erkennbar politischer oder ökonomischer Natur sind. Die klare Antwort auf die meines Erachtens rhetorische Frage „Flüchten oder Standhalten", darf nicht lauten, „in Demut das Gegebene erdulden" und Kraft sammeln für die nächste Runde der Gewalt. Sie kann nur in die Aufforderung münden, sich selbst der Krise zu stellen und die Wahrnehmung des Patienten für den politischen Ursachencharakter seiner Krise zu schärfen, um so nicht Erduldungs-, sondern Widerstandskräfte zu wecken.

7 Pflegedefizite in einer alternden Gesellschaft

16 Unsere Gesellschaft altert, nicht dramatisch, aber stetig. Dies bedeutet, dass immer mehr alte Menschen pflegebedürftig werden. Wie Modellrechnungen des Statistischen Bundesamtes zeigen, könnte durch den absehbaren demographischen Wandel in Deutschland die Zahl der Pflegebedürftigen von 2,2 Millionen im Jahr 2007 auf 2,9 Millionen im Jahr 2020 und etwa 3,4 Millionen im Jahr 2030 zunehmen. Der Anstieg bis zum Jahr 2020 dürfte somit 29 % und bis 2030 rund 50 % betragen. In einer langfristigen Betrachtung bis zur Jahrhundertmitte müssen wir mit einer Verdopplung der Zahl der Pflegebedürftigen auf dann 4,5 Millionen rechnen. Es ist bestürzend, dass gerade in diesem zentralen Bereich der zu erwartenden Kostenentwicklung im Gesundheitssystem die sogenannte Jahrhundertreform des Gesundheitssystems überhaupt nicht greift. Das von der Bundesregierung beschlossene Finanzierungskonzept wird durch Einsparungen in der Krankenhausfinanzierung schon mittelfristig neue Löcher in die Patientenversorgung reißen. Und diese Einsparungen werden nach einem Personalabbau im Pflegedienst von etwa 50.000 Stellen allein in den vergangenen zehn Jahren zu weiteren Stellenreduzierungen im Pflegebereich führen. Der bereits existierende Pflegenotstand wird sich drastisch verschärfen. Eine Gesundheitsreform aber, die diesen Namen verdient, muss vorrangig den Pflegenotstand angehen, das alarmierendste Signal des demographischen Wandels, und in diesem Zusammenhang endlich ein bundeseinheitliches Personalbemessungssystem schaffen.

---

9 Richter: Der Aufstand der Gefühle. Wer nicht nach außen kämpft, gibt sich auch innerlich auf. In: DIE ZEIT, 26.6.1981 Nr. 27. Online: http://www.zeit.de/1981/27/der-aufstand-der-gefuehle [abgerufen am: 9.1.2012].

8 Was ist zu tun?

Wir werden wohl in kurzer Zeit schon erleben, dass sich auch die 2010 beschlossene Gesundheitsreform als viel zu kleines Reförmchen erweist und zu einer Flut gesetzlicher Nachbesserungen führt. Wo aber müsste eine intelligente und nachhaltige Finanzierungsreform des Gesundheitssystems angreifen? Hier ist Langfristig muss endlich über mehr Gesundheitsbildung in unserem Staat nachgedacht werden. „Bildung, Wohlstand und Freiheit", hat schon der Sozialreformer und Sozialmediziner Rudolf Virchow im 19. Jahrhundert auch für unsere Situation treffend formuliert, „sind die einzigen Garantien für die dauerhafte Gesundheit eines Volkes".[10] Gerade in die Gesundheitsbildung zu investieren, ist sowohl akut fürsorgerische als auch nachhaltig nationalökonomische Aufgabe des Staates. Dies aber lässt sich nicht durch bunte Anti-Aids-Plakate der Bundeszentrale für gesundheitliche Aufklärung erledigen. Gesundheitliche Aufklärung liegt im Interesse staatlicher Gesundheitspolitik. Sie soll in Deutschland als eine übergreifende Daueraufgabe von allen staatlichen Ebenen unter Einbindung der Betroffenen durchgeführt werden. Dies aber ist ein unverzichtbarer Bildungsauftrag. Gesundheitserziehung gehört in die Kindergärten, in die Grund- und Hauptschulen, an die Berufs- und Fachschulen, an die Gymnasien und auch deutlich besser gefördert in die Erwachsenenbildung. Wir reden viel über beschämende Bildungspaketchen etwa in der Hartz IV-Versorgung. Über eine nachhaltige Gesundheitsbildung an unseren Schulen aber redet niemand. Nachhaltige Maßnahmen zur Kostenreduzierung im Gesundheitssystem müssen endlich auch den demographischen Wandel berücksichtigen. Dies aber erfordert Mut, denn hier sind Lastenumverteilungen notwendig. Jedes Kind ist eine bedeutende Zukunftsinvestition in unseren Staat. Kinder sichern als zukünftige solidarische Beitragszahler unsere Renten ebenso wie unsere Gesundheitsversorgung. Warum aber wagen wir es nicht, diesen wichtigen Beitrag zur Zukunftssicherung der Gesellschaft deutlich über das Kindergeld hinaus zu gratifizieren? Jedes Kind muss für die Mutter oder für die Familie etwa zu einer deutlichen Beitragsreduktion in der Gesundheitsversicherung führen. Eine Berücksichtigung des demographischen Wandels in einer älter werdenden Gesellschaft sollte sich auch in der Basisfinanzierung des Gesundheitssystems niederschlagen. Hier muss über eine Ergänzung der bisherigen Umlagefinanzierung nachgedacht werden. Sie muss durch gleichlaufende Kapitalbildungsmaßnahmen ergänzt werden, die durch dynamische, gewinnbemessene Arbeitgeberbeiträge und einen flexiblen Arbeitnehmerbeitrag in Abhängigkeit von der Kinderzahl und Einkommen realisiert werden könnten. Auch die Behebung des Pflegenotstandes und die langfristige Sicherung besonders der Altenpflege in unserer Gesellschaft sind dringende Aufgaben einer intelligenten und nachhaltigen Gesundheitsreform. Einsparungen in der Krankenhausfinanzierung dürfen sich gerade auf die Pflege nicht nachteilig auswirken, sondern müssen bei den maßlos überhöhten Diagnose- und Therapiekosten ansetzen. Die Privatisierungswelle in der Krankenhausversorgung, die dramatisch auch auf die Univer-

---

10 Virchow: Die Not im Spessart. 1852, S. 56.

sitätsklinika übergreift, hat erheblich zur Kostenexplosion im Gesundheitswesen beigetragen. Hier kann durchaus ohne Minderung des Leistungsangebots gespart werden. Auch an eine Senkung und Regulierung überhöhter Chefarztgehälter ist zu denken, während Lohnsteigerungen im Pflegebereich und bei Assistenzärzten dringend notwendig sind. Erstaunlich ist auch, wie wenig darüber reflektiert wird, dass die inzwischen eingeleitete Abschaffung der Wehr- und Ersatzdienstpflicht, den gesamten Pflegebereich katastrophal schwächen wird. Die Einführung eines sozialen Pflichtjahres für alle 18-Jährigen könnte hier Abhilfe schaffen und zugleich das Bewusstsein für das Solidarprinzip unserer Gesellschaft schärfen. Kostenreduzierung in einem solidarisch finanzierten Gesundheitssystem bedeutet auch den Verzicht auf radikalliberalen Wirtschaftsprotektionismus. Pharmazeutische und Gesundheitsmittel produzierende Unternehmen, die in unserem Marktsystem gewinnorientiert wirtschaften wollen, müssen auch Beiträge zur Sicherung des Gesundheitssystems leisten, die über ihre Steuerleistungen hinausgehen und sich prozentual etwa am Jahresgewinn der Unternehmen bemessen könnten. Dies wäre recht und billig in einer Gesellschaft, die so stark auf den Gesundheitsmarkt fixiert ist wie die unsere. Gesundheitsprodukteanbieter wecken und steuern hohe Verbrauchererwartungen und gestalten nahezu unabhängig die Preise ihrer Produkte. Infolge dessen sind sie in diesem Bereich auch solidarisch gemeinverpflichtet. Kurzfristige Maßnahmen zur finanziellen Sicherung des Gesundheitssystems liegen auf der Hand. Wenn sich unser Gemeinwesen darauf verpflichtet hat, den Zusammenhang von Krankheit und sozialer Lage zu berücksichtigen, bedeutet dies im Sinne des Solidarprinzips automatisch Fürsorgefinanzierung für die Schwachen der Gesellschaft durch die wirtschaftlich Stärkeren. Gerade hier aber versagt die aktuelle Gesundheitsreform. Jede Lastenumverteilung von der profitorientierten Gesundheitsindustrie auf die Schultern der Schwachen bedeutet soziale Ungerechtigkeit. Arbeitsplatzsicherung unter dem Damoklesschwert einer asozialen Lohnnebenkostenreduktion ist ein Indikator für den Abschied von gesellschaftlicher Solidarität[11] und den Beginn sozialer Desintegration, für mehr Krankheit und früheren Tod. Konkret bedeutet dies: Radikale Preiskontrolle aller Pharmaprodukte und Heilmittel durch den Staat und die Wiederherstellung eines gerechten Dualitätsprinzips zwischen Arbeitgebern und Pflichtversicherten. Zur Wiederherstellung des Solidaritätsprinzips in der Gesundheitsfinanzierung gehört auch ein einkommens- und kapitalgestaffelter Investitionsbeitrag aller Erwerbsfähigen und Besitzenden, die nicht gesetzlich versichert sind. Ein solcher Schritt würde nicht zuletzt einen ersten Beitrag zur Wiederherstellung der Behandlungsgleichheit zwischen Pflicht- und Privatversicherten darstellen und darüber hinaus auch eine Chancengleichheit in der Gesundheitsversorgung unabhängig von der Einkommenssituation, also auch für die Sozialschwächsten dieser Gesellschaft, ermöglichen. Auf dem Gebiet der Gesundheitsleistungen sind vergleichbare Maßnahmen erforderlich. So muss der dramatischen Kostensteigerung im Bereich der privatisierten Krankenhausversor-

---

11 Vgl. hierzu den Solidaritätsbegriff bei Richter: Lernziel Solidarität. Reinbek bei Hamburg 1974.

gung dringend Einhalt geboten werden. Dies gilt insbesondere im Hinblick auf die zunehmenden Privatisierungstendenzen im Bereich der medizinischen Maximalversorgung der Universitätsmedizin. Hier ist die besondere Aufsichts- und Fürsorgepflicht des Staates geboten, wenn der explosiven Leistungskostenentwicklung Einhalt geboten werden soll. Gesellschaftlich finanzierte Infrastruktur im Bereich der Universitätsmedizin darf nicht durch Privatisierung zur zügellosen Profitmaximierung von Krankenhausunternehmen führen. Kostenreduzierung in einem solidarischen Gesundheitsversorgungssystem bedeutet aber auch ein verschärftes Maß an Solidarität auf der Ebene der Leistungsnehmer. Jeder, der einer medizinischen Versorgungsleistung bedarf, soll sie im Sinne des solidarischen Fürsorgeprinzips auch ungeschmälert bekommen. Lebensleistung in einer solidarischen Gemeinschaft allein aber berechtigt nicht zum unkontrollierten und zügellosen Bezug medizinischer Leistung. Ein fairer Generationenvertrag gilt nicht nur von Jung nach Alt, sondern auch umgekehrt. Alter enthebt nicht gesellschaftlicher Mitverantwortung in der Gesundheitsfinanzierung. Für unsere Krisensituation heißt dies: Beschränkung in der Anspruchs- und Erwartungshaltung muss von jeder Generation gefordert werden. Furchtlos nachzudenken wäre in diesem Zusammenhang auch über zusätzliche Versicherungsbeiträge besonderer Krankheitsrisikoträger in unserer Gesellschaft. Wer aufgrund seines riskanten Lebensstils der Solidargemeinschaft höhere Gesundheitsleistungen abfordert, solle an diesem Finanzierungsrisiko entweder unmittelbar durch Lebensstil-Risikopauschalen oder mittelbar durch eine drastische Erhöhung etwa der Alkohol- und Tabaksteuern beteiligt werden. Ist unser Gesundheitssystem noch zu retten, hieß die eingangs gestellte Frage; ja, das sicher möglich, lautet die Antwort. Hierzu allerdings bedarf es intelligenter, mutiger und nachhaltiger Lösungsansätze in sozialer Verantwortung, nicht aber kurzatmiger Reformschritte und einseitiger Klientelpolitik.

18 Wenn wir heute über ärztliche Aufgaben angesichts bedrohlicher Gesundheitsreformkatastrophen aber auch wirtschaftlicher Prekarisierung und ihrer gesundheitlichen Folgen durch Globalisierung und Hartz IV nachdenken, dann kann sich die Wahrnehmung nicht nur auf das individuelle Schicksal der unmittelbar Betroffenen beschränken. Wir müssen dieses Schicksal im ökonomischen Gesamtkontext struktureller Gewalt sehen und deuten lernen, auch dies ist Teil der Ethik ärztlichen Handelns. Keine Frage, es steht im Vordergrund immer das Schicksal unserer Patienten (*Salus aegroti suprema lex*). Der Blick darf sich allerdings dabei nicht verschließen für die strukturellen Ursachen ihrer Krankheit. Das Mindeste, das wir ihnen in der therapeutischen Situation (die fit machen soll für ein leidfreies Leben, nicht für die Akzeptanz des Vermeidbaren) vermitteln können, ist die wahrnehmende Solidarität mit ihnen in ihrer Opfersituation. Dabei allerdings kann es nicht bleiben, denn unabhängig von der konkreten Therapiesituation, die durch keine externen Distraktoren beeinträchtigt werden darf, verbindet sich mit den strukturellen Gewaltursachen seelischen Leids angesichts von Ungleichheit im Gesundheitssystem und Hartz IV auch der politische Auftrag an Ärztinnen und Ärzte, angesichts pathogenetischer Faktoren des Politisch-Ökonomischen politisch keine

Abstinenz zu üben. Hier gilt es, das Veränderbare nicht als unverrückbar hinzunehmen, nicht uns selber also nur fit zu machen für die nächste Runde unserer Konfrontation mit den Opfern solcher Gewaltstrukturen, sondern das „Lernziel Solidarität" ernst zu nehmen und in eigene politische Aktivität einmünden zu lassen, nicht zu flüchten, sondern Stand zu halten und Widerstand zu üben.[12]

Literatur

Arndt, T.: Entsolidarisierung- Die neue Heitmeyer-Studie über deutsche Zustände. 2010. Online: http://www.boell.de/demokratie/demokratie-entsolidarisierung-heitmeyer-deutsche-zustaende-8883.html. [abgerufen am: 9.1.2012].
Eckart, W.E.: Erste Hilfe gesucht – Ist das Gesundheitssystem noch zu retten? In: SWR2 Wissen, AULA, 9.1.2011, 08:33-09:00 Uhr.
Galtung, J.: Strukturelle Gewalt. Beiträge zur Friedens- und Konfliktforschung. Reinbek bei Hamburg 1975.
Graupner, H.: Chancenlos in Deutschland: Geraubte Zukunft. In: Süddeutsche Zeitung. 27.7.2006.
Richter, H.E.: Lernziel Solidarität. Reinbek bei Hamburg 1974.
Richter, H.E.: Flüchten oder Standhalten. Reinbek bei Hamburg 1976.
Richter, H.E.: Der Aufstand der Gefühle. Wer nicht nach außen kämpft, gibt sich auch innerlich auf. In: DIE ZEIT, 26.6.1981 Nr. 27. Online: http://www.zeit.de/1981/27/der-aufstand-der-gefuehle [abgerufen am: 9.1.2012].
Virchow, R.: Was die ‚medicinische Reform' will. In: Die medicinische Reform. 1/1848.

---

12 Vgl.: Richter: Flüchten oder Standhalten. 1976.

Beitrag 8.4

Vom Verlust des Ärztlichen in einer ökonomisierten Medizin

Giovanni Maio

		Rn.
1	Standardisierung	2 – 7
2	Beschleunigung	8, 9
3	Abwertung der Beziehung	10, 11
4	Entwertung des Ärztlichen	12, 13
5	Ersatz der Vertrauensbeziehung durch eine Vertragsbeziehung	14 – 25
6	Was eine humane Medizin sein müsste	26 – 30
6.1	Der Wert der Aufmerksamkeit	26
6.2	Der Wert des Gesprächs	27
6.3	Der Wert der Zuwendung	28 – 30

Literatur

Schlagwortübersicht

	Rn.		Rn.
Arzt-Patient-Beziehung	6, 10, 13 f. 16, 23, 26 – 28	Ökonomie	2 f., 6, 8, 11 f., 14, 25, 30
ärztliche Qualifikation	12	Ökonomisierung der Medizin	14
Behandlungsabläufe	12	persönliche Zuwendung	9
Beschleunigung	8	Qualitätsmanagement	1, 9
Diagnosis Related Groups	12, 26	Qualitätsstandard	9
Effizienzsteigerung	8, 10	Ressourcen	11
Erfolgsdruck	8	therapeutische Behandlung	7
Gesundheitsindustrie	14	Vertrauenskrise	1
Managementsystem	7	Wertschätzung für den Patienten	10
nachhaltige Behandlung	8	Zielvereinbarung	26

1 Die Medizin ist in einer Krise, vor allen Dingen in einer Vertrauenskrise. Sie ist in einer Vertrauenskrise, nicht zuletzt, weil sie zuweilen nicht weiß, was sie überhaupt ist und welche Werte für sie handlungsleitend sein sollen. Das Problem der modernen Medizin besteht darin, dass sie nicht mehr über den Dienst eines Mitmenschen spricht, nicht mehr über das Helfenwollen spricht, sondern fast nur noch über Dienstleistungen spricht, über Kunden, über Qualitätsmanagement, über Wettbewerbsfähigkeit, ja auch über Marketing. Meine These ist nicht, dass früher alles besser war. Aber die moderne Medizin befindet sich in einem enormen Umbruch, in dem es umso mehr sich lohnt, die gegenwärtigen Entwicklungen gerade unter ethischen Gesichtspunkten genauer in den Blick zu nehmen. Meine Grundthese lautet, dass die Krise der modernen Medizin in einem Zusammenhang damit steht, dass sie sich heute mehr als Markt und weniger als soziale Errungenschaft, als Caritas versteht. Dass sich die moderne Medizin zunehmend als Markt versteht, zeigt sich an den sich verändernden Rahmenbedingungen und vor allem an den sich verändernden Grundhaltungen. Von den gegenwärtigen Veränderungen möchte ich fünf Punkte herausgreifen und kritisch beleuchten, um in einem zweiten Teil Vorschläge für die Medizin der Zukunft zu machen.

1 Standardisierung

2 Der Zeitgeist in der modernen Medizin weht heute eindeutig in Richtung Messbarkeit, in Richtung Naturwissenschaft, in Richtung Machbarkeit. All das, was wir früher als humanistisch bezeichnet haben, scheint heute obsolet geworden zu sein. Nicht der Mensch, wie im Humanismus, sondern die Ökonomie und die nackte Zahl stehen im Mittelpunkt, und diese Ökonomie hat alle Heilberufe so zentral erfasst, dass sie stellenweise nicht wiederzuerkennen sind als Heilberufe, als Teile einer sozialen Praxis.

3 Sowohl die Ökonomie als auch die Naturwissenschaften gehen von der Annahme aus, dass es nichts gibt, was nicht in irgendein Verfahren gegossen, nichts, was nicht gemessen, strukturiert und einem „Management" unterzogen werden kann. Verrichten, Messen, Prüfen, Nachweisen – all das wird heute verlangt, und erstaunlicherweise nicht nur dort verlangt, wo tatsächlich nur Prozesse ablaufen wie in der Industrie, sondern auch dort, wo es ausschließlich um Menschen geht. Das Messen, das Überprüfen, das Nachweisen spielt heute eben genau deswegen eine so große Rolle, weil hier im Grunde versucht wird, ein aus der Betriebswirtschaft kommendes System auch auf die Medizin als genuin sozialer Bereich der Gesellschaft zu übertragen. In unserer Zeit werden die Denkkategorien der Ökonomie zu den Leitkategorien der gesamten Gesellschaft erklärt, und so wird der betriebswirtschaftliche Gesichtspunkt nicht nur Begleitumstand, sondern zunehmend zum Leitparadigma der gesamten ärztlichen Arbeit gemacht. Das hat zur Folge, dass die Medizin selbst als Produktionsprozess begriffen wird, als industrieller Prozess, der dann folgerichtig allein nach Effizienzgesichtspunkten optimiert werden muss.

Nach einer betriebswirtschaftlich vermittelten Vorstellung ist das, was von den Heilberufen geleistet wird, das Herstellen, es ist ein Herstellungsprozess, eine „poiesis", wie Aristoteles es definiert hat und eben nicht das was Aristoteles als Praxis beschrieben hat. Für Aristoteles ist die Praxis dadurch charakterisiert, dass sie ihren Wert in sich trägt; das heißt, dass die Praxis allein dadurch dass sie existiert, bereits Sinn macht. Anders ist es bei der „poiesis", die man als herstellende Tätigkeit beschreiben könnte. Die poiesis bezieht ihren Sinn und Wert allein aus der Güte des Produktes, das hergestellt wird. Und in der modernen Medizin haben wir genau diesen Wandel vor uns, dass aus einer in sich sinnstiftenden Praxis eine herstellende Tätigkeit werden soll, die eben nicht mehr in sich wertvoll zu sein hat sondern nur insofern von Wert ist als sie ein gutes Produkt produziert.

Wenn demnach die Heilberufe nur noch eine herstellende Tätigkeit repräsentieren, dann bleibt dies nicht ohne Folgen für die Bewertung dessen, was da „hergestellt" werden soll. Denn – und so lernen wir es im Zeitalter des Qualitätsmanagementsystems – das Herzustellende ist nicht etwas Einzigartiges, was nur von einem persönlichen Behandler hergestellt werden kann, sondern es muss etwas Austauschbares sein, etwas was vom einzelnen Behandler unabhängig zu sein hat, etwas beliebig Wiederholbares, etwas Kontrollierbares und auch etwas Garantierbares, weil man eben nur die Produkte kauft, bei denen ein Garantiestempel mitgeliefert wird. Und so soll im Zuge der Industrialisierung der Heilberufe auch die Handlung des Arztes zu einem austauschbaren, ausschließlich objektiv beurteilbaren und abprüfbaren Herstellungsprozess werden, hinter dem nicht der einzelne persönliche Arzt steht, sondern ein Prozessmanagement, das sich an festgelegten Regeln orientiert. Das Resultat ist, analog zur Industrie, die Standardisierung.

Diese Standardisierungsbestrebungen laufen aber genau dem entgegen, was man als eine gute Behandlung von Patienten bezeichnen würde. Grundmoment einer jeden Behandlung ist doch gerade, dass man sich der unverwechselbaren Person zuwendet und eine Therapieentscheidung fällt, die eben nur und gerade für diese Person die geeignete ist und die nicht eine Therapie von der Stange sein kann. Diese unabdingbare Ausrichtung auf den Einzelfall, stört heute eher, weil sie aus Sicht der Ökonomie die Gefahr der Ineffizienz in sich birgt. In einem System, in dem es vor allem um Effizienz gehen soll, kann die Beachtung der Individualität eines Menschen eine Bedrohung sein, weil diese Beachtung den schnellen Fluss des standardisierenden Machens unterbricht und sozusagen den ganzen Betrieb aufhält.

Ebenso erkennen wir sofort, dass gerade der behandelnde Arzt nicht einfach austauschbar ist, weil es sich bei jeder Behandlung letztlich um eine Begegnung von Menschen handelt, die jeweils einmalig und in dieser Hinsicht gerade nicht wiederholbar ist. Kein anderer hat dies treffender ausgedrückt als abermals Karl Jaspers in seiner *Philosophie* von 1932: „Immer ist der Mensch in seiner Lage als ein Einzelner vor die Aufgabe gestellt, mit seiner Krankheit in seiner Welt eine Lebensform zu finden, die nicht allgemein entworfen und nicht identisch wiederholt werden kann."[1] Die Situationen, in die der Patient gerät, sind stets einzigartige Situationen, Bestandteile eines Lebensvollzugs, die sich einer Kategorialisierung vonseiten eines Managementsystems entziehen und jeder standardisierten Behandlung widersetzen. Die Situationen, in die der Patient gerät, sind jeweils nur in ihrer Unverwechselbarkeit angemessen beschreibbar, und sie lassen sich daher nur schwer in Zahlen und in marktgängigen Termini ausdrücken. Zwar lassen sich bestimmte Tätigkeiten des Therapeuten überprüfen, vergleichen, manchmal gar messen, aber es wird vergessen, dass die therapeutische Behandlung sich immer in einer in sich unverwechselbaren Beziehung vollzieht und nicht ausschließlich als messbares Produkt einer Anwendung von Techniken oder von standardisierten Methoden betrachtet werden kann. Das Messen kann für viele Methoden wichtig sein, und das Problem ist ja nicht das Messen an sich, sondern die Vorstellung, dass mit dem Messen des Messbaren bereits das Ganze eingefangen werden kann. Vergessen wird dabei, dass in dem Versuch des Messens das Wesentliche der therapeutischen Behandlung dem Messenden sich entzieht. Je mehr die Medizin den Kategorien der zählenden Naturwissenschaft und der aufrechnenden Betriebswirtschaft folgt, desto mehr wird sie ihr Augenmerk vor allem auf die Anwendung der nachprüfbaren Techniken richten und vergessen, dass in diesen Verrichtungen der Kern ihrer therapeutischen Beziehung nicht wirklich aufgehen kann.

2 Beschleunigung

8   Die Ökonomie und mit ihr die Bestrebungen der Effizienzsteigerung zwingen unaufhaltsam zur Beschleunigung. Das Diktat des Marktes ist ein Diktat der Zeitökonomie; das heißt nichts anderes als dass alle Abläufe so beschleunigt werden sollen, dass am Ende das wegrationalisiert wird, worauf es bei der Gesundung von Menschen zentral ankommt, nämlich die Zeit, die Zeit für das wirkliche Verstehen, die Zeit für eine nachhaltige Behandlung, die Zeit für das Zulassen und Annehmen eines gemeinsamen Weges in mehreren Etappen. Das Gehen eines gemeinsamen Weges braucht Ruhe, Zuversicht und langen Atem; je mehr unter dem Zeitdiktat der rasche Erfolg sichtbar gemacht werden muss, desto mehr gerät die Beziehung unter einem Erfolgsdruck, der die langfristige und nachhaltige Hilfe geradezu verunmöglicht.

9   Mehr noch: Solange man die Therapie im Zuge des Qualitätmanagementdiktats als einen nach objektivierbaren Kriterien zu überprüfenden Therapieprozess betrachtet, wird man damit unweigerlich das ganze Augenmerk auf das Prozessuale, auf das Verrichten, auf das Machen richten. Therapie wird auf diese Weise zu einer Anwendung eines qualitätsgesicherten Verfahrens, bei dem Güte und Sinn der Therapie in dem aufgeht, was verrichtet wird. Die Gleichsetzung der Medizin mit einer industriellen Betätigung führt dazu, dass allein die Art und Weise der Verrichtung selbst zählt und alles andere absolut untergeordnet wird. Zu dem allen anderen, was hierbei geopfert wird, gehört nicht zuletzt die per-

---

1   Jaspers: Philosophie. 2008, S. 338.

sönliche Zuwendung; diese Zuwendung, das einfühlende Anteilnehmen, das persönliche Engagement, all das wird in Zeiten des Qualitätsmanagements immer mehr als idealistische Beigabe betrachtet, als ein Sahnehäubchen, auf das man in unseren Zeiten auch verzichten kann, weil es eben Wesentlicheres gibt, nämlich die Einhaltung von Qualitätsstandards, zu denen die persönliche Zuwendung kaum zählen kann, weil sich diese schlecht messen lässt. Diese Problematik der Verdinglichung menschlicher Beziehungen hat schon Erich Kästner auf den Punkt gebracht, als er schrieb: „In ihren Händen wird aus allem Ware. In ihrer Seele brennt elektrisch Licht. Sie messen auch das Unberechenbare. Was sich nicht zählen lässt, das gibt es nicht."[2]

3 Abwertung der Beziehung

Zu wenig wird bedacht, dass die Behandlung von Menschen gerade nicht darin aufgehen kann, was getan wird, sondern die Güte einer Therapie bemisst sich auch und gerade danach, mit welcher persönlichen Einstellung und Motivation heraus, mit welchem Geist sie vollzogen wird.[3] Hier ist es eben nicht die Technik, nicht die Applikation einer bestimmten Methode, die ihre Wirkung entfaltet, sondern es kommt allen voran darauf an, in welchem Beziehungsgeschehen die Therapien erfolgen. Und diese Beziehung hat ganz wesentlich mit der Haltung und nicht mit der Handlung zu tun. Heilung ist als Resultat einer Begegnung zu verstehen; sie kann nicht adäquat als Produkt einer Anwendung erfasst werden. Das ökonomisierte System suggeriert in problematischer Weise, dass mit der Applikation des „Richtigen" die Behandlung erschöpft sei. Dabei ist damit ihr Kerngehalt noch gar nicht berührt. Mit dem ökonomisch durchgetrimmten System wird damit zunehmend aus dem sinnstiftenden Dienst am Menschen nicht mehr als eine „personennahe Dienstleistung" gemacht, nach ökonomisch-verwaltungstechnischen Vorgaben und nach Vorschrift. Damit wird genau das unterbewertet wird, was für viele Menschen der eigentliche Grund war, sich für den Helferberuf Arzt zu entscheiden. Erfüllung für den Arzt und echte Hilfe für den Kranken kann doch nur dann sich ergeben, wenn die ärztlichen Verrichtungen auf einer gesunden Basis stehen, und diese Basis kann nur die Grundhaltung der Wertschätzung für den Patienten, die Grundhaltung des authentischen Helfenwollens, die Grundhaltung der unhinterfragbaren Menschenliebe sein. Als Ideale für die Medizin hatten bisher Werte gegolten wie Hilfe, Fürsorge, Begleiten, Beistand; all diese Werte gelten heute mehr und mehr als antiquiert und mehr noch – solche Werte erscheinen heute geradezu störend für eine ärztliche Tätigkeit, die eine rein leistungsbezogene sein soll. Das, was ja der eigentliche Grund war, Arzt zu werden, wird manchmal gar zum lästigen Hindernis, das gelegentlich der Effizienzsteigerung und der Rentabilität im Wege steht. Daher muss deutlich gemacht werden,

---

2 Kästner: Zeitgenossen, haufenweise. 1998, S. 18.
3 Maio: Mittelpunkt Mensch – Ethik in der Medizin 2012, S. 375 ff.

dass die Behandlung von Patienten nicht in der unpersönlichen Einhaltung von formalen Normen aufgehen kann, sondern nur dann wenn die Handlungen eingebettet sind in authentische menschliche Beziehungen.

11 Selbstverständlich ist das ökonomische Denken auch und gerade in der Medizin sehr wichtig. Ohne ökonomisches Denken würde man sonst einfach zu viele kostbare Ressourcen verschwenden. Daher gehört die Ökonomie zur Medizin unabdingbar dazu, aber man muss der Ökonomie ihren Raum zuteilen. Der Raum der Ökonomie ist dort, wo sie der Medizin hilft, ihre Ziele ohne Verschwendung zu erreichen. Die Ökonomie ist also eine Dienerin der Medizin, eine Disziplin, die der Medizin hilft, ihr zu helfen hat, indem sie durch das vernünftige Wirtschaften eben erst die Freiräume ermöglicht, in denen Medizin überhaupt erst realisiert werden kann. Tatsächlich aber ist es heute so, dass die Ökonomie heute nicht mehr der Medizin dient, sondern dass die Medizin vielmehr der Ökonomie dient. Die Lokomotive sozusagen ist nicht mehr die Medizin, die da sagt, wo es lang geht, sondern Lokomotive ist jetzt nur noch die Ökonomie, die Vorgaben macht und genau diktiert, was sich rentiert, was sich lohnt und wie genau zu behandeln ist, damit am Ende die Zahlen stimmen. Das ist die verkehrte Welt, in der die moderne Medizin sich gerade bewegt. Und diese verkehrte Welt, sie ist gefährlich, nicht nur für die Ärzte und Behandler, sondern für die gesamte Gesellschaft. Wenn nicht mehr das Medizinische, sondern das Ökonomische zum Eigentlichen wird, dann verabschieden wir uns auch von bestimmten Werten in der Gesellschaft.

4 Entwertung des Ärztlichen

12 Im Grunde, und das ist ja das Fatale an der ökonomischen Orientierung, möchte man im modernen System keine wirklichen Ärzte mehr, sondern eher Manager, die eben gekonnt die vorgegebenen Behandlungspakte zusammenbauen können. Man möchte ein System, in dem alle Tätigkeiten organisatorisch zerlegt werden. Alles, alle Untersuchungs- und Behandlungsabläufe werden zerstückelt, weil man nur so überall effizienter werden kann. Auf diese Weise aber kann die ureigene ärztliche Qualifikation kaum noch richtig zur Geltung kommen. Das Proprium des Ärztlichen, das der Arzt eben ganzheitlich denkt und den ganzen Menschen sieht und nicht nur ein Organ, den ganzen Menschen und nicht nur eine DRG-Diagnose, dieses eigentlich Ärztliche, das ist nicht mehr gefragt. Die Ökonomisierung führt sukzessive zu einer Art Schlüssellochmedizin, weil die Ärzte unter dem Diktat der Ökonomie verlernen ganzheitlich zu denken und stattdessen dafür belohnt werden, wenn sie sich allein auf die DRG-Diagnose oder Ausgangsdiagnose und somit auf einen Teilsegment verlassen ohne je zu beanspruchen, den Menschen als Ganzes zu sehen.

13 Dem modernen Arzt werden auch kaum mehr fachliche Ermessensspielräume gelassen; es wird eben immer weniger seiner Persönlichkeit, seiner Erfahrung überlassen, sondern es wird einfach bis ins Kleinste alles diktiert, was der Arzt zu

machen hat. Auf diese Weise aber ist das, was der Arzt dann tut, eigentlich nichts professionell Ärztliches mehr, sondern es ist doch nichts Anderes als ein Handeln nach Vorgaben, nach Gebrauchsanweisungen. Wir haben es im Zuge der Ökonomisierung hier mit einer politisch gewollten Deprofessionalisierung der Ärzteschaft zu tun, an deren Ende der Verlust der Vertrauenswürdigkeit des Arztberufs steht. Das Vertrauenswürdige an der Profession lag gerade in der Unerschütterlichkeit, mit der der Arzt sich für das Wohl des Patienten einsetzen kann, weil er als Vertreter einer Profession eben Anhänger eines freien Berufs war. Je mehr nun aber die Ärzte ökonomische Anreize erhalten, desto mehr verlieren sie ihre zentrale Grundlage für die Ausübung einer Profession und das ist die Freiheit, die Freiheit, sich allein am Wohl des Patienten zu orientieren. Die Erlösorientierung eines Unternehmens stellt andere Forderungen als es die Loyalitätspflicht des Arztes dem Patienten gegenüber nahelegen würde. Hier wird der Arzt tagtäglich in einen Rollenkonflikt getrieben, den er mittelfristig nur dann bewältigen zu können glaubt, wenn er sich von den hehren Idealen eines freien Berufs verabschiedet und sich eben an die Betriebswirtschaft anpasst, anpasst, weil es scheinbar die Sachzwänge so befehlen. Kaum wird aber bemerkt, dass dies einem Ausverkauf des Ärztlichen und damit einem Ausverkauf der Vertrauenswürdigkeit der Medizin gleichkommt.

5 Ersatz der Vertrauensbeziehung durch eine Vertragsbeziehung

Der moderne Arzt in einer ökonomisierten Medizin verwandelt sich zunehmend zu einem Anbieter von Gesundheitsleistungen, der mit seinem Wissen und Können nicht mehr zugleich auch seine Person in den Dienst seiner Patienten stellt, sondern der nunmehr lediglich sein Wissen und seine Fertigkeiten in den Dienst einer Gesundheitsindustrie stellt. An die Stelle einer Fürsorgebeziehung tritt eine unverbindliche Dienstleistungsbeziehung. Der Dienstleister-Therapeut soll innerhalb eines Industriekomplexes Gesundheitswesen nicht mehr anbieten als eine Sachleistung, die im Rahmen eines Vertrages sozusagen abgewickelt wird. Der Vertrag kann im Vorfeld genau gemustert werden, und man geht mit der Etablierung der Vertragskriterien keine Risiken mehr ein. Man ersetzt das eigentliche Vertrauensverhältnis, bei dem man in die Persönlichkeit emotional investiert durch ein sichereres Verhältnis, bei dem man auf der sichereren Seite ist, weil man das vage und diffuse Vertrauenkönnen durch das evidenzgesicherte Überprüfenkönnen ersetzt. Dass man aber in der Ablösung des an der Persönlichkeit gebundenen Vertrauensverhältnisses durch ein sachlich-unpersönliches Vertragsverhältnis den Kerngehalt dessen aufgelöst hat, worauf der hilfesuchende Patient existentiell angewiesen ist, wird hier kaum bedacht. Ein Mensch in einer Krisensituation braucht eben keinen ausgewiesenen Ingenieur, bei dem alle Zahlen stimmen, sondern er wird angewiesen sein auf eine Persönlichkeit, bei der er sich aufgehoben fühlt. Diese Angewiesenheit auf Vertrauen ist für den

Patienten sicher gefährlich, weil er damit in einer schwachen Position sich befindet, die natürlich auch ausgenutzt werden kann. Aber dieses Hoffenwollen auf eine Persönlichkeit, von der man menschlich verstanden wird, diese Sehnsucht des hilfesuchenden Menschen nach einer Vertrauensperson wird man nicht abstellen können durch die Lieferung eines perfekten Produktes. Die Sehnsucht bleibt. Und das perfekte Funktionieren wird diese Hoffnung des Patienten nicht wirklich befriedigen können, weil es hier um die ganze Existenz geht, um existentielle Erfahrungen, die Persönlichkeiten erfordern und keine Techniker. Die Idealsituation, die angestrebt werden müsste ist doch die Ermöglichung eines Vertrauensverhältnisses, das sich nicht nur auf einen persönlichen Eindruck stützt sondern auch unabdingbar gestützt werden muss durch die Gewissheit um die Beherrschung der Kunst der Medizin. Das Können der Kunst und das Sein einer Persönlichkeit – in dieser Kombination liegt die eigentliche Verheißung einer guten Medizin. Der moderne Trend aber ignoriert vollkommen die Notwendigkeit der Persönlichkeit und reduziert die Kunst der Medizin auf eine modularisierte Fertigkeit, streng nach Leitlinie und streng nach naturwissenschaftlich erhobener Empirie. Die Verbindung von Ökonomie und Naturwissenschaft macht aus der Kunst ein Handwerk und erklärt die Persönlichkeit des Behandlers für unerheblich. Aber das ist keine Medizin.

15 Wir leben also in einer Zeit, in der der vertragliche Tausch als Paradigma ökonomischer Verhältnisse alle Bereiche sogar des sozialen und privaten Lebens bestimmt. Aber der Vertrag reicht für eine gute Medizin nicht aus, so meine These. Und warum reicht er nicht? Sechs Punkte zur Eigenschaft des reinen Vertragsverhältnisses.

16 Diese Punkte haben insofern eine besondere Bedeutung für die moderne Medizin als diese sich gegenwärtig geradezu ausschließlich nach dem Vertragsmodell organisiert. Alle Abläufe in den Kliniken werden so aufgebaut, als ginge es im Umgang mit Patienten allein um die Realisierung eines auf den Vertrag reduzierten Verhältnisses zwischen Patient und Arzt. Vor diesem Hintergrund seien Charakteristika des Vertrages benannt, die allesamt zugleich die Engführung der modernen industrialisierten Medizin verdeutlichen können.

17 1. Der Vertrag ist immer etwas Vorgefertigtes. Im Vertrag ist genau beschrieben, worin die Pflichten bestehen und in welcher Weise diese zu erfüllen sind. Der Vertrag kennt also keine Offenheit, er legt alles genau fest, was zu tun ist; er lässt keinen Raum für eine situationsangemessene Handlung. Der Vertrag reagiert nicht auf eine spezifische Situation, auf eine konkrete individuelle Not, er ist im Vorhinein fest konturiert worden. Der Vertrag diktiert also die Handlungen in einer Weise, dass das Diktat bereits vor dem Vollzug der Handlung festgelegt worden ist. Der Vertrag ist somit keine Antwort, sondern ein Vorlaufen. Der Vertrag lässt letzten Endes daher keinen Dialog zu, er ist antidialogisch ausgerichtet.

18 2. Der Vertrag berührt die zu vollziehende Sache, nicht aber die vollziehende Person. Der Vertrag impliziert insofern eine Unpersönlichkeit, und mehr noch: er impliziert eine Entindividualisierung des Vollzugs, weil es innerhalb eines

Vertrages gleichgültig zu sein hat, ob diese Person oder eine andere mit gleicher Qualifikation die Vertragskriterien erfüllt. Innerhalb eines Vertrages sind also die Vertragspartner grundsätzlich austauschbar, ihrer unverwechselbaren Person kommt keinerlei Bedeutung zu. Aber es ist nicht nur die Unpersönlichkeit der Vertragspartner, sondern auch die Abstraktheit des Vertragsguts, das hier die Unpersönlichkeit ausmacht; der Gegenstand des Vertrages ist formalisiert, er ist einfach ein abstraktes Gut, das zwangsläufig schematisiert werden muss.

3. Der Vertrag ist immer selbstbezogen; er hat die eigenen Interessen im Blick; er dient der Sicherung von Interessen; sicher auch des Ausgleichs der Interessen, weil jeder Vertragspartner auf die Implementierung der je eigenen Interessen achten wird. Aber diese Orientierung an dem Eigenen ist ein Grundzug des Vertrages. Daher ist der Vertrag letzten Endes das Gegenteil des sozialen Engagements. Der Vertrag soll das Engagement sozusagen überflüssig machen, indem die vertraglichen Leistungen genau definiert werden. Der Vertrag sieht also kein Helfenwollen vor, er sieht nicht vor, dass man sich als Vertragspartner Gedanken über das Wohlergehen des anderen macht. Es genügt, wenn man seine vereinbarten Pflichten erfüllt; mehr sieht der Vertrag nicht vor.

4. Beim vertraglichen Tausch, beim Kauf geht es um die strikte Einhaltung des Vereinbarten; das Verhalten ist genau beschrieben; es lässt keine Deutungen und Abweichungen zu – und das Verhältnis findet sein Ende mit der Bezahlung und Lieferung. Es bleibt sozusagen keine Schuld übrig, keine Verbindlichkeit und vor allem keine Beziehung. Die Beziehung ist jedenfalls nicht einkalkuliert im Tausch, der ja gerade durch die Unabhängigkeit der Tauschpartner charakterisiert ist, weil er ja den Anspruch der Objektivität hat. Man kann es auch so sagen: innerhalb einer Tauschbeziehung endet man nach Vollzug der korrekten Verfahren im Leeren; es bleibt nichts übrig.

5. Der Vertrag zielt allein auf den Ausgleich, auf die strikte Äquivalenz der Sache. Diese Sache wird quantifiziert und abgegolten, und damit ist alles erledigt. Das heißt, dass der Vertrag gerade nicht mit einer genuin moralischen und persönlichen Verpflichtung einhergeht. Man erwartet vom Vertragspartner keine persönliche Verpflichtung. Diese ist unnötig, weil die Vertragskriterien bereits alles abgegolten haben. Hénaff hat den Vertrag als den „Tausch des banalen Lebens" beschrieben,[4] dem es an Würde fehlt und das mit den gewöhnlichen Erfordernissen zu tun hat. Für das banale Leben mag der Vertrag genügen, aber für Menschen in Not?

6. Der Vertrag impliziert Distanz. Wenn allein die rechtlichen Regeln das Verhältnis bestimmen, dann besteht keine persönliche Nähe und somit kein Bewusstsein der moralischen Verwandtheit, sondern es sind moralisch Fremde, die sich gegenübertreten. Daher entlässt der Vertrag den Menschen nicht aus seiner Einsamkeit, gerade weil der Vertrag keine Nähe zu vermitteln vermag, ja gar keine Nähe zu vermitteln gedenkt. Genau das ist der springende Punkt: der Vertrag, er

---

4   Hénaff: Der Preis der Wahrheit: Gabe, Geld und Philosophie. 2009, S. 474.

bindet die Menschen, aber er verbindet sie nicht, die Vertragsbeziehung ist einfach keine soziale Beziehung. Die Überbetonung des Vertrages als Modell des Marktsystems führt zum Verlust des sozialen Bandes. Das hat schon Max Weber erkannt, indem er gesagt hat:

„Wo der Markt seiner Eigengesetzlichkeit überlassen ist, kennt er nur Ansehen der Sache, kein Ansehen der Person, keine Brüderlichkeits- und Pietätspflichten, keine der urwüchsigen, von den persönlichen Gemeinschaften getragenen menschlichen Beziehungen".[5]

23 So notwendig die Vertragsbeziehung auch ist, wenn wir nur auf sie setzen, so läuten wir nichts anderes ein als eine Vergleichgültigung der menschlichen Beziehungen, weil mit dem reinen Tauschverhältnis so eine Art Recht auf Gleichgültigkeit transportiert wird. Je mehr der Vertrag als zentrales Paradigma gepriesen wird, desto mehr wird die soziale Frage reduziert auf eine „effiziente Sozialität",[6] bei der es eben dann nicht mehr primär um authentische Helferbeziehungen, um persönliche Bindungen geht, sondern stattdessen um formale Regelbefolgungen. Mit der Propagierung der Vertragsbeziehung in der Medizin sollen stillschweigend die persönlichen Beziehungen zum Patienten auf ein Minimum reduziert werden, gerade weil jede persönliche Betreuung das allein auf Effizienz ausgerichtete Sozialsystem und dessen Reibungslosigkeit und Operationalisierbarkeit in Frage stellen könnte. Je unpersönlicher das System ist, desto besser lässt es sich kontrollieren, überwachen, steuern, eben managen. Unter der Vorherrschaft des Effizienzdiktats wird dadurch die abstrakte zweckmäßige Vertragsbeziehung zur einzigen, die sozusagen betrieblich legitimiert erscheint. – Aber der Vertrag reicht eben nicht.

24 Schlussfolgernd lässt sich sagen: Indem wir Vertragspflichten einhalten oder indem wir das Arzt-Patient-Verhältnis als ein Vertragsverhältnis beschreiben, haben wir dem Verhältnis die genuin moralische Komponente entrissen. Die Vertragspflicht zu erfüllen ist nicht wirklich der Kern der Moral. Nach Kant wäre die Erfüllung der Pflicht dann der Kern der Moral, wenn die Pflicht aus der eigenen Reflexion der Universalisierbarkeit der Maximen resultierte. Wenn man aber nur die Pflicht erfüllt, die der Vertrag vorgibt, dann hat das mit der moralisch relevanten Pflicht nichts zu tun, weil diese Pflichten eben heteronome Pflichten sind und daher keine genuin sittlichen.

25 Ökonomisches Denken und Vertragsverhältnisse sind überhaupt erst eine Voraussetzung dafür, dass eine Gesellschaft und auch ein Sozialsystem wie Medizin funktionieren kann. Die Notwendigkeit von Ökonomie und Vertrag, von Tausch und Garantien zu leugnen wäre töricht. Das wussten auch schon Platon und Aristoteles, indem sie betont haben, dass die Austauschgemeinschaft überhaupt erst einmal die polis ermöglicht. Der Tausch und der Vertrag sind also Voraussetzungen dafür, dass

---

5 Weber: Marktgemeinschaft. In: Ders.: Wirtschaft und Gesellschaft. Gemeinschaften 2009, S. 55.
6 Hénaff: Der Preis der Wahrheit: Gabe, Geld und Philosophie. 2009, S. 527.

Menschen in Gemeinschaft leben können. Das ist unbestritten. Heute aber leben wir in einer Gesellschaft, in der die Tausch und der Vertrag eine solche Dominanz erfahren haben, dass sie sich einfach verselbstständigt haben. Sie sind zum Leitparadigma geworden, dem alles andere untergeordnet wird. Das aber wird der Medizin als genuin sozialer Praxis nicht gerecht.

6 Was eine humane Medizin sein müsste
6.1 Der Wert der Aufmerksamkeit

Was der Arzt zu geben befähigt werden müsste, ist nichts anderes als die Aufmerksamkeit; die Gabe, auf den anderen hören zu wollen, die Gabe, in den anderen hineinzuhören, sich zu öffnen für den anderen. In der modernen Medizin sind wir viel zu sehr auf das Sehen ausgerichtet, auf das optisch Wahrnehmbare und Objektivierbare; viel zu wenig wird der Stellenwert des Hörens unterstrichen, das Hören als eine tiefe Form der Aufmerksamkeit. Aufmerksamkeit, das geht aber nur mit einer entsprechenden Grundstimmung, und das geht nur ohne Eile, ja ohne Hast, ohne vorgegebenes Ziel, ohne Zielvereinbarung. Aufmerksamkeit geht nur ohne Anspannung, ohne den Druck, ohne einen Imperativ, und sei es der Imperativ des Erfolges. Aufmerksamkeit geht nur innerhalb einer Grundstimmung des Wohlwollens, das sich nicht an vorgegebene Raster hält und kein Outcome im Blick hat, sondern das einfach da ist in seiner unergründlichen Offenheit für den anderen. Wohlwollen, das statt des gedanklich vorgegebenen Outcomes etwas ganz anderes im Sinne hat, indem es gar nichts im Schilde führt, keine konkrete Absicht verfolgt, sondern stattdessen eine Grundbereitschaft mitbringt, und das ist die Bereitschaft, sich einzulassen auf die Welt des Anderen und sich dabei auch überraschen zu lassen von dieser Welt des Anderen. Diese Grundbereitschaft des Sich-Einlassens auf den Anderen kann innerhalb eines auf reine Effizienz und Funktionalität ausgerichteten Betriebes Krankenhaus nur schwer realisiert werden, gerade weil das Sich-Einlassen etwas notwendig macht, und das ist die Grundhaltung des Warten-könnens, die Grundhaltung des Nicht-Wissen-Könnens was die Begegnung eröffnen wird. Aufmerksamkeit erfordert ein solches Offenbleiben, das sich einer Definition des Patienten, einer Subsumierung unter eine DRG-Diagnose grundlegend widersetzt. Schon die Definition einer Diagnose und die Reduzierung des Patienten auf seine Diagnose ist ein aufmerksamkeitsnegierender Vorgang. Die Diagnose ist notwendig, aber sie verführt zur Schematisierung und lässt die grundlegend notwendige Aufmerksamkeit für die Unverwechselbarkeit der kranken Person verkümmern, weil die Diagnose abstrahiert, und zwar in einem doppelten Sinn. Sie macht aus der konkreten Lebenswelt eines konkreten leidenden Menschen eine Abstraktion Krankheit und sie abstrahiert, indem sie die Aufmerksamkeit ablenkt weg vom kranken Menschen hin zur Krankheit. Wer lernt, in einem Betrieb Krankenhaus, nicht mehr Menschen zu behandeln, sondern DRG-Diagnosen, verlernt zuallererst die zentrale Voraussetzung einer guten Behandlung, und das ist die Voraussetzung der Aufmerksamkeit.

6.2 Der Wert des Gesprächs

27 Die Basis einer personalen Medizin vermittelt sich schon über die Erscheinung des Arztes, seine Körperhaltung, seine Mimik, sein Tonfall, seine Gesten, sein Blick. Sie vermittelt sich aber auch durch eine authentische Kommunikation, die eben mehr sein muss als eine Übermittlung korrekter Informationen. Denn genau darin liegt die Kurzschlüssigkeit einer auf Effizienz ausgerichteten Medizin, dass sie die Kommunikation nur funktionalistisch betrachtet und nicht anerkennt, dass sich über die Kommunikation die ganze Grundhaltung vermittelt. Durch die Ökonomisierung der Medizin und der damit verbundenen Arbeitsverdichtung fällt das ungeplante und spontane Gespräch zwischendurch weg, das Gespräch, das nicht sein muss, das aber eine zentrale Bedeutung erlangen kann für den Patienten. Dieses Gespräch zwischendurch, das supererogatorische Gespräch wird Zug um Zug wegrationalisiert. Aber das ist nur die eine Seite der zunehmenden Sprachlosigkeit der modernen Medizin. Die andere Seite, die ebenfalls mit der Ökonomisierung eingeführt wird, ist die Reduzierung des Gesprächs auf eine zweckrationale Gesprächstechnik. Jungen Ärzten wird oft beigebracht, wie sie sprechen müssen, damit man durch gute Techniken ein gutes „Outcome" erhält; es wird ihnen beigebracht, mit welchen rhetorischen Mitteln man Empathie vermitteln kann. Ähnlich wie Verkäufer lernen, wie sie mit Kunden zu sprechen haben, um sie emotional auf den Kauf einzustimmen, so lernen Ärzte heute zuweilen, wie sie sprechen sollen, damit der Patient auf einen reibungslosen Ablauf vorbereitet werden kann. Ähnlich wie beim Kundengespräch wird auf diese Weise eine neue „Gesprächskultur" eingeführt, und das ist die Kultur des inszenierten Gesprächs, die Kultur des Gesprächsmanagements, was am Ende nichts anderes ist als die Kultur des unauthentischen Gesprächs, die Kultur der Fürsorge als schöner Schein. Das Gespräch wird auf diese Weise zur Fassade, und hinter den geschickt verwendeten Worten verbirgt sich etwas anderes als durch die Worte vermittelt werden soll, nämlich die Teilnahmslosigkeit. Das ist wohl der schwerwiegendste Effekt ökonomischer Rationalitäten in der Medizin, dass erstmals hinter geschickter Inszenierung und perfektem Service eine Grundhaltung salonfähig gemacht wird, die anstelle des empathischen Engagements eine gut maskierte aber salonfähig gemachte Teilnahmslosigkeit zur Grundlage hat. Den Ärzten wird nicht beigebracht, wie sie Empathie empfinden können, sondern wie sie so tun können, als hätten sie Empathie. Das aber hat mit sprechender Beziehungsmedizin nichts zu tun, gerade weil das Wort hier nicht als an sich wertvoll und als Ausdruck der Beziehung angesehen wird, sondern als Mittel zum Zweck.

6.3 Der Wert der Zuwendung

Erfüllung kann der Arzt nur in seinem Beruf finden, wenn es ihm gelingt, sich eine grundlegende Wertschätzung des Patienten zu bewahren und diese zum Ausdruck zu bringen. Wenn es ihm gelingt, sichtbar zu machen, dass ein zwischenmenschliches Band besteht zwischen Arzt und Patient. Zygmut Baumann sprach mal davon, dass in jeder Begegnung der Mensch über einen Wassertropfen verfügt, der, so Baumann „das Faß der moralischen Indifferenz zum Überlaufen bringt";[7] ich denke, dass die Wertschätzung und das Daseinwollen für Andere genau dieser Tropfen ist, der Tropfen, ein kleiner Tropfen nur, der zum Ausdruck bringen kann, dass der andere einem nicht gleichgültig ist, dass man Verantwortung empfindet für ihn, dass man sich als Mensch aufgerufen fühlt, für ihn da zu sein.

Die größte Hilfe, die ein kranker Mensch von der Medizin erwarten kann, ist am Ende die Menschenliebe, die den Arzt umströmt und leitet. Daher sollten wir alles tun, dass diese Menschenliebe nicht auf ein verzichtbares Sahnehäubchen einer auf Funktionalität ausgerichteten modernen Medizin herabgestuft wird, sondern dass neu ins Bewusstsein gebracht wird, dass ohne diese sich verschenkende Menschenliebe auch die bestfunktionierende Medizin nicht wirklich eine humane Medizin sein kann.

Der Wert und der Kern des Arztberufs liegt eben nicht im Heilenkönnen, sondern vor allen Dingen darin, dass sich ein Mensch eines anderen Menschen in seiner Not annimmt. Diese Sorge um den Anderen ist der Kern dessen, was das Arztsein ausmacht. Eine Medizin, die ihren Auftrag als Dienst am Menschen versteht, wird dem Kranken nicht nur Dienstleistungen anbieten, sondern sie wird ihm dabei helfen, sich für die Einsicht zu öffnen, dass es kein sinnloses Sein gibt, und erst recht nicht, solange auch der kränkste Mensch auf ein verstehendes Gegenüber hoffen kann. Und nicht selten ist das letzte Gegenüber eines Menschen ein guter Arzt. Allein dies wäre Grund genug, alles dafür zu tun, dass auch in Zukunft jeder auf einen solch guten Arzt hoffen kann. Daher dürfen Ärzte die Realisierung der Medizin nicht der Ökonomie überlassen, sondern sie müssen darum kämpfen und werben, dass Medizin kein Gewerbe wird, sondern eine zentrale Form der Zuwendung bleibt.

Literatur

Baumann, Z.: Postmoderne Ethik. Hamburg 2009.
Hénaff, M.: Der Preis der Wahrheit: Gabe, Geld und Philosophie. Frankfurt 2009.
Jaspers, K.: Philosophie. Band II. Existenzerhellung. 4. Aufl. Berlin 1998.
Kästner, E.: Zeitgenossen, haufenweise. München 1998.
Maio, G.: Mittelpunkt Mensch – Ethik in der Medizin. Stuttgart 2012.
Weber, M.: Marktgemeinschaft. In: Ders.: Wirtschaft und Gesellschaft. Gemeinschaften. Tübingen 2009, S. 54-57.

---

7 Baumann: Postmoderne Ethik. 2009, S. 83.

Stichwortverzeichnis

Abrechnung 85
Agenda der Gesundheitsgerechtigkeit 378
Alan Gewirth 393
Allokation 175
Allokationsentscheidungen 270
Alters- und Invalidenversicherungsgesetz 409
Anerkennung 385
Anthropologie 52
Arzneimittelentwicklung 307
Arzneimittelgesetz 307
Arzneimittelversorgung 212, 213, 214, 219, 223
Arzt-Patient-Beziehung 249, 251, 254 f., 255, 384, 423, 426, 427, 428, 430, 431, 432, 433
Arzt-Patient-Verhältnis 164
Arzthaftungsrecht 71
ärztliche Qualifikation 426
ärztliches Berufsrecht 71
Assent 310
Aufgabenteilung 276
Aufklärung 57, 296
Aufklärungsprozeduren 300
Autonomie 301, 310, 346
Axel Honneth 386 f., 387
Basisfinanzierung des Gesundheitssystems 417
Begleitforschung 325, 330
Behandlungsabläufe 71, 426
Behandlungsgarantien 271
Behandlungsleitlinien 92
Beirat 175

Belastung 300
Beneficence 310
Beschaffungskriterien 231
Beschaffungsmanagement 230, 237, 241
Beschaffungsprozessen 231, 238
Beschleunigung 424
Budgets 275
Chancengleichheit 364, 418
Chemotherapie 313
Compliance 84, 92 f., 93, 200, 203, 204, 205, 206, 208, 209, 210
consumerisation 51
Contergan 307
Critical Incident Reporting System 150
Deklaration von Helsinki 335, 347
demographischer Wandel 45, 113, 409, 411, 417
Diagnosis Related Groups 46, 164, 247, 426, 431
Diagnostik 325
Dilemmastrukturen 119
direkter Gruppennutzen 336
Diskurs 270
Do ut des 99
DRG-System 7
Effizienzsteigerung 424 f., 425
Eigennutzen 323
Einsparpotentiale 55
Einwilligung 296
Einwilligungsfähigkeit 310
embryonale Stammzellen 214
Entscheidungsnotlage 306
Entscheidungsprozess 164, 174

Entsolidarisierung 413 f., 414
Equipoise 299, 319, 324, 326
Equivalenzbedingung 324
Erfahrung 306
Erfolgsdruck 424
Erkrankungsrisiko 59
Ersatzkauf 233
Ethik 7, 15, 28, 34
Ethik-Liaisondienst 183, 185 f., 186
Ethikberater 183, 184, 185
Ethikberatung 251, 255, 256, 257, 258, 259, 260, 261, 262, 264 f., 265
ethische Fallbesprechung 165, 169
ethische Handlungsleitlinien 190, 192, 195
ethische Handlungsmaxime 146
Ethische Kriterien 175
ethische Leitlinien 215
europäischer Pharma-Verband EFPIA 224
Ewing-Tumor 313, 322
Fallpauschalenkatalog 86
Fast Track Surgery 193
Fastkatastrophen 147
Fehlerbewusstsein 146
Fehlermanagement 149, 155, 159
Finanzierbarkeit 7
Finanzierungsreform des Gesundheitswesens 407
Finnland 270
Forschung mit Kindern 307
Forschungsförderung 54
Forschungsfreiheit 344
Forschungsmethoden 214
Forschungsschwerpunkte 214
Fortbildung 175
Fremdnutzen 311
Fremdnutzens 340
Früherkennung 58
Funktionstrennung 201
Fürsorge 310, 343, 387
Gabe 385
Gemeinsamer Bundesausschuss 293
Genforschung 214

genomische Medizin 49
gerechte Gesundheit 363
Gerechtigkeit 310, 343, 346
Gerechtigkeitsfrage 174
Gerechtigkeitsprinzip 13
Geschäftsführung 173
Gesetz über die Unfallversicherung 409
Gesetz zur Krankenversicherung 409
Gesetzliche Krankenversicherung 247, 410 f., 411
Gesundheit 364, 407, 408, 409, 411, 417
gesundheitliche Ungleichheiten 365
Gesundheitsausgaben 247
Gesundheitsdienstleistungen 115, 120
Gesundheitsforschung 54
Gesundheitsgradient 366
Gesundheitsindustrie 427
Gesundheitskonzepte 59
Gesundheitsreform 407, 410 f., 411, 413, 416 f., 417
Gesundheitssteuer 272
Gesundheitsversorgung 55, 247 f., 248, 363, 411, 413, 417
Gesundheitswesen 38, 43 f., 44, 46
Gesundheitswirtschaft 54
Gewinnorientierung von Pharmaunternehmen 116
Golden Parachute Behaviour 191
Greenmail Action 191
GRID-Konzept 132
Grundlagenforschung 312
Grundprinzipien der Priorisierung 277
Grundsätze der Priorisierung 271
Gruppennutzen 316
Gruppenschaden 335
Health Care Ethics Comittees 180
Health in all policies 370
health literacy 57
Health Technology Assessment 273
horizontale Priorisierung 271
Humanität 43
implizite Priorisierung 271
Individualebene 173

Individualisierte Medizin 49, 50, 51, 54, 57, 62
individualnützig 298
individuelle Freiheit 98
individueller Nutzen 311
Industrialisierung 38, 40, 41, 42, 43
industrielle Revolution in der Medizin 41
informationsbasierte Medizin (IBM), 49
Informationsrechte 56
informed consent 296, 310
Innovationen 49
Institut für Qualität und Wirtschaftlichkeit im Gesundheitswesen 294
Instrumentalisierung 340
Instrumentalisierungverbot 345
Interessenkonflikt 296
internationaler Pharma-Verband IFPMA 224
Investition 122, 123, 124
Kannibalisierungseffekte 214
Kennzahlen 138 f., 139, 141, 192
Kinder 296 f., 297, 307
Kinderkrankheiten 307
Kinderonkologie 353
Klinische Ethikberatung 165, 173, 180, 181, 182, 183, 184, 185, 186
Klinische Ethikkomitees 165
klinische Relevanz 53
Klinisches Ethik-Komitee 181
Knochenmarkpunktionen 329
Knochenmarktransplantation 313, 338
Kommunikation 174
Komponentenanalyse 321
Konflikte 172
Konkurrenzdruck 255
Korruptionsbekämpfung 226
Korruptionsprävention 200, 201, 202, 203, 209
Kostendruck 232
Kostensenkung 38, 43, 45
Krankenhaus 164, 173
Krankenhausfinanzierung 416 f., 417

Krankenversorgung 310, 324
Krebserkrankungen 307
Lebenspläne 364
Lebensqualität 330
Leib-Seele Einheit 52
Leistungsbegrenzung im Gesundheitswesen 270
Leistungskatalog 273
Leistungsprozesse 138, 140
Leistungsträger 130
Leitlinien 174
Leukämie 308, 322, 325, 329, 335
Lotterie der Gene 8, 9, 10, 15 f., 16, 34, 100, 107, 108, 109
Managementsystem 424
Marburger Modell 182 f., 183, 186
Marketing 52, 215, 219 f., 220, 223 f., 224, 227
MDK-Prüfung 84, 86 f., 87, 92 f., 93
Medizin-Ethik 140
medizinische Fehler 145, 146, 147, 148, 149, 150, 151, 154, 155, 156, 157, 159 f., 160
medizinische Leistungen 5, 13, 15, 22
medizinische Qualität 13, 28 f., 29, 146, 158
medizinische Versorgung 407
medizinischer Fortschritt 299
Meldewege 201, 203
Menschenrechte 392
Mergers and Acquisitions 190, 191, 192, 193, 194, 195
Mittelknappheit 247, 249, 250, 251, 252, 253, 256, 258 f., 259, 262, 264
Mitwirkungspflicht 299
Moderation 169
molekulare Medizin 49
Moral Hazard 91, 93
moralischer Konflikt 164
Motivation 129
Multi-Patient-Use-Produkte 232
nachhaltige Behandlung 424
nachhaltiger Einkauf 232, 240
Nachhaltigkeit 232, 241

Stichwortverzeichnis

nationale Richtlinien 280
Negativnutzen 329
Netto-Nutzen 318, 354
Nicht-Schaden 310
Nichtunterlegenheit 325
Nonmaleficence 310
nordeuropäische Staaten 269
Norman Daniels 363
Norwegen 270
Nutzen 310, 315
Nutzenchancen 325
Nutzendimensionen 355
off-label 307
Off-Label Use 214
offene Priorisierung 269
öffentlicher Diskurs 277
Ökonomie 7, 10 f., 11, 13, 29, 33, 422, 423, 424, 426, 428, 430, 433
ökonomische Ethik 118
ökonomische Prinzipien 4, 7
ökonomischer Ansatz 6
ökonomischer Reduktionismus 119 f., 120
Ökonomisierung der Medizin 427
Ökonomisierung des Gesundheitswesens 112
Ökonomisierung des Medizinbetriebs 126
Organisation 200 f., 201, 205, 207
Organisation Krankenhaus 165, 173
Organisationsebene 173
Organspenderschaft 99, 101
Orphanisierung 50
pädiatrisch-onkologische Fachgesellschaft 308
Pädiatrische Versorgungsforschung 313
Paradigmenwechsel 50
Paternalismus 297
Patientenautonomie 297, 300
Patientenbetreuung 46
Patienteninformation 56, 298
Patientenrechte-Gesetz 56
Paul Ricoeur 385

Personalabbau 191 f., 192
Personalauswahl 201 f., 202
Personalentwicklung 129
personalisierte Gesundheit 49
personalisierte Medizin 49
Personalrotation 202
persönliche Zuwendung 425
Persönlichkeitsrecht 323
PET-CT 328
Pharmaindustrie 215, 225, 412
Pharmakogenetik, Pharmakogenomik 50
Pharmaproduktion 214
pharmazeutische Industrie 212, 219
Poison Pills 191
Prä-Erkrankungen 59
Prädiktion 51
Prävention 51
Pre-Employment-Screening 202
Preisdiskrimierung 214
Preiskontrolle aller Pharmaprodukte 418
Primärarzt-System 276
primum nihil nocere 160, 195, 235, 237 f., 238
Prinzip der Kosteneffektivität 281
Prinzipienethik 343
Priorisierung 269
Priorisierungsordnung 277
Prioritätensetzung 363
PrioriteringsCentrum 277
Privatisierung 190, 194 f., 195, 417, 419
Privilegierung der Medizin 371
Problembewusstsein 257, 259
Prognosefaktor 329
Prospekttheorie 101
Prüfzentrumsverträg 342
Public Health 378
Qualifizierung 171
Qualifizierungsprogramm 171
Qualitätsmanagement 173, 422, 425
Qualitätssicherung 331
Qualitätsstandard 425
Qualitätssteigerung 6

Randomisation 297, 299, 325, 327, 342, 352
Rapid-Response-Team 152 f., 153
Rationalisierung 6, 21, 34, 38, 44 f., 45, 247 f., 248, 258, 261 f., 262, 269
Rationierung 248, 249, 250, 251, 252, 253, 254, 255, 256, 257, 258, 261 f., 262, 264, 269, 363
Rationierungseffekte 232
Rationierungssituationen 91
Regress 337
Reparaturquote 232 f., 233
responsibilisation 51
Ressourcen 173, 269, 426
Ressourcenknappheit 44
Ressourcenverbrauch 247
Ressourcenverteilung 175
Risikoaspekt 157
Risikogewichtete Prozessanalyse 239 f., 240
Risk-Analysen 355
Samariterfalle 374
Säugling 330
Schadensdimensionen 354
Schadensebenen 338
Schadenspotential 307
Schadensrisiken 325
Schuld 60
Schulungen 258
Schweden 270
Selbstbeteiligung 6, 21, 34, 273
Selbstverschulden 62
Shareholder Value-Ansatz 215, 216, 217, 218
Sicherstellungsauftrag 274
Solidargemeinschaft 51, 52, 53, 55, 56, 57, 59, 60, 61, 62
solidarische Duldung 299
Solidarität 60, 113, 115 f., 116, 118, 121
Solidaritätsprinzip 62
Solidarsystem 4, 109, 409
Sorgfaltsanforderung 70
soziale Faktoren 365
soziale Ungerechtigkeit 369

Sozialgericht 87, 89
Sozialgesetzgebung 409
Sozialnorm 14 f., 15
Spenderbereitschaft 100, 102
Stakeholder 215, 217 f., 218, 227
Standard 171, 173
steigende Komplexität des Gesundheitssystems 113
steuerfinanzierte Gesundheitssysteme 272
Steuerungsinstrument 273
stratifizierte Medizin 49
Studiencompliance 340
Studiendesign 300
Supply Chain Management 230
symbolische Bedeutung 364
symbolische Funktion 374
Tauschmarkt für Spenderorgane 105
Teilhabemöglichkeit 364
therapeutische Behandlung 424
Therapie-Entscheidung 51
Therapiehandbuch 322
Therapieoptimierungsstudien 293, 339
Therapieoptimierung 308
Thomas Theorem 53
Total Costs of Ownership 230
Transparenz 175, 354
Überlebensrate 98
ungleiche Verteilung 414
Unternehmenskultur 154, 203 f., 204
Unternehmenswachstum 190
Utilitarismus 390
Verantwortung 60
Versicherung 60
Versicherungspflicht 273
Versorgungsauftrag 7, 13
Versorgungsbereiche 249
Versorgungsforschung 308, 312, 315, 337, 349, 353
Versorgungsstudien 353
versteckte Rationierung 269
vertikale oder klinische Priorisierung 271
Vertrauen 383, 398 f., 399, 402

Stichwortverzeichnis

Vertrauenskrise 422
vollständige Dokumentation 202
Vorsorge 58
Wahlfreiheit 275
Wartelisten 271
Werbung für Arzneimittel 220
Wertschätzung für den Patienten 425
Wertungswiderspruch 371
Wertvorstellungen 172
Whistle Blowing 191
Whistleblowing 203 f., 204
Whitehall-Studie 376
Whitehead 376
Widerspruchsregelung 299

Wiederaufbereitung 234, 235, 236, 239
wirtschaftliche Zwänge 146
Wirtschaftlichkeitsgebot 70
Wissenschaftsfreiheit 344 f., 345
Wohlbefinden 364
Wohnsitzprinzip 273
Zentrale Ethikkommission bei der
  Bundesärztekammer 248
Zertifizierung 165
Zielvereinbarung 431
Zielvereinbarungen 126 f., 127, 129,
  130, 131, 135, 138, 141 f., 142
Zugangsberechtigung 201
Zusatznutzen 55

Herausgeber- und Autorenverzeichnis

Der Herausgeber:

Univ.-Prof. Dr. Dr. Wilfried von Eiff, Center for Health Management and Regulation, HHL Leipzig Graduate School of Management und Leiter des Centrums für Krankenhausmanagement, Universität Münster

Die Autoren:

Monika Bobbert, Institut für Geschichte und für Ethik der Medizin, Medizinische Fakultät der Universität Heidelberg

Prof. Dr. Joachim Boos, Westfälische Wilhelms-Universität Münster – Universitätsklinikum Münster, Klinik für Pädiatrische Hämatologie und Onkologie

Gaius Burkert, Institut für Geschichte und für Ethik der Medizin, Medizinische Fakultät der Universität Heidelberg

Dr. med. Andrea Dörries, Kinderärztin und Fachärztin für Humangenetik, Direktorin des Zentrums für Gesundheitsethik (ZfG), Hannover.

Prof. Dr. Wolfgang U. Eckart, Professor für Geschichte der Medizin und Direktor des Instituts für Geschichte der Medizin an der Ruprecht-Karls-Universität Heidelberg

Dr. rer. pol. Christine A. von Eiff, Dipl.-Jur., MBA, Wissenschaftliche Mitarbeiterin am International Healthcare Management Institute (IHCI), Universität Trier.

Prof. Dr. Hermann Fenger, Rechtsanwalt und Notar, Kanzlei Prof. Dr. Fenger

Univ.-Prof. Dr. Andreas J.W. Goldschmidt, Geschäftsführender Leiter des IHCI, Universität Trier.

Prof. Dr. med. Giovanni Maio, M.A. (phil.), Lehrstuhl für Medizinethik, Institut für Ethik und Geschichte der Medizin

Hardy Müller M.A., Gesundheitswissenschaftler und Anthropologe, Wissenschaftlichen Institut für Nutzen und Effizienz im Gesundheitswesen (WINEG), Geschäftsführer Aktionsbündnis Patientensicherheit e. V. (APS)

Prof. Dr. Michael Möllmann, Ärztlicher Direktor, Klinik für Anästhesie und operative Intensivmedizin, St. Franziskus-Hospital, Münster.

Prof. Dr. Marcus Oehlrich, Professor an der accadis Hochschule Bad Homburg

Dr. Uwe K. Preusker, Herausgeber der Zeitschrift „Klinik Markt inside", Chefredakteur des „Lexikons Gesundheitsmarkt", Gründer von „Preusker Health Care Ltd OY"

Gerd Richter, Ethikkommission und klinische Ethikberatung am Fachbereich Medizin der Philipps-Universität Marburg

Corinna Schaefer M.A., Wissenschaftliche Mitarbeiterin des Ärztlichen Zentrums für Qualität in der Medizin, Leiterin des Bereichs „Patientenbeteiligung/ Patienteninformation"

Prof. Dr. med. Dr. phil. Daniel Strech, Medizinische Hochschule Hannover (MHH), CELLS - Centre for Ethics and Law in the Life Sciences, Institut für Geschichte, Ethik und Philosophie der Medizin

Prof. Dr. rer.pol. Andreas Suchanek, Inhaber des Dr. Werner Jackstädt-Lehrstuhls für Wirtschafts- und Unternehmensethik an der HHL Leipzig Graduate School of Management; Vorstand des Wittenberg-Zentrums für Globale Ethik